DYSLEXIE :
LE CERVEAU SINGULIER

Collection neuropsychologie

Comité Scientifique

Alain AGNIEL
Service de Neurologie et INSERM U230, CHU Purpan - Toulouse
Catherine BELIN
Service de Neurologie, CHU Avicenne - Bobigny
Laurent COHEN
Service de Neurologie 1, CHU Salpétrière - Paris
Francis EUSTACHE
Service de Neurologie Dejerine et INSERM U320, CHU Côte de Nacre - Caen
Michel HABIB
Service de Neurologie, CHU de la Timone - Marseille
Didier LE GALL
Unité de Neuropsychologie, Département de Neurologie, CHU - Angers et Département de Psychologie Université de Nantes
Martial VAN DER LINDEN
Faculté de Psychologie - Liège

Titres parus

L'apraxie
sous la direction de D. Le Gall et G. Aubin, 1994, 294 p.

Neuropsychologie clinique des démences :
évaluations et prises en charge
sous la direction de F. Eustache et A. Agniel, 1995, 342 p.

Systèmes de mémoire chez l'animal et chez l'homme
sous la direction de Daniel L. Schacter et Endel Tulving
traduit par Bernard Deweer, 1996, 384 p.

Approche cognitive des troubles de la lecture et de l'écriture
chez l'enfant et l'adulte
sous la direction de S. Carbonnel, P. Gillet, M.-D. Martory, S. Valdois, 1996, 375 p.

Perception auditive et compréhension du langage
état initial, état stable et pathologies
sous la direction de Jany Lambert et J.-L. Nespoulous, 1997, 386 p.

Chez le même éditeur

Monographies du Groupe de Recherche sur l'Alzheimer

Système limbique et Maladie d'Alzheimer
sous la direction de B.-F Michel, B. Soumireu-Mourat et B. Dubois, 1996, 176 p.

La stimulation cognitive.
Activation, rééducation, stimulations cérébrales et mesures objectives
sous la direction de B.-F. Michel, J. de Rotrou, F. Verdureau, 1996, 201 p.

Actualités sur la Maladie d'Alzheimer et les Syndromes apparentés
sous la direction de M. Poncet, B.-F. Michel et A. Nieoullon, 1994, 402 p.

Consultations et Centres de la mémoire
F. Pasquier, F. Lebert, H. Petit, 1997, 199 p.

De la neurophysiologie à la maladie d'Alzheimer
Symposium en hommage à Yvon Lamour
1997, 220 p.

Collection Neuropsychologie

DYSLEXIE :
LE CERVEAU SINGULIER

Michel HABIB

SOLAL, éditeurs
111, rue Sainte-Cécile
13005 MARSEILLE

ISBN 2-905580-59-3
ISSN 1263-9184

A la mémoire de mon père,
le Docteur Joseph Mardochée Habib,
qui m'a montré que le travail et la droiture
font la vraie richesse
de l'homme et du médecin,
car ils sont les garants de la paix de l'esprit.

Remerciements

L'auteur tient à remercier Ghislaine Dehaene-Lambetz, Catherine Belin, et Jean-François Démonet, pour leur relecture experte du manuscrit et leurs critiques pertinentes et constructives, de même que Fabrice Robichon et Sylviane Valdois pour les discussions nombreuses et fructueuses sans lesquelles beaucoup des idées exprimées dans cet ouvrage n'auraient pu voir le jour.

Avant-Propos

La collection "Neuropsychologie n'a jusqu'à présent publié que des ouvrages collectifs.
Le présent ouvrage fait exception à cette règle, puisqu'il est signé d'un auteur unique qui aborde ici un sujet d'actualité dont la matière dépasse du reste le domaine strict de la neuropsychologie. Une seconde particularité de cet ouvrage est qu'il s'adresse à un public plus large que les lecteurs habituels de la collection, en raison du parti qu'a pris délibérément l'auteur de ne pas s'astreindre à un style scientifique classique. C'est ainsi que plusieurs chapitres sont conçus de telle manière que professionnels, étudiants, ou néophytes puissent trouver à la fois les données scientifiques les plus modernes, y compris les travaux de recherche personnels de l'auteur, et les notions basiques nécessaires à leur compréhension. Le style lui-même est intermédiaire entre un style scientifique et vulgarisateur. Par exemple, le choix a été fait, dans certains chapitres, de ne pas entrecouper à l'excès le texte de références bibliographiques. Mais ces références peuvent cependant être consultées dans la vaste bibliographie qui accompagne l'ouvrage. De même, un effort tout particulier a été consenti conjointement par l'auteur et l'éditeur pour que l'iconographie, en partie en couleurs, soit à la fois précise, attrayante, et aide au mieux la lecture des passages les plus ardus. Il s'agit donc tout à la fois d'un ouvrage didactique, d'un résumé de travaux scientifiques et d'un essai où l'auteur propose une conception personnelle et synthétique du domaine abordé.

Le Comité Scientifique

Préambule

— Bonjour. C'est Monsieur Gardel ?
— Oui, c'est cela.
— Bien, vous voulez bien me suivre ?
L'homme fait signe à l'enfant assis auprès de lui
— Allez viens, Jérémy

Nous faisons ensemble les quelques mètres qui séparent la salle d'attente de mon bureau.
— Alors c'est pour Jérémy, n'est-ce pas ? Comment vas-tu Jérémy, tu as fait bon voyage ?
Vous êtes son....
— ... père.
L'homme devait avoir la cinquantaine, et rares sont les hommes, même plus jeunes, qui m'amènent eux-mêmes seuls leur enfant.
— Asseyez-vous, je vous prie ; tiens Jérémy, toi, tu te mets là, juste en face de moi. Alors, quel âge as-tu ?
— 11 ans, répond l'enfant d'une voix discrètement zozotante. Jérémy est un grand garçon, timide mais alerte, impeccable dans son tee-shirt et son jeans, le visage souriant et calme sous ses cheveux blonds, coupés très courts, sans doute par commodité.
Je me suis toujours demandé comment ces enfants, sans cesse trimbalés entre médecin et psychologue, psychologue et orthophoniste, et j'en passe, arrivaient malgré tout à rester souriants, sans doute une forme de confiance dans la démarche de leurs parents, qui placent tous leurs espoirs dans chaque nouvelle consultation.
Jérémy a une dyslexie sévère, a redoublé son CP, puis, à la fin d'un CE1 catastrophique a passé deux ans dans une "CLISS", sorte de "voie de garage" pour les enfants qui, pour une raison ou pour une autre, ne peuvent pas suivre un cursus scolaire normal.
— Nous allons commencer par quelques exercices de lecture.
J'ouvre devant Jérémy un classeur qui comporte quelques tests de lecture, et pour commencer une page où est imprimé en gros caractères le mot "maison". A peine l'enfant a-t-il pu poser son regard sur le mot que je place très vite ma main par dessus pour l'empêcher d'y revenir. Ce test très simple est très instructif. En effet, la plupart des enfants, même dyslexiques, de son âge et même bien plus jeunes peuvent lire le mot "maison", mot simple et fréquent, en une fraction de seconde, en utilisant une stratégie que nous appelons lexicale et qui, comme nous le verrons dans le chapitre 4, est basée sur la reconnaissance globale et immédiate du mot, comme on reconnaît un visage, par familiarité, simplement pour l'avoir vu écrit des dizaines de fois. Jérémy, lui, en était incapable.
— Qu'est-ce que tu as vu ?
— Rien (petit sourire gêné)
Il va de soi que Jérémy n'a pas de trouble de la vision, plusieurs ophtalmologistes déjà consultés au cours de son périple médical ayant conclu à l'absence de toute anomalie à ce niveau.

On renouvelle l'expérience, en présentant le mot un peu plus longtemps cette fois, 3 ou 4 secondes.

— m... a...

— Vas y, maintenant je te laisse le mot, essaye de lire

— ma.... i, ço

Je jette un œil furtif sur le père qui hoche la tête de désespoir, (et sans doute un peu aussi de réprobation).

Il m'a rarement été donné de rencontrer un cas de dyslexie aussi sévère à son âge. Non seulement, il ne reconnaît pas le mot immédiatement (ce que la grande majorité des dyslexiques peuvent faire), mais encore il n'est pas capable d'associer A et I pour faire le son "è", ni O et N, pour faire "on". Ne parlons pas du s prononcé "ss" alors qu'entre deux voyelles il devrait se prononcer "z".

Inutile, par conséquent, d'essayer avec des mots plus compliqués. Passons plutôt à présent à la lecture de lettres : a, e, u, j, k. Ici, aucun problème, Jérémy connaît bien les lettres, et les dénomme immédiatement ; au moins çà ! Nous continuons : b. Un instant d'hésitation : B.

— Pourquoi as-tu hésité, pensais-tu que cette lettre pouvait être autre chose que b ?

— Oui

— Un d peut-être ?

Hochement de tête accompagné d'une petite moue désolée.

La confusion de lettres "à boucle", b/d et p/q est très fréquente chez le dyslexique, qui peut également faire les mêmes inversions par écrit (voire même écrire totalement à l'envers, "en miroir", ce qui a souvent intrigué les médecins et les thérapeutes). En fait, la lecture de lettres n'est donc pas non plus totalement épargnée chez Jérémy, et cela apparaît plus clairement lorsque je lui demande ensuite de lire des faux mots, ce que nous appelons des logatomes : le i est transformé en l, le h en b, etc... Il y a donc bien un problème dans la perception même de la forme des lettres, une sorte de flou perceptif, seule manière d'expliquer ses confusions. On a l'impression que lorsqu'il voit des lettres, Jérémy les perçoit comme nous les percevrions à travers un verre dépoli.

Mais cette épreuve de lecture de logatomes va surtout nous révéler un fait caractéristique : le trouble phonologique. Un exemple typique : le mot écrit GAGI est lu par Jérémy : GAGUI. C'est ce que les pédagogues appellent la non acquisition de la règle du G (qui se prononce différemment selon la voyelle qui le suit). Jérémy n'a pas assimilé cette règle, qui a pourtant dû lui être rabâchée maintes et maintes fois. Cela ne signifie pas pour autant que Jérémy ait des difficultés à apprendre ou à retenir, car, comme nous l'avons par la suite vérifié, sa mémoire est bonne dès lors qu'il ne s'agit pas de retenir des signes du langage. En fait, si Jérémy n'a pu apprendre la règle du g, c'est qu'il lui est *spécifiquement* difficile de transformer une lettre (ce que nous appelons "graphème" ou forme graphique) en sa prononciation correspondante (sa forme sonore ou "phonème"). Ce trouble de la conversion graphème-phonème est précisément aujourd'hui considéré comme le coeur même du déficit du dyslexique, le mécanisme intime qui fait défaut à son cerveau.

Allons plus loin.

Je propose à présent à Jérémy un exercice que nous appelons dans notre jargon "de conscience phonologique".

— Écoute bien le mot "amande". Tu vas s'il te plaît me dire quel est le premier son que tu entends dans le mot "amande". Attention je ne te demande pas d'essayer de l'épeler, comme si tu devais l'écrire, mais seulement de bien l'écouter. Qu'est ce que tu entends d'abord dans "amande" ?

— a
— Très bien. Maintenant, tu vas enlever ce premier son et me dire ce qui reste du mot amande une fois que tu as enlevé le a.
— (longue hésitation) dan, non dane
— non, écoute encore, redis-toi le mot dans ta tête
— ande
— non, c'est mande, a-mande, tu enlèves "a", il reste.... "mande", OK ? On continue
— maison. Le premier son c'est ?
— "ème"
— non, ça c'est la première lettre, le premier son, c'est "mh". Bien, tu enlèves "mh", il reste... ?
— "zon".
— non, Jérémy, si tu enlèves "mh" de maison, il reste "aison". Tu as compris ? On continue.
— abricot
— bricot
— Très bien. Bougie.
— Gie.
Et tout à l'avenant. Jérémy ne peut aisément *scinder un mot entendu en ses constituants sonores*. Il présente ce que les neurolinguistes appellent un trouble des processus métaphonologiques, ou de la segmentation phonologique. Il peut, non sans efforts, découper un mot en syllabes, mais ne peut accéder à l'unité sonore de plus petite taille, le phonème. La grande majorité des dyslexiques présentent, de manière plus ou moins prononcée, un trouble de cette nature. Ce fait est d'autant plus significatif que ce type d'épreuve ne pose aucun problème à la majorité des enfants en fin de CP et qu'il est même possible d'apprendre à des enfants de 4 ans et demi à la réaliser : après quelques séances d'entraînement, une grande partie d'entre eux y parviennent sans erreur. On pense actuellement que ce qui fait cruellement défaut, entre autres, au cerveau du dyslexique, c'est cette capacité à concevoir un mot comme une suite de sons. Parmi les explications à ce curieux phénomène, on insiste souvent sur le déficit, souvent associé au précédent, de mémorisation immédiate des sons du langage, ce qu'on appelle la mémoire de travail phonologique, et que l'on explore couramment à l'aide d'une épreuve dite d'empan (ou span pour employer le terme anglais) de chiffres.
— Maintenant, je voudrais que tu répètes juste après moi : 5, 2, 8 (les chiffres sont prononcés de manière bien distincte, au rythme d'un par seconde environ).
— 5, 2, 8.
— Bien : 4, 7, 3, 9
— 4, 7 (hésitation) 3, 9
— Bien. 6, 2, 9, 4, 1
— 6, 9, 2, (euh) 5, 1
Jérémy a donc un empan de chiffres à 4 (le niveau supérieur réussi) alors que la majorité des enfants de son âge retiennent 7 voire 8 chiffres. Il ne s'agit pas d'un trouble de la mémoire au sens habituel du terme, mais plutôt d'une sorte de limitation de la capacité à stocker une quantité d'informations sonores. Qui plus est, ce trouble est souvent limité à la modalité auditive, car si on place devant l'enfant une dizaine d'images et que l'on pointe du doigt successivement 2, puis 3, puis 4 d'entre elles, l'enfant est capable, beaucoup plus facilement que dans l'épreuve auditive, de désigner la même séquence jusqu'à 7 ou 8, faisant donc preuve d'une bonne mémoire visuo-spatiale. Il s'agit donc bien d'un trouble spécifique de la mémoire

immédiate auditivo-verbale. Nous verrons que l'on sait actuellement dans quelle partie du cerveau se réalisent ces processus de mémorisation immédiate des sons et que l'on commence à découvrir les liens étroits qui unissent ces processus avec l'aptitude d'un individu à segmenter les mots entendus.
Il nous reste à compléter l'examen en faisant écrire quelques mots à Jérémy. Je lui tends mon stylo-bille qu'il saisit de la main droite (il y a beaucoup de gauchers parmi les dyslexiques, mais ce n'était pas le cas de Jérémy), sans grand enthousiasme, à vrai dire. Écrire n'est pas un plaisir pour les dyslexiques, et il est rare que cette partie de l'examen les réjouisse !
Je lui dicte successivement les mots : café, cinéma, cheval, cravate. Le stylo est tenu correctement, le graphisme assez maladroit mais régulier. On peut lire : kafé, sinéma, chevale, crvate. Pour cheval, on note même une hésitation sur le ch, qui est d'abord écrit "j" avant de corriger "ch". Inutile d'aller plus loin, nous avons là toutes les erreurs caractéristiques de la dysorthographie des dyslexiques : Jérémy écrit comme il entend, et comme s'il n'avait jamais vu les mots. Ne pouvant faire appel à une forme orthographique qui n'est pas disponible (il n'a jamais réussi, par la lecture, à établir un "lexique" contenant la "photographie" des mots même courants), Jérémy en est réduit à utiliser une procédure de conversion de phonème en graphème (l'inverse de celle utilisée pour lire). Mais celle-ci est elle-même déficiente, d'une part parce que la correspondance entre lettres et sons reste floue (exemple "ch" / "j"), et d'autre part et surtout en raison de cette difficulté de segmentation sonore des mots, étape indispensable pour toute tentative de production écrite. La suppression de la voyelle "a" dans cravate est également une des multiples erreurs que l'on rencontre souvent dans les productions écrites des dyslexiques.

Le diagnostic est à présent évident : Jérémy présente bien une dyslexie-dysorthographie sévère, liée à un déficit mixte portant à la fois sur les capacités de perception visuelle (défaut de perception de la forme des lettres et absence de perception globale des mots) et sur les capacités de segmentation phonologique, avec ses conséquences sur la lecture et sur l'écriture.
Reste à s'assurer, condition nécessaire, comme nous le verrons dans le chapitre suivant, au diagnostic de dyslexie, que Jérémy est par ailleurs normalement intelligent, c'est-à-dire qu'il ne souffre d'aucun retard mental. Cela sera confirmé par quelques épreuves de l'échelle d'intelligence de Wechsler, la plus couramment utilisée dans ce contexte.
— Qu'y a-t-il de commun entre une roue et une balle
— Les deux sont rondes, elles roulent
— Entre un chat et une souris
— Des animaux
— La radio et le téléphone
— Des machines qui envoient des sons et des voix
— Le premier et le dernier
— Ils sont aux deux bouts...
La performance est très correcte, traduisant une bonne capacité d'abstraction, évaluée ici par l'aptitude à extraire le point commun entre deux concepts.
Enfin, pour finir de nous rassurer sur son intelligence, Jérémy s'avère parfaitement à l'aise dans l'épreuve des cubes, où il doit, à l'aide de 4 cubes dont les faces sont soit rouges, soit blanches, soit bicolores, reproduire un motif présenté sur un schéma imprimé. Qui plus est, Jérémy semble éprouver un réel plaisir à réaliser cette épreuve, attendant avec impatience l'essai suivant, sans conteste une situation pour lui à la fois plus facile et plus valorisante que lorsqu'il s'agit de sons ou de lan-

gage écrit ! De fait, il est une évidence, lorsqu'on acquiert l'expérience de ces enfants en difficulté d'apprentissage, que le retentissement affectif positif de la réussite est le meilleur moteur au développement (et au réapprentissage) d'une fonction. Nous verrons plus loin comment on peut rendre compte de ce phénomène selon une perspective neurobiologique.

Ainsi, le cas de Jérémy n'aurait rien d'exceptionnel s'il avait 7 ans et s'il était en fin de CP : on aurait tout naturellement posé le diagnostic de dyslexie sévère de type mixte et il aurait été confié à une orthophoniste pour une rééducation intensive de ses troubles selon des indications précises qui seront abordées dans le dernier chapitre. Mais Jérémy a 11 ans et outre le fait qu'à cet âge il se trouve dans une situation critique quant à son avenir scolaire et au-delà son avenir socio-professionnel, il est licite et même impératif de se demander comment il en est arrivé là !

La solution réside en fait dans son histoire personnelle, à la fois dramatique et très édifiante pour le neurologue.

Jérémy est né à terme, d'une grossesse normale, pesait à la naissance 3 kilos et demi, et son développement psycho-moteur s'est fait, durant la petite enfance, sans aucune particularité. Il a marché à 15 mois et a commencé à parler dans des délais normaux et sans anomalie particulière. Tout a commencé quelques années plus tard où l'on apprend que sa mère, psychologiquement fragile, avait sombré dans la toxicomanie. Nous passerons sur les épisodes dramatiques qu'a pu vivre cet enfant et que du reste le père, très ému à ce souvenir, ne m'a pas détaillés. Le fait est que pendant tout le début de sa scolarité, depuis la maternelle, Jérémy était aux mains des psychiatres, qui, selon une logique quelque peu circulaire, devaient penser que tout ce qui pouvait aller mal chez Jérémy ne pouvait qu'être la conséquence de son drame familial. Et dès lors que les premières difficultés scolaires furent signalées, l'explication était là : « avec une mère toxicomane, que voulez-vous ? ». A aucun moment ne fut envisagée une autre raison qu'affective à ses troubles, et donc aucune autre solution que la prise en charge sociale et psychologique. Le drame familial arriva à son comble quand, cela faisait deux ans lors de notre entrevue, la maman de Jérémy décéda accidentellement, à peine âgée de 32 ans. Nous imaginons sans peine le désarroi de cet enfant et les conséquences possibles de ce nouveau coup du sort sur son développement psychique et intellectuel. Mais la moindre de ces conséquences ne fut pas de renforcer l'attitude du milieu éducatif qui, sans doute en toute bonne foi, continua de plus belle à considérer Jérémy comme un “cas social”, et à l'entourer d'une sollicitude et d'un ménagement certes bienveillants et utiles, mais clairement impropres à traiter sa dyslexie.

Le récit du père était laconique mais poignant, cet homme issu d'un milieu simple mais dont le discours était empreint à la fois de gravité et de bon sens, m'explique sa conviction que le cas de Jérémy n'avait pas été, pour lui, correctement cerné :

— Voyez-vous, Docteur, je n'ai jamais cru que les problèmes de Jérémy avaient quelque chose à voir avec çà. C'est un garçon équilibré, et de toute façon je n'arrive pas à comprendre comment la maladie de sa mère pourrait l'empêcher d'apprendre à lire et à écrire.

Heureusement, depuis 6 mois, Monsieur Gardel avait fini par décider, de sa propre initiative, de confier son fils à une orthophoniste. Celle-ci a commencé sans plus tarder une rééducation, qui sera longue et difficile, et pour laquelle je lui ai donné quelques indications. Depuis, Jérémy progresse lentement mais sûrement et, grâce à la ténacité de son père, arrivera sans doute à réintégrer le système scolaire, avec quelques années de retard, bien entendu. Il restera mauvais en orthographe mais aura échappé à l'illettrisme et à l'exclusion.

L'histoire de Jérémy est exemplaire à divers points de vue. En premier lieu, elle fournit une sorte de "cas clinique" illustrant les principaux thèmes qui seront abordés au cours de cet ouvrage, et auquel le lecteur pourra se référer pour mieux saisir les concepts et théories qui seront exposés. Mais aussi et surtout, elle nous procure une démonstration éclatante de ce qui sera le fil conducteur des chapitres suivants, à savoir l'idée, à présent largement documentée, que le dyslexique est un enfant sain de corps et d'esprit dont le seul tort est d'être né avec un cerveau dont certains modules sont connectés de façon insolite. A ce cerveau singulier, il faudra réapprendre, aussi tôt que possible, à se fabriquer les outils qu'il ne possède pas naturellement et qui lui sont pourtant nécessaires pour affronter un domaine restreint mais si utile de son environnement, le langage écrit.

Sommaire

Première partie

LE CERVEAU ET SES LIENS AVEC LE LANGAGE ORAL ET ÉCRIT

INTRODUCTION : LA DYSLEXIE À L'ÈRE DES NEUROSCIENCES

L'histoire de ce petit dyslexique nous a fait entrer de plain pied dans le vif du sujet de cet ouvrage. Elle nous montre clairement que la dyslexie doit être considérée aujourd'hui comme une particularité du cerveau, une affaire de neurologues, en somme, et non comme quelque effet pervers de l'éducation, du milieu social et culturel ou la conséquence d'une souffrance affective. Elle nous suggère également qu'en l'absence d'un traitement adapté et surtout appliqué au moment adéquat, la dyslexie peut être responsable d'un véritable handicap, parfois irréversible. Au fur et à mesure que la science progresse dans la compréhension des mécanismes de la dyslexie, on découvre que le cerveau de l'enfant, face à l'apprentissage de la langue écrite, est un merveilleux édifice qui s'élabore généralement sans effort, car ses plans ont été superbement conçus, mais dont la construction mérite une attention de tous les instants afin de pouvoir agir à la moindre déviation par rapport au plan initial. Ainsi, sans vouloir dévoiler dès à présent ce que sera la conclusion de l'ouvrage, gageons que son message final sera un message d'espoir, à la mesure des progrès considérables qui ont été réalisés en quelques années, mais également un message responsabilisant, apte à inciter tous les acteurs, thérapeutes, enseignants et parents, à prendre conscience de la part considérable qu'ils prennent, le plus souvent à leur insu, à la construction de cet édifice.

Tout au long des chapitres qui vont suivre, je m'efforcerai, sans prétendre à être ni exhaustif, ni scientifiquement irréprochable, de fournir au lecteur à la fois une information la plus complète possible sur ce qu'est le cerveau d'un dyslexique — ou du moins ce qu'on en sait à ce jour — et les moyens d'exploiter pleinement cette information. Cela nous amènera à effectuer une randonnée au travers de plusieurs domaines scientifiques, depuis les sciences du cerveau, en passant par l'expérimentation animale, la biologie cellulaire, jusqu'à la psychologie cognitive et — pourquoi pas — la psychologie freudienne. Au cours de ce périple, nous serons amenés à relater des faits biologiques pouvant paraître anecdotiques, à décrire des structures cérébrales aux noms étranges, à développer des concepts parfois opaques, mais, au bout du compte, nous verrons à quel point la connaissance, bien qu'encore très fragmentaire, de ce cerveau singulier est fascinante et enrichissante à bien des points de vue, et qu'elle peut modifier considérablement nos comportements face à diverses situations, dépassant largement le seul apprentissage de la lecture.

GÉNÉRALITÉS

On admet généralement que la dyslexie, au sens large, est une anomalie constitutionnelle du cerveau qui concerne 8 à 10 % des individus de la planète, y compris ceux qui n'ont pas, de par leur culture, le rapport à la langue écrite qui est le nôtre. A ce titre elle peut être considérée comme la deuxième affection neurologique la plus fréquente juste après la migraine. Le handicap potentiel qu'elle représente est globalement considérable, encore que très variable selon les individus et en fonction de multiples facteurs. Pour certains, la dyslexie de l'enfance est la cause principale de l'illettrisme de l'adulte dans les pays occidentaux. Mais on se doit d'être prudent quant à sa catégorisation en maladie ou même en handicap. S'il ne s'agit pas d'une maladie au sens habituel du terme, elle en partage pourtant beaucoup de caractéristiques : le caractère relativement stéréotypé des signes et symptômes, la présence d'une particularité biologique à son origine, la nécessité d'un traitement adéquat réalisé exclusivement par des professionnels. Si l'on s'en tient à ces critères, la dyslexie est bel et bien une maladie, et la comparaison avec la migraine est séduisante : comme elle, elle est très fréquente, son incidence varie selon le sexe (la migraine est plus fréquente dans la population féminine, la dyslexie dans la population masculine), elle connaît des causes probablement en grande partie génétiques bien qu'encore mal élucidées, elle n'a généralement pas de conséquences graves pour l'intégrité physique de l'individu, mais peut dans certains cas être la source d'un handicap considérable dans la vie quotidienne et professionnelle. La seule différence, assez fondamentale il est vrai, est, hormis la présence ou l'absence de douleur physique et le fait qu'on n'ait encore jamais mis en évidence d'anomalie structurale du cerveau des migraineux, que l'une se traite par des médicaments et l'autre par des exercices de rééducation. Pourtant, nombre de personnalités, et non des moins influentes, répugnent à inclure la dyslexie dans le champ d'action de la médecine, préférant la laisser aux mains des enseignants, charge à ces derniers de décider si l'avis d'un psychologue est nécessaire ou non. Cela reviendrait à peu près à confier le traitement d'un migraineux à son contremaître ou à son chef de rayon qui déciderait d'adresser le cas échéant son employé au psychiatre (encore que dans ce dernier cas une psychothérapie puisse sans doute sensiblement modifier l'état neurochimique à la base de la maladie migraineuse, alors qu'elle a peu de chances d'avoir quelque action que ce soit sur l'état des connexions neuronales du dyslexique...).

Selon une approche plus scientifique, la question "la dyslexie est-elle une maladie ?" a été posée en ces termes dans un éditorial d'une très sérieuse revue médicale américaine [1] : répondant à un article qui affirmait, après une vaste étude d'une population scolaire non sélectionnée, que la dyslexie ne représente que la partie la plus faible sur l'échelle continue des aptitudes en lecture et ne peut donc pas être considérée comme un trouble spécifique, l'auteur de cet éditorial remarque très justement que nos critères de diagnostic sont encore trop incertains pour permettre une telle affirmation et que "noyer" les dyslexiques au sein des "mauvais lecteurs" de la population générale expose à un double biais méthodologique : d'une part on inclut nécessairement dans la population "faible en lecture" des sujets qui ne sont pas dyslexiques mais dont les difficultés sont liées à un défaut éducatif, par exemple, et d'autre part et surtout, on risque d'exclure des sujets qui sont eux bel et bien dyslexiques mais qui, pour diverses raisons dont l'efficacité thérapeutique potentielle d'un environnement hyperstimulant, atteignent des scores en lecture restant dans la

1. *The New England Journal of Medicine*, 16 janvier 1992, pp. 192-193.

norme pour l'âge. Cela dit, le débat n'est sans doute pas aussi crucial qu'il n'y paraît, car rien ne prouve qu'une caractéristique concernant une frange de la population normale ne puisse pas être la source d'un réel handicap, répondre à une particularité biologique, et nécessiter la mise en œuvre de moyens typiquement médicaux. Le point le plus crucial reste en fait celui de la définition de la dyslexie.

DÉFINITIONS ET CRITÈRES DE DIAGNOSTIC

Il n'existe pas une définition unique et incontestée de la dyslexie. Il existe plusieurs définitions selon l'usage qu'on veut en faire. Si l'objectif est de classer un individu dans une catégorie en fonction du type de difficultés qu'il éprouve ou a éprouvé à apprendre à lire et à écrire, on peut se contenter de faire référence à ces erreurs considérées comme typiques et dont nous avons tous pu observer un ou plusieurs exemples autour de nous. Tel enfant "inverse tout", la droite et la gauche, les "b" et les "d", lit "clo" au lieu de "col", "guel" au lieu de "gel", écrit les lettres à l'envers. Tel autre a parlé tard, "comprend de travers", ou encore écrit "comme un cochon". La plupart en tout cas finissent par apprendre à lire mais ont une aversion évidente pour la lecture et font un nombre incroyable de fautes d'orthographe. Définir le dyslexique par le type de ses erreurs n'est cependant pas suffisant, car on se contente alors d'interpréter des symptômes de surface sans chercher à en déceler les mécanismes. Bien plus intéressantes sont les définitions qui tiennent compte des mécanismes sous-jacents, car elles vont permettre de définir des sous-types potentiellement accessibles à des traitements spécifiques. Par exemple, comme nous le verrons, certaines dyslexies sont liées à une difficulté première à manipuler les sons du langage ; d'autres à une difficulté à traiter l'image visuelle que représentent la lettre et le mot écrits. On conçoit aisément que chacun de ces types implique un travail de rééducation différent. Il en sera à nouveau question longuement au cours de l'ouvrage.

Mais la définition la plus communément utilisée aujourd'hui, en particulier dans le domaine de la recherche, est celle fournie par la classification de l'Organisation Mondiale de la Santé (O.M.S.), sous la rubrique F81 intitulée "troubles spécifiques du développement des aptitudes scolaires", rubrique incluant elle-même 3 chapitres : trouble spécifique de la lecture (F81.0) ; trouble spécifique de l'orthographe (F81.1) et trouble spécifique des aptitudes arithmétiques (F81.2). Bien qu'il ne soit pas inintéressant de discuter des relations entre ces trois entités, très souvent, du reste, associées chez un même enfant, seule la première nous intéressera ici, celle qui correspond à l'appellation plus commune de dyslexie [2]. Voici les critères permettant, selon l'OMS, d'en faire le diagnostic :

« A. L'un des deux points suivants doit être présent

(1) un score de capacités de lecture et/ou de compréhension se situant au moins 2 erreurs-standard en dessous du niveau attendu sur la base de l'âge chronologique et l'intelligence générale de l'enfant, les aptitudes de lecture de même que le QI étant évalués sur un test administré individuellement et standardisé par rapport au niveau culturel et au système éducatif de l'enfant.

(2) un antécédent de difficultés sévères de lecture, ou des scores aux tests satisfaisant au critère A (1) à un plus jeune âge, plus un score à un test d'ortho-

2. Ou plutôt dyslexie développementale, par opposition aux dyslexies acquises, dont il sera question au chapitre p. 65, survenant à la suite d'une anomalie touchant un cerveau initialement intact et "non dyslexique".

graphe se situant au moins deux erreurs-standard en dessous du niveau attendu sur la base de l'âge chronologique et du QI de l'enfant.

B. Le trouble décrit au critère A interfère de façon significative avec la réussite scolaire ou les activités de la vie quotidienne nécessitant des aptitudes de lecture.

C. Le trouble n'est pas la conséquence directe d'un déficit d'acuité visuelle ou auditive, ou d'une affection neurologique.

D. Les expériences scolaires sont dans la moyenne de ce que l'on peut attendre (c'est-à-dire qu'il n'y a pas eu d'inadéquation majeure dans la scolarisation).

E. *Critère d'exclusion très habituellement utilisé.* QI inférieur à 70 sur un test standardisé administré individuellement. »

On peut à juste titre se demander en quoi une définition en apparence si vague et peu spécifique peut être préférable à la première définition, seulement descriptive. En fait, sa supériorité réside précisément dans son aptitude à "cerner le problème" en fixant les limites entre ce qui est et ce qui n'est pas une dyslexie. C'est ce qu'on appelle des critères d'exclusion : il n'y a pas de trouble visuel ou auditif, pas de maladie neurologique, la fréquentation scolaire correspond à la norme, l'intelligence est correcte. Si malgré tout cela votre enfant n'apprend toujours pas à lire, c'est qu'il est dyslexique ! Plus sérieusement, dans l'état encore incomplet de nos connaissances, c'est ce type de définition qui doit être utilisé dans tous les travaux de recherche, où il est nécessaire de parler un même langage à Paris ou à Boston, à Lisbonne ou à Pékin, si on veut que notre travail de recherche ait une quelconque utilité pour l'avancement des connaissances (c'est à dire lui assurer la lisibilité par le plus grand nombre possible). Quoi qu'il en soit, on remarquera que le critère principal repose sur une mesure, qui fait référence à des tests de lecture préalablement validés (il en existe pour les principales langues de la planète), auxquels l'enfant doit réaliser une performance inférieure à deux écart-types de la moyenne de la population de même âge et de même intelligence [3]. On notera également, à ce propos, que le dernier critère élimine du cadre de la dyslexie les enfants ayant un quotient intellectuel inférieur à 70, c'est-à-dire ceux à qui s'applique le terme de retard mental. On remarquera enfin qu'il n'est pas fait référence, dans ces critères d'exclusion, à d'éventuels troubles psychiatriques, ce qui signifie qu'en théorie le terme de dyslexie s'applique également aux enfants qui n'apprennent pas à lire convenablement dans un contexte de pathologie affective sérieuse, mais, comme nous aurons l'occasion d'y revenir, le trouble psychiatrique joue sans doute plutôt, dans la grande majorité de ces cas, un rôle favorisant ou aggravant d'une dyslexie avérée [4]. Soulignons, pour terminer, la partie (2) du premier critère, qui permet d'inclure dans la définition tout adulte qui aurait présenté un défaut d'apprentissage, mesuré de la même façon, durant son enfance, mais qui n'en garderait qu'un déficit objectif au niveau de l'orthographe. Il est intéressant de noter que l'auteur de ces critères prend en considération un fait

3. Dans d'autres définitions ce critère est remplacé par "un âge de lecture inférieur d'au moins 18 mois à l'âge réel", ce qui revient, en pratique, à peu près au même.
4. Du reste, certains chercheurs préfèrent éliminer de la définition tous les cas présentant "des troubles psychologiques ou psychiatriques avérés" (Seymour, 1990).

sur lequel nous reviendrons, l'habituelle récupération des aptitudes de lecture sous l'effet d'une rééducation appropriée, alors que l'orthographe reste, elle, souvent déficitaire [5].

LES SOUS-TYPES DE DYSLEXIE

Existe-t-il une ou plusieurs dyslexies ? Cette question, qui a été très débattue il y a une vingtaine d'années, prend aujourd'hui une nouvelle importance à la lumière des progrès réalisés dans la connaissance des mécanismes sous-jacents au trouble de l'apprentissage. En effet, les chercheurs ont très tôt remarqué que certains dyslexiques semblaient avoir des difficultés prédominantes dans la capacité de décoder phonétiquement les mots, mais étaient capables de les reconnaître visuellement, ce qui leur permettait de lire assez rapidement mais en faisant beaucoup d'erreurs de type visuel ("montre" lu "monstre", "joie" lu "jolie") alors que d'autres utilisaient préférentiellement une procédure d'analyse phonétique, ce qui leur permet de faire moins d'erreurs mais au prix d'une lecture lente et laborieuse. Nous verrons comment des modèles modernes de la lecture permettent de rendre compte des troubles de ces deux types de dyslexiques, mais on peut noter dès à présent que les premiers, volontiers qualifiés de dysphonétiques, sont les plus nombreux (environ les deux-tiers des cas), alors que les seconds, appelés "dyséidétiques" [6] ne représentent que moins de 10 %, le restant étant de type mixte, avec des problèmes de reconnaissance visuelle des mots sans pour autant réaliser un bon décodage phonologique. Un point important de cette séparation des dyslexiques en deux sous-types principaux est qu'elle a très tôt engagé les chercheurs à tenter de leur attribuer des mécanismes différents, dans le but évident d'améliorer la compréhension du trouble et donc sa rééducation potentielle. Ainsi, dans les années 70, Bakker a proposé un modèle faisant appel au rôle différent de chaque hémisphère cérébral (voir chapitre suivant). Dans un premier temps, l'enfant utiliserait essentiellement les capacités de perception de la forme des mots sous-tendues par l'hémisphère droit, puis, au fur et à mesure de l'apprentissage de la lecture, il utiliserait de plus en plus les capacités analytiques, sémantiques et linguistiques de l'hémisphère gauche. A partir de cette théorie générale, Bakker classe les dyslexiques en "P-type" (P pour "perceptif") et "L-type" (L pour "linguistique"). Les P-type utiliseraient toujours préférentiellement l'hémisphère droit, n'ayant pas effectué suffisamment tôt le transfert d'activité vers l'hémisphère gauche ; les L-type, au contraire, utiliseraient excessivement les capacités linguistiques de l'hémisphère gauche, ne mettant pas correctement en place les capacités perceptives de l'hémisphère droit. A présent, cette théorie apparaît par trop schématique et sans argument solide, mais elle a eu le mérite de tenter une des premières explications rationnelles des mécanismes de la dyslexie et beaucoup continuent de s'y référer. En tout état de cause, nous aurons l'occasion de revenir largement sur cette notion de sous-types qui est fondamentale à bien des égards.

5. Cette éventualité justifie au passage le grand nombre de travaux de recherches sur la dyslexie réalisés, pour des raisons évidentes d'éthique et de commodité, non pas sur des enfants mais sur des adultes.
6. Du Grec : *je vois.*

HISTORIQUE DES CONCEPTIONS NEUROLOGIQUES DE LA DYSLEXIE

Bien avant ces tentatives de classification, plusieurs cliniciens anglo-saxons avaient déjà essayé d'attribuer la dyslexie à une dysfonction ou une mauvaise organisation du cerveau.

Il est coutumier de faire remonter l'histoire de la dyslexie à la description par un médecin anglais de la fin du siècle dernier, Pringle Morgan, du cas d'un adolescent de 14 ans dont l'incapacité totale à apprendre à lire et à écrire tranchait spectaculairement avec une préservation de l'intelligence et un don évident pour les mathématiques. C'est ce contraste qui incita Morgan, par analogie avec la "cécité verbale" décrite chez des adultes après une lésion cérébrale, à parler de cécité congénitale pour les mots ("congenital word blindness"). Ce terme fut repris par un ophtalmologiste écossais, J. Hinshelwood, qui apporta une double contribution aux connaissances sur le sujet : c'est à lui d'une part, qu'on doit la première utilisation du terme dyslexie, mais c'est surtout lui qui, pour la première fois, mit en rapport la dyslexie avec un trouble cortical. En effet, Hinshelwood avait connaissance des cas de cécité verbale acquise décrits par le neurologue français Jules Déjerine en 1891, et que ce dernier avait attribués, grâce à la méthode anatomo-clinique (voir page 91), à la destruction d'une zone du lobe pariétal gauche considérée dès lors comme un "centre de l'image optique des mots". Frappé par la similitude de la cécité verbale de Déjerine et celle des enfants dyslexiques, Hinshelwood avança l'idée que ces derniers devaient souffrir d'un développement incomplet de la région pariétale gauche. Évidemment, Hinshelwood ne put pas, comme l'avait fait Déjerine, vérifier son hypothèse par l'examen du cerveau d'un dyslexique. Du reste, il aurait sans doute été déçu car on sait à présent que celui-ci ne présente aucune lésion, du moins qui soit observable à l'examen externe du cerveau, les seules anomalies étant, comme nous le verrons, trop fines pour avoir été décelées par les moyens disponibles à l'époque.

Une avancée déterminante sur cette voie est ensuite venue d'Amérique du Nord, à partir des années 20, avec les travaux de Samuel Orton. A partir de l'examen de très nombreux dyslexiques, ce neurologue et neuropathologiste de renom avait eu l'attention attirée par un certain nombre de particularités des enfants dyslexiques. En premier lieu, il avait remarqué qu'un nombre important d'entre eux étaient gauchers ou ambidextres, ou que leur latéralité manuelle avait eu du mal à s'installer durant la petite enfance. Surtout, il avait été frappé par la fréquence avec laquelle ces enfants écrivaient en miroir, c'est-à-dire en renversant de droite à gauche tout ou partie des lettres d'un mot. Cette "stréphosymbolie", ou inversion des lettres, conduisit Orton à formuler l'hypothèse d'un mauvais développement de la latéralité ou d'une trop forte participation de l'hémisphère droit. Par ailleurs, il insista également sur un fait déjà constaté par Hinshelwood, la fréquence de cas similaires dans la famille de ses jeunes patients : ce caractère héréditaire était pour lui la preuve que le trouble n'était pas "fonctionnel", mais bien structurel, puisque seuls les caractères structurels ont quelque chance d'être transmis génétiquement.

LES HYPOTHÈSES MODERNES

Hypothèses dérivées de la notion de latéralisation anormale

L'influence des conceptions de S. Orton fut par la suite considérable, donnant lieu à d'innombrables tentatives de modélisation d'un fonctionnement cérébral atypique chez le dyslexique. Par exemple, Bakker, déjà cité, invoque un défaut de "transfert d'activation" de l'hémisphère droit vers le gauche au cours de la maturation ; Sandra Witelson, quant à elle, démontrant chez l'enfant dyslexique des capacités spatiales anormalement élevées de l'hémisphère gauche, proposa l'hypothèse d'une représentation bilatérale des fonctions spatiales, le fonctionnement hémisphérique gauche souffrant de l'extension des fonctions hémisphériques droites [7]. Un autre point de vue, plus séduisant et encore très répandu, est que, chez le dyslexique, l'hémisphère droit participe de façon anormalement importante au langage, en raison du défaut de spécialisation des aires du langage à gauche. Citons enfin une hypothèse qui a fait l'objet de nombreux travaux ces dernières années, et qui n'est pas exclusive de la précédente, celle d'un trouble du transfert d'informations entre les hémisphères. Le rôle majeur que pourrait jouer dans la dyslexie le corps calleux — la structure qui sert de "pont" entre les hémisphères — sera développé plus loin.

Hypothèses d'un trouble du traitement élémentaire : trouble visuel ou trouble temporel ?

A partir de la deuxième moitié du siècle, un très fort courant, sous l'influence d'ophtalmologistes anglo-saxons, a tenté de reconnaître la cause unique de la dyslexie à travers un trouble de nature visuelle ou oculaire. Il existe en effet dans la littérature de nombreuses preuves d'une dysfonction d'ordre ophtalmologique chez les dyslexiques, dysfonction qui pourrait concerner jusqu'à 75 % des enfants dyslexiques. Certains travaux ont ainsi démontré la fréquence, dans des populations de dyslexiques, de troubles de la vision binoculaire, d'une irrégularité des mouvements de poursuite et de "scanning" visuel d'une cible en mouvement, d'une anomalie des saccades oculaires et des fixations lors de la lecture, des mouvements de vergence (convergence et divergence) des globes oculaires. Mais, par le fait même que le dyslexique lit moins et plus lentement et par conséquent utilise moins les différents systèmes fonctionnels (focalisation, poursuite et saccades oculaires) que l'enfant normo-lecteur, toutes ces anomalies pourraient tout aussi bien participer à la genèse du trouble dyslexique qu'en être la conséquence. En revanche, divers arguments ont suggéré l'importance potentielle d'un trouble de la perception visuelle à un bas niveau d'intégration, concernant spécifiquement la persistance visuelle et la sensibilité aux contrastes et aux scintillements. Ces anomalies pourraient être liées au mauvais développement d'une partie des voies visuelles (système magnocellulaire) qui, de la rétine jusqu'au cortex cérébral, transmet spécifiquement les informations visuelles rapides et peu contrastées [8]. Il a été ainsi proposé que si les dyslexiques ne peuvent traiter assez rapidement l'information visuelle, et si une image visuelle n'est pas assez rapidement "effacée" par la suivante, il en résulterait un "brouillage" lors de la lecture qui compromettrait la reconnaissance des lettres et des mots. En outre, ce même système magnocellulaire serait impliqué dans le contrôle des mouvements oculaires en transmettant au cerveau les signaux permettant de les guider. On peut donc comprendre qu'un défaut dans le développement de ce système puisse passer inaperçu jusqu'à l'apprentissage de la lecture où il peut déterminer à la

7. Comme l'indiquait le titre pour le moins osé de son article : "Dyslexia : two right hemispheres, none left".
8. Par opposition au système parvo-cellulaire qui transmet des informations visuelles plus précises, à fort contraste, de même que la vision des couleurs.

fois le trouble de la motricité des yeux et un déficit de la perception d'images se succédant à un bref intervalle de temps.

Ce type d'explication, qui obtient actuellement un succès certain, après de nombreuses années de scepticisme, s'avère en fait compatible avec une autre hypothèse qui a eu, elle, les faveurs du milieu scientifique au cours de ces 15 dernières années, celle initiée et défendue par Paula Tallal.

Pour Tallal, le déficit spécifique et initial chez la plupart des dyslexiques serait de l'ordre du traitement temporel des sons du langage. Tallal a montré qu'un groupe d'enfant ayant eu dans la petite enfance un déficit de l'apprentissage du langage oral (qu'on désigne volontiers sous le terme de dysphasie de développement) et qui présentent des difficultés plus ou moins importantes d'apprentissage de la lecture, souffrent en fait d'un défaut particulier de la perception auditive des sons, lorsque ceux-ci se succèdent à un rythme rapproché. Par exemple, un enfant indemne de troubles de l'apprentissage est capable de percevoir comme distincts deux sons séparés d'un intervalle de moins de 20 millisecondes, alors qu'un groupe d'enfant dysphasiques et dyslexiques ne pouvaient les distinguer qu'à partir d'un intervalle de 200 à 400 msec. Or, Tallal remarque que ces enfants ont des difficultés particulières à discriminer des syllabes débutant par une consonne phonologiquement proche (par exemple/pa//ba/, qui ne se distinguent que par une seule caractéristique, le voisement [9]),

Le signal acoustique de la parole est constitué de fréquences fondamentales et d'harmoniques (appelées formants) pour les voyelles alors que les consonnes consistent essentiellement en de brèves transitions (quelques dizaines de millisecondes) dans les caractéristiques de ces formants. Ainsi Tallal présume que ce trouble du traitement des caractéristiques temporelles des sons serait à l'origine du trouble de l'apprentissage en raison d'un défaut subtil dans le traitement des sons du langage (dont nous reverrons le rôle central dans la dyslexie), lié à l'incapacité de ces enfants à discriminer les transitions entre consonnes et voyelles.

En fait, les hypothèses visuelle et temporelle de l'origine de la dyslexie ne sont pas aussi incompatibles qu'il n'y paraît. Il est bien possible que le trouble visuel soit lui-même une manifestation d'un trouble élémentaire du traitement de stimuli survenant à de très brefs intervalles. C'est en tout cas l'avis de Guinevere Eden qui a tout récemment montré que le cerveau des dyslexiques ne traitait pas aussi efficacement que la majorité des individus le signal visuel que constitue une cible en mouvement, alors qu'un stimulus identique mais immobile active le cerveau de manière identique que l'on soit ou non dyslexique. En fait, une cible en mouvement ne représenterait pas autre chose, pour le cerveau, qu'un défilement de milliers d'images immobiles dont la succession rapide ne pourrait être traitée efficacement par le dyslexique.

Citons enfin une hypothèse peu connue mais qui pourrait s'avérer pour le moins pertinente, au vu des résultats les plus récents de la recherche neurologique sur la dyslexie, celle d'un trouble subtil d'ordre articulatoire, trop minime pour avoir la moindre conséquence sur l'expression orale elle-même, mais suffisant pour avoir empêché certains mécanismes de contrôle des organes moteurs de la parole, mécanismes indispensables à la mise en place des pré-requis phonologiques de l'apprentissage de la lecture.

9. Le voisement correspond à la mise en jeu dans /ba/ et non dans /pa/ d'une contraction des cordes vocales, alors que le lieu d'articulation au niveau bucco-lingual est identique. De la même manière les couples /k/ - /g/, /f/ - /v/, /ch/ - /j/, /t/ - /d/, /s/ - /z/ répondent à la même opposition, présence ou absence de voisement mais même lieu d'articulation.

LA NEUROPSYCHOLOGIE

Pour terminer ce survol introductif, il n'est pas inutile de rajouter quelques lignes concernant l'apport, qui sera évoqué dans plusieurs des chapitres suivants, d'une discipline médicale et scientifique encore peu connue : la neuropsychologie. La neuropsychologie est née à la fin des années 50, à peu près en même temps en Europe et en Amérique du Nord, de l'intérêt croissant des neurologues pour les fonctions qu'on dénommait alors "mentales supérieures" et qu'on regroupe plus volontiers actuellement sous le terme de fonctions cognitives. Au début essentiellement focalisée sur les troubles du langage, de la mémoire et des fonctions spatiales de l'adulte, la neuropsychologie jouait essentiellement un rôle d'aide au diagnostic, en particulier pour contribuer à découvrir la localisation précise des lésions focales du cerveau, à une époque ou on ne disposait pas encore des techniques d'imagerie actuelles (scanner, IRM). La finesse de l'analyse des cliniciens de l'époque leur permettait ainsi de prédire le siège des lésions cérébrales, avec une précision cependant bien plus faible que l'analyse anatomique. Parallèlement, les neuropsychologues ont tenté, en confrontant ces données cliniques avec le siège présumé (et plus rarement vérifié) des lésions à leur origine, de déduire de ces observations des règles de fonctionnement du cerveau normal. Il s'agit donc simplement, selon la classique méthode anatomo-clinique, d'inférer ce que pourrait être, chez l'individu neurologiquement intact, la relation entre une fonction mentale et une région du système nerveux central données à partir de cette analyse conjuguée du symptôme et du siège de la lésion. En fait, l'avènement des techniques d'imagerie cérébrale in vivo, scanner et IRM, a significativement modifié ce statut initial de la neuropsychologie, puisque d'une part sa fonction d'aide au diagnostic devint obsolète et d'autre part sa contribution à la connaissance de la physiologie des fonctions cognitives devait connaître un accroissement considérable, culminant actuellement avec l'utilisation des méthodes d'imagerie fonctionnelle qui permettent d'observer comment différentes régions cérébrales se mettent en jeu dans diverses situations cognitives.

Parallèlement à ces progrès technologiques, la méthode d'analyse des déficits et des symptômes a considérablement évolué à partir des années 70 grâce à l'apport des concepts et des méthodes de l'intelligence artificielle, donnant naissance à la neuropsychologie cognitive (voir Seron, 1993). Selon cette approche, les processus mentaux sont "disséqués" et représentés sous formes de modules fonctionnels abstraits, sans référence à leur substrat cérébral, et dans un but essentiel de "modéliser" la physiologie mentale, à la manière du fonctionnement d'un ordinateur. Les premiers travaux réalisés selon cette approche ont concerné précisément les mécanismes de la lecture qui a souvent réalisé un modèle privilégié pour démontrer la pertinence d'un nouveau concept. En revanche, cette approche était évidemment peu instructive quant aux rapports entre les fonctions et la structure cérébrale, mais laissait espérer des applications intéressantes pour la rééducation des déficits en pathologie. Comme nous le verrons également, cet espoir, au moins pour ce qui est du traitement des troubles cognitifs de l'adulte, ne s'est que rarement concrétisé.

Chez l'enfant en cours de développement, il en va tout autrement : la neuropsychologie commence à laisser entrevoir des possibilités d'applications considérables. La complexité supplémentaire introduite par la dimension développementale et le caractère mouvant des relations entre le cerveau et ses fonctions a longtemps constitué un obstacle à la mise en œuvre d'un raisonnement de ce type. Une illustration de cette complexité sera fournie à titre d'exemple par les liens entre le cerveau en développement et la mise en place des fonctions du langage. Pourtant, il est probable que les méthodes thérapeutiques de la dyslexie et des syndromes apparentés seront de plus en plus basées sur le raisonnement neuropsychologique appliqué à la pathologie développementale. De fait, les progrès qui ont été réalisés et qui le seront dans les années à venir, reposent essentiellement sur une compréhension du cerveau en développement à partir des connaissances acquises sur le cerveau adulte. Cette démarche, qui peut paraître paradoxale, s'avère pourtant la seule capable de guider efficacement l'observation et la réflexion, en gardant à l'esprit, à chaque étape du développement d'une fonction, quel en sera l'aboutissement à l'âge adulte. Nous envisagerons plus loin quelques exemples, dont celui des mécanismes de l'apprentissage de la lecture, illustrant le fait que l'analyse et la compréhension d'un trouble développemental nécessite de se référer à un modèle adulte des relations entre la fonction perturbée et la région cérébrale impliquée. C'est la raison pour laquelle le chapitre suivant sera consacré à un panorama, très schématique, des conceptions actuelles de l'organisation des fonctions cognitives dans le cerveau adulte. Puis, seront envisagés les mécanismes neurobiologiques sous-tendant le développement de ces mêmes fonctions. Ce n'est qu'après ces importants chapitres préliminaires que nous aborderons véritablement les mécanismes neurologiques de la lecture, et les modèles de son apprentissage pour introduire ce qui sera le chapitre central de l'ouvrage, consacré à la description des anomalies cérébrales observées chez le dyslexique. Ensuite, nous chercherons comment ces anomalies peuvent être responsables du trouble de l'apprentissage, par référence aux modèles disponibles et aux travaux d'imagerie fonctionnelle. Au passage, nous serons amenés à décrire plus en détail, selon une perspective neuropsychologique, les anomalies habituellement observées chez le dyslexique, dans le domaine de la lecture, mais également dans d'autres domaines où l'on rencontre souvent d'autres troubles diversement associés. Enfin, dans le dernier chapitre, nous tâcherons de faire une synthèse des données précédemment exposées et d'en tirer de manière globale et schématique, les grandes lignes d'une orientation thérapeutique nouvelle dans la dyslexie.

LE CERVEAU FINI : UN PATCHWORK COGNITIF

Ce chapitre est un bref condensé des conceptions actuelles de l'organisation anatomo-fonctionnelle du cerveau adulte.

Si l'on comprend aisément que soit nécessaire, dans une approche neurologique des troubles de l'apprentissage, de consacrer une part importante de l'ouvrage au développement normal du cerveau (ce qui fera l'objet du chapitre suivant) il peut paraître surprenant de commencer par parler du cerveau adulte. En fait, il s'agit là d'un point crucial, sans doute le fondement de notre conception de la dyslexie, largement basée sur une approche neuropsychologique, seule capable, à notre sens, d'offrir une assise solide et cohérente à la fois à l'observation clinique et aux mécanismes physiopathologiques des troubles de l'apprentissage. La neuropsychologie moderne, qui, comme nous l'avons vu lors de l'introduction, s'est donnée pour but de comprendre les mécanismes cérébraux du fonctionnement de l'esprit, a développé ses concepts à partir de l'étude de sujets adultes chez qui une lésion cérébrale avait perturbé, de manière plus ou moins sélective, un ou plusieurs domaines de ce fonctionnement. Les modèles qui en découlent conçoivent généralement le cerveau adulte comme un ensemble de modules fonctionnels, œuvrant en interrelation étroite sous la forme de réseaux fonctionnels, ayant chacun une ou plusieurs spécificités. Ce sont évidemment les réseaux du langage qui nous intéresseront plus particulièrement ici, mais essentiellement à titre d'illustration de la façon dont le cerveau mature est organisé. Ce n'est qu'après avoir bien saisi les principales règles de cette organisation, qu'il nous faudra essayer de comprendre comment chacun de ces réseaux a acquis sa spécificité à partir des stades précoces de son développement, et comment on peut explorer les troubles de ce développement de la manière la plus spécifique possible.

Le cerveau adulte ne fonctionne pas, comme on a pu le croire et comme certains l'enseignent encore, à la manière d'une "boîte noire" où se réalisent des processus complexes et mystérieux, qui ne pourraient s'exprimer qu'en des termes quasi-métaphysiques [1]. Au contraire, les données qui se sont accumulées au cours du siècle écoulé, et notamment lors des 10 dernières années, convergent pour suggérer un modèle du fonctionnement cérébral que l'on peut résumer en deux termes : modularité et connectivité.

1. Il est assez frappant, par exemple, de noter que l'un des théoriciens modernes les plus respectés a énoncé une des conceptions les plus souvent citées du fonctionnement cérébral dans un ouvrage où n'est pas mentionné une fois le terme "hémisphère" (Edelman, 1992).

LA PAROLE ET LE LANGAGE DANS LE CERVEAU ADULTE (Figure 1)

Les connaissances historiques

C'est dans la deuxième moitié du siècle dernier qu'a débuté l'histoire de nos connaissances sur les relations cerveau-langage, à la suite de la découverte fondamentale de Paul Broca qu'une petite région de la surface corticale du lobe frontal gauche, aujourd'hui appelée "aire de Broca" joue un rôle déterminant dans la production du langage articulé. Lorsque le "pied de la troisième circonvolution frontale gauche" est détruit chez un adulte, par exemple à la suite d'une lésion vasculaire ou traumatique, le sujet perd la faculté du langage articulé: c'est ce qu'on appelle une aphasie de Broca. C'est l'observation répétée de cas de patients ayant présenté de leur vivant un tel trouble de l'expression orale et dont le cerveau, après la mort, portait invariablement une destruction de cette même région, qui a conduit Broca à suggérer l'importance de l'aire corticale qui porte son nom. Les vues de Broca, bien qu'ayant très vite séduit beaucoup de ses contemporains, ont été très contestées par d'autres qui se refusaient à concevoir qu'une caractéristique si "noble" du fonctionnement mental humain pût être localisable dans une si petite région du cerveau. Ces

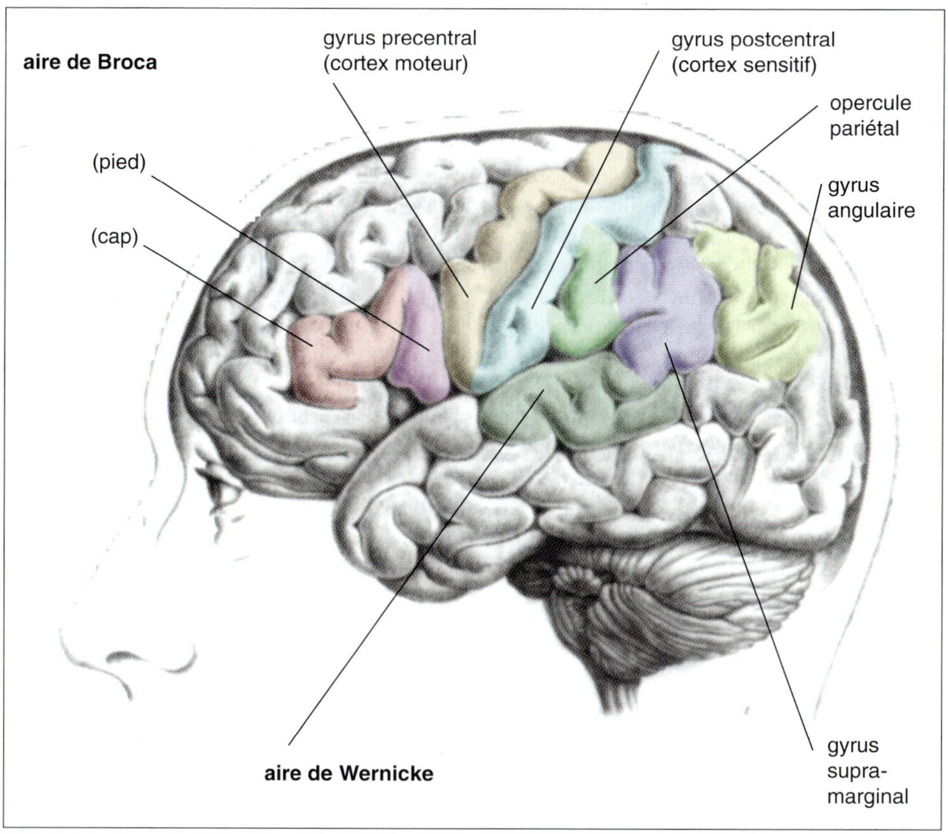

Figure 1. L'aire du langage sur l'hémisphère gauche du cerveau humain et ses différentes zones spécialisées.

"antilocalisationnistes", dont Freud fut un des représentants les plus virulents, ont continué pendant plusieurs décennies à opposer aux vues de Broca une prétendue impossibilité, sans doute plus idéologique que réellement scientifique, qui connaît encore des défenseurs de nos jours. Pourtant, la constatation de Broca constitue toujours l'une des données les plus robustes de la neurophysiologie moderne, malgré les 130 ans qui nous séparent de sa formulation.

Quelques années plus tard, l'Allemand Karl Wernicke avait complété cette découverte en suggérant qu'une région située plus en arrière dans le même hémisphère gauche, précisément dans la partie postérieure de la première circonvolution temporale, était, quant à elle, spécialisée dans ce que nous appelons aujourd'hui le décodage du langage oral, c'est-à-dire l'aptitude à transformer les sons du langage arrivés aux régions auditives du cerveau en un message d'abord identifié comme du langage puis auquel est assigné un sens précis. La lésion de l'aire de Wernicke provoque une aphasie dite "aphasie de Wernicke" dans laquelle les sujets souffrent de difficultés à la fois à identifier les sons du langage et à leur attribuer une signification. Mais la contribution de Wernicke fut surtout de tenter d'intégrer le rôle de ces deux régions distinctes de l'hémisphère gauche en un modèle de fonctionnement connu sous le terme d' "associationnisme". L'idée que ces deux régions, qui abritent chacune un aspect crucial du langage, puissent être reliées entre elles et fonctionner en association incita à attribuer un rôle, que l'on considère actuellement comme sans doute excessif, à un faisceau de substance blanche qui unit anatomiquement les deux régions, le faisceau arqué, et à proposer l'existence d'un troisième type d'aphasie, l'aphasie de conduction, liée à une interruption du faisceau arqué et donc à une déconnexion des aires de Broca et de Wernicke. L'aphasie de conduction est caractérisée par la normalité tout autant de l'expression articulée du langage que de son décodage auditif, l'anomalie naissant principalement lors de la répétition de mots et de phrases, où apparaissent des déformations des mots appelées paraphasies. Depuis ces descriptions initiales, de très nombreuses observations cliniques sont venues, pour la plupart, confirmer la théorie de base d'une bipolarité dans l'organisation du langage, sous la forme d'un centre antérieur, expressif et d'un postérieur, réceptif, reliés entre eux pour toutes les activités nécessitant la transmission d'une information entre le pôle réceptif et le pôle expressif (comme la répétition, ou encore la lecture à voix haute).

Les apports de la neurologie cognitive moderne

La manière dont on considère, aujourd'hui, les règles d'organisation du cerveau adulte pour le langage résultent ainsi de la combinaison de ces données classiques avec celles obtenues au cours des dernières années à l'aide des méthodes d'imagerie *in vivo* (c'est-à-dire qui visualisent le cerveau de l'individu vivant). Tout d'abord, pour comprendre cet apport récent, quelques mots de ces méthodes. La première est apparue au milieu des années 70, et utilise le couplage d'une technique radiographique (la tomographie) qui, comme son nom l'indique, consiste à "couper en tranches" un volume (en l'occurrence le cerveau) qui absorbe un faisceau de rayons X de manière variable selon la densité de ses constituants, avec une technique de reconstruction par ordinateur, d'où le terme de tomographie computérisée (CT-scan). Cette méthode n'est autre que le maintenant classique scanner cérébral, le moyen d'investigation le plus utilisé en neurologie, capable de démontrer sur des images la structure du cerveau en coupes horizontales. Plus récemment est apparue une autre méthode, également basée sur le principe de tomographie et la reconstruction par ordinateur, mais utilisant comme source d'information, non pas l'absorption de rayons X, mais la mise en résonance de constituants du cerveau sous l'effet d'un très puissant aimant. L'avantage de cette Imagerie par Résonance Magnétique (IRM) est d'une part sa totale innocuité (bien que la quantité de rayons X émise pour réaliser un scanner soit infime) et d'autre part et surtout sa capacité à fournir des images du cerveau d'une excellente résolution et selon les trois plans de l'espace. Ces deux techniques (scanner et IRM) ont donc pour objet de visualiser le cerveau, principalement à la recherche d'anomalies, dont elles permettent de définir avec précision les limites, mais aussi pour analyser la morphologie de cerveaux normaux, ce qui, comme nous le reverrons, présente également un certain intérêt. Il s'agit donc de techniques d'imagerie morphologique qui, en aucun cas, ne peuvent explorer directement le fonctionnement de l'organe. Ces techniques ont cependant permis de compléter les données classiques rapportées ci-dessus, grâce à l'observation de séries de patients (par exemple, en permettant de regrouper un certain nombre de patients ayant le même trouble du langage et en constatant quelle région du cerveau est touchée le plus souvent). Globalement, hormis la découverte de quelques exceptions, encore mal expliquées (telle que l'aphasie croisée, par exemple), elles ont abouti à confirmer grosso modo les données précédemment acquises sur les régions du langage de l'hémisphère gauche. En outre, ces méthodes ont permis de démontrer le rôle, non suspecté jusqu'alors, des structures profondes (noyaux gris de la base) dans le langage.

Depuis le début des années 90, d'autres méthodes sont venues compléter les précédentes, dont l'apport à la question du langage est considérable. Ce sont les méthodes dites d'imagerie fonctionnelle du cerveau (tomographie par émission de positons ou TEP et IRM fonctionnelle), dont le principe de base est d'analyser les variations du débit sanguin cérébral, connu pour s'accentuer dans les régions qui sont mises en œuvre à un moment donné sous l'effet d'une activité mentale donnée. Schématiquement, il s'agit de proposer à des volontaires sains dont la tête est placée sous l'appareil (ce qui n'est pas nécessairement très confortable pour réaliser des exercices mentaux parfois complexes!), des tâches présumées mettre en jeu des processus que l'on veut étudier, et de mesurer l'activité de chaque région du cerveau par comparaison à un état de repos mental ou à une autre situation ne mettant pas en jeu l'activité en question (méthode dite de “soustraction cognitive”). Je ne détaillerai pas les nombreux résultats obtenus grâce à ces techniques en matière de langage (le lecteur pourra se référer à plusieurs revues récentes citées en bibliographie — dont celles que nous avons rédigées avec Jean-François Démonet — et aux travaux cités sur la Figure 2 résumant les principales données obtenues à ce jour), pour me concentrer sur quelques exemples les plus représentatifs.

Lorsqu'on demande, tout d'abord, à un sujet de répéter des mots entendus, on verra s'activer dans les deux hémisphères les régions temporales supérieures, c'est-à-dire les parties de cortex spécialisées dans l'audition (aires auditives primaires et secondaires), en même temps que les régions motrices dévolues à l'articulation du langage (cortex sensori-moteur operculaire, qui contient les neurones d'origine contrôlant les mouvements bucco-phonatoires) également dans les deux hémisphères. Mais si l'on “soustrait” ce résultat de celui obtenu lorsqu'on fait entendre les mêmes mots sans demander de les prononcer, les régions révélées par cette soustraction pourront traduire les mécanismes propres de l'articulation du langage. De fait, on observe alors comme seule région activée la zone sensori-motrice inférieure, toujours dans les deux hémisphères. Si enfin on demande au sujet pour chaque mot entendu de donner un autre mot qui soit relié sémantiquement, par exemple un verbe correspondant à chaque nom commun (pomme... croquer ; fusil... tirer ; gazelle... courir, etc...) on verra s'activer une région située dans le lobe frontal gauche, juste en avant de l'aire de Broca (voir Figure 2). Ainsi, et c'est la première surprise apportée par ces travaux, l'aire de Broca elle-même ne s'active pas particulièrement lors de l'articulation du langage. L'activation de la zone adjacente est plutôt considérée comme traduisant l'effort cognitif que réalise le sujet lorsqu'il a à explorer son réseau sémantique pour trouver un verbe correspondant au mot entendu. En revanche, l'aire de Broca s'active spécifiquement dans toutes les tâches où le sujet doit se répéter mentalement un mot ou une série de sons du langage, par exemple s'il doit décider si une série de syllabes sans signification contient ou non le son /b/, et encore plus nettement, si elle contient le son /b/ précédé du son /d/. Il s'agit donc à l'évidence d'une situation faisant appel intensément aux capacités phonologiques, plus précisément ce qu'on appelle la récapitulation subvocale. Ainsi, et contrairement à ce qu'on pouvait imaginer, l'aire de Broca semble essentiellement impliquée dans une étape pré-articulatoire du langage, sorte de préparation mentale de l'articulation elle-même (qui serait, elle, plus strictement dépendante de l'activité des zones sensori-motrices des deux hémisphères).

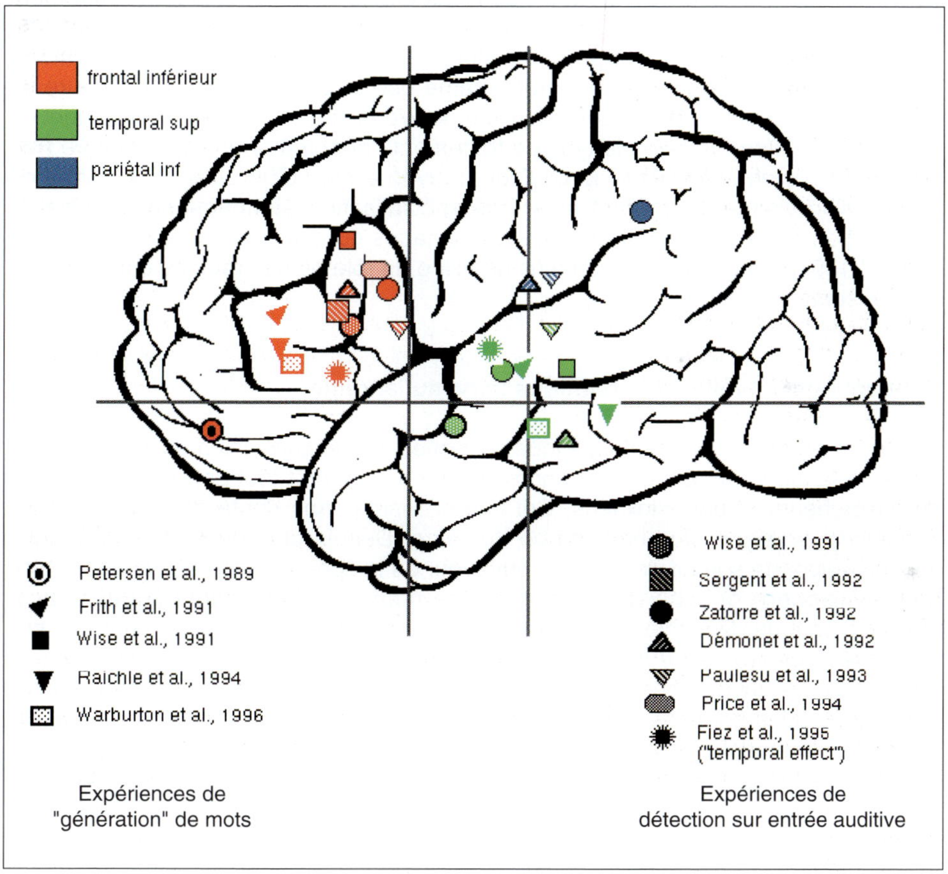

Figure 2. Représentation schématique des zones corticales d'activations maximales retrouvées dans diverses expériences de génération et de détection de mots réalisées à l'aide de la tomographie à émission de positrons (TEP). Trois régions de l'hémisphère gauche sont principalement activées : frontale inférieure, temporale moyenne et pariétale inférieure.

Concernant l'aire de Wernicke, les données d'imagerie fonctionnelle s'éloignent également quelque peu de ce qu'on aurait pu supposer à partir de l'analyse de patients cérébro-lésés. Le simple décodage des sons du langage, tel qu'il est réalisé dans une tâche d'écoute passive de mots, n'entraîne pas d'activation latéralisée des aires temporales de l'audition, puisque ces conditions les activent de manière à peu près symétrique. En revanche, la partie antérieure de l'aire de Wernicke est activée dans des tâches phonologiques où les sujets doivent détecter la présence d'un phonème dans un mot ou un non-mot (voir Figure 2 pour une liste détaillée des travaux consacrés à ce sujet). De même, lorsqu'une tâche sémantique est demandée au sujet (par exemple dire si le nom d'un animal correspond à un animal plus gros ou plus petit qu'un chat, ou si un adjectif dénote une qualité positive ou négative), on obtient une activation de la partie antérieure de l'aire de Wernicke gauche.

En fait, il semble que cette région s'active d'autant plus nettement que la tâche est plus complexe du point de vue sémantique. Par exemple, l'écoute de mots abstraits déclenche une activation plus intense que celle de mots concrets. Plus précisément il semble que les traitements sémantiques simples activent l'aire de Wernicke elle-même mais de façon peu latéralisée, alors que plus le traitement demandé au sujet est sémantiquement complexe, plus la zone activée est latéralisée à l'hémisphère gauche, et tend à s'éloigner, vers le bas, de l'aire de Wernicke. Les travaux les plus récents suggèrent même que la zone latérale et inférieure du lobe temporal gauche, en dessous de l'aire de Wernicke, s'active spécifiquement en des endroits différents selon le type de traitement : dénommer un objet, décrire l'utilisation de l'objet, en évoquer la couleur, trouver le nom d'un outil, d'un animal ou encore d'un visage, suggérant ainsi une spécialisation étonnamment précise de cette région du cerveau (voir chapitre "Les images du cerveau dyslexique en fonction", p. 179, pour une discussion plus détaillée du rôle de ces régions dans les processus sémantiques).

Conceptions actuelles des relations cerveau/langage

On voit donc, à travers ces quelques données, à quel point les mécanismes cérébraux du langage ont été et sont encore l'objet d'un intérêt tout particulier de la part des chercheurs et des cliniciens. Cet intérêt réside sans doute dans le caractère exemplaire souligné plus haut de ce domaine. Depuis plus de cent ans, chaque décennie apporte son lot de preuves en faveur de la spécialisation de chaque région de l'hémisphère gauche dans un domaine distinct des activités linguistiques. Pourtant, chaque décennie voit également des voix incrédules s'élever contre la soi-disant résurgence d'une phrénologie périodiquement rediabolisée. Les héritiers actuels de l'antilocalisationnisme du début du siècle doivent pourtant se rendre à l'évidence : nous sommes bien là en présence d'un véritable patchwork naturel, un ensemble de modules spécialisés localisés de manière étonnamment fixe d'un cerveau à un autre, dont l'existence même est un moteur extraordinairement stimulant pour les recherches futures. Et nous verrons que le langage ne constitue qu'un exemple parmi d'autres.

L'une des questions les plus passionnantes que suscitent ces constatations est celle de l'origine de la localisation du langage à l'hémisphère gauche, qui est également l'expression la plus évidente et peut-être la plus accessible de la notion de localisation.

Le langage et l'hémisphère gauche

L'une des caractéristiques les plus fascinantes du fonctionnement du cerveau, et qui le différencie de celui de tous les autres organes, de même que de celui du cerveau de la plupart des animaux, est que les deux hémisphères diffèrent fondamentalement dans leur rôle et leur fonction. Je n'entrerai pas ici dans le débat au demeurant passionnant de la nature exacte de cette différence — est-ce l'hémisphère gauche, dit "dominant" parce qu'il détient la faculté du langage, qui a "relégué" les autres fonctions moins nobles dans l'hémisphère dit "mineur", ou est-ce que chaque hémisphère possède son propre mode de fonctionnement, à un niveau plus ou moins élémentaire, le rendant apte à "recevoir" telle ou telle fonction? Je me contenterai, dans les lignes qui suivent, d'envisager la question la plus utile à notre propos, celle des soubassements neurobiologiques de cette différence fonctionnelle.

La manifestation la plus directement explorable de l'asymétrie des hémisphères est la préférence manuelle (ou plus exactement la manualité, terme qui recouvre à la fois la préférence d'usage d'une main, et son efficience en termes d'habileté et de force relative). Environ 70% seulement de la population possède une préférence exclusive pour la main droite. Les 30% restants incluent des sujets présentant un degré plus ou moins prononcé d'ambidextrie et une minorité (moins de 5%) de gauchers absolus. L'importance de ces constatations pour notre propos réside dans le fait qu'il existe une relation statistique bien établie entre manualité et latéralisation du langage. Plus de 95% des droitiers absolus présenteraient la latéralisation typique du langage dans les aires périsylviennes de l'hémisphère gauche, ce que confirme le fait que l'aphasie, quel qu'en soit le type, ne survient qu'exceptionnellement après une lésion droite chez le droitier (aphasie "croisée"). En revanche, les gauchers et ambidextres auraient plus souvent également leurs capacités langagières latéralisées à gauche, mais dans bon nombre de cas (35 à 40%) à droite. Par ailleurs, il est démontré de longue date que les droitiers ayant des gauchers parmi leurs ascendants ont statistiquement plus de chance de souffrir d'aphasie après une lésion droite et surtout que chez ceux d'entre eux victimes d'aphasie après lésion gauche, l'aphasie récupère significativement plus vite que les individus n'ayant pas de tels antécédents familiaux (ce qui suggère une plus forte participation, chez les premiers, de l'hémisphère droit dans le langage). Ces constatations ont amené la psychologue anglaise Marian Annett à proposer un modèle génétique des liens entre manualité et latéralisation du langage, connu sous l'appellation de "right-shift theory". Selon cette théorie, chez la majorité (environ 70%) des individus, serait présent soit à l'état homozygote (RS++, ayant hérité du gène des deux parents), soit à l'état hétérozygote (RS+-, ayant hérité du gène d'un seul des deux parents) un gène présumé responsable de l'attraction conjointe vers l'hémisphère gauche des mécanismes de contrôle de l'activité manuelle et de ceux du langage. Pour le reste de la population qui ne posséderait pas ce gène (RS-) les deux fonctions se répartiraient au hasard, de sorte qu'on trouverait dans ce groupe autant de droitiers que de non droitiers, et que le langage serait chez eux partagé entre les deux hémisphères. Tel serait également, à un moindre degré, le cas du groupe hétérozygote RS+- expliquant la moindre gravité des aphasies chez les droitiers ayant des gauchers dans leur famille.

2. Plus précisément, la testostérone est capable de modifier la croissance de tissu nerveux embryonnaire en jouant le rôle de "facteur trophique", au même titre que d'autres substances chimiques connues pour freiner la perte cellulaire physiologique qui caractérise certaines étapes de la croissance du système nerveux. De même, l'injection d'hormone mâle chez le rongeur à la naissance est capable d'accroître la taille de certaines régions corticales.

Une autre théorie a été proposée par le neurologue américain Norman Geschwind (1928-1984). Pour Geschwind, tous les individus posséderaient une tendance naturelle, universelle, à la dominance de l'hémisphère gauche, mais chez une partie d'entre eux, des facteurs d'origine en partie non génétique viendraient empêcher le processus de latéralisation de se réaliser. Parmi ces facteurs, Geschwind mettait l'accent sur une substance hormonale liée au sexe masculin, la testostérone, dont on connaît par ailleurs l'action sur le développement cérébral chez les animaux de laboratoire [2], et qui, sécrétée en excès, serait capable de modifier la tendance génétique à la latéralisation gauche. Comme dans le modèle d'Annett, Geschwind postulait que dans cette partie de la population, les fonctions normalement latéralisées à gauche pourraient se répartir de manière aléatoire entre les hémisphères.

La supériorité de la théorie de Geschwind est qu'elle essaie de rendre compte des faits en se reposant sur une hypothèse neuro-développementale. Geschwind faisait l'hypothèse que l'asymétrie fonctionnelle du cerveau découlait de — et donc devait avoir un lien statistique avec — le degré d'asymétrie d'une région du lobe temporal, le *planum temporale* (voir Figure 3).

L'histoire du planum temporal est édifiante. Cette région corticale triangulaire de quelques centimètres carrés, située dans la profondeur de la scissure Sylvienne, et donc non visible à l'examen externe du cerveau, avait déjà été étudiée plusieurs décennies auparavant. Mais ce fut Geschwind qui la remit au goût du jour, et en fit même une superstar des neurosciences modernes, en attribuant à cette petite

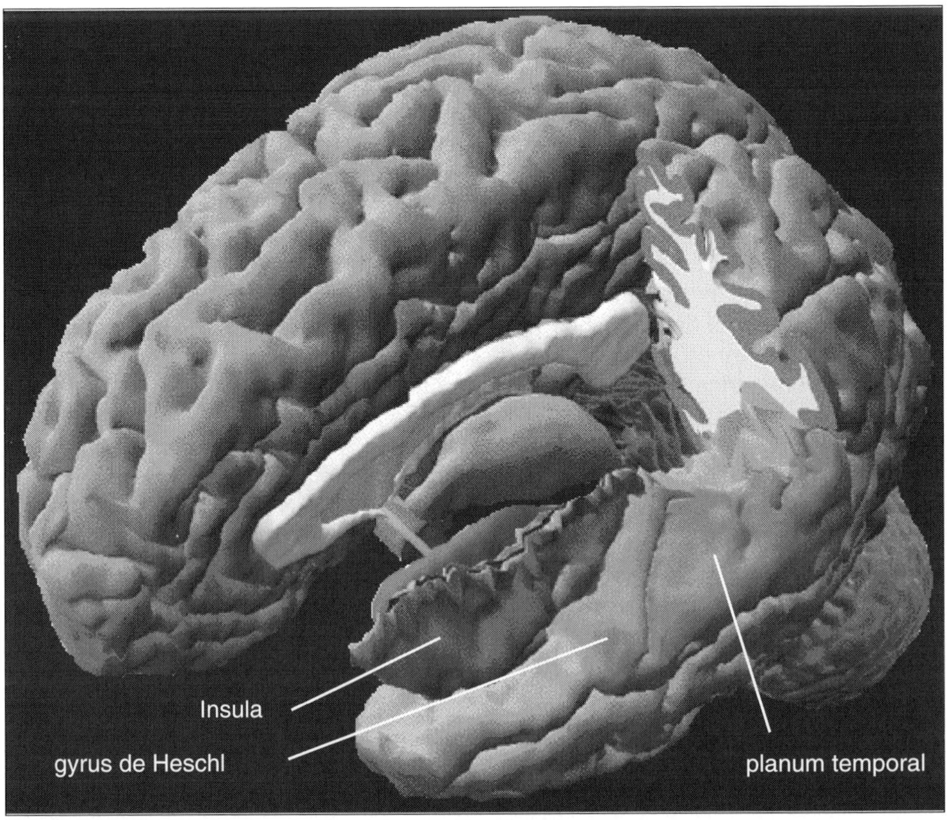

Figure 3. Localisation anatomique du cortex auditif primaire (gyrus de Heschl) et du planum temporal sur l'hémisphère gauche du cerveau humain.

région, ou plutôt à son asymétrie, un statut d'élément clé d'un puzzle jusqu'alors non résolu (et qui commence à peine à être éclairci). Le planum temporal est donc asymétrique, nettement asymétrique, en faveur du côté gauche chez une majorité (environ 65%) des individus, les 35% restants présentant soit l'asymétrie inverse, soit, en fait plus souvent, une absence d'asymétrie. Et comme cette région représente une bonne partie de l'aire de Wernicke, Geschwind proposa que son asymétrie anatomique puisse être le substrat de l'étonnante asymétrie fonctionnelle du cerveau. Et c'est là que commence l'histoire du planum, qui depuis lors est sans doute la structure anatomique (après le corps calleux) la plus étudiée sur le cerveau humain. En premier lieu, plusieurs auteurs ont tenté de répliquer l'étude de Geschwind, en recueillant de larges populations de cerveaux d'adultes, d'enfants, de fœtus, et en mesurant leur planum temporal de même que d'autres régions corticales pour lesquelles une asymétrie avait été signalée par les anatomistes. Globalement, l'apport principal de ces études a été, outre de confirmer grosso modo les constatations anatomiques de Geschwind, de montrer que l'asymétrie est présente dans le même sens et à peu près dans les mêmes proportions sur le cerveau d'enfants, de nouveau-nés et même de fœtus dès la 29e semaine de gestation. Nous verrons plus loin l'importance cruciale de cette période, mais pour le moment, remarquons que cette constatation en soi fait avancer singulièrement le débat, en prouvant que l'asymétrie, quelle qu'en soit la signification exacte, préexiste au développement du langage, et donc peut en être la cause plutôt que la conséquence (même si on peut admettre que le fœtus "entend" quelques bribes de langage humain à travers sa carapace utérine).

Mais la question principale restait celle de la signification fonctionnelle de ces variations d'asymétrie selon les individus, en d'autres termes l'étendue relative du planum gauche par rapport au droit est-elle bien liée au degré de prédominance de l'hémisphère gauche pour le langage. En effet, les travaux anatomiques de Geschwind et ceux qui lui ont immédiatement fait suite analysaient *post mortem* des cerveaux, certes considérés comme "normaux", mais dont l'origine n'était pas connue, et en particulier, aucune donnée n'y était disponible quant à la manualité des sujets (et encore moins, bien sûr, quant à la latéralisation du langage). C'est pourquoi, dès lors que sont apparues les premières méthodes d'exploration *in vivo* de l'anatomie cérébrale, les chercheurs ont tenté de les utiliser pour mettre en évidence l'asymétrie hémisphérique. Quelques travaux (résumés dans un chapitre que j'ai rédigé avec Albert Galaburda et auquel le lecteur intéressé pourra se référer pour plus de détails) ont ainsi recherché sur de vastes populations de tels indices d'asymétrie, par exemple en mesurant sur des coupes de scanner le volume de certains lobes (car le scanner ne permet pas de mesurer la surface corticale), et les ont confrontés à des indices de latéralisation fonctionnelle du langage, principalement la manualité [3]. Globalement, ces travaux allaient dans le sens attendu, c'est-à-dire qu'à l'échelle d'une population, l'asymétrie typique en faveur du côté gauche

3. Le seul moyen fiable de déterminer directement la latéralisation du langage est une épreuve particulièrement invasive appelée test de Wada, ou test à l'Amytal, originellement destiné à déterminer, chez un patient devant subir une intervention chirurgicale du cerveau, lequel des deux hémisphères est spécialisé dans le langage, et ce afin d'évaluer le risque que l'intervention chirurgicale provoque une aphasie. Il s'agit d'injecter dans l'artère carotide du patient, au cours d'un examen radiographique de ces artères (artériographie cérébrale), un barbiturique dont l'effet est d'"endormir" très temporairement un hémisphère tout en laissant l'autre normalement fonctionnel. On peut ainsi comparer l'effet de l'injection à droite et à gauche sur les capacités de langage du patient.

était statistiquement plus souvent retrouvée chez les droitiers alors que les gauchers et les ambidextres présentaient en moyenne un cerveau plus symétrique. Mais les mesures anatomiques restaient encore assez grossières et il a fallu attendre l'apparition de l'IRM pour disposer d'une méthode capable de visualiser le planum temporal lui-même. Comme cela sera illustré au chapitre "Morphologie cérébrale du dyslexique", p. 125, les images actuellement obtenues par cette méthode procurent une visualisation quasi-parfaite de l'anatomie de cette région que des programmes informatiques très fiables permettent en outre de mesurer avec précision. Grâce à ces progrès techniques, il a ainsi été possible de montrer qu'environ 70% seulement des droitiers absolus possèdent l'asymétrie typique, alors que chez les non droitiers on trouve à peu près autant de cas asymétriques que symétriques (voir Habib *et al.*, 1995). Ainsi, l'hypothèse de Geschwind, d'un lien direct entre la prédominance du planum gauche et la latéralisation du langage ne se trouvait que partiellement confirmée [4]. Cela ne remet bien entendu pas en cause la validité de l'hypothèse d'un lien entre asymétrie morphologique et fonctionnelle, mais incite à aller plus loin dans l'analyse des asymétries : des travaux récents semblent suggérer l'importance d'une autre région corticale située sur l'autre berge de la scissure Sylvienne (voir Figure 4), au niveau de l'opercule pariétal, région qui abrite probablement des mécanismes intervenant dans d'autres aspects du langage, principalement le choix des phonèmes et leur ordonnancement temporel. Ainsi, si l'on prend en compte à la fois l'asymétrie du planum et celle de l'opercule pariétal, on parvient à présent à une concordance quasi-parfaite entre manualité et asymétrie morphologique.

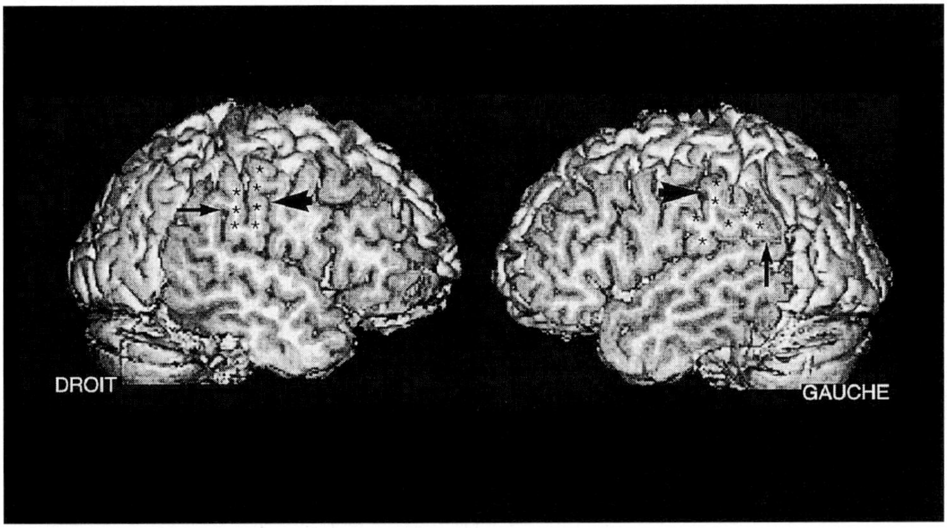

Figure 4. Asymétrie typique de l'opercule pariétal.
L'opercule pariétal peut être aisément repéré sur des coupes sagittales externes droite et gauche d'un examen en imagerie par résonance magnétique (IRM), comme le volume de substance cérébrale compris entre la terminaison de la scissure sylvienne (flèche fine) et le sillon post-central (flèche grasse).

4. Du reste, des travaux récents d'imagerie fonctionnelle en stimulation auditive montrent que le planum gauche n'est pas plus particulièrement activé lors de tâches linguistiques que non linguistiques (Binder *et al.*, 1996).

Cette longue incursion anatomique n'a pas seulement pour objet de démontrer la complexité du problème du substrat cérébral du langage. Outre le fait qu'elle nous servira de base pour comprendre, dans les prochains chapitres, les particularités du cerveau du dyslexique, elle illustre un nouvel instrument que possède le chercheur dans sa quête des mécanismes cérébraux de la pensée, et que l'on qualifie volontiers aujourd'hui de "neuroanatomie cognitive" (voir Witelson, 1992).

LES AUTRES SPÉCIALISATIONS COGNITIVES DU CERVEAU HUMAIN

Les fonctions dévolues au langage, détaillées dans le paragraphe précédent, ne concernent somme toute qu'une région limitée du cerveau, la région périsylvienne gauche, véritable cerveau dans le cerveau (voir Figure 5). Qu'en est-il à présent des spécialisations du reste de l'organe cérébral?

Il convient tout d'abord de remarquer que nos connaissances sont encore largement incomplètes et qu'il reste de larges zones d'ombre sur la surface cérébrale. Une de ces zones d'ombre, qui commence à s'éclairer timidement, est cette vaste région antérieure, le lobe frontal. Pour la simplicité de l'exposé, il est utile de la concevoir comme formée elle-même de trois parties distinctes ayant des rôles fonctionnels probablement très différents.

Une première partie motrice et prémotrice (dont la fameuse aire motrice supplémentaire), abrite certains aspects du contrôle des actes moteurs (dont l'initiation, la programmation et la régulation). Plus en avant, le cortex pré-frontal ou dorso-latéral intervient dans des fonctions cognitives plus complexes (attention, mémoire, raisonnement abstrait) encore très mal expliquées. L'un des tests réputés, en clinique, parmi les plus sensibles à la dysfonction frontale est le test d'appariement de cartes de Wisconsin, qui consiste à faire découvrir au sujet un critère de classification de 64 cartes, comportant des dessins géométriques de forme, de couleur et en nombre variable, présentées une à une devant lui : un des critères (forme, couleur, ou nombre) est choisi arbitrairement et le sujet doit le découvrir par essais et erreurs

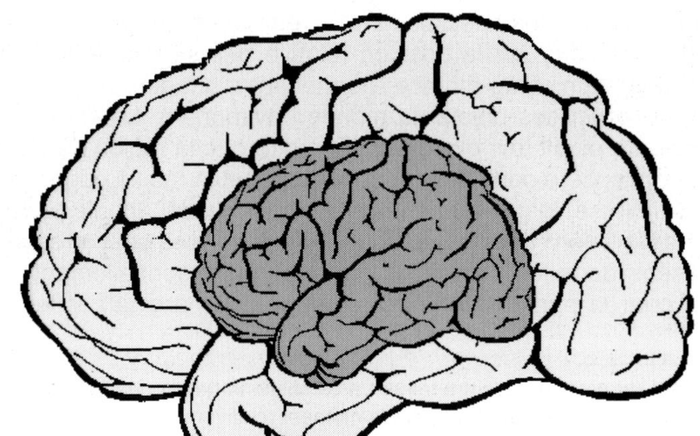

Figure 5. L'aire du langage : un cerveau dans le cerveau.

successifs. Un critère est considéré comme acquis au bout de dix réponses exactes successives, au décours desquelles le critère de réponse est changé à son insu. Typiquement, le sujet souffrant de trouble des fonctions exécutives frontales est incapable de tirer parti des réponses qui sont données à ses essais et va persévérer sur un critère erroné, voire même être incapable de découvrir le premier critère. De manière générale, on considère que le cortex préfrontal exerce une fonction d'intégration et de modulation, grâce en particulier à ses relations étroites avec les aires sensorielles d'une part, qui lui fournissent les informations sur le monde extérieur et avec les noyaux gris de la base d'autre part qui contiennent les différentes routines exécutives et assurent le lien avec les processus motivationnels [5]. Enfin, anatomiquement bien séparées du reste du lobe, trois régions ont en commun une origine phylogénétique plus ancienne et correspondent à des expansions corticales du système limbique des émotions (aires dites paralimbiques). Ce sont l'insula, le gyrus cingulaire et le cortex orbito-frontal. Leur rôle semble consister à interpréter les états émotionnels d'un point de vue cognitif et de les intégrer dans les comportements moteurs.

Il est très probable que ce schéma général des spécialisations du cortex frontal ne donne encore qu'une idée très incomplète de son organisation réelle. En particulier, l'analyse de ses très riches connexions avec les autres régions du cerveau suggère une spécificité de chacune de ses parties beaucoup plus importante que ne le laissent entendre certaines conceptions classiques, qui font souvent du lobe frontal une entité fonctionnelle, ce qui est probablement faux. On peut raisonnablement attendre que les recherches très actives dans ce domaine, en particulier en imagerie fonctionnelle, nous révèlent bientôt par le détail l'agencement exact des différentes pièces du puzzle frontal.

En arrière de la scissure de Rolando se situe le lobe pariétal, dont la partie antérieure (circonvolution pariétale ascendante ou gyrus post-central) correspond aux aires de la sensibilité somatique, en étroite relation avec l'aire motrice adjacente dont elle partage l'organisation somatotopique (correspondance de chaque région avec une partie de la moitié opposée du corps). En arrière, la majeure partie du lobe pariétal est divisée par une scissure horizontale (le sillon intra-pariétal) en deux régions fondamentalement différentes : le lobule pariétal supérieur est fait d'un cortex relativement ancien, essentiellement spécialisé dans certains aspects de l'intégration sensori-motrice, plus spécialement la réalisation de gestes élémentaires en fonction des informations sur la position relative des segments des membres, et d'autre part l'intégration visuo-motrice, permettant d'adapter la forme des mouvements à l'aspect visuel des objets du monde environnant. Le rôle de cette région pariétale supérieure serait très dimidié, c'est à dire que la région pariétale supérieure de chaque hémisphère contrôlerait spécifiquement la moitié opposée du corps et de l'espace. A l'inverse, la partie inférieure du lobe pariétal (lobule pariétal inférieur) est organisée de manière très asymétrique. A gauche, ces structures sont éminemment spécialisées dans les processus du langage, essentiellement la réalisation phonologique pour la partie antérieure (gyrus supra-marginal) et le langage écrit

5. Il est intéressant de noter que contrairement aux fonctions des zones rétrorolandiques du cerveau, celles du lobe frontal apparaissent pour le moment relativement peu latéralisées, c'est-à-dire que chaque hémisphère ne semble pas jouer un rôle fondamentalement différent de l'autre : en particulier, les lésions frontales droites ou gauches ont des conséquences en apparence peu différentes (comparées par exemple à celles de lésions pariétales inférieures droites et gauches). Les récentes méthodes d'imagerie fonctionnelle du cerveau commencent cependant à démontrer de manière plus nette la spécificité de chacun des deux lobes frontaux.

pour la partie postérieure (gyrus angulaire, dont la fonction sera largement détaillée plus bas). Je voudrais seulement insister ici sur deux fonctions du lobe pariétal gauche, dont la connaissance est essentiellement issue de l'observation de syndromes neurologiques chez l'adulte cérébro-lésé. En premier lieu, l'apraxie idéomotrice, l'une des conséquences les plus fréquentes de lésions pariétales gauches, apporte une démonstration éclatante du rôle de cette région dans le contrôle de la gestualité intentionnelle. Les patients présentant ce syndrome s'avèrent en particulier incapables, alors que leurs capacités motrices et sensorielles sont intactes, d'organiser et même de concevoir des gestes ayant une signification de communication, qu'il s'agisse de gestes de la symbolique conventionnelle (faire de l'auto-stop, dire au revoir de la main) ou de mimes d'utilisation d'objet [6]. Un autre syndrome provoqué par des lésions de cette région pariétale gauche est le syndrome de Gerstmann, qui associe quatre éléments dont le regroupement pose des questions fascinantes, comme nous le verrons, du point de vue du développement : un trouble de l'écriture (dysgraphie), un trouble du calcul (dyscalculie), et deux anomalies ayant trait à la connaissance spatiale du corps (somatognosie), agnosie digitale et indistinction droite-gauche. Nous discuterons plus loin de la nature possible du lien entre ces éléments, en apparence si différents, mais nous pouvons dès à présent remarquer qu'ils traduisent tous une perturbation d'un certain type de rapport à l'espace, qui pourrait être spécifique à l'hémisphère gauche. Mais la neuropsychologie nous apprend que c'est clairement le lobe pariétal droit qui est le siège privilégié des processus de traitement de l'espace pour la majorité de ses autres aspects. Par exemple, les processus permettant de fixer l'attention, en particulier visuelle, vers une région précise de l'espace sont connus de longue date pour être sous la dépendance du lobe pariétal droit, dont la lésion provoque très régulièrement un syndrome dit de "négligence spatiale unilatérale" ("heminégligence"), caractérisé par une attraction invincible du sujet vers la partie droite de l'espace, avec comme conséquence une véritable non-conscience de l'hémiespace gauche. Le fait le plus frappant, du point de vue neurobiologique, de ce syndrome, c'est sa fréquence après lésion pariétale droite (à peu près aussi souvent qu'une lésion gauche provoque une aphasie) alors qu'il est tout à fait exceptionnel après lésion gauche, ce qui suggère une forte spécialisation du lobe pariétal droit dans le contrôle de l'attention spatiale. Hormis ce comportement de négligence, les lésions pariétales droites de l'adulte provoquent également d'autres perturbations de nature spatiale, en particulier un ensemble de troubles regroupés sous le terme d'apraxie constructive, se traduisant par l'incapacité à reproduire les relations mutuelles entre des objets visuels, incapacité bien mise en évidence, par exemple, dans une épreuve de reconstruction d'un modèle géométrique à l'aide de cubes à assembler. Plus rarement, les mêmes lésions peuvent provoquer un trouble connu sous le terme de "perte des notions topographiques", caractérisé par des difficultés plus ou moins massives à s'orienter sur une carte géographique ou sur le plan d'une ville. Il est important de noter que tous ces troubles spatiaux liés aux lésions pariétales droites ne sont pas seulement d'ordre perceptivo-moteur, mais également représentationnel puisqu'ils sont également présents lorsque le sujet doit seulement se représenter mentalement l'espace. Par exemple, l'apraxie constructive s'accompagne souvent de difficultés à réaliser des tâches de rotation mentale, l'héminégligence, de

6. Bien que non évident de prime abord, le lien entre ces deux types de gestes est bien la communication interpersonnelle, mimer l'utilisation d'un objet n'ayant aucune finalité personnelle, contrairement à l'utilisation même d'objets réels qui est, elle, généralement préservée chez ces patients.

difficultés à évoquer mentalement la partie gauche d'un espace (par exemple le fameux patient du neurologue italien Bisiach, qui ne pouvait décrire de mémoire que la partie droite de la place du Dôme à Milan) ; de même pour la perte des notions topographiques où le sujet ne peut aisément dessiner ou évoquer verbalement un trajet ou le plan de son appartement.

Ces observations posent le problème délicat de la localisation cérébrale des processus impliqués dans l'imagerie mentale. En fait, il semble bien que les structures qui sous-tendent l'imagerie mentale soient les mêmes que celles qui sont impliquées dans le traitement des objets réels, le cortex pariétal inférieur droit lorsque ces processus font appel à l'organisation spatiale, le lobe temporal gauche, lorsque les processus impliqués sont plutôt de nature sémantique.

LE CAS PARTICULIER DE L'ATTENTION ET DE LA MÉMOIRE

Contrairement aux fonctions dont il a été question jusqu'à présent et qui peuvent se concevoir comme contrôlées par des portions très restreintes du cortex cérébral, d'autres fonctions, tout en reposant également sur l'activité de zones éminemment spécialisées, apparaissent comme la résultante de l'activité concertée de plusieurs de ces zones, œuvrant typiquement sous la forme de réseaux nerveux largement distribués entre la surface et la profondeur des deux hémisphères (Mesulam, 1990).

Tel est le cas des processus attentionnels, que l'on peut définir comme l'ensemble des mécanismes permettant de sélectionner parmi les autres mécanismes cérébraux ceux qui sont pertinents pour une activité donnée. Il est maintenant bien admis que cette fonction complexe implique certes, comme on l'a vu, l'activité de régions pariétales droites spécialisées dans l'attention spatiale, mais également plusieurs régions des deux lobes frontaux, elles-mêmes en étroite connexion avec le cortex pariétal, diverses structures sous-corticales capables de moduler l'activation de ces différentes zones, de même que des circuits activateurs originaires du tronc cérébral, responsables d'un tonus général de vigilance nécessaire au fonctionnement des autres éléments du système. Michael Posner et ses collaborateurs des universités d'Eugene, en Orégon, et de Saint-Louis, dans le Missouri, ont particulièrement étudié ces différents mécanismes et les réseaux cérébraux qui les sous-tendent.

L'un des premiers résultats obtenus par cette équipe en imagerie fonctionnelle (TEP) a été de montrer que lorsqu'un sujet oriente son attention vers la moitié droite du champ visuel, il active les régions pariétales de ses deux hémisphères, alors que lorsqu'il l'oriente vers l'hémichamp gauche, seul le lobe pariétal droit est activé. Ainsi, le lobe pariétal droit est impliqué dans l'orientation de l'attention vers les deux champs visuels, alors que le lobe pariétal gauche n'est actif que pour l'hémichamp opposé, c'est-à-dire le droit. Cette constatation confirme les données issues de l'observation de patients héminégligents, déterminant la dominance de l'hémisphère droit pour les processus liés à l'attention sélective.

A côté de ce réseau impliqué dans l'attention sélective vers une cible, il existe un autre réseau, dénommé par Posner "réseau exécutif", impliqué, par exemple, dans situation clinique classique, celle du test de Stroop. On présente au sujet une liste de 50 mots, qui sont le nom de 4 couleurs revenant de manière aléatoire, mais ces mots sont écrits d'une couleur différente de celle qu'ils désignent (par exemple "bleu" écrit en vert, "rouge" écrit en jaune). La tâche demandée est non pas de lire le mot, mais de dénommer la couleur dans laquelle il est écrit. Cette tâche, déjà difficile pour des individus normaux, donne lieu à de nombreuses erreurs chez les sujets ayant une lésion frontale, car ces derniers ne peuvent correctement inhiber la tendance naturelle de tout un chacun à lire le mot écrit [7]. Les travaux ayant examiné le débit sanguin cérébral de sujets normaux exécutant le test de Stroop ont montré l'activation de régions préfrontales des deux hémisphères et tout particulièrement du gyrus cingulaire antérieur (voir pour une synthèse de ces données, Posner et Raichle, 1994, 1995 ; également Habib, 1997). Enfin, un dernier aspect des mécanismes de l'attention est celui permettant à un individu de maintenir son esprit en alerte, par exemple lorsqu'il doit répondre à des stimuli apparaissant très rapidement, où lorsqu'il doit guetter l'arrivée d'un stimulus : on parle alors de phénomènes de vigilance. Dans ces conditions, les examens en TEP réalisés chez le sujet sain montrent une activation de deux régions de l'hémisphère droit, d'une part la région pariétale, également impliquée dans l'attention sélective, et d'autre part une région frontale. En outre, ce type d'activité mentale s'accompagne d'une mise au repos de la région cingulaire, ce que Posner et Raichle interprètent comme témoignant d'une suppression de toute activité mentale qui pourrait interférer avec la tâche. Tout ce passe comme si, écrivent-ils, « on essayait d'éviter toute pensée parasite ; du reste, on ressent alors une impression subjective d'esprit vide ».

La notion clinique de trouble de l'attention, répond, en neurologie, à diverses manifestations pouvant correspondre à l'altération de chacune de ces composantes, et donc prendre divers aspects ayant en commun l'impossibilité de fournir l'énergie mentale nécessaire à la réalisation d'un acte, cognitif ou autre.

Dans d'autres cas, le trouble attentionnel peut prendre l'allure d'une attention excessive à des stimuli non pertinents, réalisant une hyperdistractibilité parfois rencontrée en pathologie développementale sous le terme de syndrome de déficit attentionnel avec ou sans hyperactivité (voir chapitre "Troubles de l'appentissage : aux frontières de la dyslexie", p. 211).

Les mécanismes de la mémoire impliquent également des réseaux complexes dont le fonctionnement commence à être analysé. Les régions cérébrales dont le rôle est le plus anciennement — sinon le mieux — connu sont les circuits sous-corticaux de l'apprentissage, centrés sur deux structures clés, enfouies dans la profondeur des lobes temporaux : la formation hippocampique et le noyau amygdalien. On sait que la destruction, chirurgicale, accidentelle ou pathologique de ces deux structures provoque une perturbation profonde des processus de mémoire, le syndrome amnésique, volontiers qualifié de bi-hippocampique, pour le différencier des conséquences de lésions situées plus en aval sur le trajet de ces circuits (thalamus médian et tubercules mamillaires), provoquant un syndrome dit diencéphalique. Dans le premier cas, le trouble de la mémoire est massif, portant à la fois sur les capacités d'apprentissage et les capacités de rappel d'informations nouvelles, mais touchant peu les souvenirs anciens ; dans le second cas, les processus de rappel seraient principalement touchés, de sorte que l'évocation de souvenirs récents ou anciens est altérée, mais que la trace de certains épisodes peut être "réveillée" dans certaines conditions facilitatrices (indiçage) ou automatique (mémoire implicite). Ces structures clés de la mémoire sont étroitement connectées avec d'autres structures sous-corticales comme les noyaux fronto-basaux, réservoirs en acétylcholine, véritable hormone de la mémoire, et surtout avec diverses structures corticales, en parti-

7. Cf la classique notion de persévération, volontiers associée au dysfonctionnement frontal, traduisant l'impossibilité de fournir l'effort mental nécessaire à sortir d'un comportement moteur ou verbal routinier pour changer de programme ("set-shifting" ou flexibilité mentale).

culier le cortex frontal, dont le rôle précis dans la mémoire commence à être élucidé grâce à nouveau aux méthodes d'imagerie fonctionnelle [8].

Ainsi, il apparaît de plus en plus important de séparer nettement, selon une dichotomie déjà ancienne, la mémoire épisodique, qui est sous-tendue par des circuits spécifiques, spécialement impliqués dans les processus d'encodage et d'évocation, de la mémoire sémantique, qui se réfère non pas aux souvenirs mais aux connaissances de l'individu, directement sous-tendue par les structures corticales impliquées dans les divers mécanismes cognitifs afférents à ces connaissances. Par exemple, connaître (et reconnaître) un visage humain est un processus très spécifique, faisant intervenir de manière quasi-exclusive des zones limitées du cortex inféro-temporal, connaître le nom de cette personne, repose de même de manière spécifique sur le fonctionnement d'une région limitée de la partie antérieure du lobe frontal gauche. En revanche, apprendre une série de visages nouveaux, ou une liste de mots, fait sans doute intervenir en partie les mêmes structures, mais repose fondamentalement sur l'activité des structures hippocampiques, respectivement droite et gauche.

Enfin, il est important d'insister, pour clore ce sujet, sur un type de mémoire encore très différent des précédents, la mémoire immédiate ou mémoire de travail. Les cognitivistes modernes ont en effet isolé, parmi les processus cognitifs, un ensemble de sous-systèmes interreliés dont le rôle est de garder disponible une information durant une brève période de temps (quelques secondes) [9]. Par exemple, lorsqu'on veut retenir un numéro de téléphone après l'avoir lu, on utilise un ensemble de procédures comportant (1) un système de récapitulation articulatoire, fonctionnant sous la forme d'une boucle qui vient, par prononciation à voix basse, maintenir l'information dans un (2) hypothétique "lieu" de stockage (dit "stock phonologique"), dont les capacités sont réduites tant en quantité d'information qu'en durée de maintien de cette information. L'ensemble de ces deux composantes ne peut fonctionner que grâce à un troisième composant de niveau supérieur, (3) dit "administrateur central" [10], qui, comme son nom l'indique, contrôlerait l'activité du système en lui fournissant les ressources attentionnelles nécessaires à son fonctionnement. Le même administrateur central serait en fait impliqué dans d'autres types d'activités, comme le maintien d'informations de nature non verbale, de sorte que sa capacité, elle-même limitée, peut être mise en défaut en soumettant le sujet à des tâches concurrentes utilisant des modalités différentes. Ce modèle de la mémoire de travail, issu directement de la réflexion des psychologues cognitivistes et inspiré des concepts de l'intelligence artificielle, ne fait évidemment pas référence de manière explicite aux structures cérébrales.

Toutefois, les résultats récents d'imagerie fonctionnelle (dont il sera à nouveau question au chapitre "Les images du cerveau dyslexique en fonction", p. 179) ont permis d'en découvrir le substrat cérébral en localisant les processus de la boucle articulatoire, avec un fort degré de certitude, dans l'aire de Broca gauche, et le stock phonologique dans le gyrus supramarginal gauche. Enfin, l'administrateur central serait localisable dans le cortex préfrontal latéral, plus ou moins latéralisé selon les tâches proposées.

8. Schématiquement, il apparaît que le cortex préfrontal gauche serait impliqué dans les processus d'encodage en mémoire épisodique, et le cortex préfrontal droit dans les processus d'évocation.

9. Le terme de "mémoire de travail" donné à ces processus par les psychologues cognitivistes et consacré par le spécialiste britannique Alan Baddeley, était déjà utilisé en expérimentation animale pour qualifier le processus, probablement très différents, permettant par exemple à un rat de garder, parfois pendant plusieurs heures, en mémoire le trajet qu'il doit faire dans un labyrinthe pour retrouver une récompense qu'il a auparavant localisée.

10. Parfois appelé également S.A.S. (Système Attentionnel Superviseur).

SYNTHÈSE : LES DIVISIONS ANATOMO-FONCTIONNELLES DU CORTEX CÉRÉBRAL

Ce chapitre nous a permis de montrer comment les différentes fonctions cognitives sont organisées dans le cerveau adulte, suggérant que le cortex cérébral se comporte, vis à vis de ces fonctions cognitives, comme un véritable patchwork, dont les pièces apparaissent, au fur et à mesure des découvertes, de plus en plus nombreuses et de plus en plus spécialisées. L'organisation globale de ce patchwork obéit probablement à des règles encore mal connues mais qui peuvent être sans doute éclairées au mieux par une approche phylogénétique telle que celle proposée par Mesulam, inspirée des travaux de Sanides (voir Figure 6). On conçoit ici le cortex

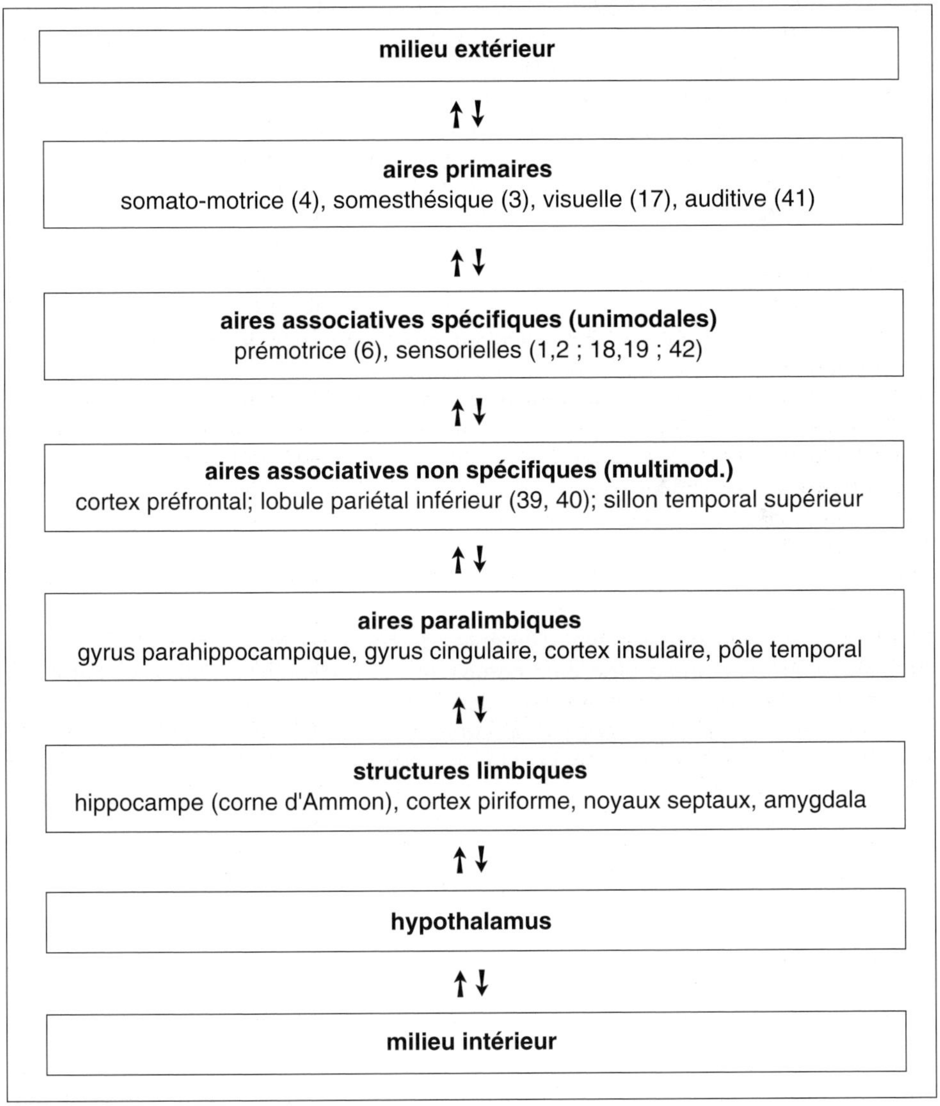

Figure 6. Conception hiérarchique des différents types de cortex cérébral. D'après Mesulam (1985).

comme formé de 4 types de structures organisées hiérarchiquement : à un extrême se situent les zones de cortex en relation directe avec le milieu extérieur, c'est-à-dire le cortex moteur primaire (dernière étape corticale de l'action sur le mode environnant) et les différents cortex sensoriels primaires (visuel, auditif, somesthésique ; et plus accessoirement olfactif et gustatif), qui représentent la première étape corticale du traitement des informations provenant de l'extérieur de l'organisme. A l'opposé se situent les zones de cortex paralimbiques, dont il a été question ci-dessus, en relation, par l'intermédiaire de l'hypothalamus et des autres structures limbiques, avec le milieu intérieur (motricité et sensations viscérales, d'où leur rôle prééminent dans les processus émotionnels). Entre ces deux extrêmes, se trouve la plus grande partie de la surface cérébrale, c'est-à-dire le cortex dit associatif : dérivées des zones de cortex primaire, les cortex associatifs spécifiques à chaque modalité assurent les différents aspects du traitement des informations traitées dans les cortex primaires (tel est le cas, par exemple, des aires de Broca et de Wernicke). En relation directe avec les cortex paralimbiques, les zones frontales et pariétales, dépositaires des fonctions cognitives les plus élaborées, correspondent aux aires associatives multimodales, c'est-à-dire ne dépendant pas d'une modalité sensorielle donnée (il est intéressant de noter que ces régions sont précisément celles qui ont subi le plus fort développement sur le cerveau humain par rapport à celui des primates non humains).

CONCLUSION

Ce rapide panorama des spécialisations du cerveau humain adulte nous a donc permis une mise en place des principales fonctions cognitives au sein du cerveau. Il nous a également permis d'asseoir notre conception de l'organisation cérébrale comme un ensemble de systèmes anatomo-fonctionnels, chacun étant centré sur une ou plusieurs structures-clés qui ont évolué au cours de la phylogénèse pour recevoir une fonction spécifique.

Dans les chapitres suivants, nous verrons comment ces systèmes se mettent en place durant le développement de l'individu et comment et à quels moments cette mise en place peut être perturbée et donner lieu à des troubles spécifiques de l'apprentissage. Certes les relations entre anatomie et fonction sur le cerveau en développement sont substantiellement différentes de celles décrites chez l'adulte, et souvent considérées comme bien plus complexes et obscures, ce qui a souvent fait renoncer à en proposer un véritable modèle neurobiologique. Considérer le cerveau en construction dans la perspective du cerveau adulte qu'il va devenir apporte à la question un nouvel éclairage, précieux et simplificateur.

Deuxième partie

LE CERVEAU EN CONSTRUCTION : DE LA STRUCTURE BRUTE AU MODELAGE PAR L'EXPÉRIENCE

Le lecteur l'aura à présent bien compris : si cet ouvrage est consacré au cerveau des dyslexiques, c'est qu'il développe l'idée que le trouble dyslexique est en relation avec certaines particularités du cerveau de ces personnes, et plus précisément que les régions de leur cerveau impliquées dans l'apprentissage du langage écrit, pour des raisons encore mal connues, ne se sont pas développées de manière ordinaire. Cette deuxième partie envisage les principaux aspects de la maturation cérébrale, ou du moins ceux qui ont quelque chance d'être impliqués dans les mécanismes sous-jacents à la dyslexie, afin de fournir au lecteur une base de réflexion pour aborder, au cours des prochains chapitres, la description des scénarios proposés pour rendre compte de la dyslexie. Au gré des différentes étapes de ce développement, nous serons amenés à nous éloigner d'un modèle macroscopique du fonctionnement cérébral, tel qu'esquissé au chapitre précédent, pour plonger dans son organisation microscopique. Le chapitre qui suit nous donnera en particulier l'occasion d'insister sur certains aspects de l'anatomie et du développement du système visuel, le chapitre page 65 sur celui des relations cerveau/langage, deux aspects dont l'importance en matière de dyslexie se fera jour dans les chapitres ultérieurs.

LES ÉTAPES DU DÉVELOPPEMENT

CONSIDÉRATIONS GÉNÉRALES

Corticogenèse

Le système nerveux humain commence à se former chez l'embryon à peine âgé de 2 semaines. En premier lieu, la surface dorsale de l'embryon s'épaissit, formant deux fines lèvres d'où va naître une formation cylindrique, le tube neural. Ce dernier va croître sous le revêtement cutané en adoptant une forme particulière, allongée dans sa partie caudale (qui formera la future moelle épinière) et s'élargit à sa partie céphalique, faite de plusieurs dilatations correspondant aux différentes vésicules constitutives du futur encéphale. La vésicule la plus antérieure sera celle qui connaîtra la plus forte croissance relative et donnera naissance au télencéphale, ébauche du cerveau antérieur et contenant les prémices du cortex cérébral.

Plusieurs événements majeurs caractérisent les étapes de cette maturation. En premier lieu, un phénomène fondamental connu sous le nom de *prolifération* est caractérisé par une phase d'intense multiplication du nombre originel de cellules nerveuses. Ce phénomène a pu être étudié de manière détaillée dans ses mécanismes et sa chronologie grâce aux études effectuées chez le singe rhésus (voir Figure 1).

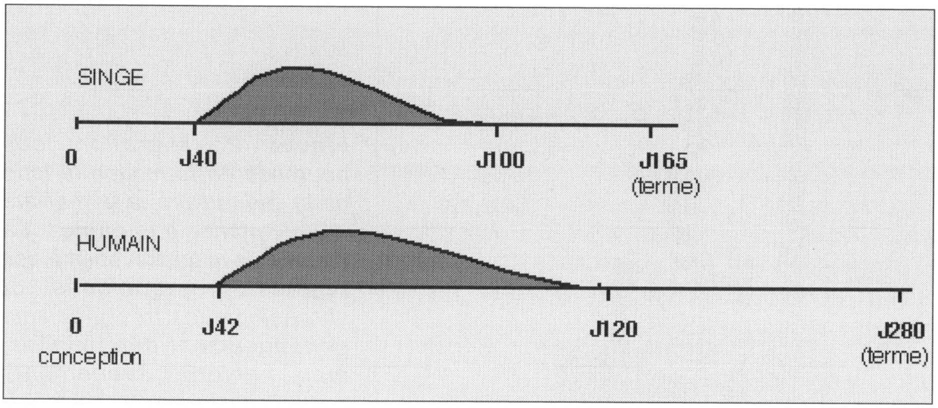

Figure 1. Corticogenèse sur le cerveau de singe et sur le cerveau humain. La phase de prolifération cellulaire a lieu, dans les deux espèces, au cours du premier trimestre de gestation. Au-delà de cette période, il n'y a plus aucune production de nouveaux neurones. D'après Rakic, 1995

Dans cette espèce, dont la gestation dure 165 jours, la fabrication des neurones débute dans le premier quart de la gestation, approximativement au 40e jour de la vie embryonnaire. La production active des futurs neurones corticaux se déroule entre le 30e et le 60e jour, selon les régions concernées, de sorte que les neurones constitutifs de la plupart des aires corticales sont en place autour du 70e jour, les tout derniers pouvant encore naître autour du 100e jour. Chez l'homme, le début de la prolifération cellulaire a lieu vers le 42e jour, et se terminerait vers le 120e jour, c'est-à-dire la 17e semaine de gestation. Ainsi, tout laisse à penser que chez l'homme, comme chez le singe, la grande majorité des neurones sont produits au cours du premier tiers de la grossesse. Le point crucial de cette étape de la maturation est que, après cette date, plus aucun nouveau neurone n'est produit, de sorte que toute modification ultérieure du nombre de neurones ne peut se faire que dans le sens de la diminution, et que toute croissance ultérieure du tissu cérébral ne peut que résulter d'un accroissement des neurones déjà présents, c'est-à-dire, en pratique, de leurs prolongements.

Durant la période embryonnaire, les neurones en cours de prolifération sont tous regroupés autour de la cavité centrale (futurs ventricules cérébraux) du télencéphale, région qu'ils vont progressivement quitter, par vagues successives, lors d'une deuxième phase dite de *migration*. C'est ainsi que se forme le futur cortex cérébral, qui sera composé de 6 couches de neurones, correspondant à 6 périodes migratoires successives. Un détail important, pour comprendre l'organisation corticale fina-

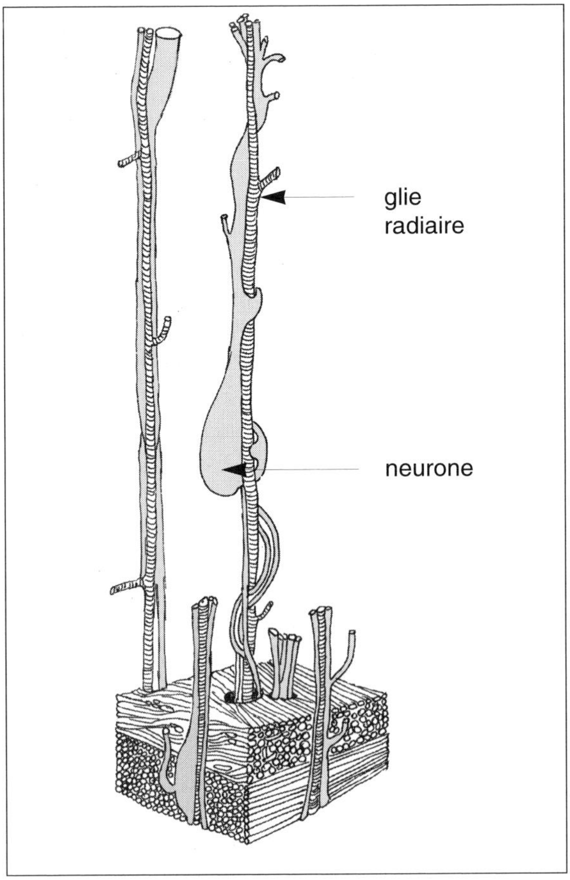

Figure 2. Migration des neurones en formation le long de la glie radiaire, à la manière d'une "plante grimpante". La période de migration obéit à des règles topographiques et chronologiques très précises, génétiquement déterminées, mais divers événements pathologiques peuvent venir entraver ce processus et donner lieu à des malformations corticales microscopiques. D'après Rakic, 1972.

le, est que chaque phase migratoire donne naissance à une nouvelle couche qui va se positionner *au-dessus* de la couche précédente, après l'avoir traversée. Ainsi, la couche 6, la plus profonde, est la première à se former, alors que les neurones de la couche 1, la dernière à se mettre en place, ont dû traverser toutes les couches précédentes avant d'aboutir à leur lieu de destination.

Tout laisse à penser que les règles d'organisation de cette phase migratoire sont incluses dans le programme génétique de l'individu, c'est-à-dire que la position qu'adoptera chaque cellule dans le cortex est déjà prévue dès sa production initiale. Mais cela ne signifie pas que tout soit joué d'emblée. Au contraire, il semble, d'après les travaux récents concernant les mécanismes de la migration neuronale, que ces derniers impliquent des facteurs divers, qui commencent à être connus. Le premier de ces facteurs est lié à un autre type de cellules nerveuses, les cellules gliales. Celles-ci possèdent, entre autres rôles, celui de servir de guide aux neurones en cours de migration. On a pu démontrer qu'au cours de sa migration, le neurone est accolé à des prolongements radiaires des cellules gliales, qui se comportent comme des rails verticaux autour desquels le neurone va progresser, comme une plante grimpante autour d'un tuteur (voir Figure 2). Divers acteurs semblent pouvoir intervenir sur le cours de cette progression. En premier lieu, les cellules gliales, dont les prolongements servent donc de rails à la migration neuronale, sont connues pour jouer un rôle non négligeable dans divers aspects du fonctionnement des neurones, en particulier un rôle nutritif et surtout de défense immunitaire. En effet, elles possèdent la même origine embryologique que des cellules immunocompétentes disséminées dans le reste de l'organisme et on peut donc présumer qu'un défaut, par exemple génétique, du système immunitaire pourrait interférer avec le fonctionnement des cellules gliales et donc perturber leur rôle directeur de la migration. Par ailleurs, des recherches récentes ont mis en évidence l'intervention de diverses substances chimiques dans le processus selon lequel les neurones parviennent à leur lieu de destination au sein des couches du futur cortex. Plus précisément, chaque neurone semble "choisir" son rail glial en fonction de la présence à la surface de ce dernier de certaines molécules, dites molécules d'adhésion, que le neurone doit reconnaître pour déterminer ce choix. Enfin, d'autres éléments moléculaires semblent pouvoir influencer le déplacement lui-même du neurone sur le rail glial. Au bout du compte, on se trouve donc devant un mécanisme complexe, faisant intervenir de multiples facteurs dont chacun pourrait être la cible d'une anomalie capable de le perturber, et, par là, de modifier l'organisation et l'architecture finales du cortex.

Croissance des neurones corticaux

Une fois les neurones parvenus à leur lieu de destination, il vont commencer à développer leurs prolongements selon un processus dit de "pousse neuritique". A partir du corps cellulaire (la partie du neurone, de forme arrondie ou pyramidale, contenant, entre autres, son centre vital, le noyau), le neurone adulte possède en effet deux types de prolongements ou neurites, les dendrites, très nombreux, situés à proximité du corps cellulaire et qui intègrent les influx provenant d'autres cellules, et l'axone, en général unique et capable de s'étendre à distance du corps cellulaire pour assurer la transmission de l'influx nerveux vers d'autres sites, corticaux ou sous-corticaux. La pousse neuritique se fait à partir de structures transitoires situées à l'extrémité des neurites et appelées *cônes de croissance*. Ces cônes de croissance, qui vont "tirer" derrière eux une partie des constituants du neurone, se dirigent vers leur cible, selon des règles en partie génétiquement déterminées et en partie liées à l'environnement cérébral local (diverses protéines cérébrales, dont certaines, les glycoprotéines, réalisent de véritables "autoroutes" sur lesquelles les cônes de croissance s'engagent et s'avancent). Enfin, les cônes eux-mêmes semblent capables de modifier leur environnement en libérant des neurotransmetteurs (voir ci-dessous) pouvant même réguler l'activité des cônes avoisinants. Ainsi, chaque neurone établit des contacts, plus ou moins nombreux (en général plusieurs milliers par neurone), avec d'autres neurones plus ou moins distants. Au niveau de ces contacts se trouve une structure clé, responsable de la communication entre neurones, *la synapse*. Le prolongement cellulaire possède à son extrémité un évasement appelé "bouton synaptique", dans lequel s'amassent des vésicules microscopiques contenant une substance chimique spécifique qui assure la transmission de l'information. Pour ce faire, cette substance chimique, ou neurotransmetteur, est ensuite déversée dans l'espace synaptique, situé entre le neurone afférent et son lieu de jonction sur le neurone cible. Sur ce dernier, se situent des récepteurs membranaires, molécules chimiques incorporées dans la surface du neurone cible et dont la structure est spécifique de celle du neurotransmetteur qui vient donc s'y fixer de manière exclusive.

Les mécanismes de la synaptogénèse nous sont connus grâce aux travaux de Roger Sperry (voir Habib, 1997), sur le système rétino-tectal des vertébrés inférieurs (poissons et amphibiens). Chez ces animaux, il existe une correspondance étroite entre chaque partie de la rétine et chaque région d'une structure spécialisée dans l'intégration des informations visuelles, le tectum. Lorsqu'on coupe le nerf optique et qu'on détruit une partie de la rétine, on assiste à une dégénérescence de la région correspondante du tectum puis à une repousse des fibres optiques vers leur cible d'origine. Pour comprendre comment les axones retrouvent leur cible, Sperry a imaginé une expérience similaire, mais en appliquant à l'œil une rotation de 180 degrés. Dans cette situation, les axones rétiniens rejoignent non pas,

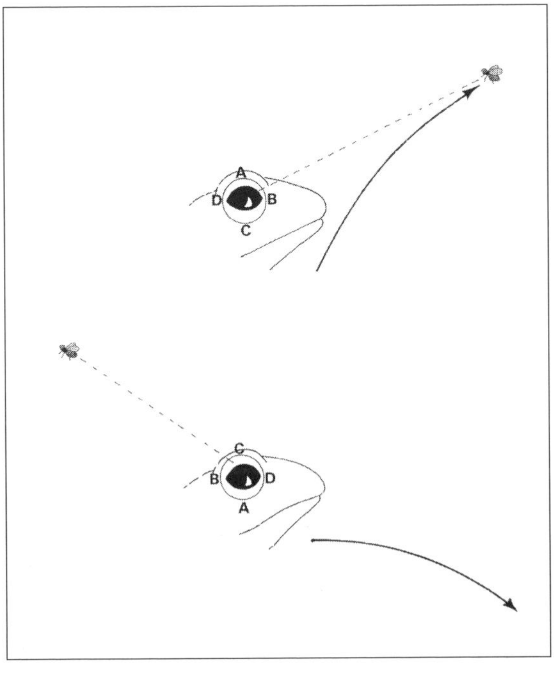

Figure 3. Expérience de Sperry sur la grenouille : le retournement des yeux modifie systématiquement le comportement de l'animal, prouvant que les fibres du nerf optique ont repoussé vers les structures cérébrales qu'elles innervaient avant l'intervention. Le neurone en croissance "reconnaît" sa cible en fonction de marques chimiques spécifiques.

comme on aurait pu s'y attendre, la région homologue du tectum mais bel et bien, ici encore, leur région d'origine, en situation directement opposée. L'animal répond alors à des stimulus visuels comme s'ils étaient situés à 180°, ce qui signifie qu'il voit à présent le monde "à l'envers" (voir Figure 3). Tout se passe donc comme si les axones "savaient" quel chemin prendre pour retrouver leur cible. Il a été par la suite démontré que ce phénomène est lié, ici encore, à la présence de substances chimiques émettant de véritables signaux de reconnaissance qui attirent ou repoussent l'axone en croissance. Plus précisément, on a prouvé le rôle d'une protéine particulière, dénommée TOP_{DV} (pour Topographie/dorso-ventral) dont la concentration est 30 fois plus importante dans les neurones de la rétine dorsale que dans ceux de la rétine ventrale, et 10 fois plus importante dans le tectum ventral que dans le tectum dorsal. Il existe donc un gradient de concentration de cette substance, à la fois sur l'axone d'origine rétinienne en croissance et sur leur cible tectale, qui semble pouvoir déterminer la spécificité des connexions rétino-tectales. Ce type de découverte est souvent interprété comme une illustration de la façon dont les processus neurobiologiques gèrent de la manière la plus "économique" possible une caractéristique anatomo-fonctionnelle du développement nerveux : en effet, si le trajet de chaque neurone en croissance devait être génétiquement déterminé, cela représenterait une quantité considérable d'information qui devrait être codée génétiquement. Ici, seules les caractéristiques générales du processus chimique doivent figurer sur le code génétique.

Surproduction et élimination des neurones et des axones corticaux

A quelques rares exceptions près, la grande majorité des structures cérébrales des vertébrés comportent un plus grand nombre de neurones et de connexions durant le développement que lorsqu'elles ont atteint leur forme adulte. Chez le singe, par exemple, il y a 60 % de cellules ganglionnaires de la rétine et 40 % de cellules du corps genouillé de plus chez le fœtus que chez l'adulte. De même, à la moitié de la grossesse, le cortex visuel contient 35 % de neurones en plus que chez l'animal adulte. Il en va de même pour les axones corticaux, dont un exemple est fourni par les axones du corps calleux (voir plus bas) : à la naissance, le cerveau de singe contient près de 200 millions de fibres calleuses, alors que le corps calleux d'un singe adulte en contient moins de 50 millions. Les chercheurs ont ainsi évalué la perte des axones calleux à 8 millions par jour, soit 50 par seconde, pendant les 3 premières semaines après la naissance, puis 5 par seconde jusqu'à ce que la forme adulte soit atteinte, c'est-à-dire autour de la puberté. Ainsi, tant les neurones corticaux que leurs axones semblent subir une réduction drastique de leur nombre lors de certaines périodes du développement. Ces phénomènes régressifs, qui constituent, comme nous le verrons, un mécanisme clé du développement du cerveau, seraient la conséquence d'un processus d' « élimination compétitive des synapses ». La surabondance de neurones et de leurs prolongements aboutit à une compétition entre différents neurones pour l'établissement de synapses avec leurs structures cibles. Une même structure cible reçoit ainsi plusieurs "candidats" aptes à se connecter avec elle, mais seule une partie d'entre eux est retenue et, une fois connectés, vont persister. Les autres vont dégénérer et seront éliminés : c'est le phénomène de mort cellulaire, tout à fait physiologique et qui aboutit à l'élimination des neurones en excès. Les critères de sélection par la structure cible des neurones qui persistent et ceux qui seront éliminés reposent sur des facteurs chimiques fonctionnant sur le mode du plus anciennement découvert d'entre eux, le NGF (nerve growth factor) dont la concentration au niveau des terminaisons synaptiques détermine la survivance ou l'élimination des neurones [1].

En outre, la concentration en facteurs trophiques dans la structure cible serait capable de moduler la croissance des axones se dirigeant vers elle. Par exemple, au niveau des régions corticales spécialisées dans la perception sensorielle, l'information est relayée par les neurones du thalamus, structure sous-corticale d'où partent, pour chaque modalité sensorielle (visuelle, auditive, sensitive ou somesthésique, ...), des fibres thalamo-corticales. Ces dernières ont pour point commun de se terminer systématiquement dans la couche 4 du cortex. Il a été démontré que les couches inférieures (5 et 6) contiennent une forte concentration de facteurs trophiques, alors que la couche 4 elle-même n'en contient pas. Ce serait précisément cette différence de concentration qui déterminerait la croissance de l'axone thalamo-cortical à travers les couches 5 et 6 et son arrêt dans la couche 4 où s'établissent finalement les synapses. Enfin, des théories récentes ont tenté de rendre compte de la manière dont est régulée l'élimination des neurones en excès. Chaque type de neurone posséderait un programme intrinsèque, génétiquement déterminé, qui définirait le moment où il commencerait à être dépendant de facteurs neurotrophiques. En d'autres termes, ce programme génétique donne aux neurones un délai limité pour obtenir de leurs structures cibles leurs facteurs de survie spécifique, délai qui varie selon l'éloignement des neurones originels de leur cible. Au final, il s'agirait d'un véritable suicide collectif programmé de groupes de neurones privés de leur facteur de survie.

Mais un autre facteur paraît crucial, c'est l'activité fonctionnelle elle-même de la structure. C'est ce qu'on appelle la compétition activité-dépendante : dans une région cérébrale donnée, les circuits qui commencent à être utilisés seront prioritaires par rapport à ceux qui sont moins ou ne sont pas encore actifs. Il existe ainsi plusieurs exemples où l'activité semble déterminante, permettant d'introduire une autre notion fondamentale, celle de *période critique*. L'un de ces exemples est l'organisation, chez les rongeurs, de la représentation dans le cortex somesthésique des vibrisses du museau (voir Figure 4). Au niveau du cortex, chaque vibrisse est représentée sous la forme d'un groupement de neurones alignés en colonnes ou "barils". Les barils ne se différencient qu'à partir du 4e 5e jour après la naissance. Si on coupe les vibrisses à la naissance, la formation des barils est définitivement perdue pour l'animal. Si une partie seulement des vibrisses est coupée, les barils correspondants ne se forment pas, mais les barils restants viennent occuper la place laissée vacante par les barils non formés. Enfin, si une seule vibrisse est coupée, la suppression des messages sensitifs normalement adressés au cortex à partir de cette vibrisse aboutit à la non formation du seul baril correspondant. Il existe donc une période critique, ici le 4e - 5e jour, au-delà de laquelle l'ablation d'une vibrisse ne modifie plus l'aspect du cortex. En revanche, si pendant cette période des premiers jours de vie, aucun message sensitif ne parvient au cortex en provenance d'une ou plusieurs vibrisses, les barils correspondants ne se développeront jamais. Un autre exemple du rôle de l'activité fonctionnelle sur la morphologie cérébrale est issu des travaux de Michael Merzenich sur le singe (voir Figure 5). Lorsqu'on "oblige" l'animal

1. Parmi les autres facteurs trophiques capables d'agir de manière similaire au NGF, on cite souvent différentes substances hormonales, en particulier les hormones thyroïdiennes et les stéroïdes sexuels. Parmi ces derniers, la testostérone (l'hormone mâle) pourrait jouer un rôle particulier dans les différences structurelles décrites entre les cerveaux masculins et féminins, et peut-être aussi dans certains troubles du développement, expliquant la plus grande fréquence de certains d'entre eux chez les individus de sexe masculin.

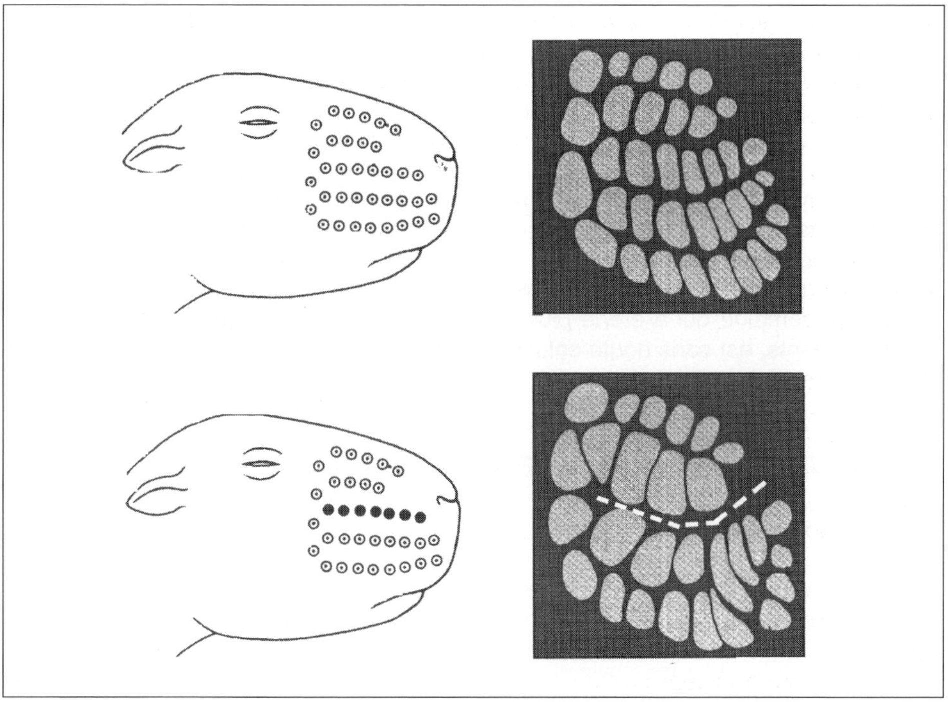

Figure 4. Représentation des vibrisses sur l'aire somesthésique du rongeur.
Si on coupe une rangée de vibrisses à la naissance (points sombres), la zone corticale ("barils") correspondant aux vibrisses restantes vient prendre la place (pointillés) de celle de la rangée supprimée.
Ce phénomène ne se produit pas après le quatrième jour post-natal.
(d'après Woolsey et Wann, 1976).

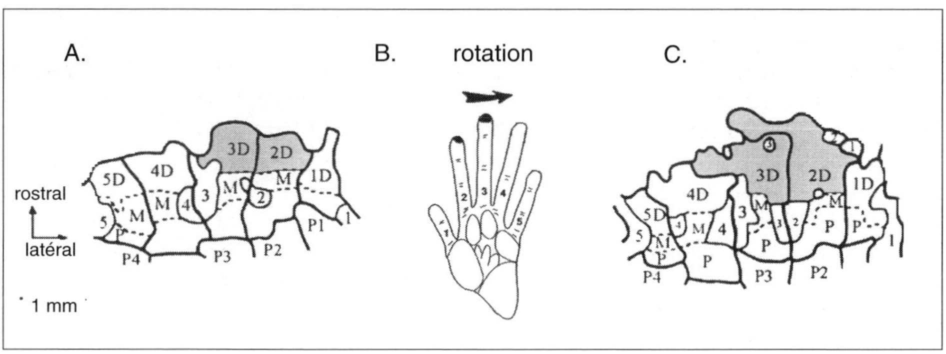

Figure 5. Plasticité de l'aire somesthésique du singe après une stimulation tactile répétée.
La stimulation (B) consiste à faire tourner une roue avec la dernière phalange des 2e et 3e doigts durant 90 minutes par jour, pendant 109 jours consécutifs. Après cette stimulation répétée (C), la représentation corticale des phalanges stimulées s'est étendue au-delà de ses limites avant la stimulation (A).
Modifié d'après Jenkins et al., 1990.

à n'utiliser que certains doigts d'un de ses membres antérieurs, on peut observer au bout d'un certain temps d'exercice quotidien de la motricité de ces mêmes doigts, que leur représentation corticale, au niveau des aires sensorimotrices primaires, s'est radicalement modifiée. De même, une stimulation sensorielle répétée plusieurs milliers de fois par jour sur la dernière phalange de deux doigts pendant plusieurs mois aboutit à un élargissement significatif de la représentation corticale de ces phalanges au niveau des aires post-centrales de la sensibilité (Jenkins *et al.*, 1990). Ces constatations, fondamentales pour la compréhension des mécanismes de la plasticité cérébrale, ont servi de base à des essais de rééducation intensive de la dyslexie, dont il sera question dans les chapitres ultérieurs.

Mais le domaine qui a été le plus étudié et qui a fourni, à cet égard, le plus de renseignements, est sans doute celui du système visuel, qui sera développé dans la prochaine section de ce chapitre.

DÉVELOPPEMENT DES VOIES VISUELLES

Organisation du système visuel

La Figure 6 rappelle l'organisation du système visuel. A partir de la rétine, plus particulièrement des cellules ganglionnaires qui rassemblent l'information visuelle et la transmettent au cerveau par la voie du nerf optique, on distingue deux étapes prin-

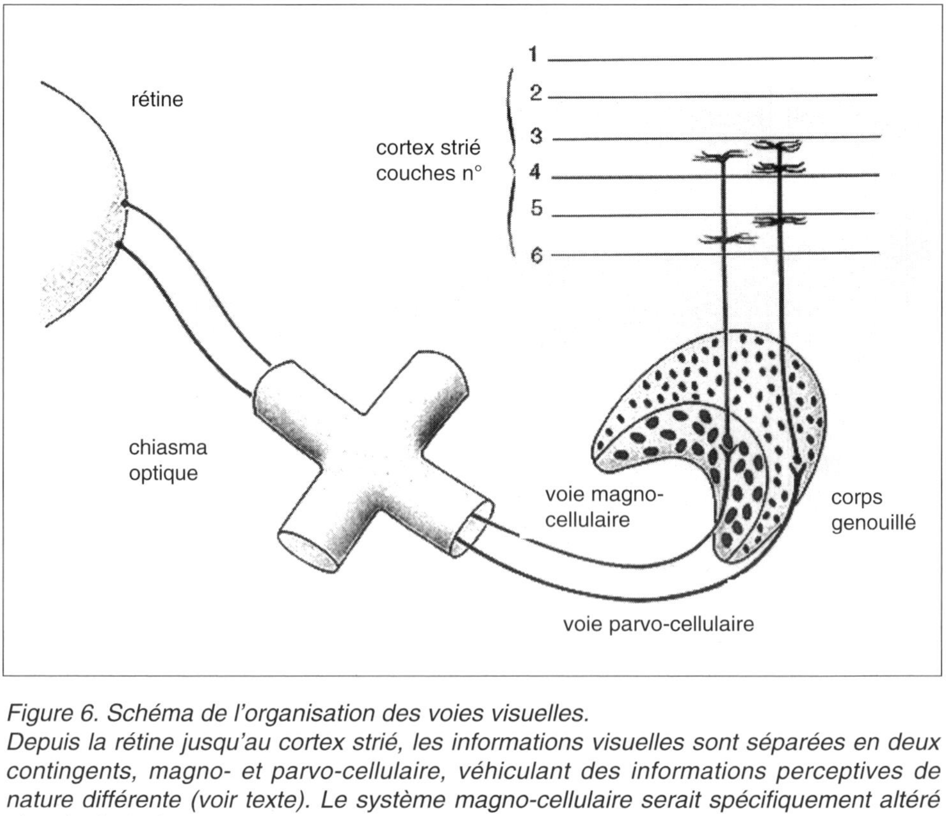

Figure 6. Schéma de l'organisation des voies visuelles.
Depuis la rétine jusqu'au cortex strié, les informations visuelles sont séparées en deux contingents, magno- et parvo-cellulaire, véhiculant des informations perceptives de nature différente (voir texte). Le système magno-cellulaire serait spécifiquement altéré chez le dyslexique.

cipales, correspondant à deux séries de neurones : les axones des cellules ganglionnaires traversent le chiasma optique et divergent ensuite pour atteindre le corps genouillé latéral, — une petite formation en forme de virgule située à la face inféro-latérale du thalamus — soit du côté gauche (pour ceux d'entre eux véhiculant l'information sur la moitié droite du champ visuel), soit du côté droit, pour le restant. Au niveau du corps genouillé s'effectue une première synapse, donnant naissance à un deuxième neurone, géniculo-cortical, qui se dirige vers le cortex occipital de l'aire visuelle primaire (aire 17), et plus précisément, à la couche IV de cette aire. L'aire 17 de l'hémisphère droit reçoit donc les informations que chacun des deux yeux a captées dans son hémichamp gauche, et vice-versa pour l'hémisphère gauche. Ainsi, chaque hémisphère reçoit des informations provenant *d'un seul* hémichamp visuel, mais *de chacun* des deux yeux. Par conséquent, il sera nécessaire au cortex de distinguer ce qui vient de l'œil gauche et ce qui vient de l'œil droit, dès lors qu'il aura à traiter séparément les deux informations, ce qui est le cas pour la vision stéréoscopique et la perception des reliefs. Cette possibilité, appelée vision binoculaire, lui est fournie par l'existence à son niveau d'une organisation anatomo-fonctionnelle très particulière, qui a pu être établie grâce aux travaux de David Hubel et Torsten Wiesel, tous deux Prix Nobel de Physiologie et Médecine en 1981.

Ces chercheurs ont en effet montré que le cortex visuel peut être considéré comme constitué de milliers de feuillets accolés, ou colonnes d'orientation, dont les cellules sont spécifiquement sensibles à la perception de lignes d'une orientation donnée, comme cela est schématisé sur la Figure 7. Toutes les cellules d'une certaine colonne d'orientation ne réagissent qu'à la présence de lignes verticales, celles

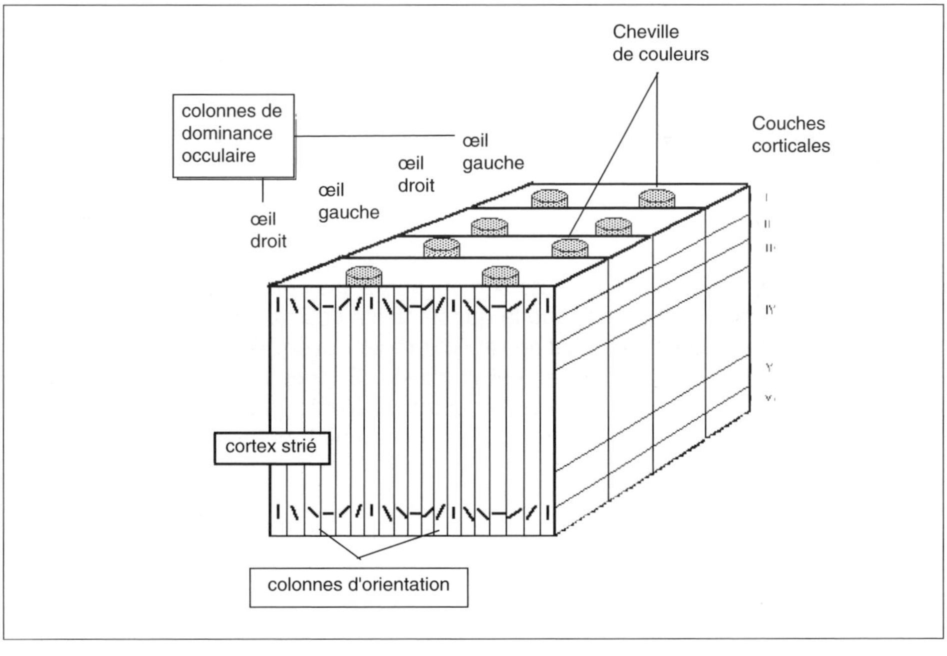

Figure 7. Organisation en colonnes du cortex visuel des primates.
Les neurones constitutifs des 6 couches corticales sont organisés en feuillets verticaux au sein desquels les cellules codent pour une orientation donnée et, perpendiculairement à ces derniers, en colonnes de dominance où alternent les neurones répondant spécifiquement à la stimulation de chaque œil.

de la colonne suivante seulement à des obliques formant un certain angle avec la verticale, celles du suivant à des lignes encore plus obliques, etc... jusqu'à revenir après une rotation de 180° à la verticale initiale.

Cette organisation fournit une explication à une des premières mises en évidence de l'effet de la privation sensorielle sur l'anatomie cérébrale. Blackmore et Cooper, en 1970, ont en effet démontré que des chatons exposés dès leur plus jeune âge à un environnement fait de rayures verticales blanches et noires ne pouvaient plus, une fois adultes, se déplacer convenablement dans un environnement comportant des lignes horizontales. Lorsque le cerveau des animaux fut examiné, il s'avéra que les cellules "préférant" la verticale étaient préservées, alors que celles "préférant" toutes les autres orientations avaient considérablement diminué en nombre

Perpendiculairement aux colonnes d'orientation, il a été démontré l'existence de colonnes dites de dominance oculaire, parallèles et alternées selon une succession très régulière œil droit - œil gauche : chaque colonne contient des cellules (dans la couche IV) répondant exclusivement aux stimuli provenant d'un œil, alors que la suivante et la précédente ne répondent qu'à l'autre œil (neurones monoculaires) [2]. Cette alternance aurait un rôle important dans la vision dite binoculaire et la perception des reliefs. La mise en place de ce système a donné lieu à diverses études, très instructives pour notre propos, essentiellement basées sur des expériences de privation et illustrant par conséquent parfaitement l'effet de l'environnement perceptif précoce sur l'organisation anatomo-fonctionnelle du cerveau humain.

Développement des colonnes de dominance oculaire

Dans le cortex visuel du chat, comme dans celui du singe, il existe une certaine quantité de neurones binoculaires, et une certaine quantité de neurones monoculaires, ne répondant qu'à des stimuli provenant de l'un des deux yeux. La distribution de chaque type de neurones est représentée sous la forme de 7 catégories de réponses (voir Figure 8), depuis une activation par le seul œil controlatéral (1) jusqu'à une activation par le seul œil ipsilatéral (7). Habituellement, les chatons commencent à ouvrir spontanément les yeux à l'âge de 9 jours. Si, à l'âge de 10 jours, on occlut la paupière d'un œil, un à deux mois après, les enregistrements électriques des neurones corticaux montrent que la quasi-totalité des neurones corticaux de l'aire 17 ne répondent qu'à la stimulation de l'œil resté ouvert, ceux normalement activés par l'œil occlus étant définitivement inactivés. Si cette expérience est réalisée chez l'animal adulte, aucune modification corticale n'est observée. Il y a donc bien une période critique au cours de laquelle l'environnement est nécessaire à l'installation de l'organisation corticale en matière de dominance oculaire. Que se passe-t-il à présent si les deux yeux sont occlus pendant la même période précoce ? Contrairement à ce qu'on aurait pu penser, il n'y a pas de perte totale de la fonction. Au contraire, tous les neurones sont capables de répondre, bien qu'à un moindre degré que normalement, à des stimulations de chacun des deux yeux. Une explication possible à ce résultat inattendu est qu'il existe une compétition entre les axones thalamo-corticaux pour l'établissement des synapses au niveau cortical. Lorsqu'un œil est occlus, l'activité préservée de l'œil sain permet aux neurones thalamiques provenant de cet œil d'envahir tous les sites synaptiques. Au contraire, en cas d'oc-

2. Les neurones des couches sus- et sous-jacentes sont sensibles aux stimulations des deux yeux (neurones binoculaires), mais souvent de façon préférentielle pour l'un ou l'autre.

clusion bilatérale, il n'y a pas de compétition et les neurones peuvent établir leurs synapses, de manière cependant imparfaite.

Une désorganisation du système de dominance oculaire peut également survenir sans suppression de l'activité d'un œil, en altérant seulement la simultanéité de cette activité. Tel est le cas du strabisme. Lorsqu'un strabisme survient chez un adulte, par exemple après une paralysie d'un nerf oculo-moteur, s'installe une diplopie, tradui-

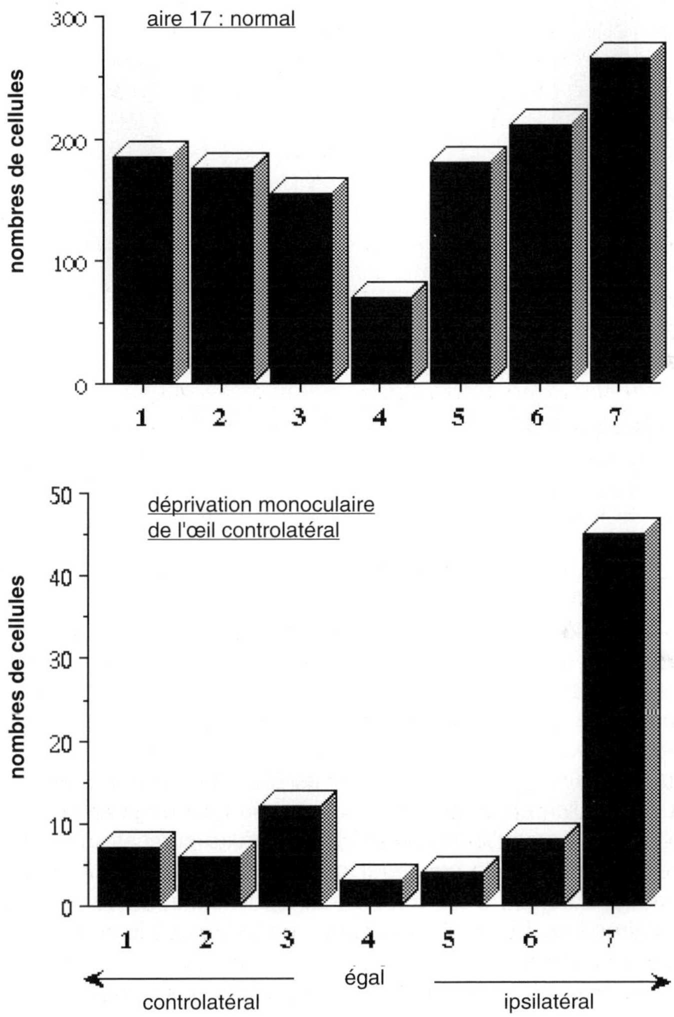

Figure 8. Les colonnes de dominance oculaire du cortex visuel et l'effet d'une déprivation précoce.

A. On distingue 7 types de cellules selon leur capacité à répondre à la stimulation d'un ou des deux yeux, depuis une activation exclusive par l'œil controlatéral (7) jusqu'à une activation exclusive par l'œil ipsilatéral (1). La plupart des neurones (2 à 6) sont binoculaires.

B. Chez l'animal ayant subi une déprivation précoce d'un œil, la quasi-totalité des neurones ne sont activés que par l'œil laissé intact.

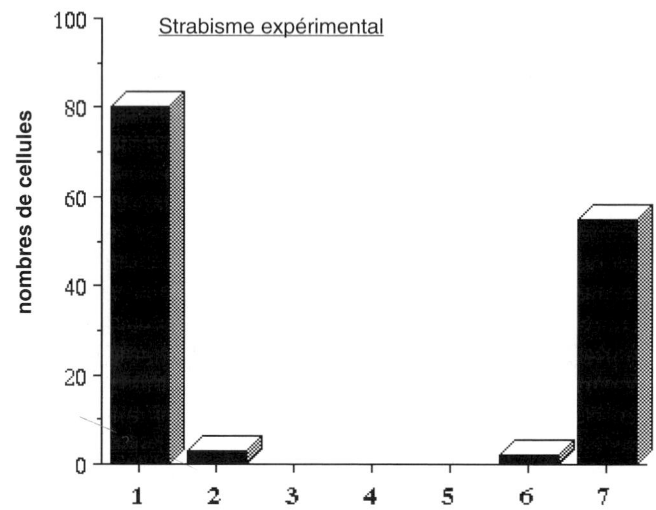

Figure 9. Strabisme expérimental.
Une paralysie d'un œil provoquée chez un singe de 3 mois entraîne une suppression quasi-totale des cellules binoculaires.

sant le fait que les informations provenant de chaque œil au cerveau ne sont plus concordantes, donnant alors l'impression de deux images imparfaitement superposées. A l'inverse, les enfants souffrant de strabisme n'ont pas de diplopie, mais développent une tendance à utiliser préférentiellement (malgré eux, bien évidemment) un des deux yeux, de sorte que progressivement l'acuité de l'œil non utilisé se détériore, pouvant aboutir à une véritable cécité d'un œil. Un modèle expérimental de strabisme a été réalisé chez le chat en sectionnant chirurgicalement un muscle oculo-moteur d'un œil. Lorsqu'ils enregistrèrent l'activité corticale des animaux, les chercheurs eurent la surprise de constater qu'il n'y avait pas suppression des neurones monoculaires d'un œil, mais au contraire une diminution considérable des neurones binoculaires (voir Figure 9). Il est donc probable que le développement des neurones binoculaires nécessite l'arrivée simultanée des axones provenant des deux yeux, faute de quoi ils ne formeront de synapse qu'avec les axones d'un seul œil et deviendront alors monoculaires.

Ainsi, la formation des colonnes de dominance oculaire résulterait de l'usage des yeux (voir Figure 10). A la naissance, donc avant la mise en activité du système visuel, les axones des corps genouillés provenant des deux yeux sont mélangés au sein du cortex visuel. Par la suite, les stimulations visuelles provoquent la séparation progressive des axones et la formation des colonnes de dominance. Les axones des corps genouillés des deux yeux entrent en compétition pour établir des synapses au niveau cortical et si les deux yeux sont également actifs, les colonnes des deux yeux seront identiques. Mais si le fonctionnement est déséquilibré, pour une raison ou

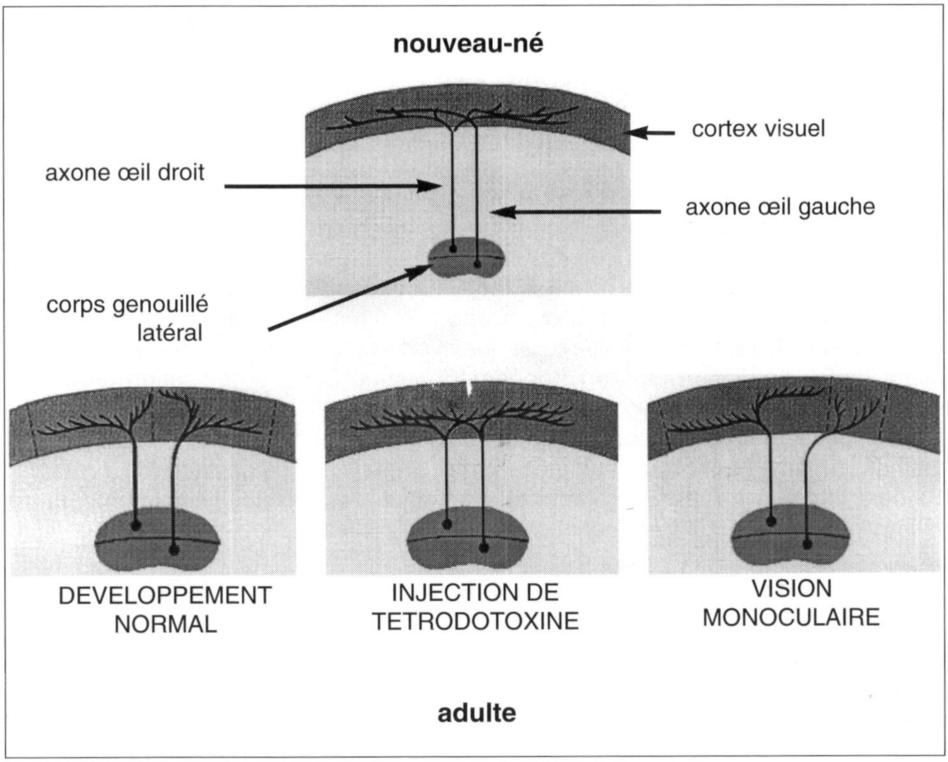

Figure 10. Développement des colonnes de dominance oculaire chez le chat.
Par rapport à l'état à la naissance, où les prolongements issus des portions du corps genouillé correspondant à chaque œil sont mélangés au sein de la couche 4 du cortex visuel, l'état adulte se caractérise par une ségrégation qui aboutit à la formation des colonnes de dominance. Cette ségrégation est supprimée par l'injection chez le fœtus d'une toxine qui bloque la transmission de l'influx nerveux. Si on maintient alors un œil fermé à la naissance, les prolongements de l'œil resté ouvert s'approprient la majeure partie du cortex.
D'après Shatz, 1992.

pour une autre, les territoires respectifs des deux yeux ne seront plus répartis de manière équitable.

Il reste alors à comprendre comment l'usage du système visuel parvient à modifier l'anatomie du cerveau. Le fonctionnement des cellules de la rétine, comme toute cellule nerveuse, implique la production d'une activité électrique appelée potentiel d'action, qui se propage jusqu'à l'extrémité de l'axone pour transmettre l'information que contient chaque cellule aux neurones avec lesquels elle est connectée. Des chercheurs ont alors tenté de bloquer la production de potentiels d'action des cellules rétiniennes à l'aide d'une substance appelée tétrodotoxine injectée dans les deux yeux. L'absence d'activité électrique d'origine oculaire a eu pour conséquence d'empêcher le développement des colonnes de dominance oculaire au niveau cortical. Cependant, l'activité électrique n'est pas la seule condition à la formation des colonnes de dominance. Celles-ci sont également perturbées si elles reçoivent une information rendue artificiellement synchrone par une stimulation électrique strictement simultanée des deux yeux. Ainsi, il apparaît que la formation des colonnes de dominance nécessite que l'activité dans les nerfs optiques ne soit pas strictement synchrone. A l'inverse, la stimulation électrique alternée des deux yeux provoque une exagération de la ségrégation des cellules monoculaires similaire à celle obtenue dans le cas du strabisme expérimental, avec une prédominance de cellules monoculaires.

Carla Shatz, l'une des meilleures spécialistes actuelles de ces questions, a découvert un mécanisme similaire, non plus au niveau du cortex, mais au niveau de l'étape précédente, celle des corps genouillés. Le corps genouillé latéral d'un adulte présente une succession de couches recevant exclusivement et en alternance les fibres en provenance de chaque œil. Cette alternance se forme progressivement chez le fœtus et se trouve déjà réalisée quelques semaines avant la naissance, donc avant toute stimulation par l'environnement visuel. Cette organisation prénatale semble résulter d'une activité spontanée mise en évidence chez le fœtus avant même que les cellules réceptrices de la rétine (cônes et bâtonnets) ne soient elles-mêmes formées. Pour prouver ce mécanisme, Shatz a réalisé un dispositif d'enregistrement capable de mesurer l'activité électrique des cellules ganglionnaires de rétines prélevées sur le fœtus et conservées artificiellement in vitro grâce à un liquide spécial. Elle observa ainsi des bouffées de potentiels d'action survenant par vagues de quelques secondes "balayant" la surface de la rétine dans une direction aléatoire, chaque fois différente de la précédente. Selon Shatz, « cette organisation servirait à ajuster les relations entre les axones des cellules ganglionnaires et les couches spécifiques de chaque œil, tout en évitant que les cellules ganglionnaires des deux yeux n'émettent simultanément ». Ce serait donc à la fois le synchronisme de l'activité de neurones rétiniens voisins au sein d'un même œil et son asynchronisme entre les deux yeux qui détermineraient, au niveau cérébral, d'une part le regroupement de neurones issus d'un même œil et d'autre part l'alternance des régions dévolues à chacun des deux yeux.

L'hypothèse "Magno" et la vision des contrastes

Parmi les bases neurophysiologiques nécessaires pour aborder les mécanismes de la lecture et de ses troubles, un aspect est particulièrement crucial car il a donné lieu à une hypothèse concernant les origines de la dyslexie, connue sous le terme d'hypothèse "Magno". Magno est l'abréviation de magnocellulaire, par référence à la distinction proposée dès la fin des années 60 entre systèmes magno- et parvo-cellulaires dans le traitement de l'information visuelle. Des chercheurs, en effet, ont fait l'hypothèse que le système visuel comprenait, à l'instar du système auditif, plusieurs canaux qui seraient "syntonisés" pour des fréquences spatiales différentes. La fréquence spatiale d'un stimulus élémentaire correspond au nombre de cycles pâle-foncé qu'il contient par degré d'espace visuel. On peut ainsi schématiser deux stimuli de fréquence spatiale différente comme sur la Figure 11, où un espace visuel donné comporte des barres verticales de largeur différente : dans un cas, l'alternance de bandes blanches et noires correspond à 10 cycles par degré, dans l'autre à 5 cycles par degré. Dans ce cas, la fréquence spatiale du premier stimulus est double de celle du second. Cette notion de fréquence spatiale reste cependant abstraite si on oublie que les images qui frappent notre rétine peuvent être décomposées en stimuli lumineux élémentaires ayant des propriétés lumineuses alternantes, et pourront par conséquent être représentées par une courbe sinusoïdale, exactement au même titre que la représentation d'un son (voir Figure 12). Les deux grilles représentées

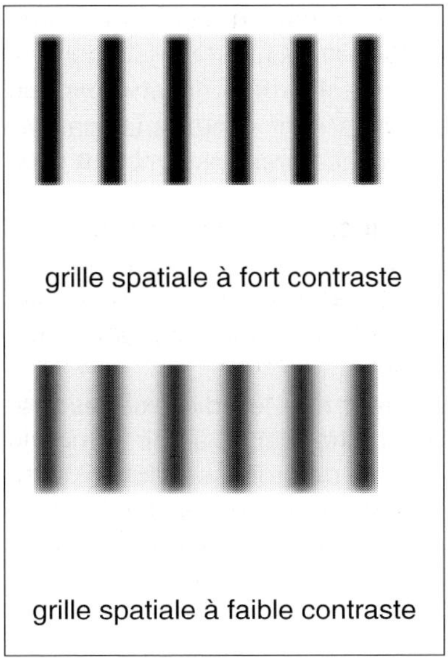

Figure 11. Exemples de stimuli visuel à fort et faible contraste spatial.

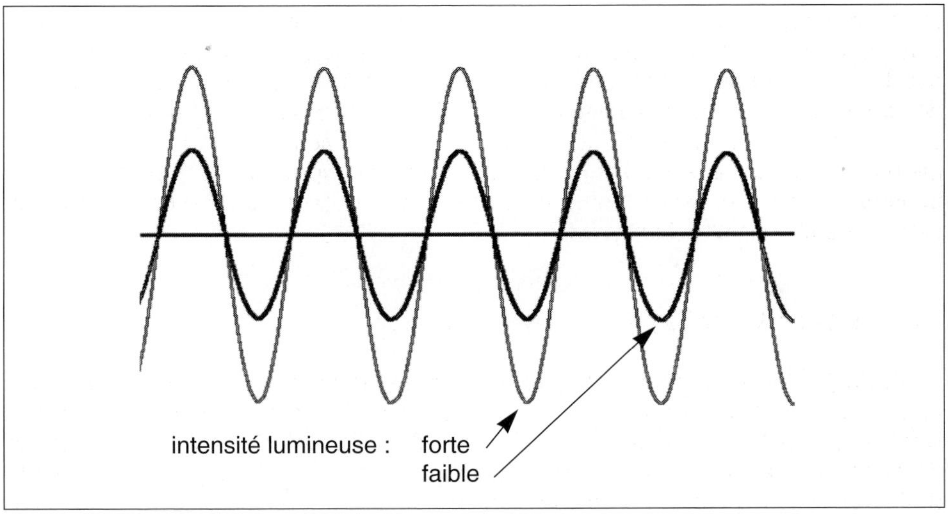

Figure 12. Représentation sinusoïdale de deux stimuli dont l'intensité lumineuse est faiblement et fortement modulée.

sur la figure correspondent à deux niveaux de modulation de l'intensité lumineuse, schématisées par deux sinusoïdes d'amplitude différente. Si l'intensité lumineuse est fortement modulée, donnant une courbe plus ample, la grille qui en résulte est très contrastée. Une moindre modulation de l'intensité lumineuse donnera une grille moins contrastée. Pour mieux comprendre comment la notion de fréquence spatiale caractérise les stimuli visuels plus complexes, et la participation de cette notion à notre perception du monde visuel, on peut examiner l'aspect différent que prend une photographie dont on aurait supprimé soit les hautes fréquences, soit les basses (voir Figure 13). Dans le premier cas, où seules les basses fréquences persistent, l'image paraît floue, les détails en sont estompés, mais on reconnaît parfaitement le visage car les contours et les contrastes sont respectés. Dans le second cas, où seules les hautes fréquences sont présentes, les détails sont mieux analysables, mais les traits sont exagérés et le visage paraît plus caricatural, ressemblant à un dessin au trait.

Diverses expériences chez l'animal ont montré que les éléments du système parvo-cellulaire sont sensibles aux hautes fréquences et ceux du système magno-cellulaire aux basses fréquences. En outre, le système parvo-cellulaire serait plus performant pour analyser les stimuli immobiles, alors que le système magnocellulaire est plus efficace dans l'analyse de cibles en mouvement.

Comme nous le verrons, divers arguments suggèrent que les dyslexiques présentent un déficit spécifique du système Magno, donc ont tendance à voir le monde sans les basses fréquences, comme dans la photographie de droite, et peuvent avoir des difficultés à traiter une information en mouvement, comme le déplacement de l'image des mots sur la rétine au cours de l'acte de lecture. Nous verrons également les particularités, chez le dyslexique, des régions corticales qui traitent spécifiquement les images en mouvement (aire V5).

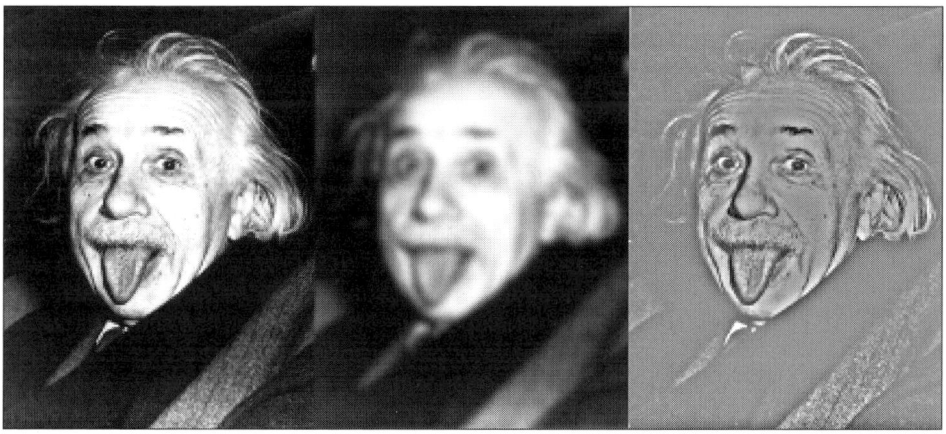

Figure 13. Photographie soumise à un filtrage de certains types de fréquence spatiale. A gauche : photographie normale. Au centre : image filtrée avec un faible taux de fréquences spatiales. A droite : image filtrée avec un taux élevé de passage des fréquences spatiales.

LES RELATIONS CERVEAU/LANGAGE ET LEUR DÉVELOPPEMENT CHEZ L'ENFANT

MÉCANISMES DE L'APPRENTISSAGE DU LANGAGE

La grammaire : une science infuse ?

L'apparition du langage chez l'enfant, comme celle de la lecture du reste, a quelque chose de surnaturel. La capacité qu'a l'enfant, de semaine en semaine, à acquérir, sans aucun effort, tout naturellement, des milliers d'aptitudes aussi différentes que discriminer des sons, les reproduire, comprendre des dizaines de nouveaux mots, les utiliser en association avec leur signification, peut certes apparaître comme seulement un des aspects du développement de son intelligence, elle-même digne d'étonnement. Mais c'est surtout l'acquisition de la syntaxe qui force à penser qu'il s'agit là d'un domaine très particulier, unique au sein des capacités cognitives. Lorsqu'on réalise que l'enfant, quelle que soit la langue qu'il entend, le milieu dans lequel il vit, va utiliser au pluriel un mot qu'il n'a jamais entendu qu'au singulier, construire systématiquement, sans qu'on n'ait eu besoin de lui en faire la leçon, l'ordre sujet-verbe-objet de ses premières phrases, en d'autres termes *appliquer d'instinct, par généralisation, des règles de grammaire qu'il n'a jamais apprises*, on est inévitablement conduit à penser qu'il fait appel à des formes préétablies dont il possède une mémoire génétique, ces "universaux du langage" que postule Noam Chomsky comme étant un ensemble fini de paramètres et de principes, communs à toutes les langues, avec lesquels l'enfant naît et qu'il adaptera aux caractéristiques propres de sa langue maternelle. L'un des arguments les plus convaincants en faveur de cette théorie est sans doute la fixité selon laquelle surviennent les différentes phases de cet apprentissage, par exemple le nombre et le rythme d'apprentissage des mots du vocabulaire, quelle que soit la langue. Il en va de même des erreurs de syntaxe que l'on retrouve de façon étonnamment similaire d'un enfant à un autre, et qui, en soi, sont peut-être la meilleure preuve de l'utilisation, encore maladroite, d'un système de règles préétablies.

Apprendre, c'est perdre

On voit donc qu'on est bien loin des théories d' "apprentissage par instruction" et de la théorie constructiviste de Piaget, qui concevaient que toutes les compétences cognitives dérivaient d'une seule compétence générale, sorte d'archétype cognitif qui se différencierait progressivement, étape par étape, sous l'influence exclusive de l'environnement. Plus convaincantes, bien qu'encore très théoriques, sont les thèses dites "sélectionnistes" selon lesquelles l'environnement sélectionnerait parmi des potentialités originelles vastes, celles qui, étant les plus utiles, seraient renforcées et persisteraient aux dépens d'autres qui seraient éliminées. De manière peu différente des hypothèses d'Edelman, et sa fameuse théorie du "Darwinisme neuronal", Jean-Pierre Changeux propose que l'individu possède deux mécanismes fondamentaux : un "générateur de diversité", qui fabriquerait des représentations internes et un mécanisme de sélection qui choisirait parmi les représentations produites, celles qui répondent le mieux à l'environnement. En d'autres termes, les représentations qui répondent le mieux à l'environnement sont plus fortement et plus fréquemment sollicitées, donc les synapses qui leur correspondent vont être consolidées et persisteront alors que les moins souvent activées seront éliminées. Cette théorie de l' "apprentissage par élimination sélective" a été proposée par Changeux sur la base d'évidences expérimentales au niveau de la synapse : c'est en éliminant les synapses les moins utiles à une fonction donnée et en renforçant les plus utiles que l'individu réalise l'apprentissage de cette fonction, d'où la boutade : "apprendre, c'est éliminer". Mais de la synapse au langage humain il y a une distance qui est presque celle de la métaphore !

Quelques exemples

Concevoir l'apprentissage comme le résultat d'une perte de substance cérébrale a certes quelques chose de paradoxal. Il existe pourtant quelques cas de figure souvent cités en exemple. Ainsi, le cas des oiseaux chanteurs a été largement invoqué comme un modèle d'étude de cet aspect du développement du langage humain. En effet, comme l'homme, le canari par exemple semble apprendre un "langage" qui se différencie progressivement à partir d'un "gazouillis" initial pour former ce qui sera son chant adulte. Cette différenciation s'effectue pendant une période critique grâce à l'imitation du chant d'adultes. Si on fait entendre au bébé canari, pendant cette période, un enregistrement du chant adulte, il sera capable de développer des compétences normales. En revanche, s'il est "instruit" avec des enregistrements de chant d'autres espèces, son chant restera rudimentaire. Mais ici rudimentaire ne signifie par forcément plus simple. Au contraire, le bébé canari possède à la naissance un répertoire beaucoup plus large que celui de l'adulte, et c'est progressivement que ce répertoire va se réduire, au fur et à mesure qu'il apprend à imiter le chant de ses aînés, pour finir par lui ressembler comme deux gouttes d'eau. De même, un moineau mâle apprend le chant spécifique à son espèce au cours de ses deux premiers mois de vie, mais ne commencera à chanter que plusieurs mois plus tard. A ce moment, son chant comporte plus de six notes différentes, et ce n'est qu'après un certain temps d'exercice qu'il réduira son répertoire aux 3 notes constitutives du chant caractéristique de son espèce. Il y a donc bien eu perte de capacités initiales pour parvenir à un état final différencié.

Un autre exemple souvent cité de perte de capacités initiales au cours du développement d'une fonction est celle de la perception des sons du langage chez l'enfant (voir, par exemple, Mehler et Dupoux, 1990). Il a été démontré que le petit enfant possède des capacités étonnantes de discrimination entre deux sons [1]. Au

1. Cette constatation repose sur des données expérimentales solides et déjà anciennes.

départ, ces capacités dépassent largement le cadre des sons de la langue maternelle, puis vont se réduire à ces derniers. Les bébés japonais, à peine âgés de quelques semaines, sont capables de distinguer les sons R et L alors qu'un Japonais adulte, en raison de particularités de sa langue, est incapable de faire cette distinction. Il en va de même pour la distinction de certaines inflexions de l'Hindi que l'enfant anglophone ou francophone perd progressivement la capacité de discriminer. Il y a donc eu perte d'une possibilité de discrimination par le fait de l'apprentissage de la langue. En fait, l'apprentissage d'une langue se caractériserait par la sélection de certains contrastes acoustiques et l'oubli d'autres. Toutefois, il semble que le nourrisson possède de façon innée la capacité de catégoriser les sons du langage selon des règles bien précises. Par exemple, d'un point de vue strictement acoustique, il existe une infinité d'intermédiaires possibles entre les syllabes /pa/ et /ba/, intermédiaires que l'on peut aujourd'hui fabriquer aisément grâce à la synthèse vocale. Or, si l'on fait entendre à un nourrisson un son ainsi synthétisé, se situant entre ces deux extrêmes, mais perçu par une oreille adulte comme un /pa/ ou comme un /ba/, le nourrisson va le percevoir exactement comme l'aurait fait un adulte. Par conséquent, l'enfant dès les premiers moments est capable de classer un son dans une catégorie, ce qui signifie que son système acoustique est programmé pour une telle catégorisation, qu'il possède des prototypes pour chaque son auquel il peut se référer.

Ainsi, dès le plus jeune âge, l'enfant semble capable à la fois de catégoriser les sons selon des prototypes pré-établis et de distinguer des contrastes très fins à l'intérieur de la langue. Par la suite, ses capacités de discrimination vont s'atténuer au contact de la langue pour parvenir, vers l'âge de 10-12 mois, à ne plus distinguer que les contrastes de sa propre langue. Un cas de figure étonnant, à cet égard, est celui des enfants bilingues. Comment se fait-il que ces enfants arrivent à se forger des aptitudes linguistiques dans deux langues à la fois, sans jamais les confondre ? Alors même que leur lexique et leur syntaxe sont encore très rudimentaires, comment peuvent-ils séparer aussi aisément, comme par instinct, les éléments des deux langues ? Jacques Mehler suppose qu'ils procèdent à une "statistique naturelle" qui consiste à se baser inconsciemment sur la fréquence d'émission des sons et à remarquer que certains sons reviennent toujours en association avec certains autres au sein de chaque langue. Il y aurait donc, ici encore, une capacité innée à catégoriser les caractéristiques phonétiques et prosodiques de chaque langue, indispensable à l'enfant bilingue, mais sans doute également à l'œuvre pour une langue maternelle unique.

HÉMISPHÈRES ET LATÉRALISATION : QUAND ET COMMENT ?

Equipotentialité et invariance

Indépendamment de ces constructions théoriques générales, l'histoire du développement du langage dans le cerveau humain est elle-même passée par des périodes explicatives assez radicalement divergentes, en particulier concernant les mécanismes de la latéralisation hémisphérique du langage. Longtemps, deux thèses

Récemment, Ghislaine et Stanislas Dehaene ont confirmé ces données en utilisant la méthode des potentiels évoqués, et ont montré en outre qu'il faut moins de 400 millisecondes à des enfants de 3 mois pour distinguer des consonnes dont seul le lieu d'articulation diffère (/p/, /t/, /k/).

se sont opposées à cet égard, celle de l'*équipotentialité*, qui considérait que les deux hémisphères du cerveau de l'enfant ont, à la naissance, une potentialité égale de recevoir le langage et que l'hémisphère gauche se spécialisait progressivement ensuite pour aboutir aux rapports qu'entretient le cerveau adulte avec le langage, et celle de l'*invariance*, qui postule que la latéralisation des fonctions cérébrales est un phénomène inné qui ne fait que se préciser avec l'âge. Ce débat est largement basé sur la notion de plasticité du cerveau et celle de période critique du développement du langage. Il est un fait bien admis que la survenue d'une lésion cérébrale chez l'enfant ne possède pas les mêmes effets dévastateurs qu'une lésion similaire survenant chez l'adulte. Ainsi, de nombreuses observations ont suggéré que l'aphasie survenant chez l'enfant, après une lésion traumatique ou vasculaire du cerveau, par exemple, est capable de régresser bien plus rapidement qu'elle ne le ferait chez l'adulte. Une étude française déjà ancienne, réalisée par deux célèbres neurologues de la première moitié du siècle, Théophile Alajouanine et Jean Lhermitte, a conclu à une récupération quasi-complète de l'aphasie six mois après son installation chez un tiers des enfants atteints, et à une excellente amélioration chez tous les autres. Un an plus tard, 24 des 32 enfants avaient un langage pratiquement normal, bien que 14 aient gardé des troubles de l'écriture. Vingt-deux d'entre eux ont même pu reprendre leur scolarité. Plus près de nous, Henry Hécaen, le fondateur de la neuropsychologie française, a suivi la récupération de l'aphasie de 15 enfants ayant souffert d'une lésion de l'hémisphère gauche. Les résultats furent très proches de ceux d'Alajouanine et Lhermitte, y compris pour la persistance de troubles de l'écriture qui restèrent présents dans 7 cas sur 15. C'est devant ce type de constatation que Lenneberg (1967) postula que, jusqu'à la puberté, le cerveau de l'enfant était suffisamment malléable ou plastique pour que d'autres parties de son cerveau, probablement encore mal différenciées dans leurs fonctions, fussent capables de prendre en charge la fonction perdue sous l'effet de la lésion hémisphérique gauche. L'hypothèse la plus probable était alors que ce fût l'hémisphère droit sain qui assurât cette récupération. Deux arguments supplémentaires plaidaient également pour cette hypothèse de la récupération par l'hémisphère droit : la possibilité, peut-être un peu plus fréquente que chez l'adulte, qu'un enfant présente des signes d'aphasie après une lésion droite, et surtout les quelques rares cas d'enfants qui avaient subi une hémisphérectomie, c'est-à-dire l'excision de la totalité de l'hémisphère gauche pour traiter de manière "héroïque" une maladie gravissime de cette hémisphère, et qui s'avéraient capables de récupérer leurs capacités langagières. Enfin, quelques études avaient montré que chez ces enfants dont l'hémisphère gauche était lésé ou supprimé, les fonctions de l'hémisphère droit, en particulier visuo-spatiales, se trouvaient significativement amoindries, suggérant que le langage nouvellement "hébergé" dans l'hémisphère droit provoquait un mauvais fonctionnement de ce dernier pour les fonctions qu'il assure normalement, comme si le langage venait "prendre la place" d'une partie des fonctions hémisphériques droites.

La question de l'âge critique

Une grande partie du débat a, en fait, tourné autour d'une question, à l'évidence cruciale, celle de l'âge après lequel cette récupération du langage ne se fait plus ou se fait moins complètement. Selon Lenneberg, les données disponibles à l'époque suggéraient que les deux hémisphères étaient tous deux capables de traiter du langage jusqu'à l'âge de 3 à 5 ans, puis que cette capacité "se latéralisait" progressivement à l'hémisphère gauche jusqu'à la puberté. A partir de l'âge de 10 ans, l'hémisphère droit deviendrait lui-même plus spécialisé et commencerait à perdre la capacité de s'adapter, capacité qui serait pratiquement disparue à partir de 14 ans, où les effets d'une lésion gauche sur le langage sont similaires à l'adulte. Un autre type de confirmation de la notion de période critique dans le langage est apporté par l'étude de sujets malentendants utilisant la langue des signes. Une de ces études a montré que les individus apprenant ce langage gestuel dès le plus jeune âge maîtrisent mieux son usage que ceux l'ayant appris autour de l'âge de 6 ans, qui eux-mêmes sont plus performants que les individus l'ayant appris autour de 12 ans. Même après 30 ans d'utilisation des signes, cette différence persiste. Il existe donc très probablement une période pendant laquelle la fonction n'est pas encore "fixée" dans ce que sera son support cérébral. Un dernier élément, concernant cette période critique, est issu de l'étude des "enfants sauvages". L'un des plus étudiés parmi ces cas, a sans doute été celui de Genie, une enfant qui, depuis l'âge de 20 mois, jusqu'à celui de 14 ans où elle a été découverte, avait été privée de tout contact linguistique (voir, pour une description commentée, Kolb et Whishaw, 1990). Son langage était pratiquement nul, se résumant à quelques grognements, et après une période de soins intensifs (car elle avait également subi des privations et des sévices physiques), elle bénéficia d'un réapprentissage grâce auquel ses progrès furent notables dans tous les domaines, sauf dans celui du langage. En effet, après trois ans de rééducation (ou plutôt d'éducation !), ses capacités langagières restaient largement inférieures à celles d'un enfant de 5-6 ans, en particulier pour les formes grammaticales dont elle s'avéra incapable d'acquérir même les notions les plus élémentaires. Afin de comprendre les particularités du cerveau de Génie pouvant expliquer cet état de fait, ses éducateurs lui ont pratiqué un test d'écoute dichotique [2], un moyen simple de connaître la latéralité de son langage. Ils eurent la surprise de constater une extinction quasi-totale de l'oreille droite, suggérant que les fonctions linguistiques étaient latéralisés à l'hémisphère droit. Par conséquent, l'absence d'usage même passif du langage avait abouti à une incapacité définitive de l'hémisphère gauche à assurer les fonctions même élémentaires du langage. En d'autres termes, la période critique d'apprentissage du langage étant passée, l'hémisphère gauche de Genie avait perdu ses capacités linguistiques qui étaient partiellement prises en charge par l'hémisphère droit.

Spécialisation précoce des hémisphères

On le voit, le cas de Genie, bien qu'apportant une illustration éclatante de la pertinence pour le langage de la notion de période critique, fournit en même temps un démenti catégorique à celle d'équipotentialité. De fait, il existe à présent un grand nombre d'arguments de différentes natures permettant de rejeter la thèse de Lenneberg. L'essentiel de ces arguments provient de l'étude des spécialisations fonctionnelles précoces. Par exemple, une étude utilisant l'écoute dichotique a pu être réalisée chez des enfants dès l'âge de 4 jours. Selon un procédé ingénieux, le nouveau-né contrôle lui-même l'arrivée des stimuli, ceux-ci se déclenchant, grâce à un système de tétine sensible, lorsque la succion de l'enfant atteint un certain seuil de fréquence et d'amplitude. Dans un premier temps, on envoie soit une syllabe, soit un son musical de manière répétitive, ce qui entraîne une habituation de l'enfant qui

2. Lorsqu'on adresse simultanément, à l'aide d'écouteurs, un mot différent dans chaque oreille, et qu'on demande au sujet de répéter ce qu'il entend, on observe normalement une supériorité de l'oreille droite, traduisant la spécialisation de l'hémisphère gauche pour la tâche de répétition.

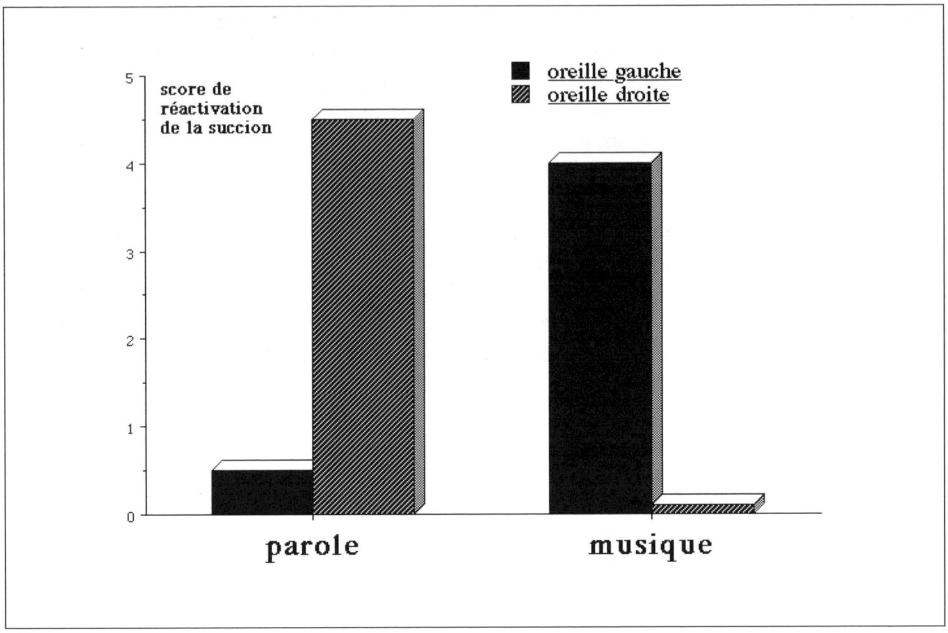

Figure 1. Expérience d'écoute dichotique chez des nouveau-nés de 4 jours. Par un procédé dit de réactivation de la succion, on peut démontrer, dès les premiers jours de vie, la préférence de l'oreille droite pour des stimuli verbaux et de l'oreille gauche pour des stimuli musicaux.

ralentit son rythme de succion. Puis, on change le stimulus, dans une ou l'autre oreille, ce qui augmente le rythme de succion. On peut donc ainsi analyser la capacité de l'enfant de percevoir le changement de syllabe ou de ton, et également une éventuelle différence entre les oreilles. De fait, les résultats furent très clairs (voir Figure 1) : les scores de réactivation de la succion étaient nettement plus élevés pour l'oreille droite (hémisphère gauche) lorsqu'il s'agissait de syllabes et pour l'oreille gauche (hémisphère droit) pour les sons musicaux. Ainsi, dès l'âge de 4 jours — donc très probablement dès la naissance —, le cerveau de l'enfant présente une latéralisation franche, qui plus est dans le même sens que celle d'un cerveau adulte. Plusieurs études utilisant la méthode des potentiels évoqués ont également retrouvé une latéralisation précoce du langage, sous la forme d'une activité électrique plus ample sur l'hémisphère gauche en réponse à un stimulus linguistique, confirmant que dès les premiers instants de la vie, le cerveau est déjà organisé asymétriquement pour ce qui deviendra le substrat du langage.

Il en va de même, peut-être de façon encore plus robuste, pour les fonctions hémisphériques droites. Par exemple, on sait que des lésions hémisphériques droites précoces provoquent des troubles perceptifs et spatiaux, de même que des troubles de la reconnaissance des visages. Il semble même que, contrairement aux aphasies précoces, qui démontrent un potentiel de récupération certain, les troubles constructifs par exemple survenant après lésion droite sont plus sévères et durables

3. Toutefois, la latéralisation de ces fonctions serait moins exclusive que celle du langage à l'hémisphère gauche, une lésion de ce dernier pouvant affecter ces mêmes fonctions.

même lorsque la lésion survient très précocement [3]. Pourtant, il a été démontré que l'hémisphère droit est spécialisé très tôt dans ces fonctions. Par exemple, Scania De Schonen a retrouvé un avantage de l'hémisphère droit dans des tâches de reconnaissance de visages dès l'âge de 4-5 mois. De même, le cerveau d'un enfant de deux mois présenterait également déjà, comme celui de l'adulte, une spécialisation de l'hémisphère droit pour les processus attentionnels.

En définitive, la notion d'équipotentialité des hémisphères ne peut plus aujourd'hui être défendue au vu des résultats expérimentaux démontrant une spécialisation très précoce de chaque hémisphère dans les fonctions qu'il assure préférentiellement sur le cerveau adulte [4]. Le langage occupe sans doute un statut particulier lié au caractère tardif de son apparition et à la complexité de ses mécanismes. Mais, comme nous l'avons vu, bien avant l'apparition de ses premiers mots, l'enfant traite avec son hémisphère gauche les éléments acoustiques de la langue, et le perfectionnement de l'expression orale (et plus tard l'apparition du langage écrit) ne va faire que renforcer cette tendance à la latéralisation.

Ainsi, la question des mécanismes de la latéralisation du langage à l'hémisphère gauche, si cruciale, nous le verrons, dans certaines explications de la dyslexie, est un exemple de coopération étroite entre le capital génétique de l'individu et son environnement.

DÉVELOPPEMENT DU SUBSTRAT CÉRÉBRAL DU LANGAGE

Les paragraphes précédents nous ont montré les principes généraux selon lesquels le langage humain apparaît et se développe chez l'enfant, et en particulier comment s'installe sa latéralisation à l'hémisphère gauche. Toutefois, les mécanismes cérébraux eux-mêmes n'ont été évoqués qu'en tant qu'hypothèses, par référence à ce qui est connu à partir d'autres domaines expérimentaux, car nous ne disposons que de très peu de moyens, expérimentaux ou autres, pour dépasser le niveau des spéculations. Dans ce dernier paragraphe, je tâcherai de résumer les quelques rares données qui peuvent nous apporter quelque indication à cet égard. Ces données sont essentiellement issues de trois domaines de recherche : les études de la myélinogenèse des structures impliquées dans le langage, celles concernant le développement des asymétries morphologiques, et enfin, un domaine qui a connu un fort développement ces dernières années, celui de l'anatomie fonctionnelle du corps calleux et des relations interhémisphériques.

4. Toutefois, dans certaines circonstances très particulières, l'hémisphère droit serait capable de prendre en charge une grande partie des fonctions du langage, bien après la présumée période critique d'acquisition. En effet, l'équipe britannique de Faraneh Vargha-Khadem a récemment décrit l'observation d'un enfant, Alex, souffrant d'une malformation massive de l'hémisphère gauche. Son langage, sous tous ses aspects, avait stagné à un niveau équivalent à celui d'un enfant de 3 ans jusqu'à ce que, à l'âge de 9 ans, on décidât de lui pratiquer une hémisphérectomie gauche. Dès lors, les capacités linguistiques sont progressivement réapparues de manière spectaculaire, tant pour la phonologie, la grammaire, la prosodie que la sémantique. Il est probable que la lésion hémisphérique gauche exerçait une action inhibitrice sur des capacités hémisphériques droites restées latentes jusqu'à la date de l'hémisphérectomie. Un cas de figure similaire est celui du syndrome de Landau-Kleffner, où une épilepsie originaire des zones du langage semble suspendre les possibilités d'acquisition par l'hémisphère droit, justifiant pour certains une intervention chirurgicale visant à déconnecter le foyer épileptique du reste du cerveau.

Myélinogénèse : un précieux indicateur

La substance blanche, qui occupe la majeure partie du volume des hémisphères cérébraux, est en fait constituée de multiples faisceaux ou ensembles de fibres, qui ne sont pas autre chose que les axones des neurones corticaux dans leur trajet soit vers d'autres régions corticales (ce sont les faisceaux dits d'association) soit vers des régions sous-corticales (on parle alors de faisceaux de projection). Au cours de leur croissance, ces axones s'entourent d'une gaine protectrice de substance graisseuse, la myéline, dont l'épaisseur est très variable d'une région à une autre et détermine, entre autres, la vitesse à laquelle s'effectue la progression de l'influx électrique dans la fibre, base de la transmission d'information à travers le système nerveux. L'étude du développement de ces gaines, ou *myélinogénèse*, fournit un remarquable témoin du degré de maturation fonctionnelle des faisceaux et de leur région corticale d'origine, et par là a été proposée comme indicateur temporel de la mise en place des fonctions corticales : en effet, chacun de ces faisceaux possède son propre rythme de développement, réalisant un *cycle myélinogénétique*, qui peut être apprécié grâce à des colorations spéciales effectuées sur des cerveaux de fœtus et d'enfants d'âge différent. On peut ainsi dater avec précision le moment où telle ou

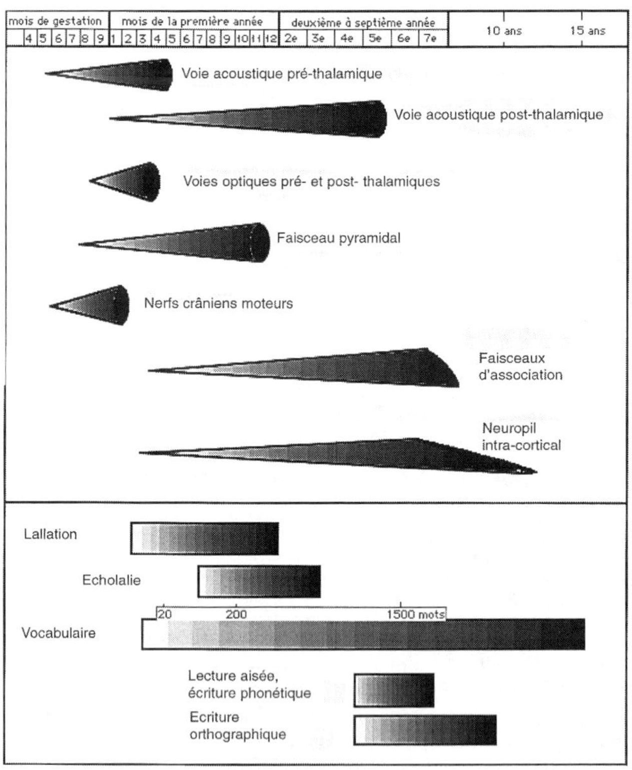

Figure 2. Les cycles myélinogénétiques (d'après Yakovlev et Lecours, 1967). Des études méticuleuses de la myélinisation des différentes régions du cerveau au cours du développement procurent une information précieuse sur la chronologie de la mise en activité de chacune de ces régions.

telle région a terminé sa myélinisation, donc commence à fonctionner de manière mature. Il est même possible d'apprécier la myélinogénèse intra-corticale, c'est-à-dire de définir quand une aire corticale elle-même a terminé sa maturation [5]. Ce type d'études a permis à Roch Lecours et Paul Yakovlev de tracer un véritable "indicateur horaire" du développement des différentes zones présumément impliquées dans le langage et de les mettre en relations avec les étapes du développement du langage chez l'enfant.

La Figure 2 résume les résultats de ces recherches remarquables et aujourd'hui classiques. Les régions dont le développement est le plus précoce sont sans conteste les régions sous-corticales : les noyaux du tronc cérébral et les noyaux gris centraux. Pour ce qui nous intéresse ici, concernant le langage, on remarquera la précocité de la maturation des fibres thalamo-corticales auditives, c'est-à-dire de la portion sous-corticale des voies cérébrales auditives, qui débute dès avant la naissance, et celle un peu plus tardive des voies visuelles. En revanche, la maturation des fibres auditives post-thalamiques, c'est-à-dire des afférences du cortex auditif et de l'aire de Wernicke, se prolonge sur une grande partie de l'enfance, contrairement au système perceptif visuel qui a terminé son développement au bout de quelques mois de vie. Cette maturation tardive du système auditif est sans doute à mettre en relation avec le perfectionnement des habiletés linguistiques et peut-être aussi de l'apprentissage tardif du langage écrit qui est étroitement dépendant du traitement des sons du langage (voir chapitre "Les étapes du développement, p. 49). Enfin, il faut noter le caractère tardif de la maturation d'une part des aires associatives, en particulier du gyrus angulaire, prioritairement impliqué dans l'acquisition du langage écrit, et d'autre part du corps calleux, dont nous verrons ci-dessous l'importance cruciale dans le développement cognitif.

Développement des asymétries corticales

Au chapitre précédent, il a été fait mention des différences morphologiques entre les régions corticales du langage, dans l'hémisphère gauche, et leurs régions homologues dans l'hémisphère droit. Le nom de Norman Geschwind est étroitement lié à la description de ces asymétries et surtout à leur conception en tant que substrat structurel de la dominance de l'hémisphère gauche pour le langage. La confirmation, grâce à l'apport récent de l'IRM, de l'hypothèse de Geschwind sur le lien entre asymétrie morphologique et fonctionnelle pose indirectement la question de la nature de ce lien, et permet d'attendre de l'étude du développement des asymétries corticales quelques clés pour la compréhension du développement du langage en général. Ainsi, l'asymétrie du planum est déjà présente sur des cerveaux de fœtus à peine âgés de 30 semaines, c'est-à-dire dès que sont reconnaissables les sillons qui délimitent les régions fonctionnelles du cortex. Cette date correspond également, du point de vue de la corticogenèse, à la fin de la période de migration et au début de la phase de synaptogenèse. Il a donc été proposé (voir Galaburda *et al.*, 1991) que l'asymétrie provienne en fait d'une perte neuronale plus importante d'un côté, en l'occurrence le droit, une proposition basée sur l'observation que les cas symétriques (donc présumés correspondre à une latéralisation atypique du langage, telle que rencontrée chez les gauchers ou ambidextres) ont eu un développement excessif du planum droit. En effet, les 30 % de sujets qui ne présentent pas l'asymétrie habituelle

5. Car le cortex possède un fin réseau interne, le neuropil intra-cortical, dont la croissance témoigne directement du stade de développement de chaque région de cortex.

en faveur du planum gauche ont en fait une surface totale de cortex temporal (droit + gauche) plus importante que les 70 % possédant l'asymétrie typique, ce qui signifie bien que chez les premiers, l'anomalie n'était pas une "perte" de tissu cortical du côté gauche, mais bien un "gain" (ou une non élimination) du côté droit. Galaburda propose ainsi que ce qui caractérise un cerveau de "gaucher", c'est qu'il n'a pas subi, à un moment donné de son développement, les processus régressifs d'élimination neuronale. Et si l'on admet que, d'une manière ou d'une autre, la présence de cette asymétrie est indispensable à l'installation d'un langage normalement latéralisé à l'hémisphère gauche, on comprendra que l'absence d'asymétrie se trouvera associée à une moindre latéralisation du langage, pouvant éventuellement, comme on le verra, faire le lit de troubles plus ou moins sévère de l'apprentissage du langage oral et écrit.

Toutefois, toutes ces constructions théoriques n'ont porté que sur une seule zone du cerveau : le planum temporal, alors qu'il existe d'autres asymétries, au moins aussi nettes, au niveau pariétal, que notre équipe a plus particulièrement étudiées et qui, nous l'avons signalé au chapitre précédent, contribuent en grande partie à la détermination de l'asymétrie fonctionnelle. Ainsi, lorsque nous avons mesuré sur les clichés de résonance magnétique les asymétries du planum et de l'opercule pariétal chez 40 volontaires sains, nous avons remarqué que les deux indices d'asymétrie n'étaient absolument pas corrélés (voir Figure 3). En d'autres termes, les mécanismes ayant abouti à la présence ou l'absence d'asymétrie dans une des deux régions devaient nécessairement différer de ceux ayant abouti à la présence ou l'absence d'asymétrie dans l'autre. Par ailleurs, nous avons calculé, à l'instar de Galaburda, le rapport de la mesure de chaque région pour un hémisphère donné à la somme de cette même mesure pour les deux hémisphères : pour le planum temporal, les résultats sont similaires à ceux de Galaburda, suggérant que l'absence d'asymétrie procède bien d'un défaut de perte du côté droit ; en revanche, l'absence

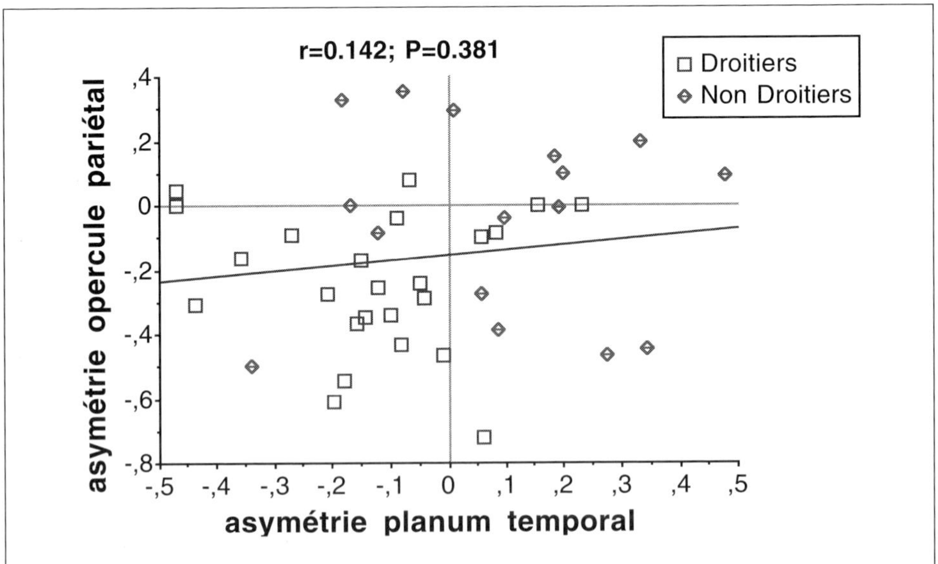

Figure 3. Absence de corrélation entre l'asymétrie du planum temporal et celle de l'opercule pariétal. Les mécanismes sous-tendant le type symétrique ou asymétrique de chacune de ces deux régions sont donc distincts. On pense même qu'ils interviennent à des époques différentes du développement fœtal.

d'asymétrie de l'opercule pariétal est la conséquence d'un défaut de développement du côté gauche. Cela signifie donc nécessairement, une fois encore, que l'asymétrie dans ces deux régions procède de mécanismes fondamentalement différents. Lorsqu'on examine des photographies d'hémisphères de cerveaux de fœtus et d'embryons d'âges différents, on remarque que s'il est vrai que l'asymétrie du planum n'apparaît que vers la fin de la grossesse, l'asymétrie de direction la scissure de Sylvius, indiquant déjà l'asymétrie pariétale, apparaît dès la 15e semaine de gestation, en fait dès que l'orientation de cette profonde scissure peut être décelée (voir les clichés rapportés par LeMay, 1992). De même, l'observation de cerveaux de primates non-humains montre également la présence, chez certains d'entre eux, d'une asymétrie de la fissure sylvienne, mais aucune asymétrie du cortex auditif associatif (correspondant à notre planum) n'a été jamais décrite chez ces animaux (voir Witelson et Kigar, 1988). Notre hypothèse est que l'asymétrie pariétale, serait liée à une asymétrie du développement très précoce, sans doute au cours de la phase de prolifération et aurait donc toute chance d'être génétiquement déterminée, alors que l'asymétrie du planum, qui apparaît donc ontogénétiquement et phylogénétiquement plus tardive, serait plus sujette à l'influence de facteurs d'environnement (tels que la testostérone avancée par Geschwind comme premier candidat à ce rôle) que ne l'est l'asymétrie pariétale.

L'intérêt de ces spéculations théoriques peut paraître un peu lointain au lecteur non averti, mais il en comprendra l'importance potentielle au moment de discuter du cerveau du dyslexique.

LE CORPS CALLEUX ET LE DÉVELOPPEMENT DES CONNEXIONS INTERHÉMISPHÉRIQUES

Le dernier paragraphe de ce chapitre résume les principales notions concernant le très vaste sujet des relations interhémisphériques et de leur importance au cours du développement. Cette importance est liée non seulement au fait que le corps calleux est de loin le principal lien entre les deux hémisphères et que par conséquent il joue certainement un rôle déterminant dans tous les processus ayant trait à la dominance cérébrale, mais aussi — et peut-être surtout — au fait que sa position privilégiée entre les deux hémisphères, particulièrement accessible à l'étude expérimentale comme clinique, en fait un témoin idéal des mécanismes généraux de la connectivité cortico-corticale. Il n'est évidemment pas question de faire ici une revue exhaustive des très nombreux travaux réalisés sur ce sujet au cours des dernières années, mais seulement de fournir les principaux éléments expérimentaux et théoriques nécessaires à la compréhension du rôle que pourrait jouer le corps calleux dans la dyslexie [6].

Anatomie fonctionnelle du corps calleux

Le corps calleux est la principale commissure interhémisphérique, c'est-à-dire que la grande majorité des informations qui sont transmises d'un hémisphère à l'autre du cerveau le sont par l'intermédiaire de ses fibres. Celles-ci s'étendent en éventail au sein de chaque hémisphère pour se réunir sur la ligne médiane sous la

6. Pour un exposé plus détaillé, le lecteur pourra se référer à deux articles que nous avons rédigés avec mon collègue Jean Pelletier pour la *Revue de Neuropsychologie* (vol. 4, 1994, n°1 et 2).

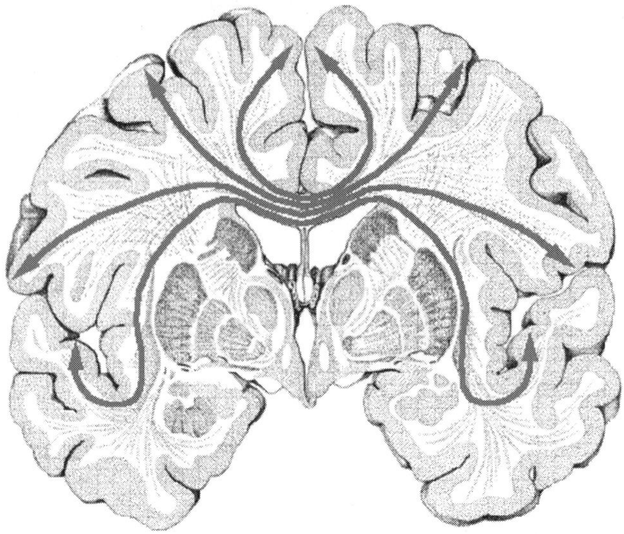

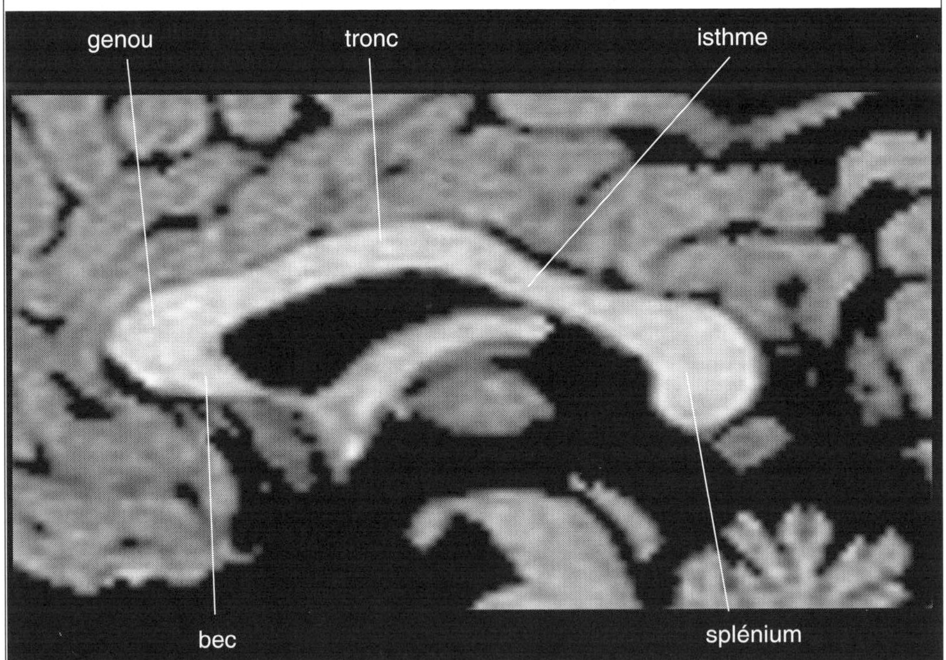

Figure 4. Le corps calleux. En haut : représentation schématique du trajet des fibres calleuses sur une coupe coronale passant par la région moyenne du cerveau. Les fibres calleuses, originaires d'une région corticale donnée, convergent d'abord sur la ligne médiane pour diverger ensuite avant d'atteindre, sur l'autre hémisphère, la région homologue de leur région d'origine.
En bas : visualisation sur la coupe sagittale médiane d'un examen en IRM de la surface du corps calleux et de ses différentes régions. La partie antérieure (bec et genou) livre passage aux fibres unissant les régions frontales droite et gauche ; la partie postérieure (splénium), aux fibres interoccipitales (voir figure 5).

forme d'une structure compacte ayant la forme d'un "combiné téléphonique raccroché" (voir Figure 4). On estime que le corps calleux contient autour de 300 millions de fibres dont l'organisation précise a été étudiée du point de vue macroscopique et microscopique. Macroscopiquement, tout d'abord, il apparaît que, schématiquement, chaque région du corps calleux correspond à une région corticale qui est à la fois la région d'origine et de terminaison d'un groupe donné de fibres calleuses. En effet, on admet que la majorité des fibres calleuses, originaires d'une région du cortex d'un hémisphère, sont destinées à établir une synapse avec des neurones de la région homologue (c'est-à-dire symétrique) de l'autre hémisphère. Ainsi, chaque point de la surface corticale d'un hémisphère est associé au point grossièrement symétrique sur l'autre hémisphère et vice-versa. Mais cette organisation point pour point est probablement seulement partiellement vraie, et ce au moins pour deux raisons : d'une part, on connaît l'existence, chez l'animal, de connexions réalisées à distance de la région corticale homologue par des fibres collatérales nées perpendiculairement au trajet de l'axone calleux ; d'autre part, la réciprocité de la relation entre deux zones symétriques est variable selon les régions et encore sujette à discussions. Il n'en reste pas moins que les études réalisées chez le singe ont permis de dresser une véritable "carte corticale" du corps calleux, telle que rapportée sur la Figure 5 : schématiquement, les fibres passant par la partie antérieure du corps calleux sont celles unissant les deux lobes frontaux, celles empruntant le splénium ou bourrelet (partie la plus postérieure) unissent les deux régions occipitales (cortex visuel) ; juste en avant de ces dernières se situent les fibres intertemporales, en particulier celles unissant les régions auditives et permettant donc le transfert des informations auditives. Enfin, la partie moyenne du corps calleux contient les fibres unissant les régions centrales, donc sensorimotrices. Un point important concernant cette organisation calleuse est le fait que toutes les régions corticales n'y sont pas également représentées. En particulier, il semble que les régions sensorielles primaires, chez le primate, ne possèdent que peu ou pas de connexions interhémisphériques. En revanche, ce sont, pour chaque modalité sensorielle (vision, audition, somesthésie) les cortex associatifs spécifiques qui sont reliés entre hémisphères droit et gauche.

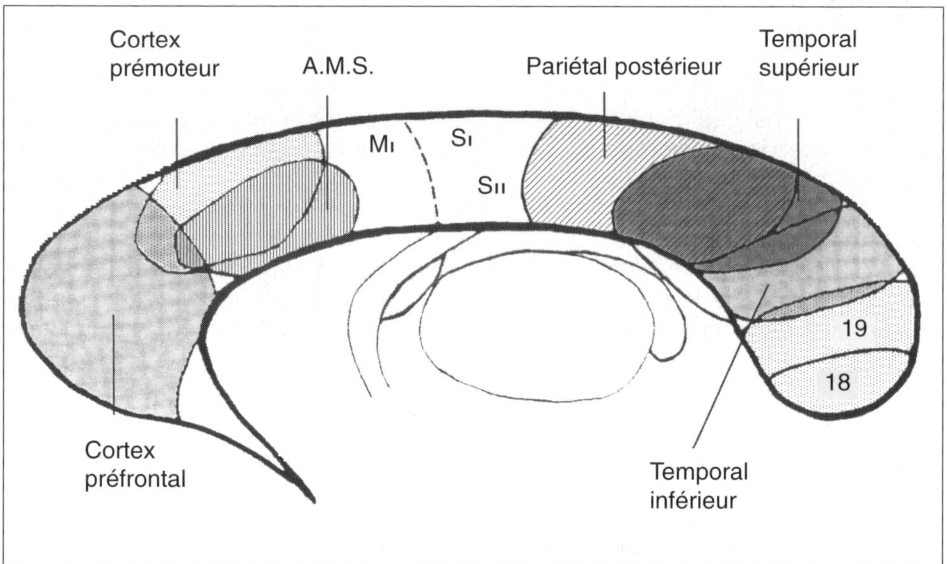

Figure 5. Topographie des fibres calleuses du singe (d'après Pandya et Seltzer, 1986).

De même, le cortex moteur primaire de la région précentrale est pratiquement dépourvu de connexions calleuses. En revanche, l'aire motrice supplémentaire, sur la face interne du lobe frontal (et qui représente une aire de cortex associatif spécifique à la modalité motrice) est l'objet d'une intense connectivité interhémisphérique.

Les études microscopiques ont, quant à elles, permis de déterminer la répartition des différents types de fibres au sein du corps calleux, que l'on distingue en fonction de leur diamètre. L'importance de cette distinction réside dans le fait que les fibres de gros diamètre, donc les plus myélinisées, sont présumées transporter une information rapide et brève, alors que la conduction est plus lente dans les fibres non myélinisées, donc les plus petites. Francisco Aboitiz et ses collaborateurs, de l'Université de Santiago du Chili, ont montré que les fibres de petit calibre sont précisément celles qui unissent, entre côté droit et côté gauche, les régions de cortex associatif (préfrontale et temporo-pariétale), où s'établissent les processus cognitifs les plus élaborés, alors que les cortex traitant une information plus élémentaire sont reliés par des fibres de gros calibre. Ce fait a sans doute un rapport avec la complexité des informations sous-tendues par les régions associatives, dont on peut supposer qu'elles prennent plus de temps à être traitées que celles sous-tendues par les cortex primaires. Par ailleurs, les mêmes auteurs ont démontré une relation statistique entre la densité des fibres de petit calibre et la taille macroscopique du corps calleux, une information particulièrement importante pour comprendre la portée des mesures macroscopiques du corps calleux dont il sera question au chapitre page 125.

Les effets de la déconnexion interhémisphérique chez l'adulte

Le rôle exact du corps calleux chez l'adulte est loin d'être totalement élucidé. Toutefois, nos connaissances à ce sujet ont largement bénéficié des études réalisées chez les patients callosotomisés [7]. Un cerveau, par ailleurs normal, mais dont les deux hémisphères fonctionneraient de manière séparée n'est plus capable de réaliser les traitements de nature verbale sur des stimuli parvenant à l'hémisphère droit. C'est le cas, par exemple, lorsqu'il s'agit de dénommer un objet palpé par la main gauche ou présenté par projection tachistoscopique [8] dans l'hémichamp visuel gauche donc dans les deux cas traités en premier lieu par l'hémisphère droit. Ce dernier étant généralement incapable de dénommer l'objet palpé ou vu, l'information devra être "transférée" dans l'hémisphère gauche pour être traitée verbalement. Or, si le corps calleux est sectionné, le stimulus, même reconnu et identifié, ne pourra être dénommé [9].

L'apraxie est un domaine qui a largement bénéficié des observations de déconnexion calleuse. La survenue d'une apraxie idéomotrice unilatérale gauche (incapacité à réaliser des gestes signifiants ou à mimer l'utilisation d'objets) chez un droitier avec lésion calleuse, suggère que l'hémisphère gauche est crucial pour la conception des mouvements signifiants, alors que l'hémisphère droit, qui contrôle la motrici-

7. C'est-à-dire ayant subi une séparation des hémisphères par section chirurgicale du corps calleux (afin, le plus souvent, de traiter une épilepsie rebelle aux traitements médicaux).
8. La tachistoscopie est une méthode destinée à explorer séparément les deux hémichamps visuels droit et gauche en projetant brièvement des mots ou des images dans la moitié seulement du champ de vision, à l'aide d'un projecteur de diapositives muni d'un obturateur à durée réglable ou mieux actuellement par projection sur l'écran d'un ordinateur.
9. Un mécanisme similaire est volontiers invoqué pour expliquer le trouble de la lecture survenant après une lésion occipitale gauche, comme cela sera exposé dans le chapitre suivant.

té de l'hémicorps gauche, ne peut réaliser ces mêmes mouvements qu'après avoir reçu les informations pertinentes de l'hémisphère gauche. A l'inverse, l'hémisphère droit étant supérieur dans la réalisation de dessins ou de constructions en trois dimensions, les sujets ayant subi une déconnexion calleuse ne pourront réaliser correctement de telles épreuves qu'avec la main gauche, la main droite, reliée à un hémisphère gauche incompétent et isolé du droit, réalisant des productions pathologiques tout-à-fait similaires à celles observées lorsque l'hémisphère droit est lui-même lésé (apraxie constructive). Un des apports les plus remarquables de ces études de patients callosotomisés repose sur l'exploration expérimentale du transfert d'informations élémentaires, exploration qui a permis, entre autre, de préciser les aspects topographiques de la fonction calleuse. Par exemple, le transfert interhémisphérique de stimuli tactiles semble se faire par la partie postérieure du tronc du corps calleux, juste en avant de l'isthme. Lorsqu'on demande à un sujet callosotomisé d'indiquer du pouce, sans contrôle de la vue, la position exacte d'un stimulus appliqué sur un des autres doigts (voir Figure 6), la performance est nettement inférieure si la réponse est effectuée avec la main controlatérale (condition interhémisphérique) par rapport à une réponse par la main ipsilatérale à la stimulation (condition intrahémisphérique). Ici encore, l'intégrité de la même région en avant de l'isthme est nécessaire pour que le transfert d'information tactile puisse se faire, mais la partie antérieure du corps calleux, nécessaire au transfert de l'ordre moteur, serait également impliquée. Il a été montré du reste que cette même région antérieure est nécessaire au contrôle moteur des gestes bimanuels, par exemple une tâche de "tapping alterné", où le sujet doit taper alternativement et régulièrement avec ses deux index. Mais la modalité qui a sans doute été la plus étudiée dans ce contexte est la modalité auditive à l'aide du test d'écoute dichotique avec présentation simultanée de deux mots différents, chacun dans une oreille (voir Figure 7). La section du corps calleux, en particulier dans sa moitié postérieure, provoque une *extinction totale de l'oreille gauche*, c'est-à-dire que le sujet ne peut répéter que le mot arrivant à son oreille droite. Cette constatation est en accord avec les données anatomiques

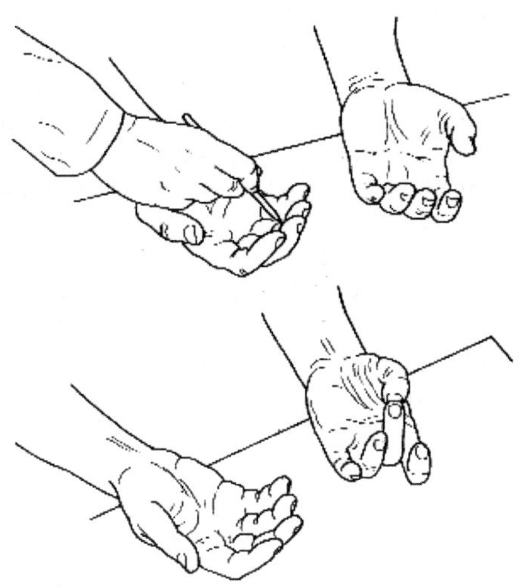

Figure 6. Mise en évidence d'un défaut de transfert interhémisphérique d'une stimulation tactile. Le sujet, les yeux bandés, doit désigner du pouce le siège exact de la stimulation qui a été appliquée sur un doigt de l'autre main.

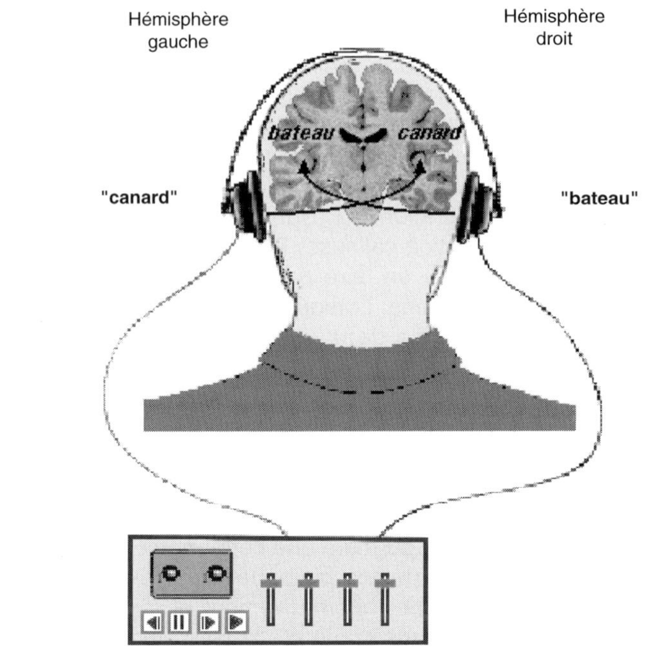

Figure 7. Principe du test d'écoute dichotique.
Deux mots sont adressés simultanément, chacun à une oreille. L'hémisphère gauche étant dominant pour le traitement des informations linguistiques, on observe, chez le sujet droitier normal, un avantage de l'oreille droite. La performance de l'oreille gauche donne une information sur la qualité du transfert de l'information de l'hémisphère droit au gauche, donc sur l'intégrité du corps calleux.

montrant que les fibres intertemporales, qui unissent les aires de l'audition des hémisphères droit et gauche, passent par la partie antérieure du splénium du corps calleux, juste en avant des fibres interoccipitales. Toutefois, des sections de la partie antérieure du corps calleux sont également capables de provoquer la même extinction de l'oreille gauche, suggérant un mécanisme plus complexe que la simple interruption du transfert d'informations auditives. Une explication possible fait appel à l'hypothèse proposée par Marcel Kinsbourne, hypothèse selon laquelle le corps calleux servirait non seulement à transférer l'information, mais également, dans certaines circonstances, à régler la "balance attentionnelle" entre les deux hémisphères, ou encore à établir le partage des "ressources cognitives" requises par une situation donnée : dans une tâche de répétition de mots, comme le test dichotique, la tâche elle-même provoquerait une activation de l'hémisphère gauche qui en soi suffirait à faire préférer le stimulus arrivé à l'oreille en relation directe avec lui, c'est-à-dire l'oreille droite. En cas de destruction du corps calleux, ce déséquilibre serait considérablement accentué et donnerait lieu à l'extinction totale constatée de l'oreille gauche.

Le rôle fonctionnel du corps calleux

Au-delà de ce rôle de transfert et de partage d'informations et de compétences entre les hémisphères, le corps calleux assurerait également d'autres fonctions plus sophistiquées. En premier lieu, il a été suggéré, à partir d'expériences chez l'animal, que les connexions existant, par exemple, entre les systèmes sensoriels droit et gauche contribueraient au phénomène de "fusion de la ligne médiane", c'est-à-dire permettraient à l'animal de percevoir le monde environnant comme une entité unique et non divisé en deux par le méridien vertical, comme cela pourrait être le cas en raison du double système sensoriel (visuel ou sensitif, par exemple). Mais il faut remarquer que, chez l'homme, la callosotomie n'entraîne jamais de telle sensation de dédoublement du monde sensoriel. Un phénomène plus convaincant est celui mis en évidence par Marie Banich dans une tâche utilisant la tachistoscopie : lorsqu'on demande à un sujet au corps calleux intact de comparer deux stimuli visuels présentés très rapidement soit tous les deux dans un même hémichamp (donc à un seul hémisphère) soit chacun dans un hémichamp (donc à la fois aux deux hémisphères) la performance sera meilleure dans la condition intrahémisphérique pour une comparaison de stimuli simples (comparer deux formes ou deux chiffres, par exemple) mais meilleure dans la condition interhémisphérique pour des tâches plus complexes (comparer la majuscule et la minuscule d'une même lettre, par exemple). Il semble donc bien que le corps calleux puisse inhiber (dans le premier cas) ou faciliter (dans le second) la coopération entre les deux hémisphères dans une tâche donnée.

En fait la possibilité pour les fibres calleuses de jouer un rôle inhibiteur plutôt que facilitateur du passage d'informations entre les hémisphères a été souvent suggérée[10]. D'une manière générale ce phénomène d'inhibition transcalleuse pourrait traduire un "effet bouclier" grâce auquel le corps calleux empêcherait une information contenue dans un hémisphère de venir "parasiter" le fonctionnement de l'autre. Il a été démontré qu'un tel effet bouclier, pleinement observable seulement à partir de l'âge de 12 ans, se développe progressivement depuis la petite enfance, apparemment au rythme de la myélinisation du corps calleux (voir ci-dessous).

Corps calleux, sexe et latéralité

Un des apports les plus spectaculaires parmi les progrès réalisés ces dernières années concernant le corps calleux, fut sans doute la publication en 1985 dans la

10. Par exemple, Jeffrey Clarke a montré par un test d'écoute dichotique de mots couplé à la mesure du corps calleux sur une IRM (voir ci-dessous) que l'hémisphère droit était capable d'affaiblir la performance de l'hémisphère gauche dominant. Un modèle de transfert interhémisphérique simple aurait pu mener à deux prédictions, toutes deux portant sur la performance de l'oreille gauche, qui est la seule, en théorie, à nécessiter un transfert calleux : selon une première hypothèse facilitatrice, la taille du corps calleux serait proportionnelle à la performance de l'oreille gauche, si on admet qu'un plus gros corps calleux permet une meilleure transmission de l'information de l'hémisphère droit qui reçoit le mot au gauche qui le traite verbalement ; selon l'hypothèse inverse, inhibitrice, les sujets ayant un plus gros corps calleux auraient une performance plus faible de l'oreille gauche. En fait, aucune de ces hypothèses ne s'est vérifiée : au contraire, la seule relation observée le fut entre taille du corps calleux et performance de l'oreille <u>droite</u> : les sujets au corps calleux le plus développé avaient une moins bonne performance de l'oreille droite. La seule explication possible à ce résultat inattendu est alors d'imaginer que dans cette tâche où deux stimuli sont concurrents, l'hémisphère droit stimulé par l'arrivée du mot à l'oreille gauche inhibe le traitement par l'hémisphère gauche du mot arrivant à l'oreille droite, cette inhibition étant proportionnelle à la taille du corps calleux.

célèbre revue américaine *Science* d'un article de Sandra Witelson, de l'Université d'Hamilton, en Ontario, intitulé *"The brain connection : the corpus callosum is larger in left-handers"*. 42 cancéreux avaient accepté de remplir de leur vivant un questionnaire de latéralité manuelle et avaient autorisé le prélèvement de leur cerveau à leur mort. Les questionnaires de latéralité avaient permis de distinguer d'une part les droitiers absolus, manifestant une nette préférence pour la main droite pour la quasi totalité des gestes courants, et les "non- droitiers absolus", comprenant tous les autres individus, depuis les gauchers absolus, jusqu'aux droitiers effectuant certains gestes de la main gauche. L'étendue du corps calleux fut mesurée sur la surface de section sagittale du cerveau, c'est-à-dire la face interne d'un hémisphère après que les deux hémisphères eurent été séparés en sectionnant longitudinalement le corps calleux. Sur cette population, qu'on ne peut cependant considérer comme "normale", Witelson retrouva un lien statistique entre la préférence manuelle et la taille du corps calleux, l'aire totale calleuse étant plus vaste chez les non-droitiers de près de 11 % de sa surface totale, ce qui correspond, d'après l'auteur, à une différence de 25 millions de fibres calleuses en faveur des non droitiers. Au cours des années qui suivirent, plusieurs travaux ont semblé démentir l'étonnante découverte de Witelson, suspectant que sa population de cancéreux n'était pas représentative de la population générale ; mais l'apport des techniques récentes d'IRM a permis plus récemment de lui donner raison. Par exemple, notre laboratoire a mené une étude en IRM sur 53 adultes jeunes indemnes de toute affection neurologique ou extra-neurologique, classés, à l'instar du travail de Witelson, en droitiers et non-droitiers absolus. A nouveau, les non-droitiers présentaient un corps calleux plus volumineux dans exactement les mêmes proportions. Par ailleurs, cet avantage des non-droitiers était plus net dans notre groupe sur la moitié antérieure du corps calleux (voir Figure 8A).

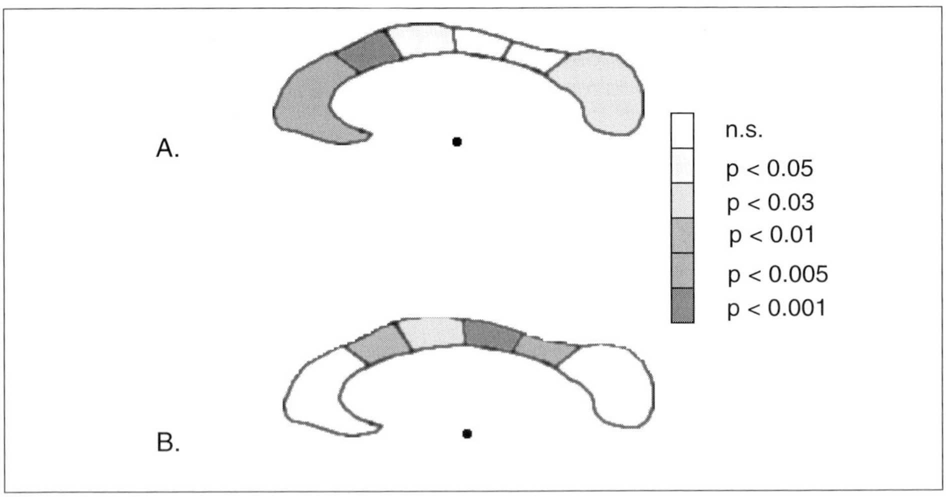

Figure 8. Effets de la manualité et du sexe sur la morphologie du corps calleux. A. Effet simple de la manualité : les régions antérieures sont, pour les sujets des deux sexes, plus étendues chez les gauchers et ambidextres, de même que la région postérieure (à un moindre degré de significativité).
B. Interaction main x sexe. L'interaction la plus significative est retrouvée au niveau de la région postérieure moyenne, correspondant à l'isthme, partie du corps calleux où passent les fibres unissant les régions temporo-pariétales, anatomiquement et fonctionnellement asymétriques. (D'après Habib et al., 1991).

Ainsi, il semble à présent bien établi que le fait d'être droitier signifie que l'on possède un corps calleux de plus petite taille, par rapport aux gauchers et ambidextres, chez qui il est plus volumineux, peut-être surtout dans sa partie antérieure.

Or, comme nous l'avons vu, la taille macroscopique du corps calleux, telle qu'on peut l'apprécier sur la coupe sagittale d'un cerveau ou sur une vue médiane d'IRM, semble constituer un témoin fidèle du nombre de fibres de petit et moyen calibre qu'il contient. On est donc autorisés à tenter une interprétation des différences observées en termes de richesse des connexions inter-hémisphériques. La première explication qui vient à l'esprit est de considérer la manualité et la morphologie calleuse comme deux témoins de la latéralisation fonctionnelle du cerveau (voir chapitre "Le cerveau fini : un patchwork cognitif, p. 29). Le fait d'être droitier, communément considéré comme traduisant une forte latéralisation du cerveau (et en particulier une forte spécialisation de l'hémisphère gauche pour le langage) serait donc associé à un plus petit nombre de fibres interhémisphériques, peut-être en raison d'un fonctionnement ne nécessitant que peu d'échanges entre les deux hémisphères. A l'inverse, chez un gaucher ou un ambidextre, dont le langage est mieux partagé entre les hémisphères, la fonction reposera de manière plus prononcée sur les relations interhémisphériques, en rapport avec un plus fort développement du corps calleux. Bien que séduisante, cette hypothèse ne nous éclaire pas sur les mécanismes intimes de ces différences. En fait, c'est l'intervention d'un autre facteur, le sexe, qui s'est avérée déterminante à cet égard.

Dès 1982, Christine DeLacoste, avec Ralph Holloway, avait suggéré que le corps calleux des personnes de sexe féminin, par rapport à celui des personnes de sexe masculin, était plus développé dans sa partie postérieure, le splénium, ce renflement postérieur qui, nous l'avons vu, contient les fibres unissant les lobes occipitaux et temporaux. Ce résultat pouvait être rapproché de l'abondante littérature déjà disponible à l'époque (et dont les conclusions ont, depuis lors, été largement tempérées), suggérant que le cerveau masculin était globalement plus fortement latéralisé que le cerveau féminin (voir par exemple Kimura, 1992). Toutefois, les conclusions de ce travail qui ne portait que sur un nombre limité (14) de cerveaux, ont été rapidement remises en cause par d'autres études, en particulier en IRM, réunissant un plus grand nombre de cas. En fait, la question devait être éclairée par l'idée de Witelson (1989), d'analyser la morphologie du corps calleux, non plus globalement, mais de manière segmentaire, en réalisant une "parcellation" de la surface médiane en sous-régions permettant de l'aborder de façon plus proche de son organisation fonctionnelle. Par cette approche, on s'aperçoit (voir Figure 8B) qu'il existe une forte interaction entre les deux facteurs, sexe et manualité, pour les régions postéro-médianes du corps calleux, incluant l'isthme. En d'autres termes, alors que ni le sexe, ni la manualité ne paraissent influencer, seuls, la morphologie de cette région, la réalisation d'un test statistique très utilisé en sciences humaines et biologiques, l'analyse de variance ou ANOVA, montre que les deux facteurs "s'entrecroisent" (voir Figure 9), c'est-à-dire interagissent pour déterminer la taille de cette région, qui est plus vaste chez les hommes gauchers et les femmes droitières, plus étroite chez les hommes droitiers et les femmes gauchères.

Il existe à présent 4 études différentes (dont une réalisée par notre équipe) ayant retrouvé exactement le même effet, ce qui lui confère une incontestable solidité. En revanche, son interprétation reste hypothétique, mais dans tous les cas on peut suspecter fortement une relation étroite au cours de la maturation du cerveau de l'enfant entre trois éléments : le développement du corps calleux, la mise en place de la latéralisation fonctionnelle et un ou des facteurs lié (s) au sexe.

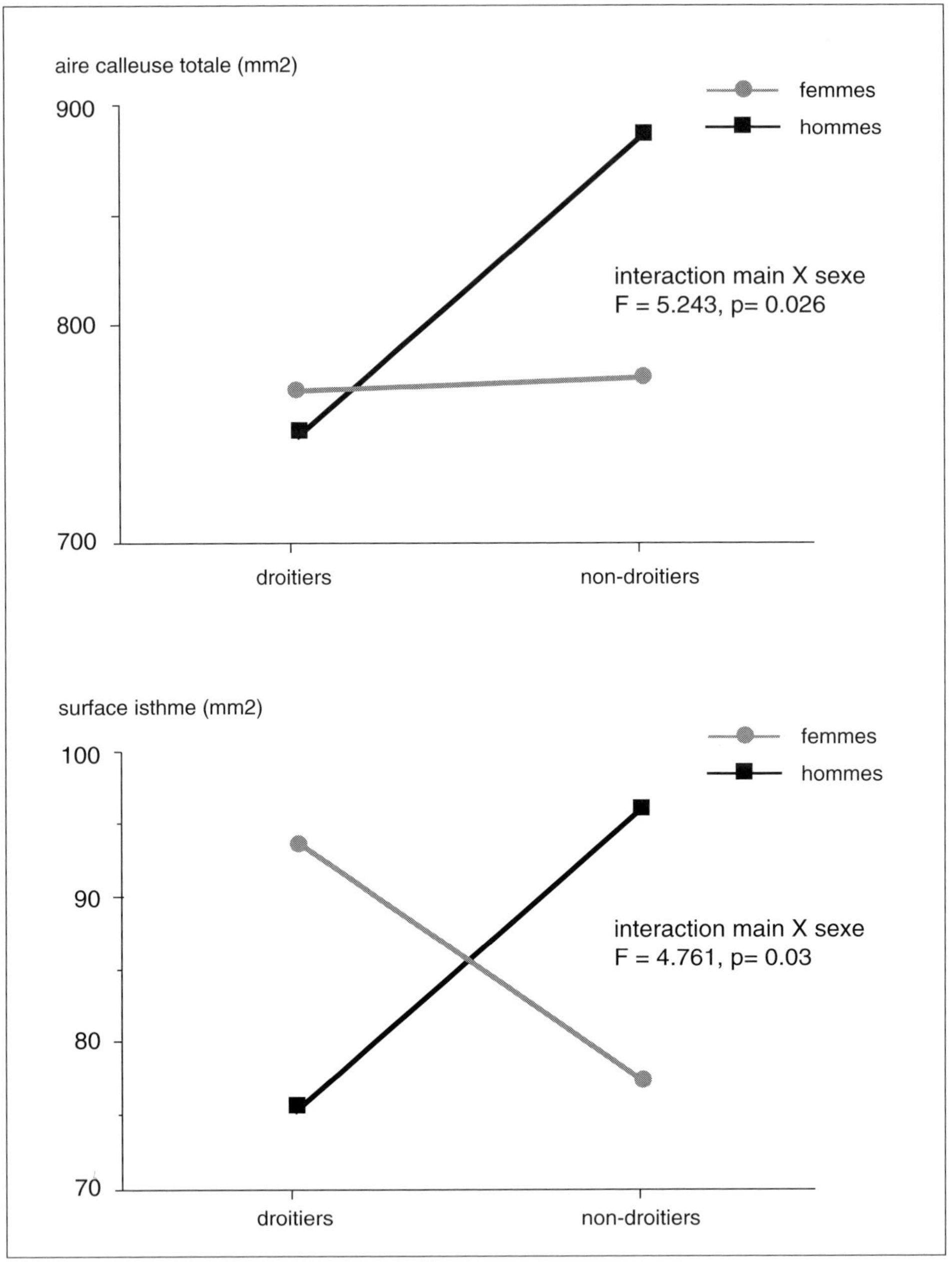

Figure 9. Schématisation de l'interaction de la manualité et du sexe sur la morphologie calleuse (en haut l'aire totale, en bas l'aire de l'isthme). Les femmes droitières et les hommes gauchers sont ceux chez qui les aires calleuses sont plus étendues, donc contiennent un plus grand nombre de connexions interhémisphériques.
(D'après Habib et al., 1991).

Développement normal et pathologique du corps calleux

Le développement du corps calleux, cette masse d'axones recouverts d'une couche plus ou moins épaisse de myéline, traversant de part en part, transversalement, la largeur du cerveau, se fait par étapes successives, les unes prénatales, les autres postnatales. Giorgio Innocenti, de Lausanne, l'un des meilleurs spécialistes actuels de la neurobiologie du développement, en a fait son sujet de recherche favori, basé sur de méticuleuses études expérimentales réalisées chez le rat, le chat et le singe. Le corps calleux est présent à la naissance dans la majorité des espèces étudiées, bien que non encore myélinisé chez la plupart d'entre elles, y compris l'homme. Le phénomène déterminant, au cours de ce développement, est la survenue d'une perte massive de projections calleuses au cours de la période post-natale précoce. Cette perte, comme nous l'avons décrit plus haut, est liée à un phénomène d'élagage neuronal physiologique ayant pour conséquence l'élimination de projections calleuses transitoires au cours d'une période critique précédant la phase de myélinisation. On admet qu'au moins 70 % des axones calleux initialement produits sont éliminés au cours du développement, quelle que soit l'espèce étudiée (voir chapitre "Les étapes du développement", p. 49). Ainsi, lorsqu'on observe la distribution des fibres calleuses chez l'animal immature, on retrouve une organisation beaucoup plus diffuse que sur le cerveau adulte, avec en particulier des connexions entre des aires qui ne sont plus connectées chez l'adulte. Par exemple, dans le cortex visuel du chat, il existe des projections calleuses initiales intéressant la totalité des aires 17 et 18, alors que chez l'animal adulte, seules persistent celles situées dans une petite région, à la jonction entre les deux aires. Le nombre de synapses au niveau des terminaisons calleuses qui persistent croît de façon importante au cours des 3e à 5e semaines de vie, s'organisant en colonnes radiaires superposables aux colonnes d'orientation décrites au chapitre précédent, s'étendant sur toute l'épaisseur du cortex (sauf au niveau de la couche IV qui recevra les projections thalamiques). Vers le 50e jour, le nombre de synapses formées à ce niveau a atteint celui du cortex adulte et au 65e jour, l'a dépassé de 2 à 3 fois. Cette période d'intense synaptogenèse cesse ensuite pour laisser la place au début de la phase de myélinisation.

Ainsi, durant toute la période postnatale précoce se succèdent divers événements dont les mécanismes intimes ne sont pas connus avec précision. Par exemple, on peut penser — mais on n'en a aucune preuve formelle — que le comportement des terminaisons axonales à proximité de leur cible éventuelle est régulé par des substances chimiques émises, tels des signaux, par le tissu cible et déterminant la pénétration ou le maintien à distance de ces terminaisons. Quelques-uns des facteurs susceptibles de modifier la perte ou le maintien des connexions calleuses ont été identifiés, parmi lesquels l'expérience visuelle, la qualité des afférences thalamiques, mais surtout certaines substances hormonales comme les hormones thyroïdiennes et les stéroïdes sexuels, dont la testostérone est certainement la plus apte à jouer un tel rôle. En particulier, il a été démontré que l'injection de testostérone au cours de la période périnatale chez le rat était susceptible de modifier l'anatomie du corps calleux. Ainsi, les hormones mâles pourraient intervenir lors de différentes étapes du développement cérébral, depuis l'élimination prénatale des neurones jusqu'à leur sélection ultérieure.

Les variations observées chez l'homme dans la morphologie du corps calleux, en particulier au niveau de l'isthme, qui paraît la région la plus sujette aux variations interindividuelles, semblent devoir s'expliquer actuellement essentiellement par l'influence de ces divers facteurs lors de périodes critiques du développement, sans doute les premiers mois de la vie extra-utérine. Dans un travail comparatif de la morphologie du corps calleux humain au cours de la vie pré- et post-natale, G. Innocenti et son équipe ont montré que le corps calleux connaît deux périodes de croissance active, l'une jusqu'à la 30e semaine de gestation, l'autre à partir du milieu du deuxième mois de vie post-natale (voir Figure 10). Entre les deux, la surface calleuse subit au contraire une régression, sans doute en relation avec une perte massive d'axones calleux, dont il a été prouvé chez l'animal qu'elle est contemporaine d'une intense poussée de sécrétion hormonale. Finalement, la forme définitive caratéristique du corps calleux adulte n'est acquise qu'au cours de la première année de la vie, et il est donc probable qu'une grande partie des facteurs pouvant influencer cette morphologie agissent dans cette période post-natale précoce. En revanche, même si sa forme générale ne semble plus se modifier, la surface calleuse continue à croître tout au long de la période de myélinisation qui se prolonge pendant toute l'enfance, probablement jusqu'à l'adolescence. On ne connaît presque rien des facteurs pouvant influencer cette période de myélinisation, mais il est possible que l'environnement et "l'expérience" au sens large jouent à ce moment le premier rôle.

Un travail récent de Gottfried Schlaug et ses collaborateurs, à Düsseldorf, est très instructif à ce sujet. Ce travail a consisté à comparer la morphologie du corps calleux, grâce à des examens par IRM du cerveau, de 30 musiciens professionnels et 30 individus de même âge et de même niveau culturel mais non musiciens. Le résultat est pour le moins troublant : les musiciens ont en moyenne un corps calleux nettement plus développé, surtout dans sa partie antérieure (voir Figure 11), que les non musiciens. En outre, l'effet n'est significatif que pour ceux qui ont appris la

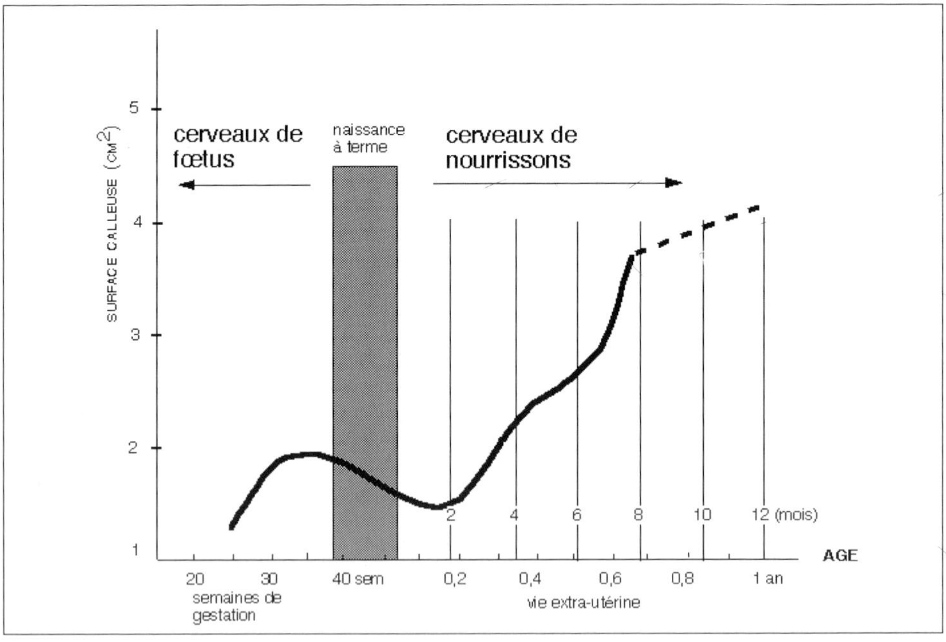

Figure 10. Évolution de la surface calleuse chez l'homme depuis la période fœtale jusqu'à la fin de la première année de vie. Le corps calleux subit une réduction brutale de sa croissance peu avant la naissance et jusqu'à la fin du deuxième mois. Cette réduction correspond à la perte physiologique de plusieurs millions d'axones calleux. Ce phénomène peut être modifié chez l'animal par des manipulations hormonales périnatales.
(D'après Clarke et al., 1989).

musique avant l'âge de 7 ans. On peut dès lors raisonnablement se demander ce qui peut, d'un point de vue neurobiologique, différencier non seulement un musicien d'un non musicien, mais encore les musiciens ayant appris précocement de ceux ayant appris tardivement. La réponse la plus plausible est que le cerveau des premiers a été modifié dans sa forme par un entraînement intensif précoce, dans une période où la structure cérébrale de l'enfant est encore suffisamment malléable pour être influencée par un tel entraînement. On peut du reste mesurer le caractère très particulier, à vrai dire éminemment singulier, de l'apprentissage d'un instrument, qui nécessite souvent plusieurs heures de travail quotidiennes pendant des mois et des mois. Mais pourquoi le corps calleux ? Sans doute parce que tous les instruments de musique, certains plus que d'autres, il est vrai, demandent une coordination entre les deux mains, donc une partie importante de l'apprentissage consiste à exercer cette coordination. Or, qui dit coordination bimanuelle, dit collaboration interhémisphérique, en particulier entre les régions motrices (donc antérieures) du cerveau : par conséquent, on doit admettre que le corps calleux plus développé des musiciens est le résultat d'un modelage de l'environnement sous l'effet d'un exercice moteur intensif entre le début de l'apprentissage et l'âge de 7 ans, âge au-delà duquel il n'apparaît plus de différence entre musiciens et non musiciens.

Ce cas particulier du cerveau du musicien constitue de fait un modèle d'étude passionnant pour la compréhension de l'influence de l'apprentissage sur la structure cérébrale, notion qu'il est, comme nous le verrons, particulièrement important d'avoir à l'esprit lorsqu'on discute de rééducation chez le dyslexique.

Comme nous aurons à nouveau l'occasion d'en discuter au cours des chapitres suivants, ce développement calleux, outre ses variations physiologiques, peut connaître des perturbations pathologiques multiples, en particulier liées à des malformations congénitales. L'agénésie du corps calleux en est la plus fréquente. Les enfants porteurs de cette malformation ont souvent un retard mental plus ou moins prononcé, mais parfois leur intelligence est strictement normale, prouvant que l'absence de corps calleux en soi n'est pas un facteur déterminant dans la survenue du retard mental lorsqu'il existe. En revanche, comme l'a montré Charles Njiokiktjien, de l'Université Libre d'Amsterdam, ces enfants ont très souvent un trouble du dévelop-

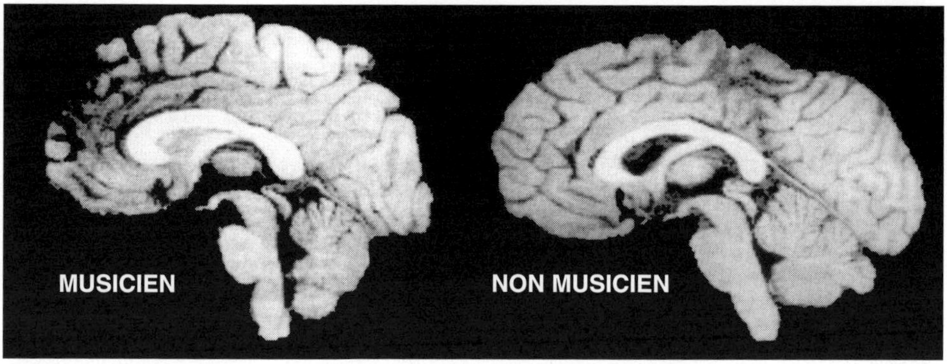

Figure 11. Visualisation du corps calleux sur des IRM cérébrales réalisées chez des sujets musiciens et non musiciens. Le corps calleux est plus développé dans sa partie antérieure chez les musiciens, spécialement chez ceux qui ont commencé la pratique d'un instrument avant l'âge de 7 ans.
(D'après Schlaug et al., 1995b).

pement du langage (dysphasie de développement) ce qui a été confirmé plus récemment par la mise en évidence de troubles phonologiques assez similaires à ceux associés à la dyslexie.

Il est donc probable que le développement du corps calleux joue un rôle dans la mise en place du langage et dans certains des pré-requis de la lecture. Mais au-delà de ce lien possible, ces éléments d'information sur le corps calleux fournissent une excellente illustration des mécanismes généraux qui président au développement du cerveau de l'enfant et, par là, constituent une base solide pour tenter d'appréhender ceux qui conduisent à la mise en place défectueuse de certains circuits cérébraux chez le dyslexique.

Troisième partie

LA LECTURE

LA LECTURE ET SES MÉCANISMES NEUROPHYSIOLOGIQUES

Après ces premiers chapitres généraux, qui nous ont permis d'établir les règles d'organisation du cerveau humain dans ses relations avec les fonctions cognitives et celles qui président à la mise en place de ces relations, nous entrons à présent dans le vif du sujet : la lecture. Plus précisément, je voudrais ici poser la question spécifique des relations entre cerveau et lecture, question qui, outre son intérêt évident pour justifier et documenter une approche neurologique de la dyslexie, a toujours servi, tout au long de l'histoire des sciences du cerveau, aux chercheurs et aux cliniciens, de base exemplaire à leurs hypothèses et à leurs démonstrations.

L'histoire des relations cerveau-lecture a ainsi connu trois périodes ayant chacune apporté sa propre contribution à l'état actuel de nos connaissances : la période anatomo-clinique, qui a débuté à la fin du siècle dernier, la période cognitiviste, née au début des années 70, où elle a connu un succès considérable et la période actuelle, qui, grâce à l'apport des moyens modernes d'imagerie fonctionnelle du cerveau, tente, encore difficilement, d'établir le lien entre les deux approches précédentes.

L'ALEXIE ET LES THÉORIES DÉCONNEXIONNISTES

L'alexie, perte spécifique des facultés de décodage du langage écrit consécutive à une lésion acquise du cerveau, a longtemps constitué le fondement de tous les raisonnements quant aux liens entre le cerveau et la lecture, et reste la base historique de nos connaissances actuelles sur ce sujet. Mais l'histoire de l'alexie, c'est aussi celle d'un malentendu scientifique qui s'est finalement avéré bénéfique à la compréhension du fonctionnement du cerveau. Deux noms sont indissolublement liés à ce syndrome, ceux de deux neurologues, l'un français, Jules Dejerine, l'autre américain, Norman Geschwind. Au premier, on doit la première description d'un cas d'alexie, au second la synthèse, trois-quarts de siècle plus tard, des données jusqu'alors disponibles en un modèle des mécanismes cérébraux de la lecture, modèle qui est encore enseigné dans toutes les facultés de médecine et de psychologie comme l'application la plus séduisante des conceptions déconnexionnistes en neuropsychologie.

Le premier cas d'alexie publié par Dejerine en 1891 était celui d'un sujet ayant présenté, à la suite d'une petite lésion, "de la taille d'une pièce de 5 francs", située à la jonction temporo-occipitale de l'hémisphère gauche (précisément la région dénommée pli courbe ou gyrus angulaire), une perte totale de la faculté de comprendre le langage écrit associée à une perte de l'expression écrite. Ce syndrome est connu depuis lors sous le nom d' "alexie-agraphie de Dejerine". Cette constatation conduisit son auteur à élaborer une première ébauche d'un modèle anatomo-fonctionnel de la lecture, modèle selon lequel il existerait dans cette petite zone de cortex, située à égale distance, dans l'hémisphère gauche du langage, entre les zones proprement langagières et les zones visuelles, un "centre" qui contiendrait "la mémoire optique des lettres", selon ses propres termes, de sorte que sa destruction pathologique serait responsable à la fois d'une perte de la compréhension *et* de l'expression du langage écrit. L'année suivante, le même Dejerine publie une observation plus complexe qui devait à la fois asseoir et compléter sa théorie de la mémoire optique des mots. Ce sujet, également à la suite d'un accident vasculaire cérébral, était lui aussi devenu alexique, mais, de manière surprenante, pouvait encore parfaitement écrire, le contraste le plus frappant apparaissant lorsqu'on lui demandait de relire ce qu'il venait d'écrire, ce dont il était devenu parfaitement incapable. Il lui était cependant encore possible de reconnaître les mots épelés oralement et d'épeler lui-même des mots. Ce syndrome, depuis lors fréquemment observé en neurologie clinique de l'adulte, porte le nom de syndrome d' "alexie sans agraphie ou alexie pure", ou encore, comme le dénommait Dejerine "cécité verbale pure". Le raisonnement de Dejerine fut alors que le "centre de l'image des mots" devait être resté intact (puisqu'il était encore capable de produire du langage écrit) mais qu'il devait être privé de toute information visuelle, en d'autres termes, le gyrus angulaire devait être *déconnecté* d'afférences visuelles. Pour expliquer cette déconnexion, Dejerine remarquait

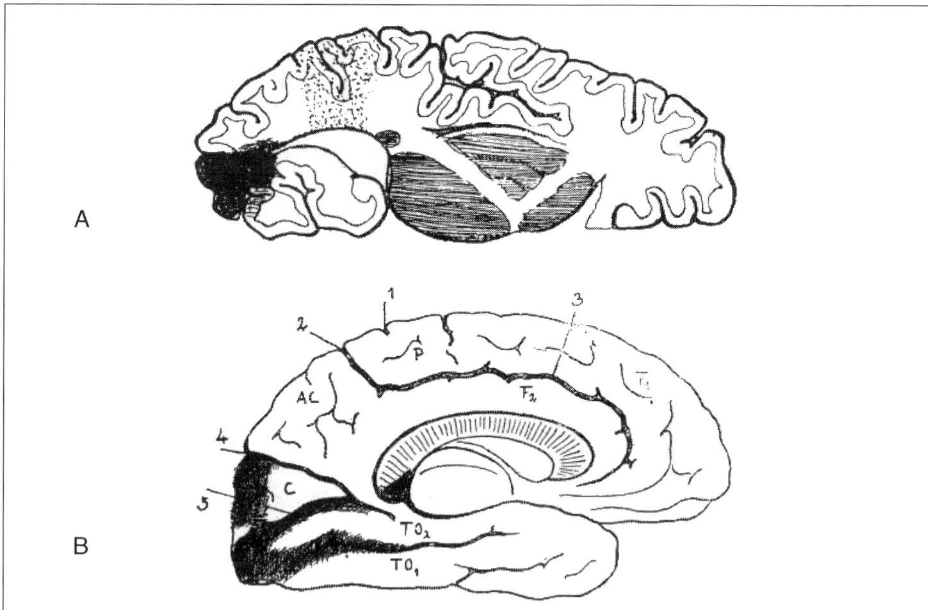

Figure 1. Diagramme des lésions du premier cas historique d'alexie sans agraphie (Dejerine, 1892). La lésion la plus sombre correspond au premier accident ayant détruit le lobe occipital et la partie la plus postérieure du corps calleux, responsable d'une déconnexion entre l'hémisphère droit recevant seul les informations visuelles (en raison de l'hémianopsie) et le gyrus angulaire gauche laissé intact. La zone en pointillés correspond à la lésion la plus récente qui, ayant détruit le gyrus angulaire lui-même a provoqué une alexie avec agraphie.

que son patient présentait une hémianopsie droite, symptôme fréquent dans les cas d'alexie sans agraphie, lié à la destruction du cortex visuel primaire du côté gauche. Donc, la seule information visuelle disponible, celle reçue par le cortex occipital droit, ne pouvait parvenir au gyrus angulaire gauche. Quatre ans plus tard, peu de temps avant sa mort, le même patient fut victime d'un nouvel incident cérébral qui le priva cette fois de la capacité d'écrire, transformant le tableau d'alexie *sans* agraphie en une alexie *avec* agraphie, similaire à celle du patient de 1891. Dejerine fit alors l'hypothèse que ce deuxième accident devait avoir cette fois bel et bien détruit le gyrus angulaire, à l'instar de l'observation précédente. Les constatations autopsiques confirmèrent tout à fait cette prédiction (voir Figure 1) en montrant deux lésions d'âge différent, une récente détruisant électivement le gyrus angulaire gauche, l'autre plus ancienne (donc correspondant au premier accident vasculaire) intéressant à la fois le cortex occipital interne gauche et la partie la plus ventrale du splenium du corps calleux, expliquant ainsi que l'information visuelle parvenue à l'hémisphère droit ne puisse atteindre l'hémisphère gauche, donc l'étape cruciale du gyrus angulaire gauche.

Cette explication a été largement reprise par la suite pour expliquer le syndrome d'alexie sans agraphie, dont la fréquence et le caractère stéréotypé sont liés à son mécanisme de loin le plus usuel, l'*infarctus de l'artère cérébrale postérieure gauche* (voir Figure 2b). En effet, le territoire cérébral irrigué par cette artère comprend la moitié interne du lobe occipital, s'étendant de manière variable en profondeur jusqu'à la corne occipitale du ventricule et en superficie sur la surface inférieure du lobe temporal. Diverses études de séries de patients ayant présenté ce type de lésion montrent que la majorité d'entre eux ont des troubles de la lecture (voir De Renzi *et al.*, 1987). Plus récemment, Binder et Mohr (1992), comparant des cas d'infarctus de ce territoire avec et sans alexie, ont montré que le point commun des cas sans alexie était l'absence de lésion du splénium, confirmant le rôle de l'atteinte spléniale dans le mécanisme de l'alexie (voir Figure 2a).

Dans son mémoire célèbre sur les syndromes de déconnexion, mémoire qui a profondément marqué le raisonnement neurologique de ces 30 dernières années, Geschwind (1965) réenvisageait une grande partie des syndromes neuropsychologiques classiques (aphasie, agnosie, apraxie, troubles émotionnels) en termes de déconnexion. A l'évidence, dans cette longue et convaincante démonstration, le syndrome d'alexie pure, en tant que forme particulière de déconnexion interhémisphérique, occupait une place privilégiée, à la fois modèle de description et point de référence pour l'argumentation d'ensemble. Toutefois, ce statut particulier a été sérieusement contesté par la suite, en particulier au vu d'observations d'alexie pure sans hémianopsie (Greenblatt, 1973 ; Henderson, 1985). De fait, l'absence d'hémianopsie rendait caduque toute explication en terme de déconnexion interhémisphérique.

Une contribution importante à cet égard fut celle de Damasio, ou plus précisément de la relecture par ce neurologue américain du cas princeps de Dejerine. Hanna et Antonio Damasio (1983, 1986) remarquèrent en effet que, dans son article de 1892, Dejerine avait décrit en réalité "l'hémianopsie" de son patient comme incomplète, surtout caractérisée par un trouble de la vision des couleurs dans l'hémichamp visuel droit : en fait, ce que Dejerine appelait hémianopsie était seulement ce que l'on dénomme aujourd'hui une *hémiachomatopsie*. Or, pour pouvoir affirmer un trouble de la vision des couleurs, il fallait bien que la vision des formes, elle, soit intacte, et cela prouvait donc que le patient *n'était pas hémianopsique* et que, contrairement à l'interprétation qui en avait toujours été fournie, l'observation de Dejerine n'était pas un cas de déconnexion visuelle interhémisphérique. Du reste, les Damasio remarquent que Dejerine lui-même ne faisait pas intervenir, dans son

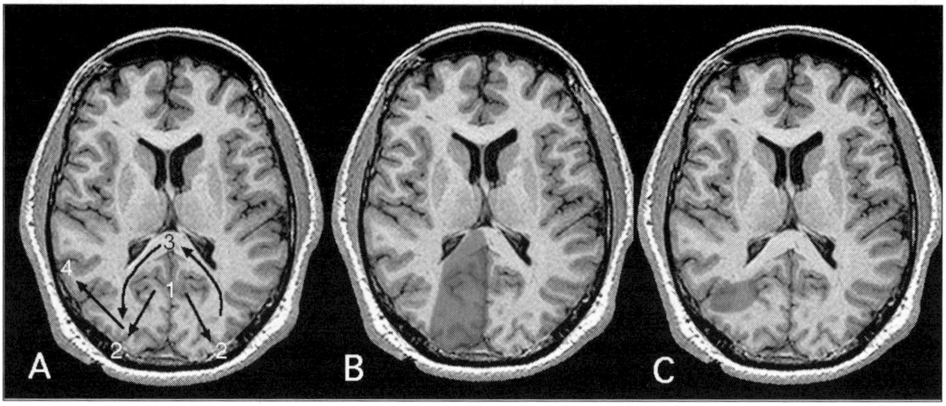

Figure 2. Mécanisme de l'alexie sans agraphie.
A : schéma des voies qu'emprunte le stimulus visuel sur un cerveau intact (1 : cortex visuel primaire ; 2 : cortex visuel associatif ; 3 : splénium du corps calleux ; 4 : gyrus angulaire).
B : lésion habituelle provoquant l'alexie sans agraphie : destruction du cortex occipital et du splénium du corps calleux.
C : lésion de la substance blanche intra-occipitale déconnectant le gyrus angulaire des afférences en provenance tout autant du cortex visuel ipsilatéral que controlatéral (voies 3-2 et 2-4 de la figure A.).

interprétation, la lésion calleuse, mais considérait plutôt, comme il le précisa plus tard (Dejerine, 1901), que la région cruciale était une petite zone de substance blanche à proximité du ventricule latéral, capable de détruire à la fois les fibres unissant le cortex visuel gauche au gyrus angulaire et celles unissant les deux régions visuelles, droite et gauche (voir Figure 2c).

Ainsi, il a fallu attendre près de cent ans pour que, grâce à la relecture américaine d'un texte français, l'accord puisse se faire sur l'origine de ce syndrome, confirmant par là même les intuitions de Geschwind basées sur une interprétation erronée du texte de Dejerine... De fait, on admet actuellement, et semble-t-il de façon définitive, que le syndrome d'alexie pure de Déjerine est bel et bien un syndrome de déconnexion, mais dont le mécanisme peut être soit intra- soit inter-hémisphérique. La taille habituellement importante de la lésion dans les cas d'alexie pure ne permet cependant pas, le plus souvent, de trancher entre les deux mécanismes, sauf dans des observations privilégiées. Par exemple, dans une observation de Silver *et al.* (1988), des embols cérébraux multiples ont provoqué une alexie pure par une double lésion touchant d'une part le corps genouillé latéral gauche, responsable d'une hémianopsie droite complète et d'autre part le splénium du corps calleux, et épargnant le cortex occipital. Ici, la déconnexion interhémisphérique est flagrante et incontestablement la cause du tableau clinique, en l'absence de toute lésion dans le lobe occipital.

LE MODÈLE DE DEJERINE/GESHWIND ET SES FAIBLESSES

Le modèle classique

Si l'on s'en tient ainsi aux données issues des études anatomocliniques résumées ci-dessus, on peut imaginer les différentes étapes menant de la perception d'un mot écrit à sa production orale selon le modèle schématisé sur la Figure 3 : ce modèle, proposé par Geschwind (1965, 1970, 1979), est donc directement inspiré des vues déconnexionnistes et offre une vision unidimensionnelle des mécanismes cérébraux de la lecture largement critiquée par le courant cognitiviste. Ce modèle conçoit plusieurs étapes successives : l'information écrite arrive en premier lieu au niveau des aires visuelles primaires d'où elle converge vers les aires associatives visuelles de l'hémisphère gauche. De là, elle parvient au gyrus angulaire gauche, tout proche, dont la situation de plaque tournante entre le système visuel et les aires du langage en fait le candidat idéal pour établir la correspondance entre l'image du mot et son codage phonologique. L'importance qu'accordait Geschwind au gyrus angulaire était en partie empirique, basée sur l'observation des troubles liés à sa destruction, mais aussi et surtout intuitive, en raison de sa nature de cortex multimodal, véritable zone de transition entre les cortex associatifs spécifiques à la modalité auditive et visuelle. En d'autres termes, Geschwind présumait qu'à ce niveau s'établissait une transformation du mot écrit en sa forme sonore, transformation nécessaire au passage aux étapes suivantes. L'étape juste ultérieure ferait intervenir le cortex temporal postéro-supérieur, c'est-à-dire l'aire de Wernicke, au niveau de laquelle on

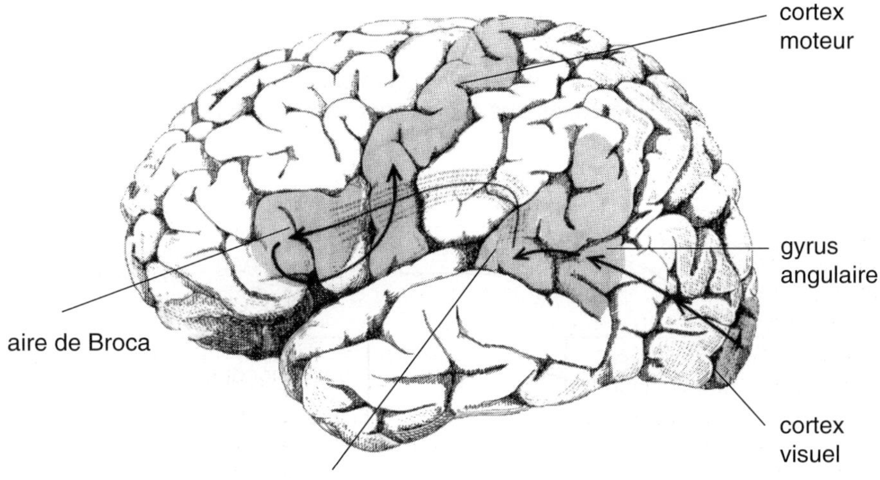

Figure 3. Représentation schématique des mécanismes cérébraux de la lecture à voix haute (d'après Geschwind, 1979). Le mot arrivé au cortex visuel parvient au cortex associatif (aires 18 et 19) puis au gyrus angulaire où aurait lieu une confrontation entre sa forme visuelle et sa forme sonore, traitée par l'aire de Wernicke adjacente. Puis le mot est transféré dans les régions antérieures de l'aire du langage pour être formulé. Cette conception s'est avérée erronée en particulier parce qu'elle ne rend pas compte de la possibilité, ultérieurement suggérée par les modèles cognitivistes, de lecture sans médiation phonologique.

pensait généralement que s'établissaient les liens entre le mot et les concepts qui lui sont sémantiquement rattachés. Enfin, le mot ayant subi un recodage phonologique et acquis un sens, est transféré, grâce à un faisceau de substance blanche (le classique "faisceau arqué") reliant l'aire de Wernicke à l'aire de Broca, à cette dernière qui programme les actes moteurs nécessaires à sa prononciation. Ce modèle, encore largement enseigné dans nos facultés, a subi de sérieuses attaques et s'avère actuellement invalide sur plusieurs points.

Deux voies valent mieux qu'une : l'apport de la neuropsychologie cognitive

Les premières de ces attaques sont venues de la spectaculaire entrée en scène, au début des années 70, de la neuropsychologie cognitive. Deux psychologues anglais, John Marshall et Freda Newcombe ont en effet démontré, par l'analyse précise des erreurs de patients alexiques, que les mécanismes de la lecture pouvaient en fait se faire selon deux procédures, deux "voies" différentes. Les théories psycholinguistiques du traitement de l'information, en usage dans les milieux de l'intelligence artificielle, distinguaient en effet une première procédure, dite de surface, servant au codage phonologique du mot écrit, par un mécanisme spécifique de conversion des graphèmes (caractères élémentaires du langage écrit) en phonèmes, et une seconde, dite profonde, servant à lire les mots de manière globale en accédant directement à leur sens, sans passer par leur forme sonore. La procédure de surface (ou d'assemblage) est appelée voie phonologique et la procédure profonde (ou d'adressage), voie sémantique (ou lexico-sémantique). C'est l'application de ce modèle à deux voies (voir Figure 4) à l'étude des alexies qui a fait entrer la psychologie cognitive dans le champ de la neuropsychologie. Ainsi, Marshall et Newcombe opposèrent, sur la base de leurs erreurs en lecture de mots isolés, deux types de patients alexiques (dont la lésion cérébrale n'était pas précisée) : ceux chez lesquels le trouble de la lecture intéressait spécifiquement les mots sans signification, qui ne

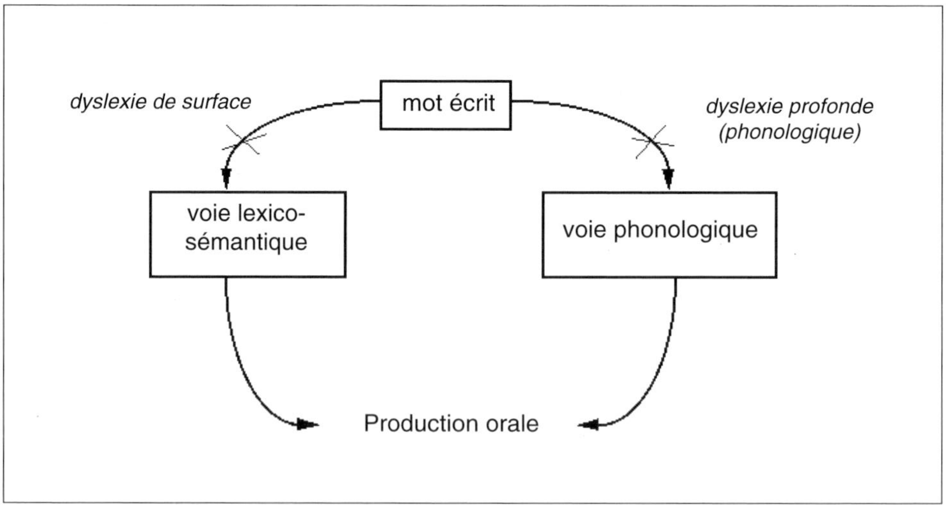

Figure 4. Les deux voies de la lecture.
D'après les théories cognitivistes, le mot écrit peut être traité selon deux procédures différentes dont l'atteinte spécifique donne lieu à deux types de dyslexies (profonde et de surface).

peuvent être lus que par la procédure de surface, alors que la lecture des mots lexicaux était nettement mieux préservée (bien que non intacte), et ceux présentant la dissociation inverse, c'est-à-dire que les mots sans signification ne leur posaient aucun problème alors que les mots, en particulier ceux dont l'orthographe ne correspond pas aux règles les plus fréquentes de correspondance entre graphème et phonème (mots dits irréguliers comme "femme" ou "fusil"), étaient lus en appliquant de façon inappropriée lesdites règles, donnant lieu à des erreurs dites de "régularisation" ("fème" ou "fusi-l"). Depuis lors, on admet que les patients du premier type ont une "dyslexie profonde" et ceux du deuxième type une "dyslexie de surface" [1]. Ainsi s'ouvrit une nouvelle ère dans l'étude des patients alexiques, où le raisonnement ne portait plus sur les lésions et la fonction perdue par les structures cérébrales détruites, mais sur les mécanismes sous-jacents aux erreurs analysées. Ces mécanismes sont représentés sous forme de modèles dits "boîtes et flèches", disséqués selon les principes de l'intelligence artificielle en un certain nombre de processus distincts (les "boîtes") et leurs relations réciproques (les "flèches"). L'une des premières confirmations de la pertinence du modèle fut la description par deux scientifiques parisiennes, Marie-France Beauvois et Jacqueline Derouesné (1979) d'une forme pure de déficit de la voie phonologique, qu'elles ont baptisé "dyslexie phonologique". Par la suite, cette démarche a donné lieu à de multiples perfectionnements du modèle original, en particulier par l'interposition entre l'entrée et la sortie de la voie sémantique, de modules supplémentaires, dits lexiques d'entrée et de sortie, fonctionnant à la manière de dictionnaires qui garderaient en mémoire la forme (visuelle ou phonologique) de tous les mots connus de l'individu (voir Figure 5). Enfin, plus récemment, la méthodologie cognitiviste a été appliquée à des cas d'alexie où le trouble semblait siéger en amont de la divergence en deux voies, c'est-à-dire au niveau des étapes précoces du traitement visuel des mots, étape souvent rapportée au fonctionnement d'un module d'analyse visuelle des lettres et des mots (Ellis et Young, 1988) où seraient extraites, en parallèle, les différentes caractéristiques physiques et spatiales des traits composant les lettres et les modalités d'organisation de ces dernières pour constituer le mot lu.

Shallice et Warrington (1980) ont ainsi proposé de distinguer les dyslexies centrales, où le trouble se situe après la dissociation en deux voies, des dyslexies périphériques. Parmi ces dernières, une attention toute particulière a été portée ces dernières années à une forme dite dyslexie "lettre-par-lettre" ou dyslexie par épellation, qui n'est autre que la forme évolutive la plus fréquente de l'alexie pure de Déjerine, mais envisagée non plus sous l'angle neurologique mais sous celui des mécanismes cognitifs. Le comportement de ces patients, qui ne peuvent plus lire qu'en épelant, a en effet intrigué les chercheurs qui ont proposé plusieurs hypothèses explicatives : "déconnexion fonctionnelle" entre les systèmes d'analyse visuelle et le module de reconnaissance globale des mots ; déficit d'intégration de l'ensemble des informations visuelles présentes dans un mot (simultagnosie) ; atteinte directe du système de forme visuelle des mots. Très curieusement, et de manière fort regrettable, alors que ce même syndrome avait fait l'objet d'une multitude de publications neurologiques cherchant à en préciser les caractères anatomiques, l'approche cognitiviste n'a pas su tirer parti de ces travaux antérieurs, ni mettre à profit la finesse de ses moyens d'analyse pour essayer de répondre aux questions posées par les neuro-

1. Le terme de dyslexie ne réfère pas aux dyslexies de développement de l'enfant dont il est question ailleurs dans cet ouvrage, mais est employé ici comme synonyme d'alexie, terme auquel il est généralement préféré par les psychologues cognitivistes et qui est entré depuis lors sous cette acception dans la littérature neurologique.

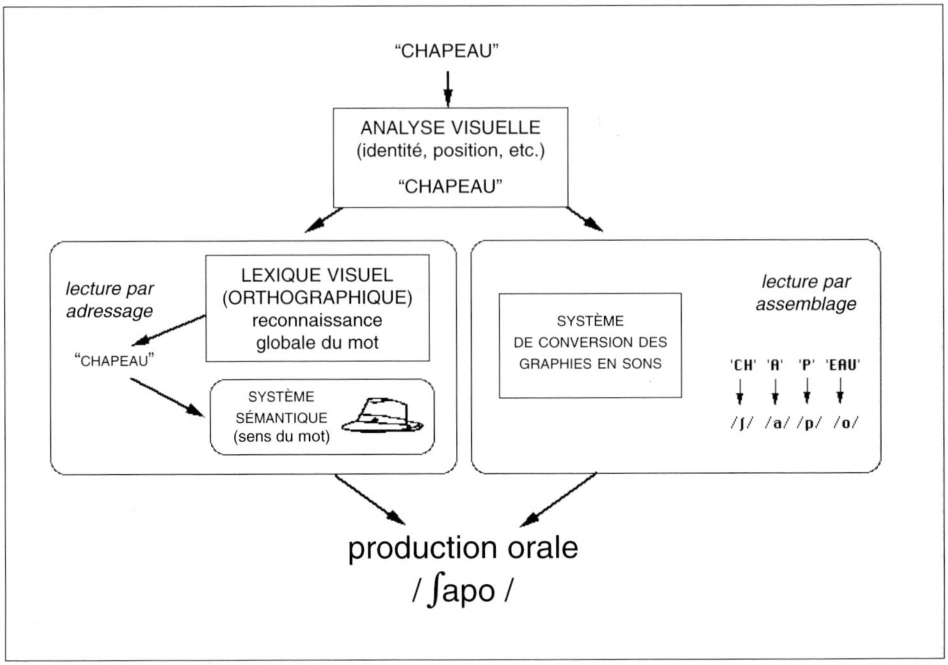

Figure 5. Les deux procédures de lecture (lecture par assemblage et lecture par adressage).

logues. C'est là, du reste, le défaut primordial de cette "révolution cognitiviste" que de ne pas avoir tenu compte de deux éléments qui constituent la base de l'analyse neurologique classique : la topographie lésionnelle et le regroupement en syndromes des troubles observés. Ainsi, pour reprendre l'exemple de l'alexie lettre par lettre, il serait particulièrement intéressant d'utiliser la sophistication de l'analyse cognitiviste du trouble de la lecture pour tenter de différencier le niveau de perturbation en fonction de l'étendue de la lésion cérébrale. De même, l'analyse des possibilités que présentent ces patients de traiter certains mots de manière globale et non consciente (Coslett *et al.*, 1993 ; Landis *et al*, 1980 ; Shallice et Saffran, 1986, etc...) devrait faire remettre en question une interprétation en terme de déficit d'un module de traitement en faveur d'une interprétation en termes d'utilisation de manière excessive d'une stratégie déficiente. En effet, en condition de lecture normale, ces patients ne peuvent lire des mots même simples que laborieusement, en oralisant chaque lettre, ce qui nécessite un temps considérable. Lorsqu'on leur présente les mêmes mots, mais projetés très brièvement sur le centre d'un écran, de telle sorte qu'ils ne puissent pas tenter d'utiliser leur stratégie de lecture lettre par lettre, ils sont tout aussi incapables de les dénommer mais on peut parfois mettre en évidence, à leur insu, des capacités non conscientes de traitement lexical et sémantique du mot. Ce type de constatation échappe à l'analyse et à l'interprétation selon les modèles classiques de la neuropsychologie cognitive, mais peut au mieux s'interpréter comme l'utilisation, à un niveau infra-conscient, de capacités de l'hémisphère droit, capacités qui pourraient être inhibées par l'utilisation excessive de la stratégie d'épellation, qui s'appuie, elle, totalement sur l'hémisphère gauche lésé. Cette hypothèse, qui n'a pas encore été formellement prouvée, pourrait, si elle se confirmait, déboucher sur d'importantes applications thérapeutiques [2].

Lecture et dynamique interhémisphérique : le paradigme du cerveau divisé

Bien que morphologiquement très similaires (à quelques discrètes différences près, voir Geschwind et Levitsky, 1968 ; Habib *et al.*, 1995), les deux hémisphères du cerveau se partagent le contrôle des fonctions cognitives de manière très inégale, comme nous l'avons vu au chapitre "Le cerveau fini : un patchwork cognitif", p. 29. Une des manifestations les mieux documentées de cette inégalité concerne les activités de langage. L'hémisphère droit est en particulier singulièrement incapable d'exprimer du langage, oral ou écrit, alors qu'il participe de manière parfois exclusive aux aspects prosodiques du langage, c'est-à-dire à l'expression et la compréhension de l'intonation, en particulier affective, du langage parlé, de même qu'à certaines finesses du contenu sémantique des productions orales (humour, métaphores, cohérence sémantique entre les éléments du discours, voir par exemple Joanette *et al.*, 1990). L'un des modèles neurologiques, déjà évoqué au chapitre précédent, ayant servi à établir ce partage des rôles a été fourni par l'étude de quelques patients épileptiques ayant subi, dans les années 70, une séparation thérapeutique des hémisphères par section du corps calleux ("split-brain"). Ce modèle privilégié a permis d'étudier séparément les possibilités de chaque hémisphère pris isolément grâce à la tachistoscopie (voir chapitre "Les relations cerveau-langage et leur développement chez l'enfant", p. 65), en faisant l'hypothèse que, les hémisphères ne communiquant plus entre eux, toute information adressée à l'hémichamp visuel droit est traitée exclusivement par l'hémisphère gauche, et vice-versa. L'utilisation de cette méthode chez les sujets split-brain chirurgicaux, a donné des résultats peu concluants, en raison d'une grande variabilité des performances de l'hémisphère droit selon les sujets. On sait en effet que l'épilepsie, surtout lorsqu'elle est ancienne et mal contrôlée par les médicaments, peut contribuer à "déplacer" les fonctions linguistiques de l'hémisphère gauche à l'hémisphère droit, de manière variable selon la topographie du foyer épileptogène d'origine, et surtout selon l'âge auquel ce foyer, ou sa cause neurologique, se sont manifestés pour la première fois. Un cas privilégié à cet égard a été étudié il y a quelques années par notre équipe (Habib *et al.*, 1990a ; Touze *et al.*,1990 ; Faure et Blanc-Garin, 1994). Il s'agissait d'un homme droitier de 48 ans qui avait été victime d'un infarctus très limité de la région paracalleuse postérieure de l'hémisphère gauche réalisant un tableau de déconnexion interhémisphérique sans pathologie préexistante, et par là un modèle d'étude idéal des capacités de lecture d'un hémisphère droit normal. La Figure 6 résume les résultats obtenus chez ce sujet : grâce à la présentation tachistoscopique sur un écran d'ordinateur de divers types de mots, on a pu montrer que ceux présentés à l'hémichamp droit (donc à l'hémisphère gauche) pouvaient être parfaitement lus, détectés, compris et oralisés, quelles que soient leurs caractéristiques de longueur, fréquence, imageabilité, forme

2. C'est à dessein que nous n'abordons pas ici les modèles plus récents dits "connexionnistes" de la lecture. En effet, bien qu'ils prétendent à une "simulation" du système nerveux, ces modèles restent tout aussi éloignés de ce dernier que l'étaient les modèles cognitivistes. Leur supériorité réside cependant sur la possibilité qu'ils offrent d'être directement testés par implémentation sur ordinateur (voir par exemple Seidenberg et McClelland, 1989). En outre, ces modèles sont mieux capables de rendre compte de la dimension développementale (voir Carbonnel et Ans, 1996).

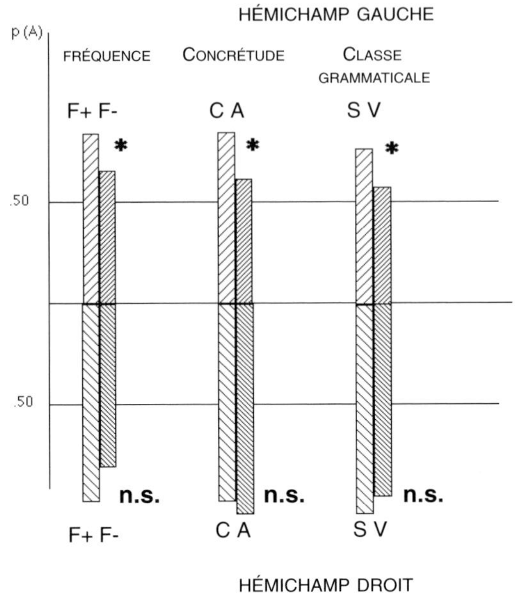

F.D.G. : décision lexicale / tachystoscopie
effets de fréquence, de concrétude, de classe grammaticale.

Figure 6. Résultats d'une épreuve de décision lexicale en présentation tachistoscopique de mots chez un sujet split-brain. Le sujet doit discerner entre des mots et des non-mots présentés brièvement (220 ms) de manière aléatoire dans chacun des deux hémi-champs visuels. L'hémisphère droit (hémichamp gauche) est mieux apte à reconnaître des mots fréquents (F +) que non fréquents (F-), concrets (C) qu'abstraits (A) et les substantifs (S) que les verbes (V). Cet effet ne se retrouve pas pour l'hémichamp droit, l'hémisphère gauche traitant aussi bien tous les types de mots.

grammaticale, alors que l'hémisphère droit n'était capable de reconnaître que les mots courts, très fréquents, imageables et les substantifs, et même sur les mots reconnus, ne pouvait accéder convenablement ni à leur contenu sonore, ni à leur sens. Toutefois, lorsqu'on entraînait le sujet à mobiliser ses ressources attentionnelles pour une meilleure utilisation de l'hémisphère droit, on obtenait une nette amélioration de la capacité de ce dernier à traiter le sens des mots écrits. Ainsi, ces données suggèrent une conception dynamique plutôt que statique des relations entre les deux hémisphères : la mise en évidence de capacités latentes, non utilisées dans la condition artificielle induite par l'expérimentation, suggère que dans des conditions plus écologiques, par exemple lors de la lecture d'un texte dans le but d'en extraire volontairement du sens, le cerveau normal puisse solliciter, de manière sans doute variable selon les moments et de façon totalement inconsciente, ces compétences latentes. Il est clair que ces observations apportent une dimension nouvelle aux modèles classiques de la lecture, tant par la prise en considération de la collaboration entre deux systèmes anatomiquement distincts (hémisphères droit et gauche) que par l'aspect dynamique qu'ils insufflent aux conceptions rapportées dans les paragraphes précédents. Il n'en reste pas moins que, même si le rôle dans la lecture de l'hémisphère droit a tendance à être sous-estimé, l'acte de lire est essentiellement une fonction de l'hémisphère gauche du cerveau humain puisque des lésions, même volumineuses, de l'hémisphère droit n'entraînent comme seul trouble de la lecture, et de façon très inconstante, que ce qu'on appelle une dyslexie de négligence, c'est-à-dire une difficulté à lire la partie gauche des mots, en relation avec la spécialisation de la partie postérieure de l'hémisphère droit pour les fonctions visuo-attentionnelles. Enfin, il serait également faux de penser que la lecture normale repose totalement sur l'efficacité de la collaboration entre les deux hémisphères puisqu'en conditions normales de lecture, les sujets split-brain ne démontrent pas de difficultés évidentes. Il faut cependant noter que les individus présentant une absence congénitale de corps calleux, bien que capables d'apprendre à lire, peuvent avoir un trouble spécifique de la voie phonologique de lecture (Temple *et al.*, 1990), suggérant l'importance du corps calleux dans le développement des capacités phonologiques (voir ci-dessous).

APPORT DE L'IMAGERIE FONCTIONNELLE

Depuis quelques années, à l'approche anatomo-clinique classique et à celle de la neuropsychologie cognitive est venue se rajouter une troisième source d'information sur les liens entre cerveau et cognition, la *neuroanatomie cognitive*. La neuranatomie cognitive a pour but d'étudier *in vivo* le cerveau normal à l'aide de méthodes d'imagerie fonctionnelle chez des sujets engagés dans une tâche cognitive choisie en fonction du domaine étudié (méthode dite d' "activation cognitive"). Le développement considérable de ces techniques depuis le début des années 90 laisse entrevoir le rôle fondamental qu'elles pourraient jouer en complément des deux approches précédentes, l'enjeu étant clairement de tenter d'établir des liens entre des modes de pensée qui n'ont pas réussi, jusqu'à présent, à adopter un langage commun et dont les apports, bien que significatifs chacun de son côté, n'ont pu aboutir à rendre compte de façon cohérente à la fois des processus mentaux et des mécanismes cérébraux qui les sous-tendent.

Avant d'envisager les quelques résultats obtenus jusqu'ici en neuranatomie cognitive de la lecture, quelques considérations générales préalables s'imposent. Tout d'abord, il faut préciser que les méthodes d'imagerie dont il sera question, en particulier celle utilisant la fameuse tomographie par émission de positons (TEP), sont encore en voie de développement, de sorte que les résultats obtenus pourraient être rendus caduques dans les prochaines années par les perfectionnements mêmes de la technique d'imagerie. D'autre part et surtout, le principe utilisé dans la majorité des études en TEP repose sur un ensemble de postulats qui incitent à la plus grande prudence dans l'interprétation des résultats (voir pour plus de détails sur ces questions méthodologiques : Démonet *et al.*, 1993-97 ; Sergent, 1994 ; Habib et Démonet, 1996 ; Habib, Démonet et Frackowiak, 1996). En effet, pour pouvoir observer une modification du métabolisme cérébral qui soit liée à la tâche cognitive choisie, il est nécessaire de procéder à une comparaison entre l'état métabolique correspondant à l'activité étudiée et un état de référence. Cette comparaison, appelée "soustraction cognitive", ne peut se concevoir que si l'on considère un état cognitif donné comme la somme algébrique de l'état de référence et des processus cognitifs étudiés. Or un tel raisonnement, qui repose sur une conception nécessairement simplificatrice du fonctionnement cérébral, pourrait s'avérer totalement erroné pour certaines fonctions. De même, la plupart des données obtenues jusqu'ici grâce à cette approche rapportent des résultats provenant de la sommation des données de plusieurs sujets engagés dans la même tâche, ce qui introduit le biais majeur des différences interindividuelles, différences dont l'amplitude peut du reste varier selon les tâches d'une manière qu'il n'est par définition pas possible d'évaluer a priori [3]. Enfin, la résolution temporelle de la méthode (de l'ordre de la demi-minute) est un facteur d'incertitude évident qui en limite considérablement le champ d'investigation. Il est à noter que sur ces deux derniers points (différences individuelles et résolution temporelle) des perfectionnements techniques sont en cours qui devraient pouvoir pallier ces inconvénients, en particulier grâce à la méthode très prometteuse de l'IRM fonctionnelle (qui n'a cependant pas encore donné lieu à des études probantes en matière de neuroanatomie de la lecture, voir cependant chapitre "Les images du cerveau dyslexique en fonction", p. 179). Les résultats décrits ci-après seront donc ceux obtenus à l'aide de la TEP, méthode isotopique utilisant l'injection intraveineuse d'un traceur radioactif (eau marquée à l'oxygène 15), avec mesure des modifications des débits sanguins régionaux.

Les premières études réalisées à l'aide de cette méthode sont celles de l'équipe de Saint-Louis (Petersen *et al.*,1989 ; voir également Posner et Raichle, 1994). Lors d'un travail préliminaire, ces auteurs ont étudié les modifications de débit cérébral selon un protocole de “soustraction hiérarchique” destiné à isoler les composants cognitifs liés à diverses étapes du traitement du mot écrit. Dans la condition de référence, les sujets devaient fixer un point central sur un écran de télévision. Dans la condition d'activation, ils voyaient défiler passivement des mots au centre de l'écran, et dans une dernière condition, ils devaient les lire à haute voix. La soustraction entre la vision passive et la condition de référence montra une activation bilatérale des régions occipitales médiales, prédominant du côté gauche, traduisant probablement l'augmentation d'activité dans les aires corticales visuelles primaires et secondaires. La soustraction entre la lecture à voix haute et la vision passive montra une activation bilatérale des régions sensorimotrices correspondant au contrôle cortical des organes bucco-phonatoires. Accessoirement, dans ce premier travail, Petersen *et al.* rapportent une expérience complémentaire particulièrement intéressante : ils demandaient aux sujets de juger si des paires de mots présentées visuellement rimaient ou non, c'est-à-dire de réaliser un jugement phonologique à partir de la forme orthographique des mots. Contrairement à la présentation simple de mots, cette condition provoqua une activation d'une “zone de cortex temporo-pariétal proche de celle activée par des stimuli auditifs”, en rapport avec le caractère phonologique de la tâche. Dans un travail ultérieur, les mêmes auteurs (Petersen *et al.*, 1990) cherchèrent à préciser les différentes étapes impliquées dans les processus de lecture des mots et des lettres. Pour ce faire, ils utilisèrent un protocole hiérarchisé plus complet que le précédent dans lequel ils présentaient passivement aux sujets 4 listes de stimuli visuels similaires d'un point de vue perceptif : des suites de

3. Il n'est pas exclu que l'étude de sujets uniques amène plus de confusion que de clarification. En effet, dans le débat qui tend à comparer les apports théoriques des premiers résultats de ces méthodes d'imagerie avec les données classiques issues de la méthode anatomo-clinique, ces dernières se trouvent globalement confirmées dans leurs grandes lignes. Or, on pourrait s'attendre à ce que l'anatomie du langage dérivée de l'étude de lésions cérébrales provoquant divers types d'aphasies isole comme cruciales des régions différentes de celles activées dans une tâche donnée chez des sujets sains. Il est ainsi possible que la sommation des images provenant de plusieurs sujets, en “gommant” les différences interindividuelles, ne laisse apparaître que la ou les zones mises en jeu de manière commune chez tous les individus et que ces zones se trouvent être, précisément, celles qui, une fois lésées, provoqueront une aphasie, ce qui ne signifie pas que d'autres zones ne soient pas également impliquées, mais de façon à la fois moins massive et plus variable selon les individus.

pseudo-lettres, des suites de consonnes réalisant un pseudo-mot non prononçable (LTZMG), des suites de lettres réalisant un pseudo-mot prononçable (TWEAL) et enfin des vrais mots de la langue anglaise. Alors que les deux premiers types de stimuli provoquèrent une activation bilatérale dans la région des aires visuelles primaires, les vrais mots et les pseudo-mots prononçables, par opposition aux suites non prononçables, entraînèrent une activation unilatérale d'une zone de cortex visuel associatif dite "extra-striée", sur la face interne du lobe occipital gauche (gyrus lingual). Enfin, seuls les vrais mots, à l'inverse des 3 autres types de stimuli, activèrent une zone préfrontale inférieure gauche à laquelle les auteurs attribuent une fonction "sémantique" (voir Figure 7). Le résultat important et inattendu de cette expérience est donc l'activation de la zone occipitale extra-striée gauche, activation que les auteurs interprètent comme traduisant la mise en jeu, par des stimuli orthographiquement corrects ou seulement plausibles, de processus de traitement de la forme visuelle des mots. Une autre interprétation aurait été que ces deux types de stimuli étant, au contraire des deux autres, prononçables, eux seuls aient activé une zone spécialisée dans le traitement de la phonologie. Toutefois, la proximité de la zone ainsi activée des régions spécialisées dans la vision a, sans doute à juste titre, fait préférer la première interprétation. Un autre résultat important de ce travail, comme le soulignent les auteurs, fut de montrer que contrairement aux modèles neurologiques classiques (Geschwind, 1970, 1979), dans aucune des conditions le mot lu n'active ni le cortex temporo-pariétal externe (gyrus angulaire), ni les zones temporales externes gauches connues pour être impliquées dans le traitement phonologique.

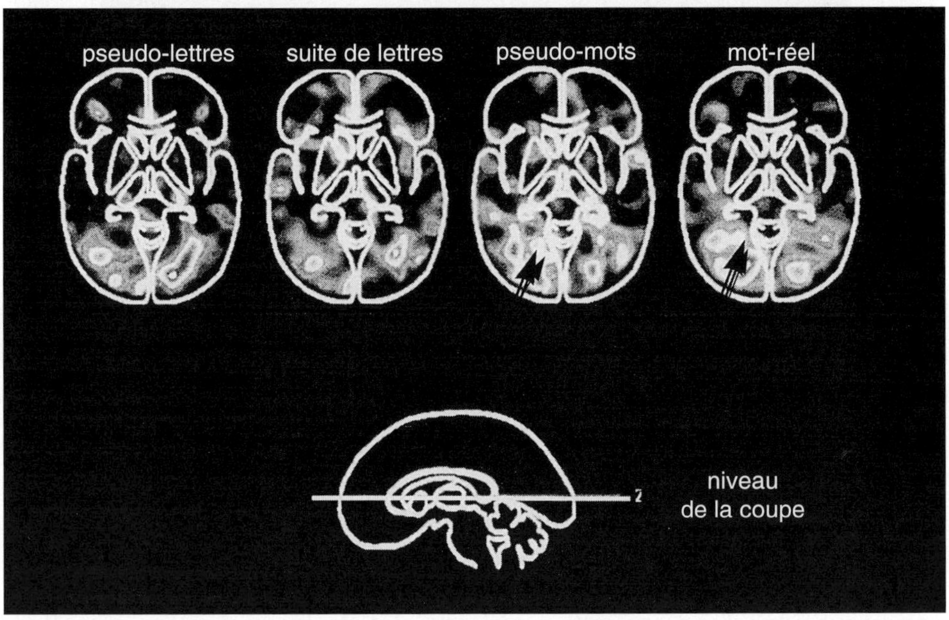

Figure 7. Activation cérébrale en tomographie à émission de positons (TEP) par la présentation de mots écrits. Parmi les quatre types de stimuli utilisés, seuls les mots réels et les pseudo-mots phonologiquement et orthographiquement plausibles entraînent une activation asymétrique en faveur de l'hémisphère gauche. La région ainsi activée, outre les aires visuelles primaires, est située en avant de celles-ci, à la jonction temporo-occipitale gauche (flèches).
(D'après Petersen et al., 1990 et Posner et Raichle, 1994).

En revanche, ces résultats sont en faveur des modèles cognitivistes de la lecture dans la mesure où ils démontrent que la lecture de mots peut se faire sans passage obligé par la phonologie.

Un autre groupe, celui de Londres, a également étudié l'activation cérébrale en TEP lors de tâches de lecture. Howard *et al.* (1992) ont ainsi proposé à leurs sujets une liste de mots à lire à haute voix. Afin d'éliminer par soustraction les composantes articulatoire (liées à la prononciation à haute voix) et perceptive, ils ont mis au point une condition de référence comparable à la condition expérimentale mais utilisant des pseudo-lettres, à l'instar de Petersen *et al.* (1990), et en demandant au sujet de répéter le mot "crime" à chaque présentation. La principale activation obtenue lors de cette soustraction fut localisée au niveau de la partie postérieure du gyrus temporal supérieur (aire 22), une zone de cortex auditif associatif, proche de la localisation théorique du gyrus angulaire, donc beaucoup plus compatible avec le modèle neurologique classique que le travail de Saint-Louis. En particulier, ce travail ne montrait aucune activation particulière dans la zone extra-striée gauche dont l'importance était suggérée par le travail de Petersen. Plus récemment, d'autres chercheurs de la même équipe londonienne (Price *et al.*, 1994) ont réexaminé la ques-

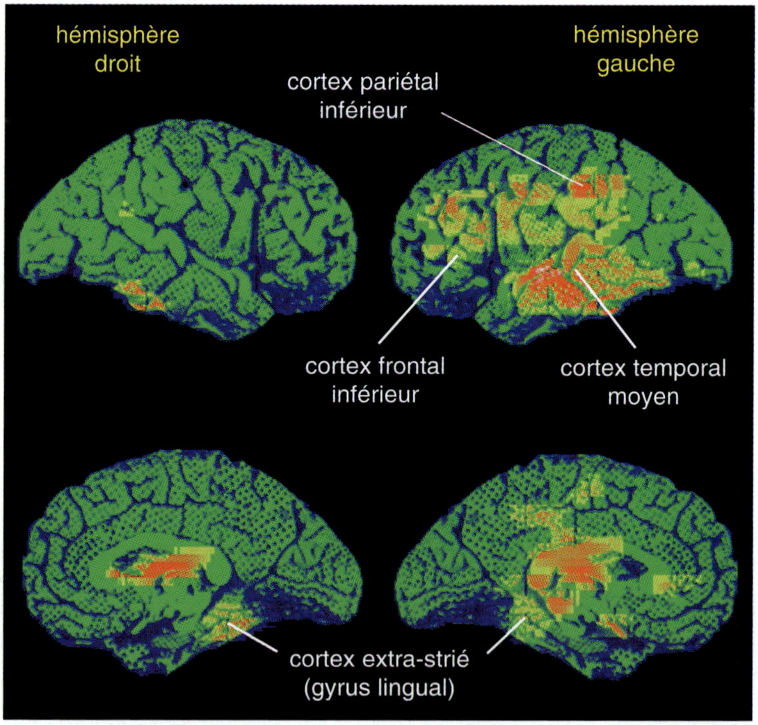

Figure 8. Activation cérébrale en TEP par la présentation de mots sans traitement linguistique particulier. Dans cette expérience, réalisée en collaboration avec Jean-François Démonet et Richard Frackowiak, nous demandions aux sujets de décider si deux mots présentés l'un au-dessus de l'autre au milieu de l'écran d'un ordinateur étaient tous deux écrits en majuscules, ou alors l'un en majuscules, l'autre en minuscules. Les sujets devaient répondre par un simple appui sur la souris de l'ordinateur. La lecture passive des mots provoque ici l'activation d'une vaste zone hémisphérique gauche correspondant à la totalité de l'aire du langage, suggérant un traitement automatique (non conscient) de différents attributs linguistiques des mots.

tion en se penchant sur les différences méthodologiques pouvant expliquer les résultats contradictoires des deux travaux précédents. En particulier, le temps de présentation des mots était plus long (1000 msec) dans le travail anglais que dans le travail américain (150 msec). Price *et al.* (1994) ont donc présenté aux mêmes sujets des mots dans les deux conditions de durée de présentation. Par ailleurs, puisque les deux précédents travaux différaient aussi par le type de réponse demandée (lecture à haute voix chez l'un et vision passive chez l'autre), les deux conditions de réponses ont également été comparées. Les résultats de cette troisième étude n'ont en fait pas permis de trancher entre les deux premiers. A bref temps de présentation, la lecture à voix haute entraîna une activation occipitale bilatérale du cortex visuel primaire (mais non de la région associative extra-striée comme chez Petersen), une activation du cortex préfrontal inférieur gauche, et plusieurs foyers d'activation dans la zone temporale postérieure gauche, proche de celle activée dans le travail de Howard *et al.* (1992). Pour des temps de présentation longs (1000 msec), la plupart de ces foyers d'activation n'atteignaient plus le seuil de significativité. Dans la condition de lecture silencieuse, on notait une activation plus importante de la région occipitale latérale gauche (et non pas interne comme chez Petersen), surtout nette pour les temps de présentation les plus longs, et une activation bilatérale des régions temporale moyenne et supérieure et insulaire, plus nette à 150 msec, de même qu'une activation de la région pariétale inférieure gauche. Les résultats de cette méticuleuse étude suggèrent donc que la présentation visuelle de mots active en fait une vaste zone corticale bilatérale, avec des pics plus importants au niveau occipital et temporal supérieur et moyen, bilatéraux mais prédominant à gauche. Cette prédominance gauche est plus nette pour la lecture à haute voix que la lecture silencieuse, ce qui s'explique par une plus forte sollicitation de l'hémisphère gauche lorsqu'il y a articulation des mots. La tendance générale à des activations plus significatives lors des temps d'exposition plus brefs est sans doute liée au fait que ces derniers induisent une difficulté supplémentaire qui sollicite plus fortement les différentes régions corticales impliquées. Quant à la plus forte activation occipitale pour les temps de présentation plus longs, elle serait simplement due à une stimulation sensorielle quantitativement plus importante dans cette condition.

Enfin, la même C. Price a plus récemment étudié l'activation provoquée par la lecture passive, par exemple lorsqu'on demande au sujet de réaliser un jugement formel sur les lettres constituant le mot (par exemple juger si un mot écrit en majuscule comprend, lorsqu'il est écrit en minuscules des lettres ascendantes, telles que l, t, k...). Dans cette condition, où aucun traitement linguistique n'est pourtant demandé, les sujets activent une vaste zone de cortex de l'hémisphère gauche. Nous avons obtenu un résultat similaire dans une tâche de comparaison de la forme (majuscule ou minuscule) de deux mots présentés simultanément (voir Figure 8).

Hormis la TEP, d'autres méthodes ont apporté des enseignements complémentaires. Une étude en IRM fonctionnelle (voir chapitre "Les images du cerveau dyslexique en fonction", p. 179) a permis de confirmer, au cours de la lecture de mots, l'activation prédominante de la région extra-striée occipitale et lorsqu'un traitement sémantique sur le mot est demandé, l'activation des régions temporales moyenne et supérieure de l'hémisphère gauche (Pugh *et al.*, 1996). En outre, et surtout, l'utilisation de l'IRM, qui, au contraire de la TEP, ne nécessite pas d'injection de substance radioactive, a permis l'examen de sujets des deux sexes (alors que la plupart des études TEP sont exclusivement réalisées chez des hommes, en raison du risque théorique de l'injection radioactive sur une éventuelle grossesse débutante). D'importantes différences selon le sexe ont été observées, en particulier le fait qu'un traitement sémantique sur les mots entraîne, chez les hommes et non chez les femmes, une activation plus importante qu'un traitement phonologique ; d'autre part, les régions activées, en particulier au niveau du cortex frontal inférieur, prédominent nettement dans l'hémisphère gauche chez les hommes et le sont de manière plus bilatérale chez les femmes.

Enfin, une contribution potentiellement enrichissante est celle des méthodes électrophysiologiques (potentiels évoqués) et magnétoencéphalographiques (MEG) qui offrent actuellement, par couplage avec l'examen morphologique du cerveau en IRM, à la fois une précision topographique acceptable quant à la détermination de la source des signaux enregistrés et une excellente résolution temporelle permettant de "suivre" le signal de milliseconde en milliseconde. Grâce à un tel couplage, il a été possible à l'équipe de Posner (voir Posner et Abdullaev, 1996) de déterminer la succession temporelle de la mise en jeu de trois zones activées en TEP lors de la lecture. En premier lieu, environ 200 ms après la présentation du mot, est notée une activation médiane qui correspond au cortex cingulaire, témoignant des phénomènes d'attention sélective, suivie, vers 220 ms d'une activation frontale gauche, correspondant à l'aire de Broca, et que les auteurs associent à la "genèse du sens des mots". Ce processus déclencherait, vers 300 à 400 ms, les réponses motrices et oculaires "reliées à la signification donnée au mot". Enfin, l'activation de la zone de Wernicke correspondrait à des événements électriques perceptibles autour de 600 ms après la présentation du stimulus, ce qui permet de lui attribuer un rôle d'intégration sémantique du mot au sein de la phrase. Ainsi, ces auteurs proposent-ils un schéma du décours temporel de la lecture d'un mot (voir Figure 9) qui, pour être très spéculatif, n'en reste pas moins séduisant et stimulant pour les études à venir. Encore plus prometteuse sans doute est la technique de magnéto-encéphalographie (MEG) dont l'application à la neurophysiologie de la lecture sera abordée au chapitre "Les images du cerveau dyslexique en fonction", p. 179.

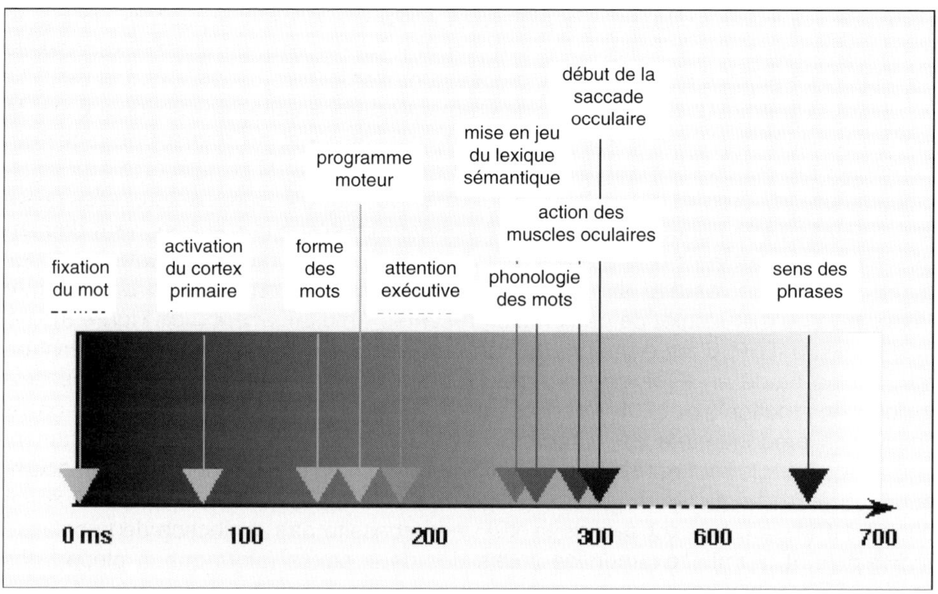

Figure 9. Décours temporel des différents processus intervenant lors de la lecture de mots.
(D'après Posner et Abdullaev, 1996).

NEUROPHYSIOLOGIE DE L'APPRENTISSAGE DE LA LECTURE

Entre 6 ans et 8 ans, le plus souvent pendant les quelques mois qui séparent la fin de la maternelle, où il ne sait pas lire toutes les lettres, de la fin du cours préparatoire, où il est capable de reconnaître des centaines de mots et d'en déchiffrer des milliers, l'enfant a appris à utiliser un système cognitif complexe dont le fondement est la mise en relation d'informations visuelles avec leur correspondance sonore et sémantique. On admet ainsi que, quelle que soit la méthode éducative utilisée, l'apprentissage de la langue écrite utilise une propriété innée et particulièrement performante du cerveau lui permettant dans un premier temps d'apprendre et d'appliquer les règles de conversion de graphèmes en phonèmes (stade alphabétique), puis, au fur et à mesure que la conversion graphème-phonème devient plus experte, d'apprendre à reconnaître les groupes de graphèmes formant les syllabes puis les mots, sans avoir à en décoder la forme phonologique (stade orthographique). Cet apprentissage fait donc largement appel à deux types de processus fonctionnellement et probablement anatomiquement différents, l'un demandant un effort conscient et soutenu, reposant très vraisemblablement sur l'activité de circuits cérébraux périsylviens en charge du traitement phonologique des mots, l'autre, beaucoup plus automatique permettant d'extraire de manière de plus en plus performante divers types d'informations visuelles à partir des stimuli écrits. Ce dernier processus, dont l'automatisation (par familiarisation progressive avec les formes orthographiques) va permettre de diminuer la charge attentionnelle nécessaire au décodage pour consacrer le maximum de ressources cognitives aux aspects sémantiques contenus dans la structure syntaxique et pragmatique du texte, fait certainement intervenir des structures cérébrales plus largement distribuées, dans l'hémisphère gauche mais sans doute aussi l'hémisphère droit. Cette conception en deux stades successifs (ou trois si l'on rajoute un stade préalable dit logographique qui ne fait pas partie de l'apprentissage de la lecture proprement dite [4]), implique que la reconnaissance orthographique des mots passe obligatoirement par une étape phonologique préalable, le lien étroit entre les deux systèmes se manifestant au mieux dans le concept de "conscience phonologique", une aptitude spécifique consistant à segmenter les mots entendus en leurs sons et syllabes constitutifs, aptitude qui commencerait à se mettre en place dès l'âge de trois ans et se renforcerait progressivement grâce à l'apprentissage de la lecture, et peut-être surtout de l'écriture. Nous reviendrons plus longuement dans les chapitres suivants sur l'importance de ce concept de conscience phonologique dans l'apprentissage de la lecture, en particulier le fait que les performances aux tâches d'analyse segmentale auditive des enfants en maternelle sont prédictives de leurs capacités ultérieures de compréhension en lecture (voir chapitre "Modèles de l'apprentissge de la lecture", p. 111). Toutefois, il est également très probable, comme nous le verrons, que ces capacités que l'on appelle métaphonologiques (car elles impliquent une manipulation consciente d'un code phonologique qui, lui, est utilisé de manière automatique dans des circonstances plus habituelles) ne se développent convenablement qu'après et grâce à l'apprentissage de la lecture dans un système alphabétique puisqu'elles ne s'installent correctement ni chez les petits lecteurs chinois (qui apprennent à lire dans un système idéographique et non alphabétique), ni chez les adultes illettrés.

4 La réalité d'un stade initial, dit "logographique", préalable aux deux autres, et qui est postulé dans le modèle proposé par la psychologue anglaise Uta Frith, est actuellement très contestée (voir chapitre suivant).

D'un point de vue neurophysiologique, cette capacité de segmentation phonologique, si cruciale à l'apprentissage de la lecture, est probablement sous-tendue par un système cérébral complexe comprenant à la fois les zones temporales spécialisées dans le décodage auditif du message oral et les zones pariétales et frontales de l'hémisphère gauche, impliquées dans la mémoire phonologique à court terme (voir chapitre "Le cerveau fini : un patchwork cognitif", p. 29). Bien qu'il n'en existe aucune preuve, il est également probable que ces régions, déjà organisées sous forme d'un réseau fonctionnel discret, comme en témoignent les expériences d'activation auditive menées en imagerie fonctionnelle (voir par exemple Démonet *et al.*, 1992), entretiennent des rapports étroits, au cours du développement, avec des zones plus postérieures spécialisées dans le traitement de la forme orthographique des mots. On peut même présumer, d'après les principes que nous avons vus, au chapitre précédent, présider à l'établissement des connexions cortico-corticales au cours du développement du cerveau, que la période d'apprentissage de la lecture, selon les étapes pré-citées, est marquée par une ségrégation progressive de connexions d'abord diffuses entre ces deux systèmes qui vont, sous l'effet de leur mise en relation répétée, se renforcer en augmentant la concentration des synapses et à la fois en éliminant les prolongements redondants ou moins utilisés. En l'absence de ces phénomènes régressifs, comme cela peut être le cas chez le dyslexique, des connexions trop abondantes et aberrantes pourront persister et entraver l'apprentissage. Une remarque importante concernant la question des relations entre cerveau en développement et apprentissage est celle de l'automatisation des processus. On conçoit que l'une des conséquences de tout phénomène de spécialisation, et la lecture n'échappe certainement pas à la règle, est que les mécanismes qui le sous-tendent s'accompagnent d'un certain degré d'automatisation, qui fait que la fonction repose de moins en moins sur la mise en jeu de processus attentionnels, cognitivement très coûteux, et utilise de plus en plus des liens dont l'usage se fait progressivement plus autonome. La question du substrat cérébral de ce processus d'automatisation n'est pas élucidée. Le rôle particulier que faisait jouer Geschwind au gyrus angulaire gauche en ferait un candidat très plausible : idéalement placé entre systèmes corticaux auditif et visuel, le gyrus angulaire est le prototype d'un cortex d'association, et son développement tardif, démontré par les études de myélinogenèse, suggère son intervention prioritaire au cours de la période d'apprentissage de la lecture. Il est donc possible que les phénomènes régressifs envisagés ci-dessus aboutissent à renforcer des connexions bidirectionnelles entre le gyrus angulaire et le cortex auditif associatif de l'aire de Wernicke, permettant au stimulus écrit d'être traité par un mécanisme automatisé reposant de moins en moins sur le décodage phonologique et de plus en plus sur des représentations complexes. Ces représentations pourraient être stockées non pas en tant qu'unités lexicales concrètes, mais plutôt sous la forme de systèmes de médiation, selon le terme proposé par Damasio pour le langage oral, permettant au message écrit d'accéder rapidement et simultanément aux différentes représentations en mémoire d'associations lexicales et sémantiques passées, probablement distribuées de façon diffuse dans de vastes régions de l'hémisphère gauche et peut-être aussi du droit. Toutefois, les études récentes en imagerie fonctionnelle n'ont pas confirmé l'implication du gyrus angulaire dans des tâches de lecture, ce qui ne permet cependant pas d'écarter le rôle de cette région corticale dans la lecture, son absence d'activation pouvant précisément traduire le caractère automatique des traitements effectués à son niveau [5].

5. L'hypothèse d'une dysfonction du gyrus angulaire dans la dyslexie, avancée par les premiers défenseurs d'une théorie neurologique de la dyslexie semble de même, comme nous le verrons, actuellement peu fondée.

Au contraire, les données d'imagerie récentes s'accordent pour impliquer une zone de l'hémisphère gauche dont le rôle n'avait pas été spécifiquement suspecté auparavant, dénommée "cortex extra-strié", pour signifier à la fois sa proximité, sur la face inférieure du lobe temporo-occipital, des systèmes visuels striés et son indépendance de ces derniers. Il est possible que cette zone soit impliquée dans les étapes visuelles du traitement des mots écrits, au même titre que l'aire de Wernicke est impliquée dans le traitement des sons entendus. On pourrait ainsi concevoir un modèle neurodéveloppemental où les deux zones spécialisées, auditive et visuelle, convergeraient vers le gyrus angulaire qui serait chargé de l'automatisation de leur interrelation.

Une autre possibilité impliquerait des structures sous-corticales, souvent proposées comme substrat des fonctions les plus automatisées. L'information auditive comme visuelle réalisent toutes deux leur dernière étape avant leur arrivée au cortex au niveau des corps genouillés médian et latéral, deux structures appendues à la masse des noyaux thalamiques et dont une anomalie structurelle a été décrite récemment sur le cerveau de dyslexiques (voir chapitre "Morphologie cérébrale du dyslexique", p. 125). Il est peu probable que ces structures puissent intégrer des informations même rudimentaires sur les relations entre la forme écrite et sonore des mots, mais elles peuvent participer sous forme de circuits cortico-sous-corticaux à l'automatisation des relations entre les deux systèmes.

Il reste à l'évidence encore beaucoup à apprendre sur les mécanismes nerveux à la base de l'apprentissage en général, et de celui du langage écrit en particulier : nous avons seulement identifié les acteurs, et n'avons que peu d'arguments pour en connaître plus, par exemple, sur leur ordre d'entrée en scène, ce qui pourrait avoir un intérêt considérable du point de vue des méthodes d'apprentissage ou de rééducation. A cet égard, l'étude du cerveau du dyslexique pourrait elle-même apporter de précieux renseignements.

L'APPRENTISSAGE DE LA LECTURE

Il va de soi, et nul ne s'en étonnera, que dans notre tentative de comprendre comment le cerveau du dyslexique fonctionne ou dysfonctionne, il paraisse essentiel de nous interroger, en premier lieu, sur la façon dont le cerveau normal apprend à lire. De fait, nombre de concepts qui seront abordés dans ce chapitre s'avéreront cruciaux dans la description des troubles de l'apprentissage du langage écrit.

Le modèle qui a incontestablement obtenu le plus grand succès, ces dernières années, en matière d'apprentissage de la lecture est celui proposé par la psychologue anglaise Uta Frith. Ce modèle considère trois étapes successives, logographique, alphabétique et orthographique, correspondant à trois stratégies différentes d'identification des mots écrits, dont la maturation successive serait à l'origine de la formation d'un système de lecture experte. La caractéristique principale du modèle est de postuler que chaque étape se met en place grâce aux acquis obtenus au cours des étapes précédentes. C'est précisément cette notion de successivité sans chevauchement qui a été plus récemment contestée et a donné lieu à des propositions de modèles alternatifs que nous envisagerons ensuite.

LE MODÈLE DE FRITH (FIGURE 1)

L'étape logographique

Avant tout apprentissage formel de la lecture, soit entre 4 et 6 ans, l'enfant serait capable de reconnaître certains mots pour accéder à leur sens, simplement en se fiant à certains traits saillants du mot écrit et au contexte dans lequel il a été rencontré. Par exemple, les logos qui accompagnent les marques dans les annonces publicitaires sont capables de jouer le rôle d'indices contextuels que l'enfant va reconnaître comme un tout, un ensemble visuel, dont la présentation répétée, au sein du même contexte, va réaliser un apprentissage qui peut en imposer pour un véritable acte de lecture. En fait, il n'en est rien. Par exemple, il a été montré que des enfants ayant appris à prononcer le mot écrit "PEPSI", pour l'avoir "lu" à maintes reprises dans un même contexte visuel, ne décèlent aucune différence si on leur présente des formes visuellement proches, telles que "XEPSI", qu'il prononceront de la même manière, même si on leur demande explicitement s'il n'y a pas quelque chose de bizarre dans ce dernier mot. Ainsi, le mot peut être reconnu, associé à sa forme sonore et à un sens précis, sans pour autant qu'il y ait eu de véritable identification du mot lui-même dans ses différentes composantes. C'est donc ici essentiellement le contexte, tout ce qui environne le mot sans être le mot lui-même, qui permet l'ac-

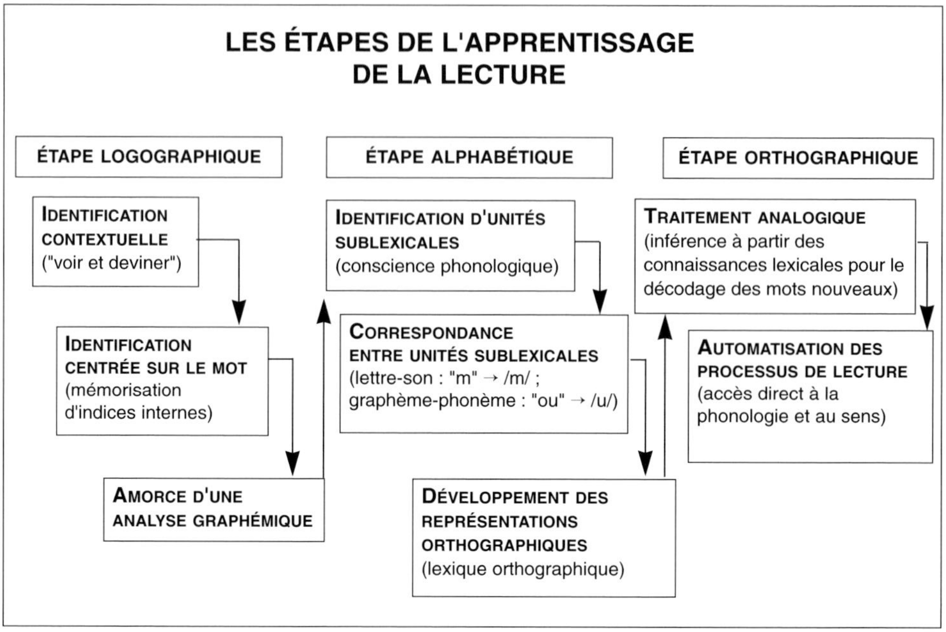

Figure 1. Le modèle de U. Frith de l'apprentissage de la lecture.

cès au sens et à la prononciation, donnant l'illusion d'une véritable lecture. Dans une étape ultérieure, toujours basée sur un traitement logographique, le mot peut être reconnu non plus sur des indices externes mais sur des indices internes. Selon Frith (1985), l'enfant mémoriserait un certain nombre de traits graphiques saillants de la forme du mot, lui permettant de le différencier d'autres mots proches. Par exemple, des mots ayant des caractéristiques visuelles "fortes", comme la répétition d'une lettre (par exemple "maman") ou la présence d'un trait rappelant la forme de l'objet auquel il se réfère (comme le "o" de "vélo", qui peut ressembler à la roue d'une bicyclette), par le seul fait qu'ils apparaissent fréquemment dans le monde visuel de l'enfant, vont pouvoir être reconnus par la mémorisation de ces indices internes. Mais, ici encore, on peut aisément induire des erreurs d'identification en présentant des mots visuellement proches tels que "taxiphone", qui pourra être lu comme "téléphone". A ce stade, l'enfant possède donc un "lexique logographique", nécessairement réduit, dans lequel il pourra puiser mais avec un risque de confusions qui s'accroît proportionnellement au nombre de mots ainsi appris. Cette stratégie logographique va donc s'avérer progressivement insuffisante pour faire face à la multiplication des formes à mémoriser.

L'étape alphabétique

L'étape suivante est dite alphabétique. Elle repose sur l'apprentissage des relations entre formes visuelles et formes sonores, ce qui implique nécessairement la survenue d'un phénomène crucial : la prise de conscience de l'existence d'unités sublexicales, c'est-à-dire que l'enfant réalise que les mots qu'il entend et qu'il voit sont formés d'unités de plus petite taille. En outre, il apprend que les relations entre la forme écrite et la forme parlée de ces unités n'est pas arbitraire, mais répond à des règles de correspondance systématiques. Évidemment, l'enfant n'a pas à réaliser consciemment toute la complexité de ces règles qui, pour la majorité d'entre elles, se mettent en place de manière automatique, sous l'effet de la présentation répétée à maintes reprises de ces associations entre sons et graphies. Enfin, il prend également et simultanément conscience du caractère ordonné des symboles dont il apprend l'usage, de la succession dans le temps des unités sonores correspondant à la succession dans l'espace des unités graphiques. Cette notion du caractère sériel des événements perceptifs est probablement une des fonctions fondamentales du système d'apprentissage de la lecture, souvent en défaut chez le dyslexique. La supériorité évidente de cette procédure analytique sur celle caractérisant l'étape logographique est qu'elle permet à l'enfant de lire des mots nouveaux, certes avec de nombreuses erreurs au départ, mais rapidement, une fois que les principales règles sont acquises, se produit un phénomène qu'on peut qualifier de "boule de neige" procédant du fait que l'enfant réalise la magie de la généralisation : il acquiert une certaine habileté et probablement un certain plaisir dans le fait de créer à partir d'une forme graphique apparemment vide de sens, une forme sonore qui correspond à un mot qui lui est auditivement familier et dont il connaît déjà le sens. Cette redécouverte du monde des mots à travers la lecture débutante, et le plaisir de découvrir l'usage d'une fonction aussi riche d'implications, constituent sans doute un des moteurs les plus puissants de l'apprentissage de la lecture, et nous verrons à quel point ce moteur fait défaut au dyslexique.

Ainsi plusieurs facteurs concourent à la mise en place de cette procédure de lecture par assemblage : d'une part la capacité à segmenter et à sérier les événements grapho-sonores, d'autre part la connaissance du nom des lettres qui comportent, pour la plupart, l'ébauche de leur son, et enfin, un élément dont la contribution est sans doute considérable, à divers niveaux : l'apprentissage de l'écriture. Finalement, à la fin de la première année d'apprentissage, l'enfant aura acquis une bonne connaissance des règles de conversion des graphèmes en phonèmes, avec parfois encore quelques hésitations sur les formes pour lesquelles la correspondance n'est pas univoque, comme la règle du G et celle du S (dont la prononciation diffère selon la nature de la lettre qui suit). Ce sont également ces graphèmes dits ambigus qui posent le plus de problèmes aux enfants dyslexiques chez qui l'apprentissage de la correspondance lettres-sons demande souvent d'importants efforts et des mois de rééducation.

L'étape orthographique

Lorsque les règles d'usage de la procédure alphabétique sont bien acquises (en fait probablement avant qu'elles le soient complètement) se développe chez l'enfant une stratégie orthographique, qui correspond à un mécanisme de lecture par adressage, ce qui signifie que le mot lu, lorsqu'il a été rencontré suffisamment souvent pour devenir familier, est "adressé" à un lexique interne qui le reconnaît sur sa forme visuelle globale sans avoir besoin de passer par sa correspondance sonore. Cette dernière est retrouvée, également de manière globale, par adressage à un autre lexique contenant la forme phonologique des mots. Cette procédure permet en outre une accession plus aisée et plus rapide au sens du mot. La lecture experte résulterait de l'usage de plus en plus prépondérant et à l'automatisation de cette procédure, de sorte que chez l'adulte normo-lecteur, on admet que c'est cette voie qui est utilisée presque exclusivement. Le fonctionnement exact de ce système peut être conçu de manière similaire à celui postulé dans les modèles adultes tels que ceux de

Morton ou d'Ellis, décrits au chapitre précédent : le système fonctionnerait à la manière d'une plaque photographique qui garderait en mémoire la forme orthographique globale des mots, sous la forme d'une trace qui serait d'autant plus nette et d'autant plus accessible que le mot est plus familier et donc a été rencontré plus fréquemment. Une approche du fonctionnement intime de ce niveau d'analyse, expliquant comment l'enfant utilise un traitement analogique pour traiter des mots nouveaux, est fournie par la notion de "voisinage orthographique". Si on considère, par exemple, le non-mot "moute", on notera qu'il possède un certain nombre de "voisins orthographiques", c'est-à-dire de vrais mots de la langue ne différant du non-mot que par une lettre : route, moule, meute, etc... Il a été démontré que les enfants lisent mieux et plus vite de tels non-mots que d'autres n'ayant pas ou moins de voisins orthographiques, tels que loime ou farel. Ce résultat suggère que les enfants en cours d'apprentissage de la lecture utilisent leurs connaissances orthographiques déjà acquises pour lire des mots nouveaux (puisque les non-mots ont pour eux le même statut que des mots réels qu'ils n'auraient encore jamais rencontrés). Toutefois ce traitement analogique serait également à l'œuvre pour des unités de taille inférieure au mot. Une expérience a été réalisée dans ce sens : les expérimentateurs demandent à des enfants en première année d'apprentissage de la lecture de lire des non-mots de type "CVC" (consonne-voyelle-consonne). Deux listes de non-mots sont ainsi proposées, l'une comportant des terminaisons "VC" très fréquentes dans la langue, l'autre où les terminaisons sont plus rares. Il apparaît que les non-mots à terminaison fréquente sont mieux lus que ceux à terminaison rare. En outre, cet effet devient de plus en plus net au fur et à mesure que l'enfant est plus âgé, et ce jusqu'à l'âge adulte. Il semble donc que le traitement analogique d'unités plus petites que le mot (dites unités intra-syllabiques) apparaisse tôt au cours de l'apprentissage et devienne de plus en plus utilisé au fur et à mesure que la lecture devient plus experte. Le neuropsychologue australien, Max Coltheart a montré par ailleurs que ces stratégies de traitement analogique coexistent très précocement avec des stratégies de correspondance formes-sons (conversion graphème-phonème). Toutefois, si on note ensuite peu d'évolution dans l'utilisation des règles de conversion au cours des années d'apprentissage, il n'en va pas de même de l'utilisation de ces unités intra-syllabiques qui évolue de manière plus graduelle et plus prolongée. Ainsi se dessine un mode de fonctionnement de cette procédure analogique : l'enfant va progressivement renforcer sa capacité à se référer aux formes lexicales mises en mémoire en activant un large réseau donnant accès, pour un mot donné, à plusieurs formes voisines, parmi lesquelles il apprend à effectuer un choix qui repose probablement sur la conjonction de plusieurs facteurs dont la fréquence d'occurrence du mot et de ses constituants intrasyllabiques, la place de ces constituants à l'intérieur du mot, et également sans doute le contexte sémantique dans lequel survient le mot.

Le problème des étapes de transition

Le modèle de Frith suggère donc que l'apprentissage de la lecture passe par trois étapes successives et que chaque étape repose sur l'achèvement de la précédente dont elle utilise les acquis. En fait, plusieurs arguments laissent penser que cette vision des choses est un peu schématique et qu'un degré plus ou moins important de chevauchement existe entre les 3 stades. La première question concerne le passage du stade logographique au stade alphabétique : on peut en effet se demander en quoi la capacité de reconnaissance d'une forme visuelle qui n'a pas encore un réel statut de mot peut être utile, voire indispensable, au développement de la procédure alphabétique. De fait, il existe une différence fondamentale entre les deux procédures, à savoir que la première peut certes aboutir à la connaissance d'un lexique plus ou moins vaste, mais que cette connaissance restera nécessairement limitée aux mots qui ont été appris, et en aucun cas ne peut être généralisable à d'autre mots. Or c'est précisément cette qualité de généralisabilité qui caractérise, nous l'avons vu, le fonctionnement de la procédure alphabétique. Il a ainsi été démontré que si l'on soumet des enfants à un mode d'apprentissage exclusivement global, comme certains pédagogues l'ont préconisé, on observe au bout d'un an qu'aucune capacité de lecture ne s'est installée hormis les seuls mots qui ont été appris. Certains ont cependant proposé une sorte de filiation entre les deux étapes par l'intermédiaire de la connaissance de l'alphabet. Connaître l'alphabet, c'est pouvoir mettre un son sur une lettre. Dès lors, la reconnaissance logographique peut être complétée par une information sonore sur les lettres saillantes du mot (telles que le o de vélo qui peut être associé au son /o/), de telle sorte que la reconnaissance logographique pourra contenir une composante phonologique. Cette composante restera cependant très partielle dans la mesure où elle n'aboutit pas à la prise de conscience d'unités sublexicales, dont nous avons vu qu'elle est indispensable à l'acquisition de la procédure alphabétique. En fait, et sans doute heureusement, il n'existe pas de méthode purement globale d'apprentissage de la lecture, puisque dans tous les cas, l'apprentissage simultané de l'écriture constitue un passage obligé par la correspondance entre lettres et sons. De fait, selon Frith, il existerait également des stades successifs pour l'écriture, mais alors même que la lecture est encore logographique, l'écriture serait, elle, déjà alphabétique, suggérant une possibilité de transfert de stratégies phonologiques de l'écriture vers la lecture. En outre, comme le remarquent Jésus Alégria et José Morais, la plupart des mots écrits sont rencontrés au moment où l'enfant est en train d'apprendre le code alphabétique : ces mots n'auront donc jamais été identifiés selon une procédure logographique. Globalement donc, il y a peu d'arguments en faveur d'une relation de continuité entre stades logographique et alphabétique.

La question se pose dans des termes différents concernant la transition entre stades alphabétique et orthographique. Il est en effet très généralement admis que l'étape orthographique ne peut pas se mettre en place sans que le système alphabétique ne se soit préalablement formé. L'apprentissage de l'orthographe reposerait même totalement sur les capacités d'assemblage phonologique : lorsque l'enfant rencontre un nouveau mot, il utilise le code phonologique pour arriver à sa forme sonore, et si celle-ci est reconnue, l'effet sera de renforcer à la fois le système d'adressage, le mot pouvant être reconnu sur sa forme visuelle lors d'une prochaine présentation, mais aussi le système d'assemblage, qui deviendra plus automatique et plus performant. Ainsi, dès la fin de la première année d'apprentissage, l'enfant utilise des stratégies de mise en correspondance d'unités plus larges que le graphème et le phonème, ce qui pourrait constituer la base d'un mécanisme d'adressage. En définitive, on comprend que toute perturbation des systèmes d'assemblage phonologique aura des répercussions négatives sur la formation du lexique orthographique, un constat dont nous verrons toute l'importance en étudiant le type de difficultés que rencontre le dyslexique.

En fait cette transition entre stade alphabétique et orthographique repose tout entière sur une autre capacité qui se développe avec l'apprentissage de la lecture : la prise de conscience de la structure phonologique de la parole.

CONSCIENCE PHONOLOGIQUE ET APPRENTISSAGE DU LANGAGE ÉCRIT

Jusqu'à l'âge de 6 ans environ, l'enfant ne peut concevoir la parole que comme un moyen de véhiculer du sens, et du reste il n'aurait eu aucun usage d'un système lui permettant de segmenter les mots en sons. De fait, si les enfants de cet âge sont parfaitement capables de distinguer deux mots phonologiquement identiques mais commençant par un son différent, tels que “ballon” et “talon”, ils n'ont pas conscience que ces mots partagent plusieurs segments et ne diffèrent que par le premier. Il existe à présent un ensemble conséquent d'arguments suggérant que l'installation de cette conscience de la structure segmentale de la parole est indispensable à l'apprentissage du code alphabétique et donc à l'installation d'un lexique orthographique.

Dès les années 70, il a été démontré que c'est vers l'âge de 6 ans que l'enfant devient capable d'isoler les unités segmentales du langage. Ainsi, Liberman *et al.* (1974) ont demandé à des enfants de 4, 5 et 6 ans de compter d'une part le nombre de syllabes et d'autre part le nombre de sons de mots prononcés par l'expérimentateur : avant l'âge de 6 ans, les enfants sont pratiquement incapables de compter les phonèmes alors que leur performance est déjà correcte dans le comptage des syllabes. Seuls les enfants de 6 ans, qui étaient les seuls à avoir débuté l'apprentissage de la lecture, étaient capables de segmenter les mots en sons. Cette capacité de manipuler volontairement les unités phonémiques est volontiers qualifiée de “métaphonologique” pour insister sur le fait que l'enfant va réaliser consciemment la structure du langage. On peut mettre également en évidence cette capacité à l'aide d'épreuves de suppression du premier phonème d'un mot (bateau → /ato/), de remplacement d'un son par un autre (remplacer dans le mot “bateau” le son /a/ par le son /i/), trouver l'intrus entre 3 mots (bateau, rameau, château). De même, des épreuves de jugement de rimes, où il s'agit de déterminer si deux mots se terminent ou non par le même son, sont souvent utilisées pour tester la conscience phonologique. Dans tous les cas, les processus mis en jeu reposent sur la capacité de segmenter le mot entendu en des unités de plus petite taille. L'idée généralement admise est que cette capacité métaphonologique est une caractéristique de l'évolution naturelle des aptitudes linguistiques de l'enfant indispensable à l'installation du langage écrit. Il a été démontré à plusieurs reprises que les enfants ayant une bonne conscience phonologique avant l'âge de la lecture apprennent rapidement à lire. A l'inverse tous ceux qui éprouvent des difficultés dans l'apprentissage de la lecture avaient une conscience phonologique déficitaire avant cet apprentissage. Mais une conscience phonologique faible ne serait pas un prédicteur absolu de difficultés ultérieures d'apprentissage. Au contraire, beaucoup d'enfants faibles dans les épreuves de conscience phonologique apprendront tout de même à lire de manière correcte.

Ainsi, les liens entre lecture et conscience phonologique sont plus complexes qu'il n'y paraît. En particulier, d'autres arguments, également solides, sembleraient prouver que ces liens répondent à une causalité inverse, suggérant que c'est au contraire l'apprentissage même de la lecture qui favoriserait le développement de la conscience phonologique. Des travaux portant sur des adultes illettrés, ont montré que ces derniers, bien que capables de segmenter les mots en syllabes, ne peuvent les segmenter en sons. De même, les locuteurs de langues, comme le Chinois, dont l'écriture est idéographique, c'est-à-dire n'est pas basée sur la correspondance entre graphème et phonème, ne développent pas de conscience phonologique. Enfin, des enfants apprenant à lire selon une méthode globale stricte sont incapables de faire les exercices de manipulation sonore des mots, alors qu'ils peuvent le faire avec les syllabes (voir, pour une discussion de ces différents points : Morais, 1994). Bertelson (1986) insiste sur la similitude des locuteurs chinois et des illettrés quant aux capacités de manipuler volontairement les sons des mots, suggérant que c'est bien l'apprentissage d'un système de correspondances de type alphabétique qui détermine le développement de la conscience phonologique.

Ainsi, il existe actuellement un débat non encore résolu quant à savoir lequel de l'apprentissage de la lecture ou de la conscience phonologique est le primum movens qui détermine l'autre. L'une des façons de répondre à cette question est de réaliser des études longitudinales d'enfants dont la conscience phonologique a été entraînée de manière spécifique. C'est ce qu'ont fait Bradley et Bryant à l'aide d'une épreuve de "recherche d'intrus" parmi 3 ou 4 mots présentés oralement par l'examinateur. (Cette tâche était réalisée avec l'aide de dessins représentant les mots, afin de ne pas surcharger la mémoire verbale des sujets examinés). Les chercheurs ont sélectionné un groupe d'enfants de 4 ans ayant des performances significativement inférieures à la moyenne dans cette tâche et ont soumis une partie d'entre eux à un entraînement consistant à faire des manipulations de rimes et des allitérations. Dans le même temps, les autres enfants devaient faire des exercices de classement de mots selon leur sens, donc sans manipulation phonologique. Au décours de cette période d'entraînement, les enfants du premier groupe démontrèrent une nette supériorité sur ceux du second dans deux tests de lecture et dans un test d'orthographe. D'autres travaux ont ensuite confirmé ces données et montré que l'avantage en lecture et en orthographe des sujets entraînés sur les sujets non entraînés persiste tout au long du primaire (Lundberg *et al.*, 1988).

Alegria et Morais soulignent le caractère apparemment circulaire des conclusions de tous ces travaux : d'une part, l'enfant ne peut apprendre à lire s'il ne prend pas conscience de la structure segmentale de la parole et ses capacités à ce niveau sont proportionnelles aux performances ultérieures dans l'acquisition de la lecture. D'autre part, cette capacité ne peut se développer correctement en dehors de l'apprentissage de la lecture dans un cadre alphabétique. Ainsi, un même facteur apparaît à la fois comme cause et conséquence d'une aptitude donnée. En fait, cet apparent paradoxe découle probablement du fait que tant la conscience phonologique que l'apprentissage de la lecture sont des processus composites, eux-mêmes constitués de plusieurs processus. En particulier, la conscience de la structure syllabique et celle de la structure phonémique semblent pouvoir être dissociées. Par exemple, beaucoup d'enfants de 4 ans sont déjà capables de segmenter le mot en syllabes et de dissocier la rime du reste du mot, cette capacité permettant, une fois encore, de prédire leurs performances en lecture plusieurs années plus tard. On peut alors concevoir deux hypothèses : soit la segmentation syllabique est un précurseur biologiquement déterminé de la segmentation phonémique, soit les deux mécanismes sont totalement distincts. Le fait que les enfants dyslexiques, comme nous le verrons, aient généralement des difficultés à effectuer les tâches ressortissant à chacun des deux processus, plaide pour la première hypothèse : on peut dès lors envisager qu'il existe un processus neurobiologique unique permettant le développement de toutes les aptitudes métaphonologiques, mais que celles aboutissant à la segmentation en unités de plus petite taille, les phonèmes, ne peuvent se mettre en place correctement que si le processus de base est "consolidé" par l'apprentissage, au cours d'une période critique, d'un code alphabétique, faute de quoi, elles ne pourront plus se développer. Cette conception rappelle celles ordinairement avancées pour rendre compte de l'apprentissage du langage oral, telles que nous les avons exposées au chapitre "Les relations cerveau-langage et leur développement chez l'enfant", p. 65. De même que les aptitudes langagières générales relèvent de caractéristiques sans doute génétiquement déterminées qui ne peuvent s'exprimer que si le cerveau est exposé, durant une période donnée, à un environnement adéquat et à une expérience active de cet environnement, de même, cette propriété spécifique du système qu'est la conscience phonologique préexisterait à l'apprentissage de la lecture mais ne pourrait se développer pleinement que par l'expérience active d'une procédure alphabétique. En outre, la notion de période critique est probablement aussi valable ici, expliquant que les illettrés, comme les Chinois, ou encore les adultes ayant été dyslexiques, ne pourront jamais acquérir une capacité de segmentation pour avoir "laissé passer" la période durant laquelle le cerveau est apte à la forger.

UN MODÈLE DE L'ÉLABORATION ORTHOGRAPHIQUE

Dans une tentative de synthèse, tenant compte des faiblesses du modèle initial de Frith, le neuropsychologue écossais Philip Seymour a proposé un modèle qui est sans doute, à ce jour, le plus apte à rendre compte de la totalité des faits exposés ci-dessus (voir Figure 2). Seymour remarque tout d'abord que si les aptitudes phonologiques évoluent chez l'enfant depuis la structure la plus large (la syllabe) jusqu'à la

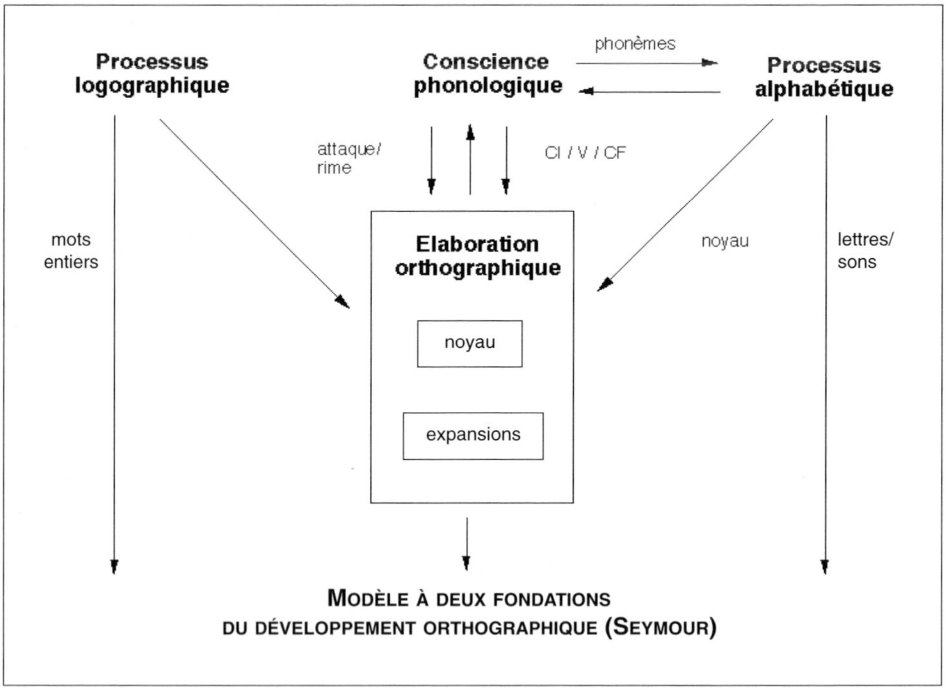

Figure 2. Le modèle de Seymour à "double fondation".
D'après ce modèle, processus logographique et alphabétique concourent à part égale à la formation du système orthographique considéré comme le but final de l'apprentissage. Une avancée supplémentaire par rapport au modèle de Frith est la place accordée ici aux processus de conscience phonologique dans leurs différents aspects (distinction attaque/rime, distinction consonne initiale, voyelle, consonne finale) et dans leurs relations avec les autres composantes du modèle.
(D'après Seymour, 1996).

structure la plus petite (le phonème), un certain nombre d'arguments expérimentaux montrent qu'au contraire l'enfant se focalise d'abord sur les petites unités (comme la consonne initiale d'un mot) puis sur des unités plus larges (comme la rime). L'élaboration orthographique serait alors la conséquence à part égale de la maturation des processus alphabétiques et logographiques, qui interviendraient non plus de manière séquentielle, comme dans le modèle de Frith, mais à un même niveau d'action, qu'il appelle "niveau de fondation". Le réseau orthographique qui en découle, et qui constituerait un niveau supérieur aux deux premiers, se construirait progressivement "par la redescription des données du système logographique sous l'impulsion d'une motivation phonologique interne" (Seymour, 1996). En outre, la segmentation orthographique influencerait en retour les aptitudes de segmentation phonologique. Outre le fait qu'il corrige la conception criticable d'une filiation obligatoire entre 3 niveaux successifs et qu'il décrit le rôle des processus métaphonologiques, ce modèle rend compte de l'apparente contradiction contenue dans l'évolution inverse de la taille des unités phonologiques et orthographiques. Un point fort de ce modèle est en outre qu'il met sur le même plan processus logographiques et alphabétiques, résolvant du même coup une des incohérences du modèle de Frith, à savoir la discontinuité entre stade logographique et stade orthographique : ici, la procédure logographique devient une source à part entière, une "fondation", sur laquelle se développe l'aptitude orthographique, une conception intuitivement beaucoup plus satisfaisante dans la mesure où elle permet à l'étape logographique de ne plus se trouver isolée de la suite des mécanismes d'acquisition. Enfin, ce modèle possède un certain nombre d'implications rééducatives que l'auteur expose dans un article récent (Seymour, 1996).

Usha Goswami, de Cambridge et Peter Bryant, d'Oxford, ont proposé un modèle des liens entre les capacités de segmentation du langage oral et l'établissement des procédures orthographiques. La conscience que possède l'enfant de la structure sonore des mots passerait en fait par trois étapes successives : la conscience syllabique, qui apparaît avant tout contact avec le langage écrit ; les deux étapes suivantes concernent des processus intra-syllabiques, c'est-à-dire de niveau inférieur à la syllabe : la segmentation attaque/rime [1], qui se développe vers 5-6 ans, et la segmentation phonémique, nécessaire au transcodage grapho-phonémique, qui ne serait efficace que vers 7 ans, après le début de l'apprentissage de la procédure alphabétique. Le principal apport du modèle de Goswami et Bryant concerne l'importance de la deuxième étape, celle de la segmentation attaque/rime : pour ces auteurs, l'enfant commencerait à établir des règles orthographiques par un mécanisme précoce d'analogies sur la rime, lui permettant de reconnaître les fins de mots par familiarité. Par exemple, Goswami a montré que les enfants prélecteurs (5 ans 4 mois) sont capables d'extraire des invariants de la rime mais non de l'attaque du mot, et pourront donc en tirer parti, après avoir appris à lire un mot, pour lire de nouveaux mots dont la rime est identique. Cet auteur a également montré qu'il existe un lien étroit entre la capacité de l'enfant à réaliser une tâche métaphonologique sur les rimes orales (comme trouver l'intrus entre 4 mots qui partagent tous sauf un la même terminaison) et la capacité à utiliser ces unités dans la lecture. Des résultats similaires concernant la meilleure capacité des enfants prélecteurs à traiter la rime ou le milieu du mot plutôt que l'attaque (début du mot) ont été retrouvés en langue allemande (Wimmer *et al.*, 1994). Toutefois, à la différence des études anglaises, aucune corrélation n'a été retrouvée avec les capacités de lecture en début de pri-

1. Par exemple, le mot "train" peut être décomposé en attaque (/tr/) et en rime (/ ɛ̃ /).

maire ; en revanche, une telle corrélation existe avec les capacités ultérieures en lecture et en écriture 3 ans plus tard. Une explication possible à cette différence entre les deux langues est que l'Allemand est une langue beaucoup plus régulière (ou "transparente") que l'Anglais, dans le sens où les formes orthographiques sont beaucoup plus prédictibles d'après la forme orale des mots (à cet égard, le Français est intermédiaire entre l'Anglais et l'Allemand). Par conséquent, il est possible que l'usage plus prononcé que font les enfants allemands de la procédure de conversion graphème phonème dès le début de l'apprentissage de la lecture les incite, plus précocement que les jeunes anglais, à entraîner leurs capacités de segmentation phonémique, n'utilisant les unités orthographiques plus larges que plus tard, d'où le bénéfice plus tardif de l'analogie sur la fin des mots. Un outil précieux pour examiner les connexions que les enfants établissent entre phonologie et orthographe est l'utilisation de peudo-mots morphologiquement analogues. Par exemple, en Anglais, le pseudo-mot "dake" est orthographiquement familier car il se termine comme certains mots fréquents (lake, make, cake), alors que le pseudo-mot "daik", qui se prononce de la même manière, ne répond pas à une orthographe familière. En français, on peut également opposer (bien que plus difficilement) des pseudo-mots "analogues" comme "pardin" (pour jardin) ou "soche" (pour poche) et "non-analogues" comme

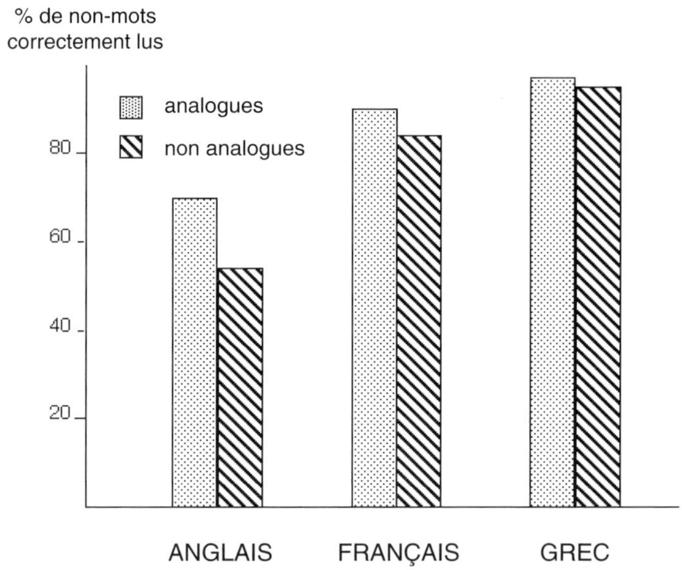

Effet de la familiarité orthographique sur la lecture des non-mots

non-mots analogues : "dake" (cake, make, lake)
non analogues : "daik"

Figure 3. Synthèse d'expériences réalisées avec des locuteurs de trois langues différentes destinées à explorer les interactions entre forme orthographique et lecture de non-mots. Les non-mots orthographiquement analogues à des mots réels sont significativement mieux lus que les non-mots ayant la même prononciation mais orthographiés de manière non familière. Il existe des variations, en fonction de la langue, du degré selon lequel la forme orthographique influe sur la procédure de conversion grapho-phonémique.

"sauche" ou "pardein". La Figure 3 montre le pourcentage de pseudo-mots correctement lus chez des enfants de même âge dans trois langues différentes (anglais, français, grec). La première colonne correspond aux pseudo-mots analogues (de type "dake"), la seconde aux pseudo-mots non analogues (de type "daik"). La différence de performance entre les deux conditions est plus importante (en faveur des pseudo-mots analogues) pour l'anglais, moins importante en français et encore moins en grec. Ici, la régularité plus ou moins importante de la langue ne peut pas rendre compte de l'effet observé. Il semble plutôt que l'élément pertinent soit le caractère plus ou moins saillant des unités intra-syllabiques dans une langue donnée.

L'ACQUISITION DES APTITUDES ORTHOGRAPHIQUES

L'apprentissage de la production d'un langage écrit qui respecte les contraintes de l'orthographe d'une langue donnée obéit schématiquement à des mécanismes opposés à ceux de l'apprentissage de la lecture. Dès les premières étapes de cet apparentissage, généralement au cours de la première année (en France, le cours préparatoire ou la grande section de maternelle), l'enfant commence à tracer des lettres auxquelles il apprend, simultanément, à affecter un son, ou plus précisément un mot : le nom de la lettre (qui est le plus souvent un mot court contenant le son en question — "b", "l" — plus rarement un mot ne contenant pas cette information sonore —"h", "y" —, ou au contraire ne contenant que le son, comme c'est le cas des voyelles). Comme nous l'avons signalé, ce premier contact avec la représentation écrite d'un son de la langue joue sans doute un rôle primordial dans le déclenchement des mécanismes de correspondance graphème-phonème. Le modèle de Frith concevait, au même titre que pour la lecture, plusieurs étapes au développement de l'écriture, mais ces étapes se trouvent décalées par rapport à celles de la lecture. Ainsi, l'étape alphabétique intervient au moment où la lecture n'en est encore qu'au stade logographique : en effet, alors qu'il est possible de reconnaître un mot sur ses seuls indices visuels globaux, l'écriture nécessite, elle, d'emblée l'usage du code alphabétique. A l'inverse, c'est l'usage de la stratégie orthographique en lecture qui susciterait son apparition en écriture. En effet, il existe plus d'inconsistances dans la conversion de phonème en graphème (écriture) que dans la conversion de graphème en phonème (lecture). Par exemple, un même son (e.g. le phonème /ɛ̃/) peut s'écrire de plusieurs manières ("in", "ain", "ein", "aint", "aim"), alors que chacun de ces graphèmes ne reconnaît qu'une seule et même prononciation. Ainsi, c'est la répétition des rencontres visuelles avec les mots écrits qui dans un premier temps permettrait de façonner la procédure orthographique en lecture, avant de la transposer en écriture, une fois que ces formes sont représentées de manière stable dans la mémoire orthographique. Cette interaction entre lecture et écriture au stade orthographique est une donnée fondamentale qui permettra de comprendre comment, chez le dyslexique, les divers types de perturbation qui entravent la formation du lexique orthographique en lecture, vont tous résulter en un trouble unique en écriture : la dysorthographie. Toutefois, les stratégies orthographiques en écriture ne se résument probablement pas à une simple transposition, voire même une généralisation, de ceux acquis en lecture. En effet, les modèles adultes décrivant l'état final des mécanismes cognitifs de l'écriture (voir, par exemple Zesiger, 1995 ; Serratrice et Habib, 1993), distinguent généralement un "lexique orthographique d'entrée", et un "lexique orthographique de sortie", dernière étape avant les processus graphémiques proprement dits. Il n'y a pas, pour le moment, de modèle ayant tenté de décrire de manière cohérente la formation de ce lexique de sortie, qui contiendrait la représentation des mots prête à être traduite en acte graphique. On ne sait pas, en particulier, quelle est la nature de cette représentation, si elle existe. Par exemple, il est possible que cette représentation ne contienne que des séquences de graphèmes qui seraient récupérées globalement au cours même de la production graphique, en relation étroite avec leur correspondance sonore et le contexte sémantique et grammatical : par exemple, l'écriture spontanée ou sous dictée du mot "suffisamment" reposerait en partie sur l'utilisation d'une procédure de transcription graphique des caractéristiques sonores saillantes du mot en application des règles de conversion, en partie sur une familiarité visuelle de certaines autres caractéristiques (longueur du mot, doublement du f), en partie sur les connaissances syntaxiques permettant de dériver l'adverbe de l'adjectif correspondant. Mais, outre ces procédures déjà complexes, et, on peut le concevoir, très variables selon le mot à écrire, il existe probablement aussi une sorte de "mémoire motrice" qui fait que la main qui écrit utilise certains automatismes qui sont propres au geste répété maintes et maintes fois pour chacun des mots utilisés [2]. Ainsi, contrairement à la reconnaissance visuelle des mots en lecture, qui s'automatise très rapidement au cours de l'apprentissage, il est probable que ces procédures graphiques mettent beaucoup plus de temps à s'installer et demandent beaucoup plus de familiarisation avant de pouvoir s'affranchir de la contrainte phonologique. Au bout du compte, apprendre à écrire apparaît comme le résultat d'un processus lent et multifactoriel, qui est loin de pouvoir se réduire à la simple image en miroir des processus impliqués dans l'apprentissage de la lecture.

2. Les modèles cognitifs adultes de ces mécanismes moteurs ou périphériques de l'écriture invoquent plusieurs niveaux qui peuvent être touchés séparément par une lésion cérébrale chez l'adulte (niveau allographique, niveau des patterns moteurs graphiques). Il n'existe cependant pas de modèle développemental de cet aspect du fonctionnement cognitif.

Quatrième partie

LE CERVEAU DU DYSLEXIQUE

MORPHOLOGIE CÉRÉBRALE DU DYSLEXIQUE*

Écrire que la cause de la dyslexie est liée à une particularité de l'organisation du cerveau aurait pu paraître une hérésie il y a à peine quelques années, de par l'ignorance où nous nous trouvions de la réalité de ses mécanismes biologiques. Actuellement, et grâce, il faut le dire, aux travaux de chercheurs anglo-saxons, et de l'impact qu'ont eu ces travaux sur les médias américains, nous commençons, en France, avec environ quinze ans de retard sur les USA, à accepter ce constat quelque peu paradoxal selon lequel de minimes anomalies structurales peuvent avoir pour conséquence ces difficultés très particulières et relativement stéréotypées à apprendre à utiliser le langage écrit.

En fait, comme nous l'avons vu dans le chapitre introductif, ce sont déjà des cliniciens anglo-saxons qui, dès le début du siècle, avaient pressenti que le cerveau de l'enfant dyslexique devait comporter quelque particularité de son fonctionnement apte à provoquer à la fois le trouble de l'apprentissage et certaines spécificités associées, en particulier dans le domaine de la latéralisation hémisphérique. Par la suite, cette approche du problème est restée dans l'oubli jusqu'à la première description de l'anatomie d'un cerveau de dyslexique.

LE CERVEAU DU DYSLEXIQUE AU MICROSCOPE

Les anomalies corticales

C'est en effet en 1968 que fut rapportée (Drake) l'observation d'un jeune garçon décédé des suites d'une hémorragie cérébrale consécutive à une malformation vasculaire et qui avait présenté des troubles de l'apprentissage de la lecture. On retrouvait par ailleurs chez ce sujet des antécédents familiaux de migraines répétitives, de difficultés de lecture et de troubles visuels, en particulier chez son frère unique. L'examen de son cerveau, après autopsie, montra une série de malformations neurologiques témoignant d'un défaut de maturation des aires corticales du langage, sous la forme d'anomalies des gyri (circonvolutions) de la région pariétale gauche ainsi que de très nombreux amas de neurones en position anormale dans la couche la plus externe du cortex.

* Chapitre rédigé en collaboration avec Fabrice Robichon.

Ce n'est en fait que depuis les travaux d'Albert Galaburda et son équipe que ces constatations ont été admises par la communauté scientifique comme le substrat cérébral de la dyslexie de développement. Il convient ici de rappeler, en quelques mots, les circonstances qui ont présidé à l'éclosion de ces travaux. A la fin des années 70, la personnalité la plus influente de la neuropsychologie américaine et sans doute mondiale, était sans conteste Norman Geschwind. Ce neurologue de talent avait su imposer ses conceptions sur tous les grands chapitres de la discipline, conceptions audacieuses mais basées sur des données classiques. Dans son fameux article (voir p. 95) où il reprenait un à un tous les grands syndromes neurologiques sous l'angle de la déconnexion, Geschwind avait déjà fait la preuve de son esprit brillant, à la fois provocateur et synthétique, bouleversant toute une discipline en lui insufflant des idées simples et compréhensibles de tous, tout simplement en reformulant en des termes modernes des points de vues classiques et quelque peu délaissés. Mondialement reconnu pour ses travaux et la hardiesse de ses positions, Geschwind était titulaire de la prestigieuse chaire de neurologie de l'École de Médecine de Harvard, dont dépend le service médical qu'il dirigeait à l'Hôpital Beth Israel à Boston. Au-delà de ces aspects purement neurologiques, Geschwind s'était également fait une réputation de spécialiste de la dominance cérébrale, et plus particulièrement des bases biologiques de la latéralisation hémisphérique. Ses réflexions sur ce sujet l'avaient amené à s'intéresser au développement du cerveau et, par voie de conséquence, à la dyslexie, dans le droit fil des questions posées par les écrits de Samuel Orton. Geschwind incita alors son élève Albert Galaburda, également neurologue et issu de l'École de Médecine de Harvard, à se former à l'anatomie microscopique du cerveau, afin de s'intéresser aux anomalies cérébrales du dyslexique. Pour ce faire, il disposait d'une collection de cerveaux, comprenant un grand nombre de spécimens ayant la particularité d'avoir appartenu à des individus dont on connaissait les antécédents médicaux, en particulier l'existence ou non de troubles de l'apprentissage pendant l'enfance. Ce type d'information est évidemment indispensable à toute étude de ce genre et on comprend à la fois le faible nombre de cerveaux examinés par Galaburda et ses collaborateurs et le fait qu'aucune équipe depuis lors n'ait tenté de répliquer ces travaux. C'est ainsi que Galaburda et Kemper, en 1979, examinèrent un cerveau selon une méthodologie dont la précision rend compte pleinement de l'ampleur du travail réalisé : ils entreprirent de couper le cerveau en des milliers de tranches verticales espacées à peine de quelques microns afin de ne laisser passer aucune anomalie, d'aussi petit volume soit-elle. On conçoit donc que le travail n'ait pas pu porter sur des dizaines de cas ! En fait, il a fallu six ans à cette même équipe, avec Glenn Rosen et Gordon Sherman, pour réunir quatre nouveaux cerveaux de dyslexiques examinés selon le même principe [1]. Actuellement Galaburda fait état d'une dizaine de cas analysés de la sorte et sur lesquels les anomalies sont globalement similaires.

L' "ectopie corticale" : marqueur anatomique de la dyslexie ?

Le point commun à tous ces cas, donc probablement l'élément déterminant caractérisant le cerveau de dyslexique, est la présence d'ectopies en grand nombre sur le cerveau.

Une ectopie (voir Figure 1) est un amas de plusieurs milliers de cellules nerveuses ayant migré en position aberrante, véritable verrue corticale, sur la couche la plus

1. Malheureusement, Norman Geschwind devait décéder brutalement quelques mois avant la publication de cet article.

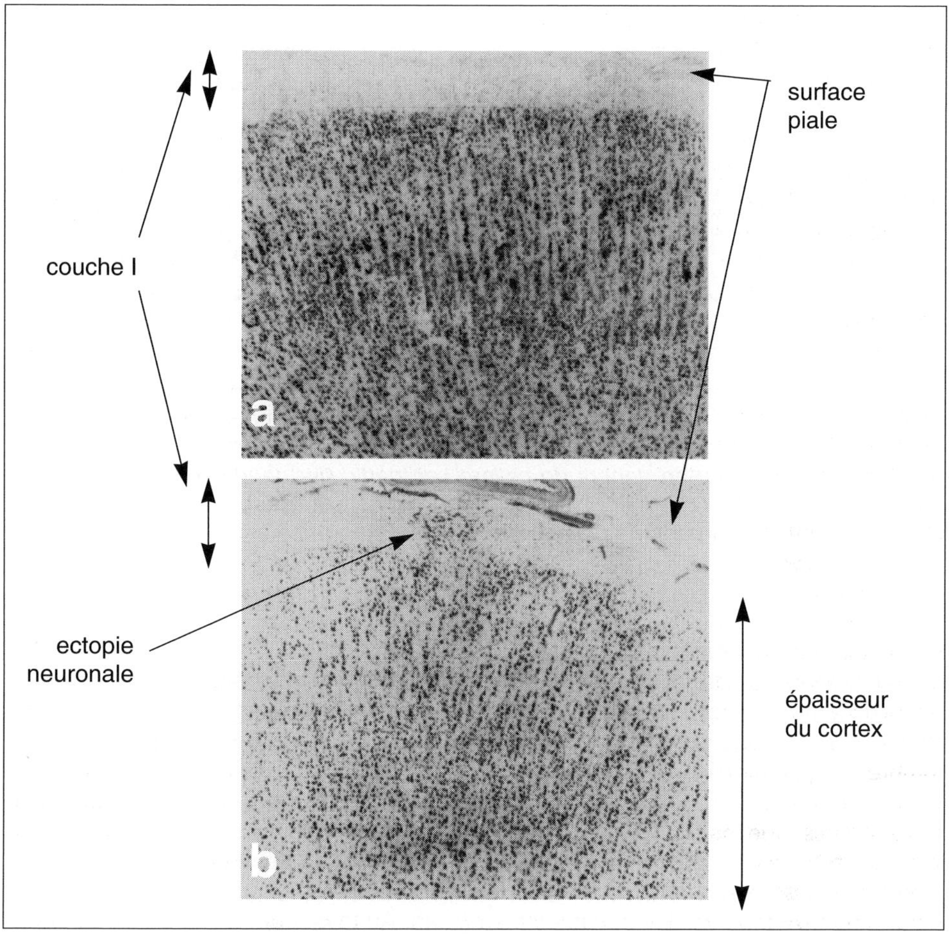

Figure 1. Ectopie corticale. Apparence microscopique du cortex normal (a) et d'une section du cortex d'un sujet dyslexique (b) démontrant la présence d'une ectopie neuronale de la couche corticale la plus superficielle. (D'après Geschwind, 1979).

superficielle du cortex (couche I), normalement très peu pourvue en cellules. Contrairement à des sujets normaux, le cerveau de dyslexiques présente des dizaines de ces ectopies, témoins d'un défaut survenu au cours de la maturation du cerveau, plus précisément au cours de la période de migration neuronale, période où les futurs neurones corticaux traversent l'épaisseur du cerveau embryonnaire pour atteindre leur position définitive, selon des règles génétiquement déterminées qui commencent à être bien connues (voir chapitre "Les étapes du développement", p. 49).

En outre, Galaburda a montré que ces ectopies ne sont pas distribuées de manière aléatoire sur la surface corticale (voir Figure 2) : elles sont nettement plus nombreuses dans l'hémisphère gauche et, au sein de cet hémisphère, prédominent sur les régions périsylviennes, celles-là même dont la lésion chez l'adulte provoque une aphasie et que l'on a coutume de dénommer “aire du langage” (voir p. 30).

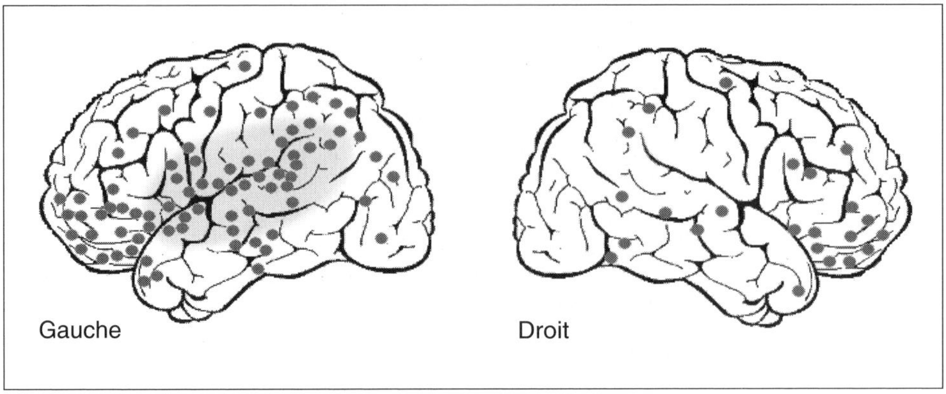

Figure 2. Distribution des ectopies sur le cerveau de dyslexiques. Les ectopies sont regroupées dans la région périsylvienne du langage de l'hémisphère gauche, mais on en retrouve également en dehors de celle-ci, en particulier dans les régions frontales inférieures.
Schéma reconstitué à partir de Galaburda et al., 1985.

Les autres anomalies du cortex

Par ailleurs, dans un de ces cas, le cortex temporal supérieur gauche, dans la zone de Wernicke, présentait une anomalie plus volumineuse, sorte de serpentin intra-cortical, appelé polymicrogyrie (voir Figure 3). En outre, dans les régions où se situaient ces anomalies, l'architecture même du cortex se trouvait modifiée, dans le sens où l'examen microscopique du cortex ne permet plus d'y reconnaître l'agencement caractéristique en six couches des neurones corticaux. Enfin, l'examen de régions profondes, sous-corticales, du cerveau, montra également une anomalie des neurones de certaines régions de ces masses de substance grise situées de part et d'autre du 3e ventricule, les noyaux thalamiques. Au total, quatre types de malformations ont été ainsi mises en évidence et regroupées sous le terme générique de microdysgénésies : 1) des ectopies neuronales consistant en des foyers disséminés sur la surface corticale mais prédominant nettement au niveau de la région périsylvienne gauche ; 2) des polymicrogyries constituées d'accumulations focales de neurones réalisant une véritable microcirconvolution à l'intérieur même du cortex ; 3) des dysplasies focales organisées en grands neurones anarchiquement dispersés depuis la matière blanche sous-jacente jusqu'au cortex cérébral et 4) des anomalies sous-corticales siégeant sur les noyaux thalamiques.

La découverte de ces anomalies microscopiques pose trois ordres de questions : la première concerne leur spécificité, et incite à se demander dans quelle mesure elles pourraient être également retrouvées sur des cerveaux de sujets non dyslexiques et dans d'autres états pathologiques ; la seconde a trait à leur origine : à quelle période du développement du cerveau ces anomalies peuvent-elles prendre place et quels sont les facteurs qui déterminent leur survenue ? Enfin, la troisième question est celle de leur signification fonctionnelle, en d'autres termes, comment peuvent-elles se trouver à l'origine du défaut d'apprentissage du langage écrit ?

Spécificité

De longue date, les neuropathologistes avaient décrit l'existence de divers types

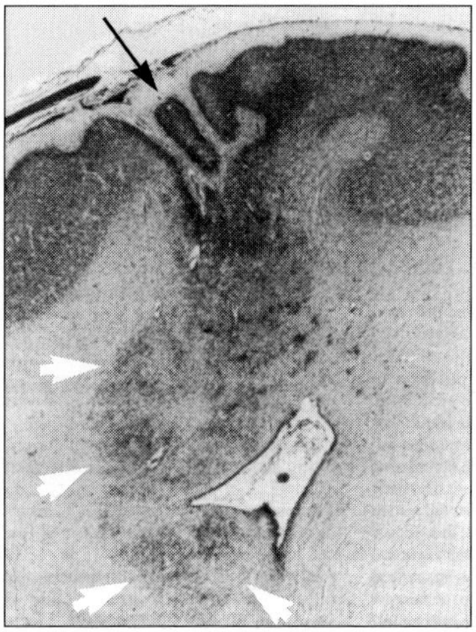

Figure 3. Apparence microscopique d'un microgyrus. La surface corticale est brutalement interrompue par une formation aberrante (flèche noire) ressemblant à une petite circonvolution à l'intérieur même du cortex. En regard de cette malformation, se situe une "cicatrice gliale" (flèches blanches), amas de cellules gliales pouvant traduire une réaction inflammatoire locale. (D'après Evrard et al., 1989).

d'anomalies microscopiques, incluant des ectopies, parfois associées à d'autres types de malformations cérébrales, sur le cortex de cerveaux provenant de divers groupes pathologiques (épilepsies, retards mentaux, psychoses). Toutefois, la distribution de ces anomalies était différente de celle retrouvée sur les cerveaux de dyslexiques. En outre, dans chacun des cas de Galaburda, l'observation recueillie était assez précise pour permettre d'affirmer qu'aucun d'entre eux ne souffrait d'affection neurologique ou psychiatrique, et que leur quotient intellectuel était dans les limites de la norme. Plus récemment, l'équipe de Galaburda a réalisé une étude systématique de 10 cerveaux normaux, dont l'absence d'événement pathologique durant l'enfance était certifiée par des dossiers médicaux détaillés (Kaufmann et Galaburda, 1989) [2]. Des ectopies similaires à celles décrites chez le dyslexique étaient présentes sur seulement 3 des 10 cerveaux analysés, et dans des proportions bien moindres (1 ou 2 ectopies par cerveau, contre plusieurs dizaines chez les dyslexiques). Par conséquent, à la fois le nombre des anomalies et leur répartition sur la surface cérébrale semblent particuliers aux cerveaux de dyslexiques.

Mécanismes : de solides hypothèses

L'étiologie et la pathogénèse des dysplasies neuronales et des polymicrogyries ne sont pas encore totalement élucidées. Un scénario embryopathogénétique a, cependant, pu être proposé. La formation en grand nombre d'ectopies et de polymicrogyries serait le résultat d'une perturbation survenue pendant la période la plus tardive de la migration neuronale normale. Des travaux expérimentaux chez le rat (Dvorák et Feit, 1977) ont montré la formation de polymicrogyries après lésion artificielle des couches corticales les plus extérieures avant le quatrième jour postnatal. Après le quatrième jour, les neurones ont terminé leur migration et les lésions artificielles ne provoquent pas ces malformations pathologiques. Dans l'espèce humaine, la période de migration neuronale débute vers la huitième semaine de grossesse et se poursuit jusqu'à la seizième voire la vingtième semaine de grossesse. Il est donc

2. On conçoit qu'il puisse être aussi difficile dans ce type de travaux de recherche d'affirmer qu'un sujet a été dyslexique pendant son enfance, que d'affirmer à coup sûr qu'il ne l'a pas été !

plausible que le mécanisme menant à la formation de ces anomalies soit lié à l'intervention d'un facteur extérieur, peut-être de nature vasculaire ou immunologique, venant altérer le processus de placement des neurones corticaux pendant la période de migration. Plus précisément, comme la majorité des ectopies sont retrouvées dans la couche corticale la plus superficielle, la dernière à se mettre en place, on peut présumer que l'anomalie intervient à la fin de cette période migratoire, soit vers la 20e semaine de grossesse. Toutefois, dans une étude ultérieure portant sur trois nouveaux cerveaux de dyslexiques, mais cette fois-ci de sexe féminin, Galaburda et son équipe (Humphreys *et al.*, 1990) ont retrouvé des anomalies d'une autre nature, appelées "cicatrices gliales corticales", ayant la particularité de comporter de la myéline, ce qui semble devoir les dater à une période plus tardive, probablement après la 40e semaine de grossesse, car la myélinisation du cortex ne commencerait qu'après cette date (Yakovlev et Lecours). Ces observations sont encore trop peu nombreuses pour permettre d'affirmer que les mécanismes des lésions provoquant la dyslexie sont différents chez l'homme et chez la femme, mais constituent un des arguments en faveur d'un rôle du facteur sexe, dont il est question à plusieurs endroits de cet ouvrage.

Des ectopies au trouble de l'apprentissage

La dernière question est celle de la signification fonctionnelle de ces anomalies corticales. Si l'on admet que, lors de la maturation du cerveau du fœtus, un nombre important de neurones, disséminés au sein de l'aire du langage de l'hémisphère gauche, sont présents en excès, et, qui plus est, occupent une position anormale au sein de l'épaisseur du cortex, on peut comprendre que leur fonctionnement ultérieur, en grande partie, nous l'avons vu, basé sur l'établissement de connexions avec d'autres neurones, soit compromis. De fait, il a été démontré que ces ectopies neuronales ne sont pas des îlots séparés du reste du cortex, mais établissent, à l'instar des neurones normaux, des connexions à distance, y compris interhémisphériques. Ainsi, Gordon Sherman, de l'équipe de Galaburda, a montré que sur des souris d'une lignée spéciale, dont le cortex présente génétiquement des ectopies très similaires à celles de l'humain dyslexique, les ectopies possèdent des connexions cortico-corticales massives et aberrantes, aptes à altérer la mise en place des fonctions normalement dévolues aux régions de cortex où elles se trouvent. Il a en outre été démontré que ces mêmes souris éprouvent d'importantes difficultés à réaliser différents types d'apprentissages, comme la possibilité de s'orienter dans un labyrinthe, par comparaison à des souris génétiquement sans ectopies. La comparaison entre le trouble de l'apprentissage chez la souris et la dyslexie chez l'homme peut certes sembler hardie, mais il ne faut y voir qu'un modèle expérimental permettant de répondre à des questions ponctuelles et à tester des hypothèses sur les mécanismes de ces malformations corticales, comme cela sera envisagé plus bas.

Une question, toutefois, à laquelle l'expérimentation animale peut difficilement répondre a trait à la répartition de ces malformations corticales. Leur prédominance sur les aires du langage constitue à l'évidence un argument de poids pour en faire la cause du trouble de l'apprentissage, mais on comprend mal alors que ce dernier concerne essentiellement le langage écrit, alors que l'expression et la compréhension du langage oral sont généralement intactes chez le dyslexique. En fait, des troubles de l'apprentissage du langage oral peuvent également survenir chez l'enfant (on parle alors de dysphasie de développement), mais les cas anatomiques en sont trop peu nombreux pour qu'on puisse en comparer les données avec celles obtenues sur les cerveaux de dyslexiques. Il est cependant probable qu'il existe une étroite parenté entre les deux affections (voir Habib et Magnié, 1992). Un des arguments en est que la plupart des dyslexiques présentent de fait des anomalies, certes en général minimes, de certains aspects du langage, comme la fluidité verbale et surtout, comme cela est évoqué à plusieurs reprises dans cet ouvrage, la conscience phonologique et la capacité de segmenter le langage entendu en ses sons constitutifs. Un autre argument est que nombre d'enfants dysphasiques éprouveront, une fois parvenus à l'âge de la lecture, des difficultés similaires à celles des dyslexiques.

Une autre objection apparente à établir une relation entre ectopies et trouble de l'apprentissage de la lecture est que les zones connues pour traiter spécifiquement le langage écrit sont situées dans la partie postérieure de la région périsylvienne du langage, alors que les ectopies prédomineraient, elles, plutôt sur sa partie antérieure. Ici encore, on doit invoquer le fait que c'est la mise en place des connexions entre les différentes parties des aires du langage, plutôt que l'anomalie de l'une ou l'autre d'entre elles qui pourrait être l'élément crucial de la dysfonction. On peut ainsi concevoir que le développement défectueux de ces régions hémisphériques gauches affecte relativement peu les aspects réceptifs (compréhension) et phonatoires (articulation) du langage, mais compromet une caractéristique sans doute très élémentaire du traitement des sons du langage, qui serait, elle, indispensable à l'apprentissage du langage écrit. Pour certains, comme Tallal, citée dans le chapitre introductif, et dont il sera à nouveau question plus loin, ce trouble élémentaire pourrait être une difficulté fondamentale qu'éprouve le dyslexique à traiter les informations temporellement proches, fonction qui pourrait être précisément sous la dépendance de réseaux hémisphériques gauches.

Les anomalies sous-corticales

Dans leurs premières études, Galaburda et ses collaborateurs avaient donc déjà relevé la présence d'anomalies, discrètes il est vrai, au niveau du thalamus. Plus récemment, les mêmes auteurs, avec Margaret Livingstone (Livingstone *et al.*,1991 ; Galaburda et Livingstone, 1993) ont mis en évidence un nouveau type d'anomalies microscopiques, au niveau des noyaux relais thalamiques des voies visuelle (noyau géniculé latéral ou NGL) et auditive (noyau géniculé médian ou NGM). Anatomiquement, les deux systèmes, visuel et auditif, sont organisés de manière similaire : à partir des cellules réceptrices, située dans la rétine pour l'un, dans la cochlée de l'oreille pour l'autre, l'information perçue est acheminée vers le cerveau où elle aboutit respectivement dans le NGL et le NGM. A ce niveau se réalise l'articulation avec un épais faisceau qui se dirige vers les régions de cortex spécialisées dans le traitement des informations sensorielles, occipital interne pour la vision, temporal externe pour l'audition.

Le système visuel du Primate est constitué principalement de deux voies distinctes que l'on peut suivre depuis la rétine jusqu'au cortex occipital, mais plus facilement repérables au niveau des noyaux géniculés latéraux (du reste, les termes magno- et parvo-cellulaire font référence à la taille des cellules constitutrices des noyaux géniculés). Les voies "magnocellulaire" et "parvocellulaire" sont physiologiquement et fonctionnellement différentes : la première permettrait de traiter les informations visuelles rapides et de bas contraste alors que l'autre est sensible aux informations lentes et à haut contraste (Livingstone et Hubel, 1987). De plus, seules les parvocellules codent les couleurs.

L'idée que le système magnocellulaire pouvait être altéré sur la voie visuelle du dyslexique a été avancée par divers auteurs : en particulier, en se basant sur des études faisant varier les caractéristiques psychophysiques de stimuli visuels, il a été démontré que les dyslexiques éprouvent des difficultés particulières à percevoir des changements rapides de contraste lorsque la fréquence spatiale est haute et le contraste bas (Lovegrove *et al.*, 1990).

Dans leur étude, Margaret Livingstone et ses collaborateurs mirent en évidence, à l'aide de la méthode des potentiels évoqués visuels, qui consiste à mesurer l'activité électrique du cerveau en réponse à une stimulation visuelle élémentaire (flashs ou damiers changeant alternativement la couleur de leurs cases), une diminution d'amplitude de cette activité électrique chez les dyslexiques lorsque les stimuli sont présentés sur un rythme rapide et à bas contraste, alors que l'enregistrement électrique était similaire à celui de sujets non dyslexiques lorsque les stimuli étaient présentés plus lentement et que leur contraste était plus fort. Ces résultats furent considérés comme compatibles avec un dysfonctionnement de la voie magnocellulaire [3]. Dans ce même travail, Livingstone *et al.* ont comparé l'aspect au microscope des NGL sur les cerveaux autopsiés de cinq dyslexiques (distincts de ceux ayant fait l'objet de l'étude électrophysiologique) à ceux de cinq témoins et ont retrouvé une atteinte exclusive des magnocellules, qui présentent une nette atrophie morphologique ; également, la limite entre les deux couches, habituellement nette, est ici plus difficile à déterminer.

Cette double démonstration, électrophysiologique et anatomique est particulièrement convaincante, encore qu'elle laisse totalement dans l'ombre les résultats des études précédentes sur le cortex, et les relations éventuelles de ces dernières avec les anomalies des voies visuelles. En d'autres termes, la démonstration d'anomalies des aires corticales du langage, en particulier celles impliquées dans le traitement auditif du langage, à elle seule, pouvait paraître une cause plausible de la dyslexie ; la découverte d'anomalies supplémentaires sur les voies visuelles semble compliquer le débat plutôt que de l'éclairer.

En fait, une avancée intéressante, apte à concilier les deux découvertes, a été opérée plus récemment, encore par l'équipe de Galaburda. Cette fois-ci, il s'agit d'anomalies, à nouveau sous-corticales, mais concernant la voie auditive, plus précisément un autre noyau situé tout contre le NGL : le noyau géniculé médian ou NGM (Galaburda et Livingstone, 1993 ; Galaburda *et al.*, 1994). Dans cette étude, les tailles et les distributions des différents neurones constitutifs des NGM ont été mesurées à droite et à gauche et comparées à celles de neurones provenant des mêmes structures chez des sujets témoins. Les résultats montrent une distribution des tailles différente entre témoins et dyslexiques : chez les témoins les gros neurones sont présents en plus grande quantité dans le NGM gauche et les petits neurones, dans le NGM droit, alors que chez les dyslexiques les gros neurones prédominent dans le NGM droit. Ces résultats traduisent ainsi une asymétrie dans la proportion de grandes cellules en faveur du côté gauche pour les sujets témoins et du côté droit pour les dyslexiques. Le rôle des grandes cellules du NGM dans la perception auditive n'est pas aussi bien connu que celui de leur équivalent dans le système visuel, mais on présume qu'il existe un certain parallélisme entre les deux, dans le sens où les magnocellules auditives pourraient, elles aussi, traiter préférentiellement l'information parvenant au cerveau sur un rythme soutenu, comme des clicks rapprochés ou des transitions rapides constitutives du langage entendu. Nous avons vu au cha-

3. Alors que ces travaux utilisaient des stimuli visuels élémentaires, comme l'inversion successive des cases d'un damier, d'autres résultats électrophysiologiques, utilisant comme stimulus des mots écrits, ont récemment renforcé l'idée d'un problème perceptif chez les dyslexiques (Neville et al., 1993 ; Robichon, Besson et Habib, 1994).

pitre introductif l'importance que certains attribuent à un trouble du traitement temporel de l'information sonore dans le mécanisme de la dyslexie. La thèse magnocellulaire est parfaitement compatible avec un tel mécanisme.

En définitive, les études microscopiques de cerveaux de dyslexiques, bien que réalisées sur un nombre nécessairement réduit de spécimens, traduisent d'une part l'altération d'un système perceptif, globalement en charge du traitement des informations à un niveau élémentaire mais capable de distinguer des stimuli survenant à un rythme très rapide et d'autre part l'altération de zones corticales qu'on considère volontiers elles-mêmes comme spécialisées dans le traitement séquentiel de l'information. Dès lors se pose la question du lien éventuel entre les deux types d'anomalies. Il y a trois possibilités : soit les anomalies sous-corticales préexistent aux anomalies corticales qui en sont la conséquence, hypothèse la plus logique dans une perspective ontologique et phylogénétique ; soit les anomalies sous-corticales sont la conséquence du mauvais fonctionnement des systèmes corticaux, ce qui peut se concevoir pour la vision (l'apprentissage de la lecture pouvant avoir un effet renforçateur des mécanismes élémentaires) mais est plus difficile à imaginer pour l'audition ; soit enfin, les deux anomalies ont éventuellement une cause commune, mais n'ont aucune relation causale entre elles. Nous discuterons plus loin, dans le cadre des mécanismes étiologiques, de la plausibilité de ces différents scénarios.

Interprétations et associations

A côté des anomalies corticales et sous-corticales décrites dans la littérature, diverses recherches, à la suite de Geschwind et Behan (1982), ont souligné l'existence d'un lien entre la dyslexie de développement et divers troubles associés fréquemment observés. L'incidence élevée de troubles immuns, de migraines, d'allergies, de troubles attentionnels chez les dyslexiques et, plus accessoirement (Behan *et al.*, 1985), d'une concentration élevée de l'antigène Ro (protéine ribonucléaire soluble) dans les tissus cardiaque et cérébral des mères de dyslexiques a pu être corrélée positivement à la dyslexie de développement. Tous ces éléments font suspecter l'intervention d'un facteur de nature immunologique dont le lien avec la dyslexie reste toutefois mystérieux. Geschwind et Behan ont émis l'idée que les anomalies constatées dans le cortex des dyslexiques résulteraient d'une augmentation du taux de testostérone durant la vie fœtale, que l'on sait, par ailleurs, intervenir sur le développement du système immunitaire (Geschwind et Galaburda, 1985). Geschwind et Galaburda (1985) ont proposé que les facteurs, en particulier hormonaux, qui perturbent le développement du cortex pourraient, en même temps, perturber celui du système immunitaire, dont les périodes de développement se chevauchent avec celles de la corticogenèse.

Tous ces mécanismes potentiels sont actuellement explorés par Glenn Rosen et Gordon Sherman, avec leurs collaborateurs, dans le laboratoire d'A. Galaburda. Un modèle animal de la dyslexie a été ébauché avec des souris New Zealand Black (NZB) qui présentent un dysfonctionnement génétiquement déterminé du système immunitaire (Sherman, Galaburda et Geschwind, 1985).

Les sections pratiquées dans le cerveau de ces souris ont montré l'existence à la fois d'ectopies neuronales s'étendant de la couche II du cortex jusqu'à la surface extérieure de la couche I et de dysplasies architectoniques avoisinantes, le tout siégeant principalement sur les cortex moteur et somatosensoriel. On voit donc qu'il existe de troublantes similitudes entre le cerveau du dyslexique et celui de ces très spéciales souris. Mais la similitude ne s'arrête pas à ces aspects anatomiques. En effet, il a été rapporté que leurs capacités d'apprentissage diffère de celles d'autres souris n'ayant pas les mêmes caractères génétiques et immunologiques (Nandy *et al.*, 1983) : là où les souris de la souche saine parviennent à l'apprentissage correct d'une tâche en 30 essais, les souris NZB mettent plus de 70 essais pour atteindre la même performance.

Ainsi, la présence de ces anomalies microscopiques sur le cerveau de dyslexiques et les progrès récemment réalisés dans la compréhension de leur signification plaident fortement en faveur de mécanismes neurobiologiques à l'origine de la dyslexie, mécanismes à l'évidence complexes, mais pour lesquels plusieurs pistes de recherches commencent à être exploitées.

LES ANOMALIES CÉRÉBRALES MACROSCOPIQUES

Les études post-mortem

Les particularités du cerveau des dyslexiques sont donc essentiellement microscopiques. Lorsqu'on examine macroscopiquement un de ces cerveaux, rien, en apparence, ne permet de le distinguer d'autres cerveaux. Pourtant, dans leurs observations de 1979 et 1985, Galaburda et ses collaborateurs avaient remarqué une particularité supplémentaire, visible à l'examen à l'œil nu, plus précisément à l'examen de photographies de la face supérieure du lobe temporal, lorsque la scissure de Sylvius est ouverte par une section axiale des spécimens anatomiques (voir Figure 4).

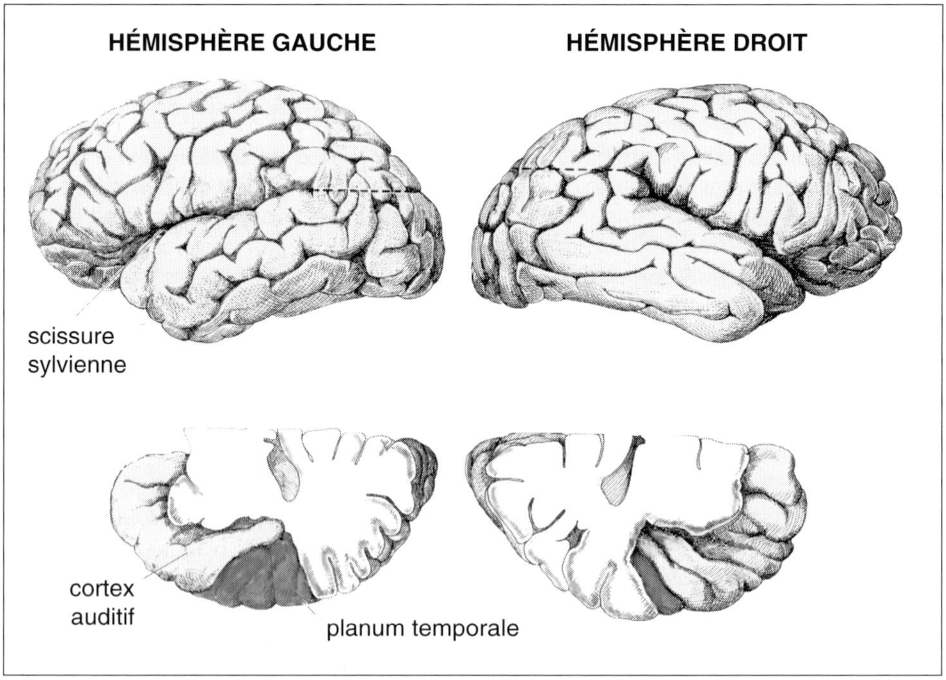

Figure 4. Dissection anatomique permettant d'analyser l'asymétrie du planum temporal. Les hémisphères sont disséqués selon les pointillés de manière à exposer la face supérieure du lobe temporal, non visible à la simple inspection d'un hémisphère. (D'après Geschwind, 1979).

Comme nous l'avons signalé dans les chapitres précédents, l'une des contributions cruciales de ce siècle concernant le substrat cérébral des fonctions cognitives, en l'occurrence celui de la latéralisation hémisphérique du langage, fut la proposition de Geschwind que cette dernière devait être liée à l'asymétrie du planum temporal, cette région triangulaire enfouie dans la scissure sylvienne, juste en arrière de l'aire auditive primaire. Par la suite, il a été démontré que cet aspect asymétrique est plus fréquemment retrouvé chez les droitiers purs, le planum des gauchers et des ambidextres ayant tendance, en moyenne, à être symétrique, plus rarement asymétrique en faveur du côté droit. Ainsi, alors que chez la majorité des individus le planum gauche est nettement plus étendu que le droit, Galaburda remarqua que sur tous les cerveaux de dyslexiques qu'il avait examinés, qu'ils soient droitiers ou gauchers, cette asymétrie était absente.

Un autre résultat souligné par Galaburda est que, dans les cas symétriques, c'est la taille du planum temporal droit qui est accrue et non celle du planum gauche qui est réduite (Galaburda *et al.*, 1990). Ceci témoignerait d'une survivance excessive de neurones durant la corticogenèse, sans doute en raison de la persistance anormale de connexions synaptiques. Certaines des cellules au contact synaptique de ces neurones en excès seraient, en fait, les neurones ectopiques des couches corticales et les très nombreuses cellules du cortex dysplasique. Galaburda en conclut que le mécanisme, probablement multifactoriel, d'élimination de ces cellules en excès serait défectueux chez les dyslexiques.

Ces constatations méritent quelques commentaires. En premier lieu, il est clair que la constatation d'un défaut d'asymétrie des aires du langage se situe en droite ligne des conceptions ortoniennes selon lesquelles le dyslexique souffrirait d'un défaut des mécanismes de latéralisation du langage à l'hémisphère gauche (voir chapitre d'introduction p. 19). Si comme le suspectait Geschwind, et comme cela s'est grosso modo confirmé par la suite, l'asymé→trie du planum est étroitement liée à la latéralisation du langage, cette asymétrie étant présente dès avant la naissance (voir chapitre "Les relations cerveau-langage et leur développement chez l'enfant", p. 65), on peut en déduire que son absence est apte à empêcher l'installation, au cours de l'apprentissage du langage, d'une spécialisation de l'hémisphère gauche. Comme nous l'avons vu au chapitre p. 65, tout laisse à penser que le processus normal par lequel le langage est — ou devient — une fonction spécifique de l'hémisphère gauche est un processus complexe relevant à la fois de mécanismes génétiques, d'influences prénatales et d'imprégnation par l'environnement lors de l'apprentissage chez l'enfant. On peut aisément comprendre qu'un défaut de ces mécanismes de latéralisation puisse être à l'origine à la fois des problèmes d'apprentissage et des troubles associés souvent observés chez les enfants dyslexiques, à savoir la fréquence d'une dyslatéralité manuelle, les difficultés à acquérir les notions de droite et de gauche, voire même les classiques erreurs d'inversion selon l'axe vertical de figures et de lettres symétriques. Toutefois, deux objections peuvent être opposées à ce type de raisonnement. La première est que si l'absence d'asymétrie devait être à l'origine de la dyslexie, 30 % des individus de la population générale devraient être dyslexiques, ce qui est largement au-delà des estimations les plus généreuses... La seconde est, à nouveau, que les observations de cerveaux de dyslexiques sont très peu nombreuses et qu'il est difficile d'affirmer une relation entre l'étendue d'une région de cortex et un trouble de l'apprentissage si l'on ne peut vérifier le type et la sévérité de la dyslexie. C'est précisément dans ce but qu'ont été utilisés, depuis quelques années, les moyens d'imagerie cérébrale, en particulier l'imagerie par résonance magnétique, appliqués à l'analyse du cerveau de dyslexiques.

Les travaux d'imagerie

L'asymétrie du planum observée in vivo

Depuis une quinzaine d'années avec le développement des techniques d'imagerie médicale, différentes études neuroradiologiques ont cherché à confirmer, *in vivo*, et donc sur de plus larges populations que ne pouvaient le faire les études neuropathologiques, les données macroscopiques observées en post-mortem. Toutefois, les premières tentatives restaient globalement peu contributives en raison de la faible résolution des techniques d'imagerie employées, en particulier le scanner aux rayons X et les premières utilisations de l'Imagerie par Résonance Magnétique (IRM).

Nous ne citerons donc ici que les travaux les plus récents utilisant l'IRM de haute définition qui permet l'étude précise de la surface corticale. Les premières de ces études en IRM allèrent globalement dans le sens des constatations de Galaburda, en montrant, en moyenne, un cerveau plus symétrique chez les dyslexiques que dans le reste de la population. L'équipe de Georges Hynd, de l'Université de Géorgie aux USA, a comparé, à l'IRM, 10 enfants dyslexiques, 10 enfants présentant un syndrome d'hyperactivité accompagné de troubles de l'attention et 10 enfants témoins ne présentant aucun trouble d'apprentissage. Seuls les dyslexiques présentaient une symétrie ou une asymétrie inverse (G > D) du planum temporal (90 % des cas). Dans ces cas, cependant, et contrairement aux prédictions de Galaburda, la non symétrie semblait se faire aux dépens du lobe temporal gauche (et non par augmentation de taille du côté droit). Mais le point important de cette étude fut de démontrer que l'anomalie d'asymétrie corticale était spécifique au groupe dyslexique, puisqu'il n'était présent dans aucun des deux groupes contrôles [4]. L'équipe norvégienne de Jan Peter Larsen, a également retrouvé une absence d'asymétrie du planum chez 70 % des dyslexiques, confirmant pour sa part la constatation de Galaburda que ces cas étaient dus à un accroissement en taille du planum droit, plutôt qu'une diminution du gauche par rapport aux sujets non dyslexiques. Mais la contribution la plus notable de cette dernière recherche fut la démonstration d'un lien entre cet aspect morphologique et la présence, chez une partie des dyslexiques, d'un déficit phonologique pur mis en évidence par une tâche de lecture de non-mots. Ce résultat est la première preuve de l'existence d'un substrat neurobiologique aux déficits phonologiques spécifiques rencontrés chez le dyslexique, substrat qui a depuis lors pu être défini plus précisément (voir ci-dessous).

Cependant, les recherches effectuées sur les asymétries macroanatomiques atypiques n'ont pas toujours abouti aux mêmes conclusions. En fait, au fur et à mesure que la technique progresse, il semble que les preuves en faveur d'une anomalie de l'asymétrie du planum s'amenuisent : les trois études les plus récentes ne retrouvent plus aucune différence quant à l'asymétrie du planum entre dyslexiques et non dyslexiques (Duara *et al.*, 1991 ; Leonard *et al.*, 1993 ; Schultz *et al.*, 1994). Les deux premières ont retrouvé un aspect symétrique aussi bien pour les dyslexiques que pour les témoins, alors que l'équipe de Schultz signale une asymétrie classique du

4. Comme nous aurons l'occasion d'en reparler, le syndrome d'hyperactivité est une condition pathologique, plus rare que la dyslexie, mais dont les mécanismes pourraient être équivalents, certains le considérant comme un trouble développemental affectant les régions frontales du cortex cérébral (région connues pour jouer un rôle important dans les phénomènes attentionnels). Par conséquent, l'utilisation de ce groupe comme point de comparaison permettait aux auteurs de ce travail de s'assurer que les anomalies retrouvées étaient bien spécifique à la dyslexie et non l'effet général d'un trouble développemental.

planum en faveur de la gauche pour les trois quarts des témoins (71 %), mais aussi pour les trois quarts des dyslexiques (76 %). Ces derniers auteurs soulignent par ailleurs l'effet de l'âge et du volume global du cerveau sur les différences entre dyslexiques et non dyslexiques. On voit donc dans quelle situation pour le moins insatisfaisante nous nous trouvons face à l'espoir de vérifier par IRM la constatation de Galaburda d'une absence d'asymétrie du planum temporal : l'apport de l'IRM, capable pour la première fois de montrer le cortex cérébral *in vivo*, a été finalement décevant puisqu'il y a à peu près autant de travaux qui retrouvent les aspects attendus que de travaux ne les retrouvant pas. Qui plus est ce sont les derniers d'entre eux, donc à priori ceux bénéficiant des techniques d'IRM les plus performantes, qui sont le plus défavorables à l'hypothèse à vérifier.

Autres constatations

Hormis ces travaux centrés sur l'asymétrie des aires corticales auditives associatives, diverses autres caractéristiques du cerveau des dyslexiques ont pu, plus accessoirement, être mises en évidence grâce à l'IRM. Les travaux de Jernigan *et al.* ont ainsi montré des asymétries aberrantes dans les régions préfrontales (incluant les lobes orbitofrontal, dorsolatéral et mésial) et dans les régions occipitales, en faveur du côté droit (D > G). D'autre part, un pattern inversé de la taille du Gyrus Angulaire (D > G) et diverses asymétries extrapérisylviennes atypiques ont été retrouvés à plusieurs reprises chez de tels enfants (Lubs *et al.*, 1991 ; Plante *et al.*, 1991). Enfin, Leonard *et al.* (1993) signalent la fréquence de particularités non quantifiables du cortex périsylvien des dyslexiques, comme l'absence ou encore le dédoublement de gyri dans les régions du planum et de l'opercule pariétal, témoins probables des troubles de la migration cellulaire déjà évoqués. Ils suggèrent également l'idée d'un "déplacement de matière" cérébrale de la berge temporale vers la berge pariétale ("right parietal shift"). Selon eux, ce déplacement cérébral pourrait entraîner un développement exceptionnel des aptitudes visuo-spatiales parfois signalé chez les dyslexiques. Mais il s'agit de constatations ponctuelles qui ne s'inscrivent pas dans un modèle cohérent comme le faisait l'hypothèse, bien malmenée, il faut l'avouer, de l'absence d'asymétrie du planum.

Corps calleux et dyslexie

Nous avons vu au chapitre p. 65 le rôle crucial que joue le corps calleux dans le développement du cerveau et du substrat du langage, et en particulier dans l'établissement de la dominance hémisphérique. Parmi les hypothèses physiopathologiques sur l'origine de la dyslexie de développement, a souvent été avancée celle d'une collaboration ou d'une communication défectueuses entre les hémisphères droit et gauche (Gross-Glenn et Rothenberg, 1984 ; Best, 1985 ; Gladstone *et al.*, 1989, parmi d'autres). Dès lors, quelques travaux ont recherché les concomitants structurels à un dysfonctionnement du corps calleux en mesurant sur des clichés d'IRM les surfaces calleuses. Ces mesures sont particulièrement aisées, puisque le corps calleux est parfaitement visible sur la coupe sagittale médiane du cerveau, sous la forme d'une aire très bien délimitée du reste du cerveau et dont on peut très facilement suivre le contour pour en mesurer la surface, et éventuellement certaines portions. Duara *et al.* (1991) ont ainsi trouvé, chez 21 dyslexiques adultes comparés à des témoins, une plus grande surface calleuse totale chez les femmes dyslexiques que chez les hommes dyslexiques ainsi qu'une plus importante région postérieure (splenium) chez les hommes et les femmes dyslexiques que chez les témoins. A l'inverse, Larsen *et al.* (1992) n'ont pas pu montrer de différence entre dyslexiques et témoins dans les surfaces mesurées, que ce soit pour l'aire totale du corps calleux, ou pour le splenium. Plus récemment, Hynd *et al.* (1995) ont comparé 16 enfants dyslexiques à 16 témoins appariés en âge. Les seules différences significatives trouvées l'ont été pour la région la plus antérieure (genou) significativement plus petite chez les dyslexiques. De plus, cette mesure était modérément, mais significativement corrélée aux performances réalisées par les dyslexiques dans une épreuve scolaire de lecture.

Ainsi, qu'il s'agisse du corps calleux ou des asymétries corticales, il n'y a pas encore, à ce jour, de clair consensus émergeant des études d'imagerie *in vivo*, ni en ce qui concerne les différences entre dyslexiques et témoins, ni même quant à la direction de ces différences lorsqu'elles sont présentes. De plus, les limitations techniques dues aux protocoles IRM eux-mêmes, ainsi que les études incluant sans distinction des enfants d'âges divers et de sexe différent ont abouti à des confusions dans l'interprétation des effets observés de certains facteurs. Ce dernier point, en particulier, est d'une importance cruciale lorsqu'on sait que les résultats de plusieurs expériences suggèrent une influence complexe du sexe sur la morphologie du corps calleux (cf. De Lacoste *et al.*, 1985 ; Witelson, 1985 ; Habib *et al.*, 1991) et les asymétries corticales (Witelson et Kigar, 1992 ; Aboitiz *et al.*, 1992c). Enfin, il n'y a eu que très peu d'études tentant de corréler les mesures calleuses et corticales avec des aptitudes cognitives spécifiques — en particulier, phonologiques — ce qui pourrait éclairer quelque peu la signification fonctionnelle des découvertes concernant les différences de morphologie cérébrale observées chez les dyslexiques.

C'est la raison pour laquelle nous avons entrepris une étude méticuleuse de 16 sujets dyslexiques, sélectionnés selon des critères stricts et comparés à 12 témoins non dyslexiques ayant par ailleurs des caractéristiques les plus similaires possibles. Les 28 sujets ont tous reçu une IRM du cerveau selon un protocole très précis et identique pour tous les sujets ; les dyslexiques recevaient en outre une batterie de tests destinée à évaluer très précisément les caractéristiques du trouble afin de pouvoir les mettre en relation avec les mesures anatomiques. Étant donnée l'importance des aspects méthodologiques de l'étude, nous avons choisi de les détailler dans les lignes qui suivent.

L'étude "IRM-DYS" (Robichon et Habib, sous presse, Habib et al., 1996) : aspects méthodologiques

Sujets

Les sujets, témoins et dyslexiques, étaient étudiants, élèves-ingénieurs d'une grande école pour la plupart. Le recrutement s'est effectué de bouche-à-oreille dans les milieux scolaires supérieurs de la région marseillaise. Les critères d'inclusion pour les dyslexiques étaient les suivants : 1) avoir un âge chronologique compris entre 18 et 30 ans et être de sexe masculin, 2) avoir été rééduqué dans l'enfance pour des troubles de la lecture après qu'un diagnostic de dyslexie eut été porté, 3) avoir des antécédents familiaux au premier degré de dyslexie de développement avérée ou probable et/ou de dysorthographie.

Ces critères, très stricts, ont été choisis afin d'homogénéiser la population et de mieux contrôler les facteurs qui pouvaient être à l'origine de la variabilité des résultats des autres études. Concernant l'âge des sujets, on peut s'étonner que le choix se soit arrêté à des adultes pour étudier un trouble qui touche évidemment principalement l'enfant. En fait, si on fait l'hypothèse, peu contestable aujourd'hui, qu'il existe une particularité constitutionnelle du cerveau des dyslexiques, tout laisse à penser que cette particularité sera toujours présente une fois l'âge adulte atteint ; en revanche, le biais introduit par l'inclusion d'enfants d'âges différents, comme ce fut souvent le cas dans les travaux précédents, est contourné par ce choix. Le fait de n'étudier que des sujets de sexe masculin permet de mieux cibler la population et d'éviter l'effet confondant du facteur sexe. Enfin, dans l'ignorance où nous sommes des déterminants de ces particularités cérébrales, il nous a semblé une précaution élémentaire de ne pas amalgamer des sujets pouvant relever de mécanismes biologiques différents, ce qui nous a incités à ne retenir que les cas où un facteur génétique pouvait être suspecté.

Ces critères de sélection une fois obtenus, les participants recevaient, bien que tous aient atteint un niveau d'études fin secondaire ou supérieur, une batterie d'évaluation de l'efficience intellectuelle globale (WAIS-R, Wechsler, 1981 ou PM-38, Raven, 1938), en référence aux critères de l'OMS (voir chapitre d'introduction p. 19) et une épreuve standardisée destinée au dépistage des troubles de la lecture, le "Test de l'Alouette" [5]. Les critères de non-inclusion concernaient la présence éventuelle de troubles ou de maladies neurologiques et/ou psychiatriques, la présence d'un syndrome d'hyperactivité avec ou sans déficit attentionnel, l'existence d'antécédents de traumatismes crâniens.

Les témoins volontaires sains, pour leur part, devaient avoir entre 18 et 30 ans, être de sexe masculin et ne pas répondre aux critères nécessaires à l'inclusion des dyslexiques. Ils étaient, en outre, soumis aux mêmes critères de non-inclusion que ces derniers.

Évaluation clinique et neuropsychologique

Un questionnaire général et un entretien préliminaire ont eu pour but de nous assurer que tous les sujets répondaient correctement aux critères imposés. La latéralisation manuelle a été appréciée à l'aide de l'adaptation française du Edinburgh Handedness Inventory (Oldfield, 1971) permettant le calcul d'un quotient de latéralité avec un score limite égal à +70.00, au-delà duquel les participants étaient considérés droitiers et en deçà, non-droitiers [6].

Par la suite, une évaluation plus spécifique et qualitative des troubles observés a été réalisée à l'aide d'épreuves mises au point par le Dr Sylviane Valdois, du

5. Il s'agit d'une épreuve de lecture à haute voix d'un texte ; un âge de lecture est établi à partir du temps que met le sujet à lire ce texte et du nombre d'erreurs commises. L'étalonnage est réalisé auprès d'enfants de différents âges et niveaux scolaires, de 5;11 ans (grandes sections de maternelles) jusqu'à 14;3 ans (classe de 3e classique) où l'on doit théoriquement avoir atteint le niveau de lecture d'un adulte normolexique.

6. L'inventaire d'Edimbourg est constitué de 10 questions (dont par exemple "avec quelle main tenez-vous le couteau pour couper du pain ?" ou encore "avec quelle main lancez-vous une balle ?". Le sujet doit répondre selon une de 5 possibilités : toujours la droite ; le plus souvent la droite ; indifféremment la droite et la gauche ; le plus souvent la gauche ; toujours la gauche. Selon la réponse, un score est attribué pour chacune des 10 questions, le total obtenu permettant de calculer l'indice de latéralisation manuelle. Cet indice s'est avéré corrélé à des méthodes plus sophistiquées d'examen de la manualité comme le "peg-board" où on mesure le temps mis pour introduire, d'une main puis de l'autre, de petits pitons dans une planche creusée de multiples orifices.

C.N.R.S. de Grenoble, destinées à évaluer les processus phonologiques et tout particulièrement la conscience phonologique.

Comme nous le reverrons au chapitre suivant, de nombreuses preuves se sont accumulées, ces dernières années, en faveur du rôle primordial, chez la majorité des dyslexiques, d'un trouble de la capacité à manipuler le contenu sonore des mots entendus, capacité explorée cliniquement à l'aide de tâches dites de "conscience phonologique".

Il nous a ainsi paru important d'évaluer les handicaps résiduels que pourraient éventuellement présenter nos adultes porteurs de dyslexie de développement dans des activités mettant en jeu les compétences analytiques du traitement de la parole. Pour ce faire, trois épreuves ont été retenues : soustraction de phonèmes de noms communs, catégorisation de sons et jugement de rimes. Dans le test de soustraction phonologique, l'expérimentateur lit des mots oralement que le sujet doit répéter après avoir omis le premier *son* de chaque mot ; il va sans dire qu'afin de s'assurer de la bonne compréhension des consignes dans une épreuve aussi difficile, plusieurs exemples étaient préalablement fournis aux participants :

Exemples :
crevette doit être répété "-revette" [r∅vet] ;
stylo doit être répété "-tylo" [tilo].

Ce test permet ainsi de mesurer la capacité du sujet à la décomposition du mot en ses constituants sonores (segmentation phonologique).

Pour le test de *Sound Categorization*, dans une série de 4 mots lus oralement par l'examinateur, le participant évalué doit rejeter un mot intrus qui ne renferme pas le même *son* que les autres *(ex : matin - parrain - <u>coffre</u> - lapin).* Le critère de rejet est purement phonologique car l'évocation mentale de la forme écrite des mots pouvant comporter des phonèmes correspondant à plusieurs graphies n'apporte aucune aide au sujet (dans l'exemple précédent, le phonème [$\tilde{\varepsilon}$] peut s'écrire aussi bien *-in*, que *-ein*, *-ain* ou *-ym* comme dans "thym").

L'épreuve de jugement de rimes est composée d'une partie orale où les couples de mots sont dits par l'examinateur et d'une partie visuelle où d'autres couples sont lus silencieusement par le sujet. On recherche l'habileté à la discrimination de rimes parmi des couples de mots dont la rime finale est homophone et homographe *(main - pain),* homophone et non homographe *(rouleau - ballot),* non homophone et homographe *(tranquille - jonquille)* non homophone et non homographe *(arbre - mer).* Vingt-quatre paires de mots présentées oralement ont été administrées aux dyslexiques ainsi qu'aux témoins.

Enfin, les processus de conversion entre graphèmes et phonèmes ont été évalués à l'aide d'une épreuve de lecture et dictée de logatomes. Les logatomes sont des non-mots prononçables. Les épreuves de lecture et de dictée de logatomes permettent de tester les aptitudes des sujets aux codages grapho-phonémique et phono-graphémique et de les comparer à des étalonnages réalisés sur des enfants et des adultes.

Méthodes anatomiques

a) Acquisitions IRM et reconstruction 3D

Les examens ont été réalisés à l'aide d'une unité d'IRM dotée d'un aimant supraconducteur développant un champ magnétique de 1,5 tesla, ce qui constitue l'outil de référence pour ce type d'examens.

La même méthode a été appliquée à tous les sujets : l'examen comprenait l'acquisition de 124 coupes horizontales d'un millimètre d'épaisseur, qui ont ensuite été transférées sur un poste de travail comportant un logiciel capable de les reconstruire sous forme d'un volume dans les trois dimensions d'un espace fictif permettant la manipulation des objets. Par la suite une opération quasi-chirurgicale permet de "disséquer" chaque cerveau pour le débarrasser de ses membranes, des tissus osseux et du cuir chevelu, de façon à posséder une image tridimensionnelle du cerveau "nu". *In fine,* 26 fichiers contenant chacun un cerveau en images volumiques ont été constitués pour les 26 participants de cette expérience.

b) Mesure du planum temporale

A partir de la reconstruction tridimensionnelle de chaque cerveau, des coupes dans le plan sagittal ont été générées à l'écran, pour les deux hémisphères.

L'avantage d'utiliser ce plan de coupe a été souligné dès les premiers travaux radio-anatomiques (Habib *et al.*, 1984). A cette époque, où l'IRM n'était pas encore utilisée pour imager le cerveau, nous avions essayé de définir quel était le meilleur plan pour analyser les asymétries de la région du langage. L'entreprise était de taille : dix cerveaux qui avaient été fixés au formol avant même d'avoir été extraits de leur crâne, c'est-à-dire sur le cadavre lui-même, de façon à éviter toute déformation, avaient été sectionnés au macrotome pour simuler les coupes tomographiques du scanner, et ce dans un des trois plans de l'espace (voir Figure 5). Les coupes horizontales, celles habituellement utilisées pour un examen au scanner, montrent correctement la région auditive de l'aire du langage, en particulier le gyrus de Heschl contenant l'aire auditive primaire, mais s'avèrent impropres pour examiner les

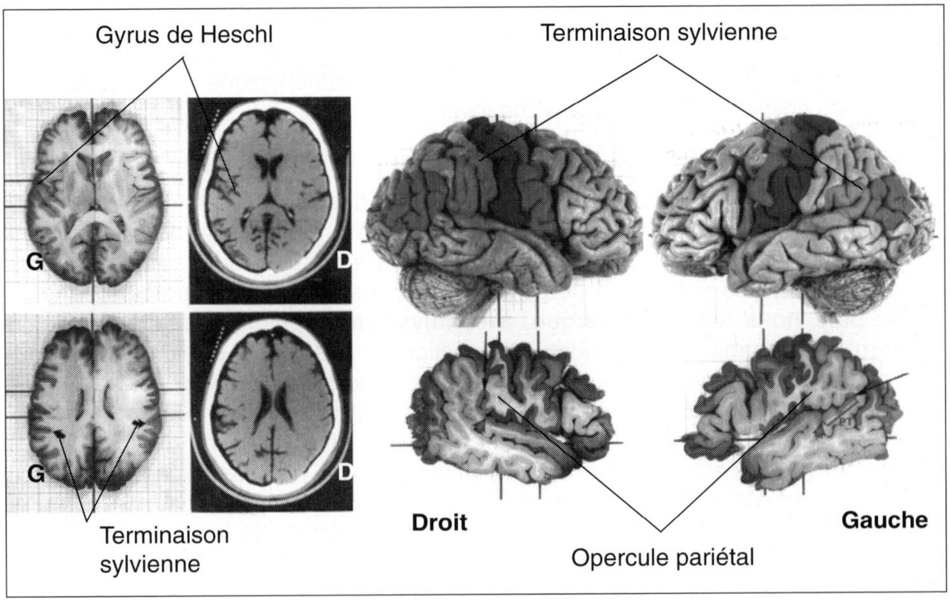

Figure 5. Supériorité des coupes sagittales (en bas à droite) sur les coupes horizontales (à gauche) pour explorer en tomographie les asymétries de la région périsylvienne postérieure. Les coupes horizontales montrent l'asymétrie de direction du cortex auditif primaire (gyrus de Heschl), mais sont incapables de visualiser pleinement la terminaison de la fissure sylvienne. La franche asymétrie de direction de cette dernière est à l'origine d'une asymétrie parfois considérable de la région pariétale inférieure. Les coupes sagittales sont donc les plus aptes à explorer l'asymétrie du planum temporal (PT) et de l'opercule pariétal.

régions plus postérieures, précisément celles dont l'asymétrie est la plus forte. Les coupes vertico-frontales, également appelées coronales, sont celles qui avaient été utilisées par Galaburda dans ses travaux sur les spécimens d'autopsie. Mais ici encore, la région postérieure du lobe temporal est difficile à analyser, en particulier en raison de l'obliquité différente de la scissure de Sylvius entre les deux hémisphères. Finalement, ce sont les coupes sagittales, parallèles à l'axe antéro-postérieur de la tête, qui nous sont apparues les plus aptes à permettre la visualisation de la région temporale postérieure et de ses asymétries. On peut en effet y suivre la scissure de Sylvius sur toute son étendue d'avant en arrière, et apprécier parfaitement l'asymétrie de son trajet. Ce sont donc ces coupes sagittales que nous avons analysées sur les IRM de nos dyslexiques. Toutefois, contrairement aux travaux autopsiques, les techniques modernes de reconstitution tridimensionnelle présentent l'énorme avantage de pouvoir couper un cerveau dans plusieurs plans simultanément : une fois que sont affichées sur l'écran les coupes sagittales, il est encore possible, grâce à la magie de l'ordinateur, d'y afficher également des coupes horizontales et des coupes coronales, la situation de chaque point dans l'espace tridimensionnel pouvant être ainsi vérifiée avec une grande certitude, ce qui n'est évidemment pas possible sur un spécimen autopsique, dont les tranches, une fois coupées, ne peuvent être recollées !

Il ne reste plus alors qu'à repérer le planum temporal, en marquant sa limite antérieure sur la coupe horizontale et en traçant sa bordure sur chaque coupe sagittale, comme cela est illustré sur la figure 6. La mesure réalisée sur chaque coupe est ensuite reportée sur un programme informatique qui calcule l'aire du planum en fonction du nombre de coupes sur lesquelles il a été repéré. La surface ainsi obtenue du côté droit et du côté gauche est transformée en un indice d'asymétrie (2x [D-G]/D + G), les chiffres négatifs correspondant à l'asymétrie typique en faveur du côté gauche, les chiffres positifs à l'asymétrie inverse.

c) Mesure de l' "aire pariétale supra-sylvienne"

Alors que la plupart des travaux anatomiques consacrés à la recherche d'asymétries atypiques sur le cerveau de dyslexiques s'étaient focalisés sur le planum temporal, plusieurs arguments nous ont incités à nous pencher sur l'anatomie d'une autre région, située sur l'autre berge de la scissure sylvienne, l'opercule pariétal. D'une part, nous avions remarqué, à l'analyse de spécimens de cerveaux de cadavres, que l'habituelle asymétrie de direction de la scissure sylvienne était souvent responsable d'une importante asymétrie de la région pariétale inférieure, limitée en bas et en arrière par cette même scissure, un aspect qui, bien que fréquemment souligné par les anatomistes, ne semblait pas avoir attiré l'attention des chercheurs en neuropsychologie (voir Figure 5). Par ailleurs, l'étude de sujets aphasiques avait déjà permis de suspecter le rôle de cette région dans l'hémisphère gauche, comprenant le gyrus supramarginal adjacent, dans certains aspects du langage, en particulier les processus phonologiques, dont on connaît à présent l'altération spécifique chez le dyslexique. Notre raisonnement était ainsi que si le dyslexique est particulièrement déficitaire dans des tâches phonologiques et si ces tâches sont sous la dépendance des régions pariétales inférieures, il pourrait être intéressant de rechercher des corrélations entre le degré du déficit phonologique et le pattern d'asymétrie de cette région chez nos dyslexiques.

Nous avons alors mesuré, toujours sur les coupes sagittales de l'IRM, une aire que nous avons proposé de dénommer "aire pariétale supra-sylvienne" (APSS) s'étendant depuis le sillon central jusqu'au sillon intermédiaire de Jensen (Dejerine, 1901), bien visible au milieu du lobe pariétal. L'APSS englobe ainsi une partie du

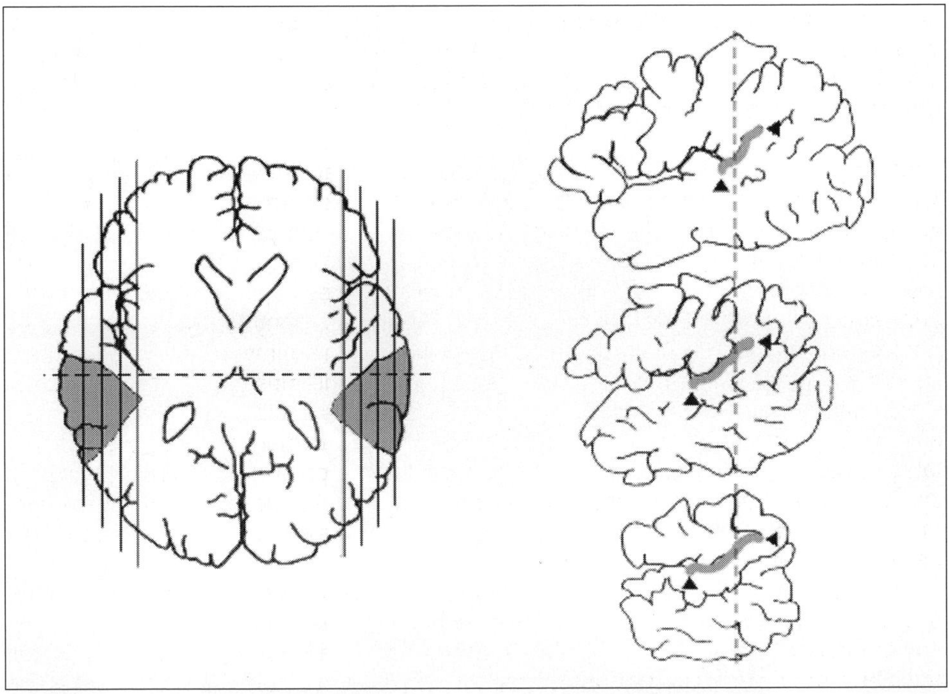

Figure 6. Représentation schématique de la méthode de mesure de surface du planum temporal à partir des sections sagittales.
(d'après Habib et al., 1995).

gyrus post-central, l'opercule pariétal et le gyrus supramarginal. Pour chaque sujet, une coupe axiale et une coupe sagittale ont été générées. Sur la première, le sillon central a été repéré et pointé ; la seconde a été choisie en fonction de la lisibilité du sillon de Jensen, permettant ainsi de définir, sur chaque hémisphère, la surface supra-sylvienne à mesurer (voir Figure 7). Enfin, un coefficient d'asymétrie est calculé de la même manière que pour le planum.

d) Mesure du Corps Calleux

Comme nous l'avons souligné, la mesure du corps calleux est chose très simple. Il suffit de faire générer par l'ordinateur une coupe sagittale médiane inter-hémisphérique (voir Figure 11) et de tracer la bordure extérieure du corps calleux. Toutefois, une différence importante par rapport aux mesures corticales doit être prise en compte, liée au fait que tous les cerveaux n'ont pas la même taille, variant de 1200 à 1500 cm^3 environ. En effet, si pour les mesures corticales, le calcul du coefficient d'asymétrie fournissait un indice absolu pouvant être comparé d'un cerveau à un autre, il n'en va pas de même pour la mesure du corps calleux, dont les dimensions varient en fonction du volume cérébral. Chaque mesure a donc été ramenée à un chiffre pondéré en fonction de la taille du cerveau, rendant ainsi les mesures calleuses comparables d'un individu à un autre (Habib *et al.,* 1991).

Puis, la surface totale du corps calleux a été segmentée en traçant, à partir d'un "centre de gravité" calculé mathématiquement, cinq rayons permettant de définir six sous-régions (A1 à A3 et P1 à P3) représentant les moitiés, tiers et cinquièmes anté-

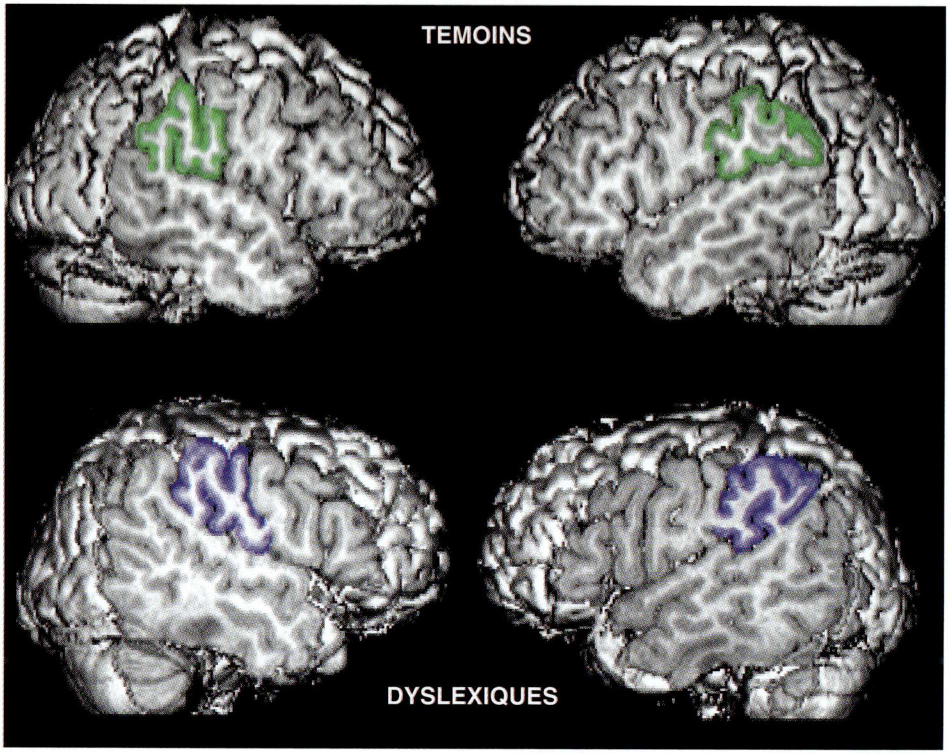

Figure 7. Repérage de l'aire pariétale suprasylvienne (APSS) sur les coupes sagittales passant par la région sylvienne postérieure.
L'APSS, s'étendant d'arrière en avant depuis le sillon de Jensen (flèche) jusqu'au gyrus post-central, est habituellement franchement asymétrique en faveur du côté gauche. Sur un groupe d'adultes anciens dyslexiques, nous avons retrouvé une absence d'asymétrie de cette aire.
(D'après Habib et al., 1996b).

rieurs et postérieurs du corps calleux (voir Figure 8). Enfin, deux indices ont été calculés afin de rechercher d'éventuelles différences affectant la forme globale du corps calleux entre dyslexiques et témoins : un "indice de minceur" et un "indice de circularité". L'indice de minceur (Clarke *et al.*, 1989) permet d'apprécier la finesse relative du corps calleux par rapport à sa surface totale, en particulier la présence, plus ou moins marquée selon les individus, d'un retrécissement au niveau de l'isthme. L'indice de circularité a été calculé, selon la méthode de Denenberg *et al.* (1991) consistant à insérer le corps calleux dans un rectangle de travail, suivant la formule :

$$(C) = L\ (r)/W\ (r)$$

où L (r) est la plus grande longueur du rectangle de travail et W (r) la plus petite (voir Figure 9).

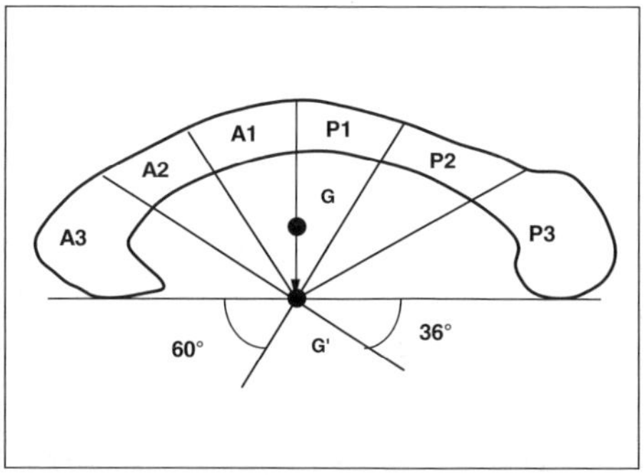

Figure 8. Mode de segmentation de l'aire calleuse en 6 sous-régions, après calcul d'un "centre de gravité" (G), permettant de tenir compte des variations de courbure du corps calleux selon les individus (d'après Habib et al., 1991).

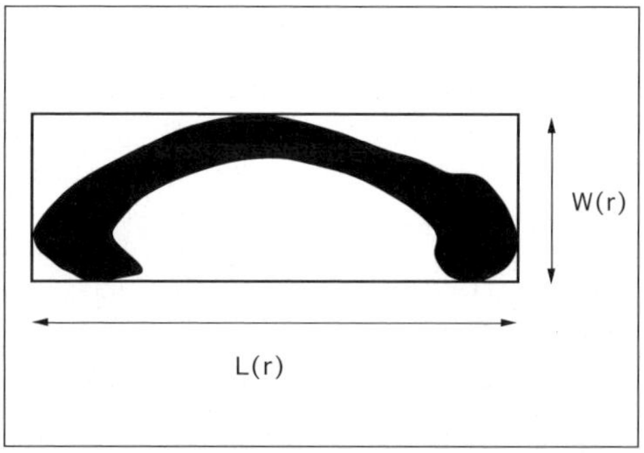

Figure 9. Le degré de "circularité" du corps calleux, mesuré par le rapport de la hauteur (W) à la longueur (L) du rectangle dans lequel est incluse l'aire calleuse, est en moyenne plus réduit chez les dyslexiques, ce qui signifie que leur corps calleux est plus arrondi (alors qu'il est plus aplati chez les témoins non dyslexiques).

L'étude "IRM-DYS" : Résultats

a) asymétries corticales

Le résultat le plus important de ce travail a été de montrer que s'il existe un défaut de mise en place des asymétries corticales chez le dyslexique, il concerne plus probablement le cortex pariétal que le cortex temporal (voir Figure 10). En effet, contrairement au planum temporal, dont le coefficient d'asymétrie ne diffère pas en moyenne entre dyslexiques et témoins (bien que les dyslexiques aient globalement tendance à être plus symétriques), le coefficient d'asymétrie de l'aire pariétale supra-sylvienne discrimine beaucoup plus nettement les dyslexiques des non dyslexiques : alors que les témoins ont tous une aire pariétale gauche plus étendue que la droite, il n'en va pas de même chez les dyslexiques dont une bonne partie sont symétriques voire ont une asymétrie droite.

b) origine des variations du degré d'asymétrie

Par ailleurs, nous avons recherché par un calcul statistique quel était, pour chaque type d'asymétrie, le côté dont la variation explique l'effet observé : en ce qui concerne le planum temporal, il nous est apparu, conformément aux constatations autopsiques de Galaburda, que la variation se faisait aux dépens de l'hémisphère droit, alors que pour la région pariétale mesurée, la variation se faisait aux dépens de l'hémisphère gauche. En d'autres termes, le ou les facteur (s) susceptible (s) d'agir sur le développement du cerveau pour déterminer la présence ou l'absence d'asymétrie devaient agir sur le planum *droit*, mais sur la région pariétale inférieure *gauche*. Notre hypothèse est que ces facteurs sont distincts et agissent à deux moments distincts de la maturation cérébrale. A l'appui de cette hypothèse se trouvent des documents photographiques publiés par Marjorie LeMay montrant clairement que l'asymétrie de direction de la scissure sylvienne est visible sur la surface cérébrale, dès la quinzième semaine de gestation, alors que la surface corticale est

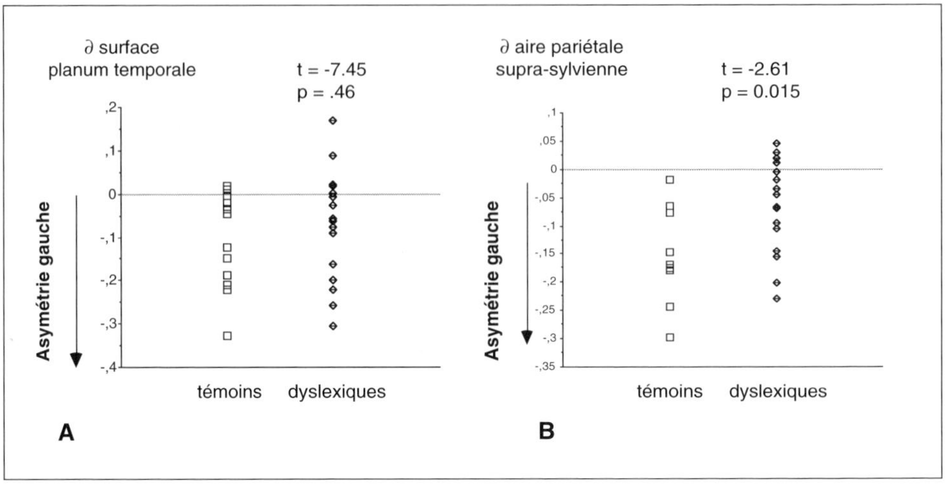

Figure 10. Comparaison du degré d'asymétrie de deux régions corticales entre 16 adultes anciens dyslexiques et 12 témoins appariés. Les chiffres négatifs en ordonnée correspondent à l'asymétrie en faveur du côté gauche (asymétrie typique habituellement retrouvée chez la majorité des individus). Le sens de la flèche indique une plus forte asymétrie gauche.
A. Le planum temporal, que les travaux initiaux de Galaburda avaient signalé comme anormalement symétrique chez le dyslexique, n'apparaît pas dans cette étude significativement différent chez les dyslexiques.
B. En revanche, il existe une différence significative pour l'aire pariétale inférieure, incluant l'opercule pariétal et le gyrus supra-marginal (voir figure 7) : les dyslexiques ont en moyenne une moindre asymétrie de cette aire pariétale.

encore complètement lisse, c'est-à-dire bien avant qu'apparaissent les sillons du lobe temporal et donc l'asymétrie du planum (qui n'est observable que sur des cerveaux de fœtus âgés de 29 semaines et plus).

Ainsi, le scénario pourrait être le suivant : il existe une tendance génétique et universelle à l'asymétrie de la région pariétale, se manifestant dès les premières étapes de l'embryogenèse, probablement apte à déterminer une asymétrie dans le rythme de prolifération cellulaire au stade le plus précoce de la corticogénèse (voir chapitre "Les étapes du développement", p. 49). Dans certains cas, cette tendance est génétiquement absente (peut-être de par l'absence du gène approprié), ou inhibée par la présence d'un autre gène, en tout cas ne se manifeste pas, et le développement se fait de manière inhabituellement symétrique. En revanche, l'asymétrie du planum, elle, pourrait relever plutôt comme le suspectaient Geschwind et Galaburda, d'événements survenant bien plus tard, lors de la phase post-migratoire, alors que les neurones corticaux sont déjà en place, ou à la fin de la phase migratoire (20e semaine). A ce moment, on peut plus aisément imaginer que des facteurs inhérents à l'environnement du fœtus, qu'ils soient de nature biochimique, hormonale ou immunologique, viennent interférer avec les mécanismes physiologiques de mort cellulaire programmée et/ou d'établissement des connexions, aboutissant à la persistance anormale de milliers de neurones corticaux supplémentaires dans le planum droit. Ainsi, nos résultats suggèrent que, chez nos dyslexiques tout au moins, le mécanisme causal, agissant sur l'asymétrie pariétale, doit prendre son origine au tout début

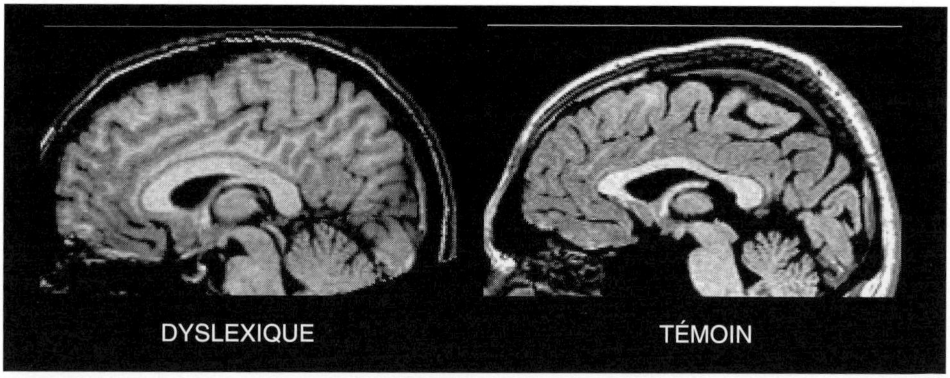

Figure 11. L'aire calleuse médiane sur une coupe sagittale en IRM chez un dyslexique par comparaison à un sujet non dyslexique.

de la maturation du cortex, ce qui incite à suspecter une cause génétique [7]. De manière alternative, il est envisageable que l'apprentissage lui-même, en particulier la rééducation intensive dont ont bénéficié pendant l'enfance nos adultes dyslexiques, puisse avoir participé à l'établissement du degré d'asymétrie, en particulier pour le planum, puisqu'il a été montré que cette asymétrie peut être influencée par un entraînement intensif avant l'âge de 7 ans dans le cas des musiciens professionnels (Schlaug *et al.*, 1995). Dans cette hypothèse, il est possible que le fait que nos dyslexiques diffèrent des sujets témoins pour l'asymétrie pariétale et non l'asymétrie du planum traduise la plus grande plasticité du planum que du cortex pariétal, qui serait, lui, peu modifié par l'apprentissage.

c) Morphologie du corps calleux

Enfin, la mesure de la morphologie calleuse chez ces mêmes sujets dyslexiques et témoins a montré deux différences : d'une part une aire sagittale calleuse en moyenne plus vaste chez les dyslexiques, et d'autre part une différence dans la morphologie même du corps calleux, dont la forme d'ensemble est plus arrondie et la bulbosité postérieure, due au resserrement habituel de l'isthme (juste en avant du splénium), moins marquée (voir Figure 11). En outre, il semble exister un effet de la manualité sur ces différences qui seraient essentiellement dues aux dyslexiques droitiers, les gauchers et ambidextres se rapprochant paradoxalement des non-dyslexiques (voir Figure 12). Ces constatations ne permettent pas encore d'élaborer un modèle cohérent de la neurobiologie développementale du dyslexique, mais suggèrent une interaction complexe de divers facteurs dont ceux liés au sexe et à la latéralité fonctionnelle. On peut ainsi présumer que les fibres constitutives du corps calleux, en particulier celles de l'isthme, connues pour relier les régions temporo-pariétales du cortex des deux hémisphères, n'ont pas subi les phénomènes régressifs survenant, comme nous l'avons vu au chapitre p. 49, au cours de la période périnatale et des premières semaines de vie extra-utérine. Rappelons qu'à cette période la perte physiologique d'axones calleux, aboutissant normalement à façonner la forme définitive de la structure, peut être entravée par l'ambiance hormonale propre de l'individu. Un excès (ou un défaut) d'hormones sexuelles peut en effet limiter la perte

7. Cela concorde du reste avec le fait que nos patients aient été sélectionnés en fonction de la présence d'un antécédent familial.

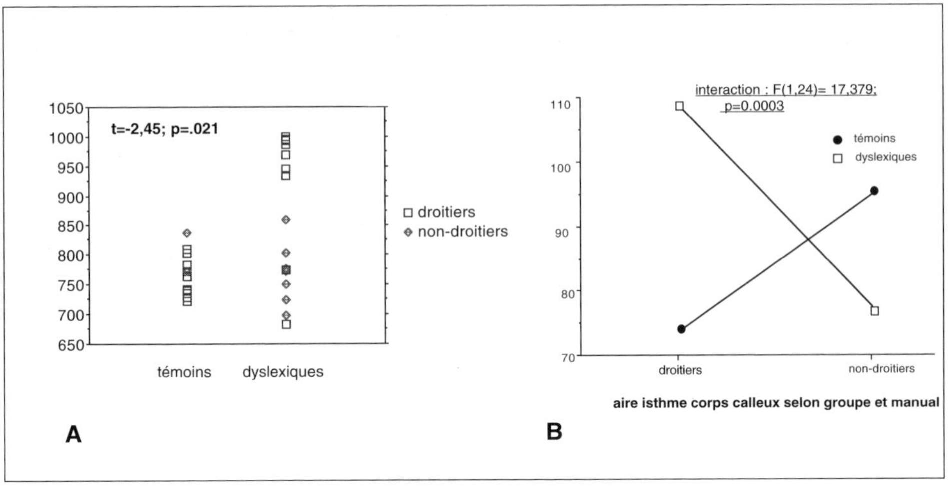

Figure 12.
A. Mesure de l'aire calleuse totale chez 16 adultes dyslexiques et 12 sujets témoins appariés. La différence de moyenne de l'aire calleuse est significative, mais la majorité de l'effet est lié aux dyslexiques droitiers, les non-droitiers ne différant pas significativement des témoins.
B. Cet effet de la manualité se traduit par une interaction très significative entre groupe (dyslexique/témoin) et manualité (droitier/non droitier), en particulier pour la région postéro-moyenne (région P2, figure 8), correspondant à l'isthme du corps calleux.

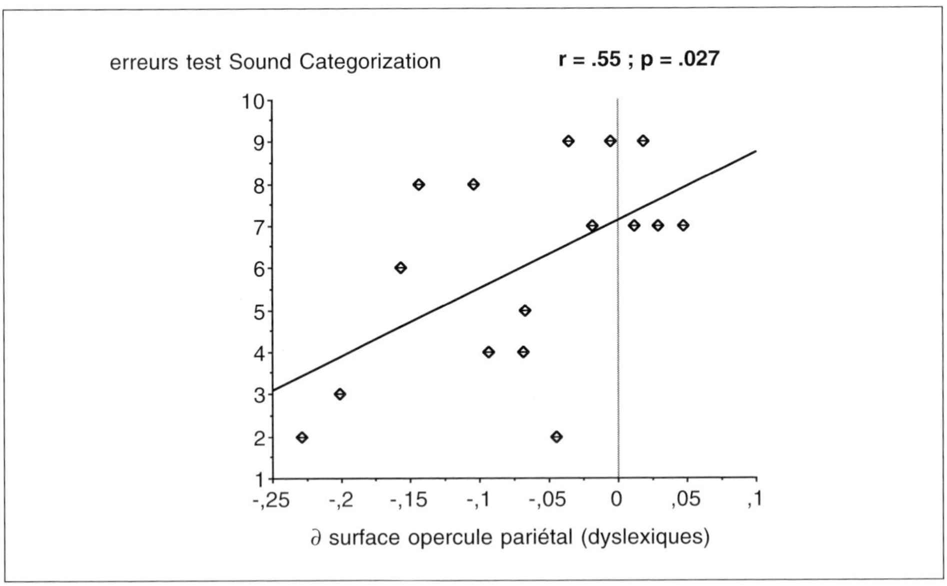

Figure 13. Graphique montrant la corrélation entre le degré d'asymétrie de l'opercule pariétal et la performance des dyslexiques adultes à un test de conscience phonologique (recherche d'intrus phonologique parmi quatre mots). Plus les dyslexiques ont un lobe pariétal asymétrique (donc se rapprochent de l'aspect normal retrouvé chez les témoins non dyslexiques) meilleures sont leurs aptitudes phonologiques.

des axones calleux et aboutir ainsi à la persistance anormale de milliers d'entre eux. Par ailleurs, on sait que c'est précisément l'isthme qui est le siège principal des variations interindividuelles, selon qu'on est homme ou femme, droitier ou gaucher. Il est possible que la maturation plus tardive de cette région en fasse la cible privilégiée des substances hormonales dont la sécrétion culmine à cette période de la maturation. La persistance anormale de ces axones pourrait empêcher l'asymétrie fonctionnelle de s'installer, en raison de relations trop abondantes entre les régions corticales temporo-pariétales. Toutefois, nous n'avons pas retrouvé de corrélation entre la taille et la morphologie calleuses et le degré d'asymétrie corticale, tant pour le planum que l'aire pariétale inférieure (malgré certaines preuves du contraire dans la littérature : Aboitiz *et al.*, 1992). De fait, un nombre accru de fibres au niveau de l'isthme pourrait empêcher les fonctions du langage de se latéraliser à l'hémisphère gauche, ou encore, un effet inhibiteur de l'hémisphère droit sur le gauche pourrait être magnifié par la taille excessive de l'isthme calleux.

Le travail de Njiokiktjien *et al.* (1994) suggérant que les dyslexiques ayant un plus gros corps calleux sont ceux dont la dyslexie répond à un mécanisme génétique, laisse penser que la forme anormale du corps calleux chez nos dyslexiques, eux-mêmes sélectionnés sur un critère familial, est un trait d'origine génétique, peut-être une prédisposition génétiquement déterminée à une sensibilité particulière à des facteurs exogènes. Mais ici encore, les études déjà citées du corps calleux des musiciens nous offrent une nouvelle explication, celle du rôle modelant de l'apprentissage sur la structure même : les musiciens ont une plus grande partie antérieure du corps calleux, en rapport avec l'usage intensif et répété, depuis l'enfance, d'un instrument, nécessairement basé sur la coordination bimanuelle (donc l'échange interhémisphérique d'informations sensorimotrices). De la même manière, on peut donc imaginer que les enfants dyslexiques aient développé, grâce à l'entraînement intensif des correspondances grapho-phonémiques, une habileté particulière à transférer des informations entre la partie postérieure de l'hémisphère droit, plus compétent pour le traitement des formes visuelles et les régions auditives associatives temporales gauches, spécialisées dans leur traitement phonologique.

d) Corrélations fonctionnelles

Toutes ces spéculations, bien qu'intéressantes du point de vue théorique, ne nous renseignent cependant pas sur la façon dont ce cerveau atypique du dyslexique peut être responsable du trouble de l'apprentissage. Notre démarche a été, dès lors, de chercher à mettre en relation cette morphologie atypique du cerveau avec les caractéristiques cliniques des sujets, plus précisément les difficultés persistantes qu'ils rencontrent dans les tâches phonologiques. Pour ce faire, nous avons recherché les corrélations statistiques entre les différents indices anatomiques mesurés (indice d'asymétrie temporale, indice d'asymétrie pariétale, surface du corps calleux, indices de morphologie calleuse) et les performances aux tests de langage décrits dans la section méthodes ci-dessus.

Les résultats, bien que non univoques, ont démontré la présence de liens indéniables entre morphologie et performance.

Tout d'abord, en ce qui concerne le corps calleux, il existe une relation significative entre le degré d'atypie des indices morphologiques et la faiblesse de la performance aux épreuves de lecture et de dictée de non-mots, de suppression du phonème initial d'un mot entendu et de "sound categorisation". Plus précisément, les sujets ont une aire calleuse d'autant plus vaste (en particulier pour les sous-régions A2 et P1) et un corps calleux d'autant plus arrondi et épais, qu'ils peinent à réaliser ces épreuves, qui ont toutes en commun de faire appel, d'une manière ou d'une autre, à des processus phonologiques.

De même, en ce qui concerne les indices d'asymétrie corticale, nous avons retrouvé une corrélation significative entre le degré d'asymétrie de l'aire pariétale et la performance aux tests phonologiques (voir Figure 13) : plus l'aire pariétale gauche prédomine (c'est-à-dire que le pattern d'asymétrie se rapproche de celui des sujets normaux), plus la performance est bonne ; à l'inverse, au fur et à mesure que l'asymétrie s'inverse vers une prédominance de l'aire pariétale droite, plus les sujets sont déficitaires dans les épreuves phonologiques. En revanche, l'asymétrie du planum n'est pas corrélée avec les performances aux tests.

Ainsi, les deux principales caractéristiques du cerveau des dyslexiques qui ressortent de cette étude, celle ayant trait à la morphologie calleuse et celle concernant le défaut d'asymétrie de la région pariétale inférieure, paraissent toutes deux étroitement reliées aux aptitudes des dyslexiques à réaliser des tâches reposant sur leurs capacités phonologiques.

e) Tentatives d'explication

Reste à expliquer comment l'une et l'autre de ces anomalies morphologiques peut rendre compte des troubles observés. En premier lieu, il serait tentant de les relier l'une à l'autre en imaginant que les cerveaux les plus asymétriques sont également ceux dont le corps calleux, en particulier au niveau de sa partie postérieure, est plus développé. En fait, il n'en est rien, puisqu'aucune corrélation n'a été retrouvée entre ces deux indices. On doit donc admettre que chacune de ces caractéristiques est capable d'influencer les aptitudes phonologiques pour son propre compte. Concernant l'asymétrie pariétale, on conçoit qu'un défaut de développement du lobe pariétal gauche puisse affaiblir les aptitudes phonologiques, en particulier la capacité à maintenir les sons du langage en mémoire à court terme, dont on connaît la dépendance, chez l'adulte d'un réseau incluant le cortex pariétal inférieur gauche (voir chapitre "Le cerveau fini : un patchwork cognitif", p. 29). Il est intéressant de noter que la tâche la mieux corrélée à l'asymétrie pariétale (donc à l'étendue de l'aire pariétale gauche) est l'épreuve de "sound categorization" qui, précisément, est celle, parmi nos tâches phonologiques, qui fait le plus appel au maintien en mémoire à court terme d'une information auditivo-phonologique [8].

Une question reste entière, celle de savoir pourquoi aucune relation n'a été retrouvée dans notre étude entre capacités phonologiques et degré d'asymétrie du planum temporal, alors qu'une telle relation a été rapportée par Larsen et ses collaborateurs en 1990. Plusieurs explications peuvent être envisagées : en premier lieu, l'âge des patients était différent dans l'étude norvégienne (enfants de 15 ans). Deuxièmement, la méthode d'analyse des clichés IRM était différente (coupes verticales sans contrôle tridimensionnel des limites du planum). Troisièmement, il est possible que le mode de recrutement de nos sujets (élèves ingénieurs) ait artificiellement sélectionné des individus ayant développé des habiletés particulières susceptibles d'influer sur l'asymétrie du planum. Enfin et surtout, l'épreuve choisie par ces auteurs pour évaluer le trouble phonologique (lecture de non-mots) explore un

8. Par exemple, lorsque le sujet doit trouver l'intrus parmi les mots "blé, bleu, bras, blanc", il doit certes effectuer un jugement phonologique sur les quatre mots, mais surtout il doit utiliser la "boucle phonologique" au sens proposé par Baddeley, comportant deux sous-systèmes, l'un capable de se prononcer les mots à voix basse (récapitulation subvocale) l'autre de les maintenir dans un stock temporaire à capacité limitée (stock phonologique). C'est cette dernière fonction qui serait sous la dépendance du lobe pariétal gauche (voir chapitre p. 179).

aspect différent des aptitudes phonologiques de celle qui s'est avérée le mieux corrélée avec l'asymétrie pariétale dans notre étude (test de catégorisation).

Quoi qu'il en soit, il reste que la question du planum chez le dyslexique, qui a été l'objet jusqu'ici de la majorité des efforts de recherche, n'est pas résolue et que la prise en compte de l'asymétrie pariétale paraît au moins aussi importante.

Quant aux relations entre corps calleux et phonologie, elles sont plus difficiles à modéliser, et le lien paraît ici plus indirect. S'il est concevable qu'un corps calleux plus volumineux ait pu participer aux difficultés de mise en place des aptitudes phonologiques, en altérant l'établissement de la latéralisation de ces aptitudes aux structures hémisphériques gauches compétentes, les anomalies observées dans sa forme ou sa taille peuvent également être considérées comme un simple témoin d'une anomalie générale de l'établissement des connexions cortico-corticales. Au mieux peut-on imaginer que l'anomalie calleuse est impliquée dans certains troubles associés comme les déficits de la coordination bimanuelle, les phénomènes d'écriture et de lecture en miroir, voire les troubles du calcul, mais il est bien difficile d'en faire une cause directe du déficit phonologique.

En conclusion, il est clair que les différentes approches évoquées dans ce chapitre ne permettent pour le moment que d'ébaucher l'esquisse d'un modèle neurobiologique de la dyslexie, modèle selon lequel un trouble, probablement en partie génétique, mais pouvant également faire intervenir des facteurs d'autre nature, de la maturation du cerveau peut avoir favorisé une organisation anatomique atypique, reposant sans doute sur la persistance anormale de certains groupes de neurones et sur une connectivité aberrante entre ces groupes de neurones.

On remarquera ainsi que les anomalies décrites ne rendent compte que très incomplètement des troubles divers aboutissant au déficit d'apprentissage du langage écrit chez le dyslexique : pour le moment, les hypothèses avancées ont reposé presque exclusivement sur l'explication du déficit phonologique, déficit certes considéré comme central dans la genèse du trouble de l'apprentissage, mais qui, comme nous le verrons, est loin d'en constituer le mécanisme unique. En particulier, les anomalies visuelles observées chez de nombreux dyslexiques et sur lesquelles on insiste de plus en plus depuis quelques années, restent très imparfaitement explicables par les constatations anatomiques rapportées dans ce chapitre, à l'exception des anomalies microscopiques décrites sur la voie visuelle. Du reste, le lecteur réalisera à la lecture du chapitre suivant combien le fossé est encore grand entre ces données anatomiques préliminaires et l'analyse cognitive des troubles qui y sera présentée. Toutefois, il faut considérer ces premières constatations comme traçant une voie de recherche stimulante vers une explication cohérente de la dyslexie.

LE FONCTIONNEMENT CÉRÉBRAL DU DYSLEXIQUE

Le chapitre précédent nous a appris que le cerveau du dyslexique était structurellement différent, particulier, dans sa morphologie même, et nous a montré la nature, à la fois infime et complexe de ces particularités. Le présent chapitre et les suivants vont avoir pour but de comprendre les implications fonctionnelles de ces particularités morphologiques, et pour commencer il nous faudra analyser la nature des difficultés auxquelles est confronté l'enfant (ou l'adulte) dyslexique.

C'est dans ce domaine que la neuropsychologie moderne a apporté l'aide la plus substantielle en fournissant à la fois des modèles théoriques, aptes à susciter la réflexion des chercheurs et des cliniciens, et des outils diagnostiques voire des méthodes de remédiation très utiles au thérapeute. C'est aussi dans ce domaine qu'ont été réalisés les travaux sans doute les plus cruciaux concernant le rôle central des processus phonologiques dans l'apprentissage de la lecture et celui, plus hypothétique, du trouble du traitement temporel de l'information.

LE LANGAGE, LES SONS ET LA LECTURE : LES ORIGINES DE LA DYSLEXIE PHONOLOGIQUE

Il est actuellement très largement admis que le trouble fondamental qui entrave l'apprentissage de la lecture chez le dyslexique est lié à un défaut de développement des systèmes cérébraux du langage. Cette constatation ne coule pas de source. En effet, lorsqu'on se trouve face à un enfant ou un adulte dyslexique rien ne laisse présumer, en première analyse, que ses difficultés à lire et à orthographier les mots prennent racine dans un trouble du traitement des sons du langage. Ainsi, l'expression orale paraît généralement normale, le discours spontané est généralement aisé et fluent, parfois même raffiné, l'aptitude à communiquer paraît tout à fait intacte. Ce n'est qu'en utilisant des tests spécifiques et avec une certaine habitude, qu'on s'apercevra que les aptitudes langagières ne sont pas aussi intactes qu'il n'y paraît, ou du moins ne fonctionnent pas aussi naturellement que chez la majorité des individus. Dans certains cas, toutefois, l'attention du clinicien aura été d'emblée attirée par certaines difficultés ayant marqué l'apparition de la parole dans la petite enfance.

Retard de langage et dysphasie

Un certain nombre d'entre eux, en effet, ont appris à parler un peu tard, souvent sans grandes conséquences pour la suite (c'est ce qu'on a coutume d'appeler un "retard simple" de parole ou de langage) ; parfois au contraire, le langage apparaît d'emblée pathologique, marqué par une expression mal articulée, des sons mal différenciés, puis des mots ne ressemblant que de loin à ce qu'ils veulent exprimer et que les parents sont souvent seuls à pouvoir identifier, eux qui connaissent mieux que quiconque ce que leur enfant peut avoir à dire ! On parle alors de dysphasie ou trouble spécifique de l'acquisition de la parole. Dans certains cas ce sont surtout les aspects moteurs de la parole qui sont altérés, la compréhension de la parole d'autrui paraissant tout à fait préservée, tantôt au contraire, les parents auront noté que l'enfant ne les comprend pas aisément, ce qui incite souvent le pédiatre à demander un avis spécialisé sur sa fonction auditive, au demeurant généralement normale [1]. A l'entrée en maternelle, ces enfants sont souvent encore difficiles à comprendre, parlent peu, par phrases courtes et grammaticalement mal structurées, ce qui les amène souvent à s'isoler des autres enfants et peut parfois en imposer pour un trouble plus grave de la personnalité. En fait, ces "dysphasies" bénéficient grandement de l'apprentissage du langage écrit, qui fournit un support providentiel à leur rééducation, de sorte que dès la fin du CP, leur langage oral se sera spectaculairement amélioré. Dans à peu près un tiers des cas, l'apprentissage de la lecture se fera sans difficulté majeure, l'enfant devenant même parfois un lecteur assidu. Dans les autres cas, cependant, s'installe une dyslexie, peu différente dans l'ensemble, de celles survenant en dehors de tels antécédents du langage oral.

Les liens entre dysphasie et dyslexie

A priori, autant l'expérience clinique que les classifications actuelles incitent à séparer clairement dysphasie et dyslexie. En effet, non seulement l'âge de survenue des troubles, évidemment, mais surtout leur nature et les signes qui leur sont associés incitent à les concevoir comme deux entités distinctes répondant à des mécanismes distincts. Du reste, les études génétiques récentes ont réussi à localiser certains chromosomes comme siège probable des gènes impliqués dans la dyslexie, mais ces découvertes ne concernent pas la dysphasie. A l'inverse, des liens ont été retrouvés entre la survenue de cas familiaux de dysphasie et un taux élevé d'enfants de sexe masculin, parmi la fratrie de dysphasiques (Tallal *et al.*, 1989). Une telle constatation n'a pas été faite pour la dyslexie. Quant aux examens neuropathologiques de cas de dysphasie, nous avons noté au chapitre précédent qu'ils sont très rares, présentant toutefois des traits communs avec les études de cerveaux de dyslexiques (Cohen *et al.*, 1989 ; Habib et Magnié, 1992). Nous envisagerons au chapitre suivant comment on peut concevoir, d'un point de vue étiopathogénique, les liens entre la dyslexie et d'autres syndromes qui peuvent lui être associés, dont la dysphasie.

1. La pratique d'un audiogramme chez l'enfant est chose courante, car c'est le seul moyen de détecter une éventuelle altération des capacités perceptives auditives, dont on connaît les effets potentiellement dévastateurs sur le développement du langage. Par exemple, la survenue d'otites à répétition entre 1 et 3 ans, par la diminution, même transitoire, de l'acuité auditive qu'elle peut provoquer, est certainement un facteur pouvant influencer le développement des mécanismes cérébraux de la compréhension du langage d'autrui et entraîner une dysphasie réceptive séquellaire.

Les troubles du langage oral dans la dyslexie

En dehors des troubles de la conscience phonologique (voir ci-dessous), diverses anomalies du langage oral sont régulièrement retrouvées dans des investigations systématiques de groupes d'enfants dyslexiques. Bien qu'il s'agisse de constatations faites sur des groupes de dyslexiques, par comparaison à une norme établie également sur de larges groupes, ces données gardent aussi une certaine valeur pour les cas individuels : alors que le langage oral d'un dyslexique paraît très habituellement strictement normal, divers domaines des aptitudes linguistiques ne sont pas intacts. Par exemple, la dénomination : si on demande à un enfant dyslexique de dénommer des images représentant par exemple des objets, des fruits et légumes, des animaux, on notera quelques erreurs, qu'il s'agisse de petites déviations phonétiques, ou surtout de réponses prouvant un accès déficient au lexique ou au sens du mot. Ce "manque du mot" est un symptôme classique de l'aphasie par lésion de l'aire de Broca chez l'adulte, mais peut se rencontrer dans d'autres types d'aphasie (par exemple l'aphasie amnésique de Pitres, par lésion de la partie postérieure et moyenne du lobe temporal). Divers travaux récents utilisant la caméra à positrons ont démontré l'existence d'un réseau, dans le cortex temporal de l'hémisphère cérébral gauche, se mettant en jeu lorsqu'on effectue une recherche dans son propre lexique afin de dénommer une image (voir Damasio *et al.*, 1996). Il semblerait que les processus de reconnaissance de l'image et ceux de recherche du mot dans le lexique interne soient étroitement liés et répondent à l'activation de zones corticales communes, qui pourraient du reste être organisées topographiquement selon le type de mots : noms d'objets, noms d'êtres animés, noms de couleurs, noms de personnes. Ainsi, le dyslexique présente très probablement et très généralement un défaut, modéré mais patent, de ces processus permettant la mise en relation d'un objet identifié avec le mot qui lui correspond.

La circonstance où la dénomination est le plus clairement altérée chez le dyslexique est fournie par l'épreuve appelée RAN ou *rapid automatized naming* (dénomination automatisée rapide), consistant à demander à l'enfant de dénommer le plus vite possible des dessins figurant sur une planche : par exemple, 5 dessins d'animaux sont répétés 10 fois chacun et rangés de manière aléatoire sur une planche. L'enfant doit prononcer le nom des dessins le plus vite possible, de gauche à droite et de haut en bas, comme s'il lisait un texte. Dans ce type d'épreuve, les dyslexiques mettent significativement plus de temps à dénommer tous les items que des enfants de même âge, et même que des enfants plus jeunes ayant le même âge de lecture[2]. Cette épreuve explore la dextérité des enfants à accéder de manière automatique à la forme orale de mots simples, ce qui suppose à la fois une bonne souplesse articulatoire et une facilité à accéder à une image motrice des mots connus de l'individu (lexique phonologique). Helgar Kremin et Georges Dellatolas, à Paris, ont montré que la performance d'enfants à cette épreuve n'est liée ni à leur habileté articulatoire, ni à leur aptitude en mémoire immédiate. En revanche, cette épreuve serait un excellent prédicteur des capacités ultérieures en lecture, puisque les enfants qui réalisaient le mieux l'épreuve de dénomination rapide au premier examen, s'avéraient

2. Grâce à certains tests standardisés tels que le test de l'Alouette, on peut obtenir, pour chaque enfant, un "âge de lecture" (en années et mois). Dans tous les travaux de recherche chez des dyslexiques, portant sur l'analyse de déficits associés, il est important de comparer la performance non seulement à celle d'enfants non dyslexiques de même "âge chronologique", mais également à celle d'enfants plus jeunes, mais de même "âge de lecture", c'est-à-dire obtenant la même performance aux tests en question.

être les meilleurs lecteurs, lors d'un second examen 6 mois plus tard (Kremin et Dellatolas, 1996).

Un autre niveau où les performances du dyslexique sont également imparfaites est le niveau syntaxique. Qu'il ait ou non présenté un défaut d'apparition du langage oral durant la petite enfance (mais certainement de manière plus nette lorsque c'est le cas), le dyslexique éprouve plus de difficultés que la moyenne des enfants pour acquérir les règles de grammaire et les utiliser de manière correcte, comme cela peut être mis en évidence, par exemple, en lui demandant de juger du caractère grammaticalement correct ou non d'une phrase.

Enfin, on peut également mettre en évidence une altération du niveau sémantique chez le dyslexique. Dans certains cas, relativement rares, on peut observer de véritables troubles de la compréhension, par exemple dans des épreuves d'appariement ou de désignation d'images représentant des actions ou des relations spatiales ("le petit pousse le grand sur la chaise"; "le chat est devant la chaise"). Plus souvent, on pourra mettre en évidence une altération à un niveau plus subtil de la fonction sémantique du langage, celui évalué par les épreuves dites d'évocation lexicale : il s'agit de demander à l'enfant de produire, en une minute, le plus grand nombre de mots appartenant à une catégorie donnée (animaux, fruits, etc...) ou commençant par une lettre donnée. Ici encore, les dyslexiques sont en moyenne moins productifs que les normolecteurs, ce qui suggère un déficit au niveau des mécanismes permettant l'exploration du réseau sémantique. Toutefois, dans notre expérience, les performances sont généralement inférieures dans l'épreuve des mots commençant par une lettre donnée que dans celle consistant à donner des mots d'une catégorie donnée. Ceci suggère la participation prévalente du trouble phonologique au déficit de réalisation de ces épreuves d'évocation du lexique.

En fait, si l'on voulait pouvoir affirmer le lien entre dyslexie et trouble du traitement des sons, et par là même établir un continuum entre dysphasie et dyslexie (comme cela est souvent sous-entendu dans la littérature anglo-saxonne), il faudrait disposer de preuves d'un trouble du traitement différentiel des sons du langage chez le dyslexique. Nous reverrons au dernier paragraphe de ce chapitre que de telles preuves sont pour le moins ténues. Toutefois, un travail récent de l'équipe d'Oxford (Cornelissen *et al.*, 1996) a apporté des arguments intéressants dans ce sens. Des adultes anciens dyslexiques devaient écouter des segments consonne-voyelle (CV) présentés aléatoirement dans des conditions de masquage croissant par du "bruit blanc". Les sujets devaient choisir parmi autant de suites CV présentées par écrit sur l'écran d'un ordinateur. Par rapport aux sujets témoins, les dyslexiques faisaient plus d'erreurs de confusion, qualitativement non différentes, cependant, de celles des témoins. Les auteurs concluent que les dyslexiques, même adultes, ayant récupéré leur trouble de la lecture, présentent un défaut, très subtil il est vrai, de traitement phonologique des sons du langage. Comme nous le verrons au chapitre suivant, des arguments électrophysiologiques récents vont également dans ce sens (Kraus *et al.*, 1996). Mais dans l'ensemble ces arguments sont beaucoup plus ténus que ceux prouvant l'existence, chez le dyslexique, de difficultés à manipuler consciemment les sons du langage.

Les troubles de la conscience phonologique chez le dyslexique

Comme cela a été répété à plusieurs reprises dans cet ouvrage, il est actuellement admis de manière quasi unanime que les difficultés d'apprentissage du dyslexique prennent racine dans le trouble des mécanismes permettant la conscience volontaire de la structure sonore des mots et ceux permettant la segmentation de ces mots selon leurs constituants de plus petite taille. Dans leur grande majorité, en effet, les dyslexiques présentent des difficultés notables à ce niveau, comme en témoignent leurs performances clairement inférieures à la norme dans certaines épreuves précédemment citées telles que celles de jugement de rimes, de segmentation syllabique et phonémique, de suppression du premier phonème, de substitution de phonèmes, etc.... Nous ne reviendrons pas sur la nature, encore contestée, des liens complexes unissant conscience phonologique et apprentissage de la lecture. Toutefois, l'expérience des enfants dyslexiques nous montre qu'il existe une grande variabilité dans le niveau de ces aptitudes. Hormis le cas très particulier des dyslexies visuelles, où la conscience phonologique peut être strictement normale (voir plus bas), certains dyslexiques peuvent avoir une difficulté de segmentation phonémique alors que la segmentation syllabique est normale. D'autres, plus rares, peuvent avoir la dissociation inverse. Selon notre expérience, cependant, c'est la segmentation phonémique qui est plus étroitement reliée aux capacités de lecture. Cela est particulièrement vrai en ce qui concerne l'épreuve de lecture reposant le plus fortement sur la procédure alphabétique : la lecture de non-mots (logatomes). En effet, selon les modèles neuropsychologiques, lire des syllabes et des mots sans signification explore spécifiquement les procédures d'assemblage, consistant à transformer chaque lettre en un son correspondant, puis à assembler les sons pour former des syllabes prononçables, et enfin à assembler ces syllabes pour produire la forme sonore du mot dans son entier. Pour des non-mots tels que "bikado", ou "ratipé", qui ne comportent aucune ambiguïté, dans le sens où d'une part chaque lettre correspond à un son unique dans la langue et d'autre part les mots ne comportent que des structures simples consonne-voyelle (CV), les dyslexiques n'éprouvent généralement pas de difficulté particulière. Ces difficultés vont en revanche apparaître pour des formes plus complexes, comme des trigrammes, des groupes consonnantiques ou vocaliques, ou des lettres muettes (curblon, sempleit), ou encore pour des graphèmes dont la prononciation n'est pas univoque et présentent des variations dépendant de l'apprentissage de règles spécifiques (gagi, cacicu, sasinsou). Ainsi, les erreurs attribuables au déficit phonologique chez le dyslexique seront de deux types : erreurs de conversion, traduisant les difficultés spécifiques d'apprentissage des règles de variation du G, du S et du C, et erreurs de segmentation et d'ordonnancement, dont les plus fréquentes réalisent des inversions, allant plus souvent dans le sens de la facilité phonologique que dans celui de la fréquence d'usage dans la langue (comme cla lu : “cal”, sta lu “sat”).

Dans certains, cas, en particulier chez les dyslexiques qui ont présenté des troubles plus ou moins marqués dans l'apprentissage du langage oral, le trouble phonologique pourra être présent dès le niveau des sons eux-mêmes, en particulier les classiques confusions sourdes - sonores : dans ces cas, l'enfant pourra prononcer le son /t/ face à la lettre D, le son /ch/ devant la lettre J, le son /k/ devant la lettre G. Les mêmes erreurs pourront se retrouver dans des tâches de discrimination où le sujet doit décider si un mot est correctement prononcé ou apparier un son avec l'une de deux formes écrites. La présence de telles erreurs est évidemment un signe de gravité prouvant que le système phonologique est déficitaire non seulement en ce qui concerne la manipulation volontaire des sons, mais même dans ses aspects les plus basiques, concernant leur production et leur discrimination.

Enfin, comme nous le reverrons, l'affaire peut se compliquer encore par la présence d'erreurs de type visuel, sur lesquelles nous reviendrons.

Ainsi, il existe une parenté entre ces différents types d'erreurs, liée au fait que toutes font appel à la forme sonore des lettres et des mots. Toutefois, la dyslexie phonologique qui est caractérisée par ce type d'erreurs, n'est probablement pas une entité homogène, puisque, comme nous l'avons vu, certaines font suite à un trouble caractérisé de la parole et du langage, d'autres non, certaines s'accompagnent d'un déficit profond de la discrimination des sons, d'autres non. Quant aux aptitudes métaphonologiques, on a vu qu'elles pourraient en partie résulter de la qualité de l'apprentissage de la lecture.

Troubles de la mémoire immédiate dans la dyslexie phonologique

Un des traits les plus caractéristiques des dyslexies phonologiques, encore qu'il soit lui-même d'intensité très variable, est le trouble de la mémoire immédiate verbale. Il est fréquent, en effet, que les dyslexiques ne puissent répéter une série de chiffres ou de syllabes (tâches d'empan) au-delà de 4 ou 5, ce qui est inférieur à la performance normale. Ce trouble de la mémoire immédiate, selon le modèle de Baddeley, peut résulter soit d'un déficit attentionnel global, soit d'une altération de l'une des deux composantes théoriques de la "boucle phonologique", la boucle articulatoire, par laquelle le sujet va se répéter mentalement le matériel à retenir et le stock phonologique, lieu de maintien transitoire des traces sonores. On comprend aisément que si une des composantes de ce système fonctionne mal, l'enfant ne pourra progresser dans l'utilisation de la procédure d'assemblage, qui repose en partie sur le maintien en mémoire de l'information lue. Il en va de même, sans doute de manière encore plus cruciale, pour l'écriture sous dictée, qui nécessite que l'information soit répétée mentalement, d'autant plus longtemps du reste que l'enfant a plus de difficultés pour convertir les sons en lettres. Enfin, les tâches de conscience phonologique explorent tout autant les capacités de segmentation que l'aptitude à garder en mémoire l'information. Il est donc vraisemblable qu'une partie des déficits observés dans ces tâches dites de segmentation traduise en fait tout autant le déficit mnésique que le trouble métaphonologique, ces deux aspects étant probablement étroitement liés. Baddeley insiste à ce propos sur le rôle de la composante de stock phonologique de la mémoire de travail, dont l'altération se traduirait par une "insensibilité à l'effet de similarité phonologique". En effet, dans des conditions normales, il est plus difficile de rappeler une suite de lettres dont la prononciation est proche (B, D, P, C) que des lettres dont le nom sonne très différemment (H, X, C, L). Cet effet est normalement présent tant en présentation auditive que lorsque les lettres sont présentées visuellement. En effet, il a été montré que lorsqu'on présente *visuellement* à un sujet non dyslexique des suites de consonnes à retenir, il adopte une stratégie auditive, consistant à se prononcer silencieusement le nom des lettres, pour pouvoir les garder en mémoire. Chez l'enfant dyslexique, il a été montré que cet effet disparaissait souvent, suggérant que le système n'est plus sensible aux caractéristiques phonologiques du matériel à retenir. Patrice Gillet et ses collaborateurs, à Tours, ont rapporté l'observation d'un adolescent souffrant de dyslexie phonologique et chez qui l'effet de similarité persistait en présentation auditive mais disparaissait en présentation visuelle, comme si le sujet était incapable d'effectuer le recodage phonologique nécessaire pour réaliser la tâche.

L'une des preuves les plus convaincantes d'un trouble de nature phonologique chez le dyslexique est fournie par les stratégies de compensation qu'on observe régulièrement chez ces enfants (ou adultes), à partir d'un certain temps de réapprentissage. Au bout de 3 ou 4 ans de rééducation, en effet, les sujets démontrent très typiquement une stratégie de visualisation des mots pour résoudre les tâches de conscience phonologique. Par exemple, dans une tâche de jugement de rimes, le dyslexique phonologique pourra considérer que des mots comme “fusil” et “chenil” ou “tabac” et “hamac” riment alors que des paires comme “argent” et “volcan” ou “lapin” et “moyen” ne riment pas [3]. On peut à l’évidence tirer deux conclusions de cette constatation : la première est que les sujets qui font ce type d’erreur ont acquis un lexique orthographique suffisant pour connaître l’orthographe des mots (ce qui explique que ces erreurs ne soient pas rencontrées chez des dyslexiques plus jeunes qui n’ont pas encore acquis l’orthographe de ces mots) ; la seconde, qu’ils tentent systématiquement de visualiser mentalement les mots écrits.

Un de nos patients (Valdois *et al.*, en préparation), un jeune homme de 25 ans, souffrait d’une dyslexie phonologique sévère source d’un handicap persistant dans sa vie sociale et professionnelle. Sa lecture était encore hésitante, il faisait de nombreuses erreurs sur les non-mots et présentait un effondrement des performances dans les tâches de conscience phonologique. Dans une tâche de jugement de rimes, il donnait des réponses quasi systématiquement erronées sur les paires ambiguës telles que celles citées en exemple ci-dessus. De même, si on lui demandait de donner le premier et le dernier son qu’il entendait dans le mot “outil”, sa réponse était “o” et “l”, suggérant encore un passage par la forme orthographique plutôt que sonore des mots. Du reste, lorsqu’on l’interrogeait spécifiquement sur la stratégie qu’il utilisait pour aboutir à ses réponses, il reconnaissait ne pouvoir s’empêcher de rechercher la forme écrite des mots, comme pour compenser inconsciemment son incapacité à traiter la forme sonore des mots entendus. Enfin, il présentait également une altération sévère de la mémoire auditivo-verbale à court terme, puisque son empan de chiffres et de mots ne dépassait pas 3. Dans une tâche de répétition de séries de lettres, on nota une abolition de l’effet de similarité phonologique, ce qui peut encore s’expliquer, dans son cas tout au moins, par l’utilisation d’une même stratégie visuelle, dans l’impossibilité où il se trouve de traiter la forme sonore des lettres. Nous reverrons plus loin les importantes implications que possèdent ces constatations cliniques pour comprendre l’organisation et la réorganisation cérébrales des dyslexiques, mais on peut dès à présent noter l’importance de la mise en place de stratégies compensatoires pour comprendre la nature des troubles cognitifs résiduels chez le dyslexique.

DYSLEXIE VISUELLE ET ERREURS VISUELLES CHEZ LE DYSLEXIQUE

Erreurs visuelles

Comme nous l’avons signalé, divers éléments plaident en faveur d’un trouble de nature visuelle chez le dyslexique. Le premier de ces arguments dérive des observations cliniques. Parmi les erreurs classiquement rapportées comme typiques des enfants dyslexiques, certaines évoquent en effet un défaut de nature perceptive en lecture. Par exemple, il est fréquent d’observer des erreurs d’inversion de lettres symétriques (p/q ; d/b), des confusions entre lettres visuellement proches (h/k ; i/l ; m/n), suggérant déjà, au niveau de la lettre, une imprécision des mécanismes d’identification, et ce alors même que les sons correspondant aux lettres sont, eux, bien

3. Bien entendu, on se sera préalablement assuré que le sujet a parfaitement compris la consigne qui doit être suffisamment explicite, par exemple : «vous allez entendre deux mots ; dites-moi s’ils riment entre eux, c’est-à-dire qu’ils se terminent par le même son, comme la fin des vers d’un poème ».

identifiés et connus. Mais les cas où le trouble apparaît clairement d'origine visuelle sont surtout ceux présentant des erreurs au niveau du mot. Par exemple, certains dyslexiques semblent posséder une vision imparfaite de la forme globale des mots, se manifestant dans la lecture d'un texte : certains mots sont déformés, souvent dans leur partie finale, donnant lieu à des paralexies verbales : typiquement, ces enfants vont "inventer" la fin des mots : carabine devient carafe, soutane devient souterrain, cabriolet devient cabinet. Souvent, ce type d'erreur aboutit à la production de terminaisons grammaticales incorrectes : "frappa" devient "frappé", "donnèrent" devient "donneront", etc... De même, les "petits mots" grammaticaux comme "de", "et", "par", etc. sont volontiers omis ou substitués. Toutes ces erreurs compromettent évidemment la compréhension du sens du texte, et l'ensemble réalise le tableau des dyslexies dites dyséidétiques, et que l'on préfère actuellement dénommer : dyslexies visuelles. L'une des caractéristiques de ces dyslexies est que les enfants utilisent assez systématiquement, parfois exclusivement, une stratégie de décodage systématique, c'est-à-dire qu'ils ne peuvent lire qu'en établissant une conversion sonore des mots, lettre par lettre ou syllabe par syllabe, ce qui d'une part ralentit leur débit en lecture et d'autre part les amène à réaliser les paralexies signalées ci-dessus. Une épreuve simple permet d'éclairer le mécanisme de ce type de difficultés de lecture : il s'agit de demander à l'enfant de lire un mot présenté très brièvement, ce qui peut se faire soit en masquant le mot écrit sur une page immédiatement après l'avoir présenté, soit, de manière plus précise, en le présentant sur l'écran d'un ordinateur à l'aide de programmes informatiques permettant de contrôler la durée d'exposition du mot. Dans ces conditions, on assiste assez régulièrement à des paralexies verbales encore plus systématiques que lors de la lecture d'un texte. Il apparaît alors clairement que l'enfant tente de saisir les deux ou trois premières lettres du mot, mais ne peut qu'en deviner la fin. Il s'agit donc bien là d'un défaut de stratégie en vertu duquel l'enfant, incapable d'appréhender le mot dans sa globalité selon une procédure logographique ou orthographique, se voit contraint d'utiliser une stratégie de décodage systématique.

L'origine exacte de ce défaut de nature visuelle reste très controversée. De nombreuses études ont été réalisées dans le but de mieux en comprendre les mécanismes. On peut schématiquement en distinguer deux types : les études du niveau comportemental, cherchant à décrire un comportement visuel ou visuo-attentionnel aberrant et les études à visée physiopathologiques, tentant de ramener le trouble à un défaut élémentaire du traitement de certains types de stimuli visuels.

Exploration du comportement visuel au niveau du mot

Le comportement visuel lors de la lecture peut être abordé à deux niveaux, celui du mot et celui de la phrase. Lors de la présentation de mots isolés, il a été prouvé qu'un sujet ne souffrant d'aucune difficulté de lecture est capable de reconnaître un mot en quelques dizaines de millisecondes, et ce quelle que soit sa longueur, ce qui suggère un mécanisme de traitement des lettres non pas successif (de gauche à droite), mais parallèle, c'est-à-dire que toutes les lettres sont traitées par des canaux différents mais simultanément. Au cours de ce traitement, cependant, toutes les lettres ne sont pas traitées avec la même précision, et ce pour deux raisons : d'une part, les lettres sont mieux perçues lorsqu'elles se projettent dans la partie centrale de la rétine (fovéa), car l'image perçue par l'œil perd de sa netteté au fur et à mesure qu'on s'éloigne du centre vers la périphérie de la rétine ; d'autre part, la proximité des lettres les unes des autres est responsable d'un phénomène connu sous le nom de "masquage latéral", selon lequel la lettre projetée au milieu de la rétine a tendance à inhiber la perception de celles situées à distance, mais non celles situées dans sa proximité immédiate. Par exemple, lorsqu'on projette brièvement les deux lettres

HN

la lettre H étant au centre de l'écran, l'identification du N est plus aisée que si les deux lettres sont plus espacées, comme ci-dessous :

H   N

où le N est "masqué" par la lecture du H.

Or, chez certains dyslexiques, c'est le phénomène inverse qui a été observé. Alors que la lettre centrale inhibe la lettre située à sa proximité immédiate, l'effet de masquage latéral disparaît pour les lettres situées plus à distance.

Gad Geiger et ses collaborateurs, de l'Université Rutgers, dans le New Jersey, ont proposé, à partir de cette constatation, une nouvelle méthode pour diagnostiquer la dyslexie. Des paires de lettres sont présentées de manière très brève sur un écran, de telle sorte qu'une des lettres apparaisse au point de fixation du regard, alors que l'autre est présentée à divers degrés d'excentricité par rapport à la première. On reporte sur un schéma (voir Figure 1) la performance en terme de pourcentage d'identification de la seconde lettre selon son degré d'excentricité. La décroissance progressive d'identification de la seconde lettre au fur et à mesure que celle-ci s'éloigne de la lettre centrale fournit une courbe faite de deux pentes grossièrement symétriques. Chez les dyslexiques, la courbe est très différente pour deux raisons : en premier lieu, la performance est inférieure à la normale pour le premier degré d'excentricité (c'est-à-dire lorsque la lettre est à proximité immédiate de la lettre centrale) ; d'autre part, la décroissance aux dépens des positions latérales est globalement moins marquée que chez les normo-lecteurs. En effet, comme on le voit sur la

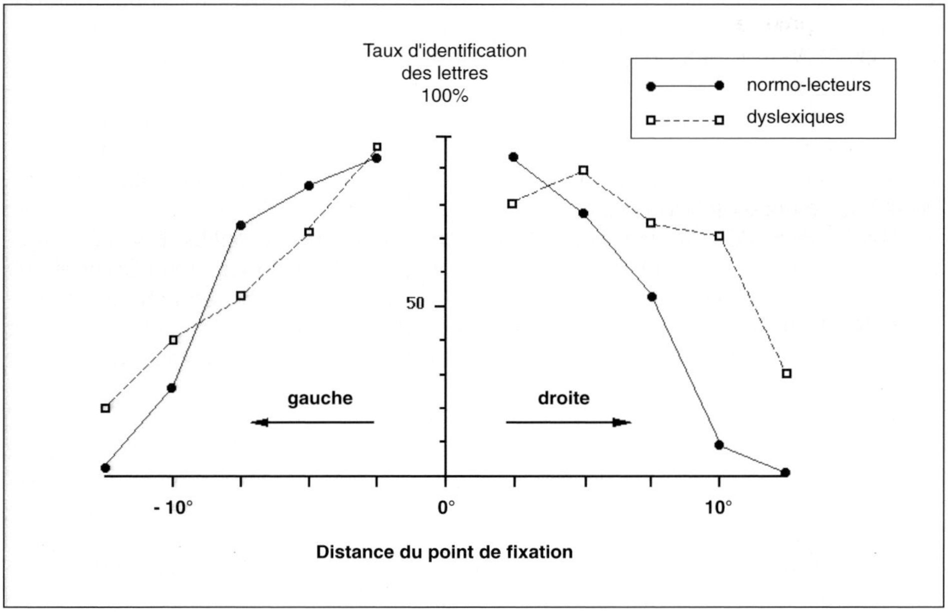

Figure 1. Pourcentage d'identification d'une lettre apparaissant brièvement à divers points de part et d'autre du point de fixation central, chez des dyslexiques et des normo-lecteurs.
(D'après Geiger et al., 1992).

figure, la différence s'accroît en faveur des dyslexiques au fur et à mesure qu'on s'éloigne du point central de fixation. En outre, cet effet est plus net du "côté du sens de la lecture", c'est-à-dire du côté droit du point de fixation, en tout cas pour les sujets anglophones [4]. Cet effet qui a été initialement décrit chez des adultes dyslexiques a également été retrouvé chez des enfants dyslexiques, à cette différence près que le masquage des lettres latérales proches du point de fixation est moins nette que chez l'adulte. Toutefois, chez l'enfant comme chez l'adulte dyslexiques, la courbe de décroissance se trouve nettement élargie à sa base. Ainsi, des enfants dyslexiques reconnaissent encore autour de 50 % des lettres situées au plus fort degré d'excentricité, alors que les témoins n'en reconnaissaient que 10 %. Nous verrons au chapitre "Comprendre et traiter le cerveau singulier", p. 233, comment cette étonnante particularité du dyslexique a pu être exploitée dans une tentative de remédiation par un entraînement quotidien.

Anomalies de la motilité oculaire, de la convergence/divergence et de la stéréoacuité

Diverses études, datant déjà d'une vingtaine d'années, ont cherché à caractériser le comportement oculo-moteur des dyslexiques lors de la lecture d'une phrase. Il semble ainsi que lorsqu'on enregistre les mouvements oculaires d'un dyslexique en train de lire et qu'on les compare à ceux d'enfants de même âge non dyslexiques, plusieurs différences peuvent être observées. En premier lieu, on peut compter le nombre de fixations, c'est-à-dire d'arrêts des mouvement oculaires, par ligne de texte lues. Ces fixations sont habituellement plus nombreuses et de plus longue durée chez le dyslexique. De même, les saccades sont plus courtes et les retours en arrières plus nombreux. Ainsi, les dyslexiques ont globalement un comportement oculo-moteur plus erratique et moins harmonieux que celui d'enfants non dyslexiques. Toutefois, cette différence est difficile à interpréter, en particulier la déduction qui pourrait en être faite que les difficultés en lecture proviendraient de ces anomalies oculo-motrices semble bien hasardeuse. Au contraire, la plupart des chercheurs actuels dans ce domaine privilégient l'hypothèse inverse, à savoir que les difficultés en lecture auxquelles est confronté le dyslexique peuvent expliquer les anomalies oculomotrices observées.

Des troubles des mouvements de "vergence" oculaire ont également été retrouvés anormalement souvent dans des populations de dyslexiques. John Stein et ses colla-borateurs de l'Université d'Oxford, ont montré que les mouvements de convergence et de divergence des globes oculaires sont anormalement faibles et que la vision binoculaire, responsable de la perception des reliefs, pourrait s'en trouver altérée.

Ainsi, divers indices plaident pour un rôle important de facteurs oculo-moteurs, mais le lien de causalité est difficile à établir. Du reste, dans un travail comparatif des anomalies phonologiques et visuelles chez 38 sujets dyslexiques, la même équipe d'Oxford avec Guinevere Eden a montré que les dernières sont nettement moins corrélées que les premières aux performances en lecture, suggérant un rôle secondaire des facteurs visuels par rapport aux troubles auditivo-verbaux.

4. L'effet est au contraire plus net dans la partie gauche de la courbe chez des sujets habitués à lire de droite à gauche, comme en Hébreu.

Anomalies de "bas niveau" de la perception visuelle

L'engouement récent pour une théorie visuelle de la dyslexie repose, comme cela a été souligné dans le chapitre introductif de cet ouvrage, sur la mise en évidence d'un déficit spécifique du traitement élémentaire de certains stimuli visuels, plus précisément ceux dont on présume qu'ils sont spécifiquement acheminés, depuis la rétine jusqu'au cerveau, par la voie appelée magnocellulaire. Cette dernière, qui prend son origine dans les cellules ganglionnaires de la rétine, aboutit au niveau du cortex visuel primaire, après un relais dans les grosses cellules du corps genouillé latéral, qui ont la particularité de répondre spécifiquement à des stimuli brefs et à changement rapide. On présume donc que cette voie magnocellulaire a pour rôle de traiter spécifiquement les stimuli visuels ayant ces caractéristiques, ce qui ne permet qu'une analyse assez grossière des stimuli, par opposition à la voie parvocellulaire, avec laquelle elle entretien du reste des relations étroites, qui est, elle, spécialisée dans le traitement d'informations plus lentes et plus durables, et dans le traitement plus fin, plus détaillé du stimulus. On conçoit donc que certains aspects de la lecture, en particulier le caractère mouvant et la succession rapide d'informations visuelles que constitue le flux de la lecture puisse dépendre en grande partie du système magnocellulaire.

Les preuves d'une atteinte de ce système reposent sur deux ordres de faits (en dehors des travaux anatomiques cités au chapitre précédent) : des résultats d'études psychophysiques, et des résultats d'études électrophysiologiques.

- Les études psychophysiques

Une des fonctions présumées du système magnocellulaire dans la lecture serait de fournir à chaque saccade oculaire un influx inhibiteur qui permettrait d'"effacer" la trace de la perception précédente et donc éviterait la superposition d'images successives. Chez le dyslexique, divers travaux ont démontré l'existence d'une "persistance visuelle" anormale, pouvant être responsable d'un "brouillage" d'image lors de la succession des saccades oculaires. Par exemple, Lovegrove et ses collaborateurs ont présenté à leurs sujets un stimulus visuel répétitif (flash) espacé d'intervalles libres de durée variable. Selon la fréquence spatiale du stimulus, la durée de la persistance visuelle varie, les stimuli à haute fréquence spatiale semblant persister plus longtemps. Chez les dyslexiques, le phénomène de persistance visuelle se prolonge plus longtemps, mais seulement pour les basses fréquences spatiales, précisément celles qui contiennent la forme globale et non le détail du stimulus (voir chapitre "Les étapes du développement", p. 49).

Un autre aspect des caractéristiques physiques des stimuli visuels a été étudié chez le dyslexique : la sensibilité au contraste. Plusieurs études, après celle de Lovegrove et collaborateurs, ont montré que lorsqu'on présente à des sujets dyslexiques et non dyslexiques des grilles faites de barres sombres et claires alternées (voir chapitre "Les étapes du développement", p. 49), les dyslexiques ne commencent à percevoir le contraste entre les niveaux de gris qu'à partir de fréquences spatiales près de dix fois inférieures à celles que peuvent percevoir les témoins non dyslexiques. En outre, ce déficit de la perception des contrastes est d'autant plus important que la durée d'exposition du stimulus est faible (40 à 100 millisecondes) et n'apparaît pas pour des durées de l'ordre d'une seconde. Ainsi, on pourrait attribuer une partie des difficultés que les dyslexiques éprouvent en lecture à un défaut de perception des contrastes lorsqu'ils sont confrontés à des stimuli de très brève durée, comme c'est le cas des contraintes visuelles imposées par les saccades oculaires lors de la lecture.

Ce déficit de la perception des contrastes serait présent chez 75 % des dyslexiques, en particulier dans le sous-groupe présentant à la fois des symptômes cliniques de dysfonction phonologique et visuelle (type mixte, voir ci-dessous).

- Les études électrophysiologiques

Alors que les études psychophysiques, bien que relativement unanimes, restaient globalement peu convaincantes quant à leur lien éventuel avec un déficit du système magno, un essor important a été donné aux théories visuelles de la dyslexie par l'application à cette problématique de la méthode des potentiels évoqués visuels, et en particulier par l'étude de Margaret Livingstone et ses collaborateurs en 1991. Dans cette étude, on enregistrait l'activité électrique des sujets en réponse à la présentation visuelle d'un damier alternant dont on faisait varier à la fois la fréquence d'alternance des cases et le contraste entre noir et blanc. Pour des forts contrastes (40 %) et des fréquences spatiales basses (5 Hertz), il n'y avait pas de différence entre dyslexiques et non dyslexiques. En revanche, on observait une nette altération d'une déflexion négative précoce (apparaissant normalement à 50 millisecondes du stimulus) pour des fréquences plus hautes (15 Hz) et des contrastes plus faibles. Toutefois, même pour de faibles contrastes, la réponse obtenue chez le dyslexique se rapproche de la normale pour les stimuli de basse fréquence. En d'autres termes, les dyslexiques auraient des difficultés à percevoir les stimuli visuels faiblement contrastés, mais seulement lorsque ces stimuli se succèdent très rapidement. Les auteurs considèrent ces résultats compatibles avec l'hypothèse d'un déficit du système magno-cellulaire et les rapprochent des anomalies anatomiques retrouvées sur les grosses cellules du corps genouillé latéral (voir chapitre "Morphologie cérébrale du dyslexique", p. 125).

LE TROUBLE ORTHOGRAPHIQUE CHEZ LE DYSLEXIQUE

Caractéristiques et évolution de la dysorthographie

L'une des caractéristiques les plus fidèles et les plus durables du trouble de l'acquisition du langage écrit chez le dyslexique est la dysorthographie [5]. Les difficultés d'orthographe apparaissent chez l'enfant dyslexique dès les premières étapes de l'acquisition de l'écriture. Hormis un trouble du graphisme plus ou moins prononcé, traduisant la présence associée de difficultés gestuelles générales, le dyslexique ne peut effectuer correctement la transcription des phonèmes en graphèmes, ce qui apparaît clairement dans la nature des erreurs observées en dictée de mots et de non-mots. Les erreurs à ce niveau consistent, comme en lecture, en des inversions de lettres, des confusions de lettres phonologiquement ou visuellement proches, et surtout en des difficultés à acquérir les règles de conversion des phonèmes ambigus. Les erreurs à cet égard pourront être analogues à celles rencontrées en lecture (règle du "G", du "S", etc...). Mais à la complexité de ces règles vient s'ajouter le caractère arbitraire de la forme orthographique des mots : par exemple, le son /s/ peut s'écrire de différentes manières en fonction du contexte lexical (<u>ci</u>gogne, <u>si</u>lence, a<u>ss</u>is, <u>sc</u>ience, suprémat<u>i</u>e). Ces différentes formes orthographiques, contrairement aux règles de conversion en lecture, ne peuvent pas être acquises en appliquant une recette qui serait apprise par cœur ou à l'aide de moyens mnémotechniques. Ici, c'est la forme de chaque mot qui doit être mémorisée, et cela ne peut se faire qu'à l'aide des procédures d'adressage décrites plus haut : la confrontation

5. Du reste, on faisait volontiers référence naguère à la dyslexie sous le terme de dyslexie-dysorthographie (DLDO).

répétée avec la forme visuelle d'un mot dans un contexte donné aboutit normalement à la formation d'un lexique orthographique qui s'enrichit petit à petit au cours de l'apprentissage et de la pratique de la lecture et de l'écriture. Si ce lexique se met en place de manière imparfaite, l'enfant ne pourra pas s'y référer pour extraire la représentation de l'orthographe des mots. Dès lors, un défaut de construction du lexique aura deux conséquences : un déficit de la procédure d'adressage en lecture et une dysorthographie. Ainsi, au fur et à mesure que l'enfant dyslexique grandit, il finit généralement par apprendre, avec plus ou moins de peine, des dizaines de formes lexicales qui lui permettront au bout de quelques années de lire un texte de manière à peu près correcte et d'accéder à son sens. Toutefois, il est habituel que la dysorthographie persiste, elle, de manière beaucoup plus durable et gênante : non seulement les difficultés observées en début d'apprentissage peuvent continuer à se manifester plus tard, mais certaines formes orthographiques, en particulier irrégulières (voir ci-dessous) pourront être récupérées en lecture, mais non en écriture. Enfin, ce seront les règles grammaticales qui auront le plus de mal à être appliquées, tant les pluriels des substantifs et adjectifs, les accords divers, que les verbes et leurs conjugaisons. Ici, on ne peut plus incriminer la seule méconnaissance des formes orthographiques, mais tout se passe comme si l'effort consenti pour accéder aux représentations orthographiques des mots rendait indisponibles les ressources nécessaires à la réalisation de constructions grammaticales correctes. En définitive, la dysorthographie apparaît comme un véritable marqueur à long terme des troubles de l'acquisition du langage écrit [6].

Notion de dyslexie développementale de surface

S'inspirant des dissociations observées dans les dyslexies acquises de l'adulte, la neuropsychologie cognitive individualise volontiers depuis ces dernières années une forme de dyslexie se rapprochant des dyslexies dites de surface, c'est-à-dire dans lesquelles on peut constater un contraste entre une capacité relativement préservée de lecture des non-mots et des erreurs significativement plus importantes sur les mots irréguliers. Par exemple, Castle et Coltheart ont récemment décrit le cas d'un enfant de 9 ans qui lisait correctement 87 % des mots réguliers et seulement 27 % des mots irréguliers qui lui étaient présentés. En revanche, sa performance en lecture de non-mots ne différait pas de celle obtenue en lecture de mots réguliers. Les mêmes auteurs (Castle et Coltheart, 1993) ont retrouvé un pattern similaire chez 19 % de 53 enfants testés en comparant le nombre d'erreurs sur les mots irréguliers et les non-mots. En outre, à l'instar de la dyslexie de surface de l'adulte, ces enfants réalisent souvent des erreurs de compréhension des mots lus de manière inadéquate, par régularisation ("rhum" lu et compris comme "rhume") ou des mots homophones ("taire" compris comme "terre", homophone plus fréquent). Enfin, l'expression écrite donne généralement lieu à un tableau similaire de "dysorthographie de surface", prédominant sur les mots irréguliers, avec en outre des erreurs dites "phonologiquement plausibles" ("océan" écrit "ausséan").

6. Il est ainsi fréquent que l'on puisse poser le diagnostic rétrospectif de dyslexie chez un adulte qui n'éprouve apparemment plus de difficultés en lecture, mais reste significativement dysorthographique. Ce cas de figure est rencontré fréquemment en clinique lorsqu'on recherche un antécédent familial dans l'entourage d'un enfant dyslexique : la découverte à l'interrogatoire d'un des deux parents d'une dysorthographie même modérée a valeur de dyslexie a minima et suggère fortement le caractère génétique de la dyslexie de son enfant.

Cette dyslexie de surface développementale s'oppose donc aux dyslexies phonologiques, plus fréquentes, où les erreurs prédominent sur les non-mots par rapport aux mots et où il n'y a pas de différence parmi ces derniers selon qu'ils sont réguliers ou irréguliers. Mais les cas de dyslexie de surface pure, sans aucun trouble phonologique (y compris de la conscience phonologique) sont rares (Valdois, 1996).

Quelques observations privilégiées ont permis de discuter le mécanisme de cette dyslexie de surface développementale. Goulandris et Snowling (1991) ont démontré l'existence d'un trouble de la mémoire visuelle chez un sujet présentant une dyslexie de surface mais, dans un cas similaire, Hanley *et al.* (1991) ne mettent en évidence aucun trouble de ce type. Le cas récent de Valdois *et al.* (1995) suggère une anomalie de bas niveau d'ordre visuo-attentionnel comme cause de dyslexie de surface. La même équipe (voir Valdois, 1996) a pu en effet démontrer, dans une tâche de détection de cible parmi des distracteurs selon le paradigme dit de Treisman, une opposition chez le dyslexique entre les procédures d'extraction automatique des traits visuels (reconnaître un Q majuscule au sein d'une page remplie de O), qui sont préservées et les procédures de recherche attentionnelle (reconnaître un O parmi des Q), qui sont perturbées.

Critique de l'opposition "phonologique" / "de surface" en matière de dyslexie développementale

L'idée sous-jacente à la description de deux types de dyslexies de développement, similaires aux deux types de dyslexies acquises, réside dans la référence qui y est faite à un modèle classique à double voie de la lecture, selon lequel aptitudes phonologiques et processus lexicaux sont totalement séparés. Or, si cette séparation peut se concevoir aisément pour la lecture experte chez l'adulte, cela n'est pas le cas chez l'enfant, puisque, quel que soit le modèle auquel on se réfère, on considère le stade orthographique comme découlant nécessairement de l'achèvement de la procédure alphabétique. Il existe ainsi, au cours de l'apprentissage, d'étroites interrelations entre la mise en place des processus lexicaux, aboutissant à l'utilisation experte de la procedure d'adressage, et les processus de correspondance sons-lettres qui, bien que de moins en moins utiles à la lecture experte, resteront disponibles en tant que voie alternative. Si l'on conçoit que chez l'adulte, les deux voies s'étant progressivement séparées par l'usage, elles puissent être altérées de manière distincte en pathologie, on imagine plus difficilement que chez l'enfant en période d'apprentissage, la pathologie puisse opérer les mêmes dissociations, sauf cas particuliers (voir ci-dessous).

De fait, Séverine Casalis, de l'Université de Lille, a présenté récemment deux cas contrastés d'enfants dyslexiques dans leur dixième année dont les performances en lecture étaient explorées lors de deux examens espacés d'un intervalle de un an et demi. Bien que de profils différents, ces deux cas de dyslexies étaient comparables en gravité et recevaient une rééducation comparable. La principale différence portait sur l'utilisation préférentielle d'une procédure d'adressage chez le premier (effet de lexicalité mais pas de régularité) et de la procédure d'assemblage chez le second (effet de la régularité plus que de la lexicalité) [7]. L'hypothèse était qu'au fur et à

7. On peut en effet considérer que les sujets qui utilisent préférentiellement la procédure d'assemblage vont faire des erreurs sur les mots irréguliers, d'où l'effet de régularité, signifiant que les mots irréguliers sont significativement lus moins bien et plus lentement que les mots réguliers,

mesure de l'apprentissage, la procédure préférentielle devrait continuer à améliorer ses capacités aux dépens de l'autre qui devrait stagner. En fait, l'examen comparatif à 1 an et demi n'a pas confirmé cette hypothèse puisque les progrès du premier cas (déficit d'assemblage mais adressage préservé) ont concerné tout autant les pseudo-mots que les vrais mots ; dans le second cas (assemblage utilisé préférentiellement), l'amélioration des capacités d'assemblage s'est doublée d'une amélioration de la lecture de mots irréguliers, suggérant un effet sur les capacités d'adressage. Toutefois, aucune indication n'étant donnée sur les méthodes de rééducation utilisées (si ce n'est que les deux enfants étaient suivis par le même orthophoniste...), on ne peut tirer de conclusions formelles sur la nature des relations entre les deux systèmes de lecture.

Mais la principale critique qu'on peut faire à l'application de cette approche neuropsychologique classique à la pathologie développementale, est qu'elle ne fait aucun cas des mécanismes neurobiologiques sous-jacents éventuels. Comme nous le reverrons, en effet, tout laisse à penser que les dyslexiques utilisant préférentiellement la procédure d'assemblage ont un déficit de nature visuelle, alors que ceux, plus nombreux, dont le trouble principal se situe au niveau des processus phonologiques vont à la fois être déficients en assemblage et en adressage. Finalement, c'est l'utilisation, comme le proposent Coltheart et d'autres, de l'épreuve de lecture de non mots comme élément de classification qui induit la confusion, du fait que cette épreuve peut être perturbée par mécanismes totalement différents, selon par exemple que les erreurs sont de type visuel, phonologique, ou mixtes. En fait, comme nous le verrons, c'est la performance dans les tests de conscience phonologique qui paraît l'élément le plus fiable sur lequel pourra s'élaborer une classification cohérente des dyslexies.

Dans une étude récente, nous avons proposé à 20 adultes dyslexiques une série d'épreuves comportant à la fois des tests de conscience phonologique (jugement de rimes, suppression de phonème initial, recherche d'intrus phonologique entre quatre mots prononcés) et d'autre part une évaluation neuropsychologique classique de l'efficience des procédures d'assemblage et d'adressage par une épreuve de lecture et de dictée comportant des mots réguliers, irréguliers et des non-mots. Enfin, une autre épreuve de lecture consistait à présenter très brièvement (200 millisecondes) sur l'écran d'un ordinateur des séries de mots de chacune de ces 3 catégories, le sujet devant répondre par appui sur une touche s'il s'agit d'un vrai mot ou d'un non-mot. Cette épreuve de "décision lexicale" avait pour but d'analyser le degré d'utilisation d'une stratégie d'adressage, nécessaire pour distinguer les mots présentés brièvement de pseudo-mots. Quant à l'épreuve de lecture sur papier, elle a permis de calculer un indice d'efficience des mécanismes d'adressage (indice de régularité), représenté par le rapport des erreurs concernant les mots irréguliers par rapport aux mots réguliers [8]. Nous avons calculé les coefficients de corrélations entre chacune des 3 épreuves de conscience phonologique et les différentes performances en lecture (tableau 1). Un premier résultat, attendu, fut la découverte d'une relation significative entre conscience phonologique et lecture de non-mots (de même qu'avec les scores en dictée de mots et de non-mots). Par ailleurs, chez ces adultes, qui avaient

mais peu sur les non-mots. A l'inverse les sujets utilisant préférentiellement la procédure d'adressage seront peu sensibles à l'effet de régularité, mais feront plus d'erreurs et mettront plus de temps à lire les non-mots que les mots, qu'ils soient réguliers ou non.

8. Plus l'indice est élevé, plus le sujet éprouve de difficultés à lire les mots irréguliers par rapport aux mots réguliers, suggérant la faiblesse de la procédure d'adressage, seule capable de lire les mots irréguliers.

	Regul DL	Non-mots DL	Irreg. DL	Index DL	Régul. oral	Irreg. oral
Jug rimes	ns	r = 0.475 p = 0.063	ns	ns	r = 0.839 p = 0.0001	r = 0.585 p = 0,0173
Catégorisation de sons	ns	ns	ns	r = 0.499 p = 0.0492	r = 0.577 p = 0.0193	ns
Suppression phonème initial	ns	r = 0.548 p = 0.027	ns	ns	r = 0.575 p = 0.0197	ns

	Index oral	Lect. non-mots	Dict. mots	Dict. non-mots	Compréh. text	Ortho. BOR
Jug rimes	r = 0.7 p = 0.0025	r = 0.564 p = 0.023	r = 0.44 p = 0.0881	r = 0.648 p = 0.0066	r = 0.846 p = 0.001	ns
Catégorisation de sons	r = 0.549 p = 0.0275	r = 0.511 p = 0.043	r = 0.471 p = 0.0654	r = 0.563 p = 0.0231	r = 0.501 p = 0.0572	ns
Suppression phonème initial	r = 0.615 p = 0.0113	r = 0.492 p = 0.0528	r = 0.493 p = 0.0524	r = 0.519 p = 0.0395	r = 0.522 p = 0.0461	ns

Tableau 1 : corrélations entre performances aux tests de conscience phonologique et aux épreuves d'évaluation neuropsychologique du langage écrit chez 20 adultes anciens dyslexiques. "DL" désigne les épreuves de décision lexicale réalisées par présentation brève de mots sur un écran d'ordinateur. "Index" désigne l'indice de régularité calculé par le rapport entre les performances sur les mots réguliers et irréguliers.

donc toutes chances d'avoir définitivement fixé les mécanismes étudiés, nous avons retrouvé une corrélation très significative entre le degré d'aptitude en conscience phonologique et l'indice de régularité, puisque chacune des trois épreuves de conscience phonologique s'est avérée corrélée au degré de difficulté relative à lire les mots irréguliers. En revanche, peu de corrélations ont été retrouvée entre processus phonologiques et performances en reconnaissance rapide des mots (décision lexicale), suggérant que le déficit phonologique ne soit pas le seul déterminant de l'utilisation ou non d'une procédure d'adressage.

Notion de stratégie préférentielle

Ainsi, une variable qui s'avère indispensable à prendre en compte dans l'interprétation de l'analyse neuropsychologique d'un dyslexique est la notion de stratégie de lecture préférentielle. Chez la majorité des dyslexiques, dont le trouble principal siège dans l'incompétence des systèmes spécialisés dans la manipulation volontaire des composantes sonores des mots, le système orthographique aura plus ou moins de mal à se mettre en place, en accord avec les modèles développementaux de la lecture (Frith, Seymour) qui postulent le rôle générateur du stade alphabétique, préparant à l'usage de la procédure d'assemblage, sur le stade orthographique, qui aboutit à la pratique experte de la procédure d'adressage. Par conséquent, le trouble de la conscience phonologique retentira inévitablement à la fois sur l'aptitude d'assemblage et celle d'adressage. Toutefois, on peut concevoir que pour un même degré de gravité du trouble phonologique, l'utilisation de la procédure d'adressage puisse être variablement affectée. Par exemple, certains enfants auront tendance, pour compenser leur déficit phonologique, ou plus simplement pour essayer d'aboutir coûte que coûte au sens des mots et des phrases, à utiliser un système d'adressage, à chaque fois qu'ils croiront reconnaître un mot, ce qui les amènera à des faire des paralexies sémantiques, à lexicaliser les non-mots. D'autres au contraire, s'"acharneront" à utiliser leur système de correspondances grapho-phonémiques, au demeurant déficient, sans tenter la moindre reconnaissance globale des mots. Il est évident que la deuxième attitude, qu'on peut qualifier de "timorée", enferme le système cognitif de l'enfant dans une sorte de cercle vicieux que la rééducation aura beaucoup de mal à combattre. A l'inverse, l'autre attitude, qu'on peut qualifier de "téméraire", aura toutes chances de générer des contresens mais au bout du compte offre des perspectives de réhabilitation plus encourageantes. Certes, la personnalité de chaque enfant peut contribuer à déterminer son mode de fonctionnement à cet égard. Mais le choix entre les deux attitudes dépend probablement surtout de l'importance d'obstacles situés plus en amont, à savoir du degré d'atteinte associée du système visuo-attentionnel.

Vers une classification cohérente des types de dyslexies

Comme nous avons eu l'occasion de le préciser au chapitre introductif, bien avant que la neuropsychologie cognitive ait suggéré d'appliquer aux enfants dyslexiques la notion de dyslexie phonologique et de surface, divers auteurs, tels Bakker ou Boder, proposèrent de distinguer les cas où le trouble est plutôt de nature phonologique (dyslexies dysphonétiques de Boder, ou L-type de Bakker) de ceux où le trouble est plutôt de nature visuelle (dyslexies dyséidétiques ou P-type). D'autres, tels que Denckla, ont proposé de distinguer la "dyslexie pure" des "dyslexies plus" (où d'autres déficits sont associés, tels qu'un syndrome d'hyperactivité). Enfin, la contribution de la neuropsychologie cognitive, nous l'avons vu, est venue compliquer plutôt que clarifier le débat en y adjoignant la notion de dyslexie de surface, dont les mécanismes ne sont pas univoques.

En fait, il semble actuellement, à la lumière des connaissances acquises ces dernières années tant au niveau des mécanismes physiologiques que de l'observation clinique et l'analyse neuropsychologique, que l'on puisse considérer le dysfonctionnement cérébral du dyslexique comme la conséquence d'un défaut de maturation de deux processus neuronaux distincts, chacun contribuant pour une part à l'acquisition de la lecture, et plus particulièrement des procédures orthographiques permettant la lecture par adressage : le trouble phonologique, qui apparaît comme un cas particulier de mise en place défectueuse des connexions au sein des aires du langage de l'hémisphère gauche, et le trouble visuel, conséquence de l'altération spécifique de la composante magnocellulaire de la voie visuelle.

Le trouble phonologique représente sans conteste le "noyau fixe", commun à la grande majorité des dyslexiques, reconnaissant du reste très probablement une cause génétique qui, bien qu'encore non élucidée, confère au trouble à la fois son identité nosographique et la justification de son soubassement neurobiologique. L'intensité du trouble phonologique est certes quantitativement variable selon les cas, mais ses caractères qualitatifs en font un groupe homogène qui par sa prévalence mérite qu'on lui attribue le terme de "dyslexie typique" ou de *type I*. On individualisera, au sein des dyslexies de type I, celles qui apparaissent à l'âge de lecture sans aucune anomalie préalable dans l'apparition ou le développement du langage oral ou faisant suite à un simple délai d'apparition de celui-ci (type Ia), de celles, plus rares, où le trouble du langage oral persiste à l'âge de la lecture, en particulier au niveau de la discrimination phonémique (type Ib).

Il faut noter que, dans le cadre même de la dyslexie typique, certains symptômes ne sont pas explicables par le trouble phonologique, mais relèvent plutôt d'un défaut d'ordre spatial ou visuo-spatial (tout en n'étant pas non plus directement explicables par l'altération du système magno-cellulaire). Ces troubles associés, tels que le trouble de l'orientation droite-gauche, les inversions de lettres, et autres difficultés spatiales, peuvent, par leur fréquence et même leur banalité, être considérés comme faisant partie intégrante du tableau de dyslexie typique (type I +).

Il n'en va pas de même pour les troubles visuels proprement dits qu'on peut séparer en deux types : ceux du niveau de la lettre et ceux du niveau du mot et de la phrase. Dans les deux cas, les symptômes sont explicables par un déficit spécifique de certains processus visuels élémentaires, compatibles avec l'hypothèse magno. Au niveau de la lettre, les confusions entre lettres visuellement proches, les inversions et autres troubles de la succession spatiale des lettres peuvent être comprises comme liées à la dégradation du signal perceptivo-visuel acheminé au cortex par le système magno (dyslexie de *type IIa*). En revanche, on invoque plus souvent un trouble d'ordre visuo-attentionnel pour expliquer les difficultés à traiter le mot dans sa forme globale (dyslexie de *type IIb*), sans doute en relation avec des niveaux de traitement plus élaborés, mais qui peuvent eux-mêmes être sous-tendus par des aires corticales spécifiquement alimentées par le système magnocellulaire [9].

Toutefois, ces dyslexies de type II comportent également un trouble phonologique qui peut être plus ou moins prééminent, mais toujours présent, de sorte que plutôt que d'un type particulier de dyslexie visuelle, il paraît plus plausible d'en faire un type particulier de dyslexie phonologique, à forte composante visuelle. Du reste, il est fréquent que dans une même famille dont plusieurs membres sont dyslexiques, on retrouve des cas de type I (purement ou quasi exclusivement phonologiques) et de type II (mixtes ou à prédominance visuelle).

Enfin, le *type III* est à notre avis tout à fait différent. Il s'agit de cas dont la caractéristique commune est de ne présenter aucun trouble phonologique. La dyslexie est donc ici nécessairement de cause visuelle, mais les mécanismes en sont probablement très différents et potentiellement variés. Dans certains cas, en particulier lorsqu'on retrouve des antécédents familiaux, il pourrait s'agir d'un trouble développemental du même type que celui des types précédents. Mais le plus souvent, on ne retrouve aucun élément familial, et du reste le contexte général est très spécial. Ce sont parmi ces cas que l'on pourra rencontrer des talents exceptionnels et des quotients intellectuels supérieurs à la norme. Du reste, le calcul du quotient intellectuel montre généralement une dissociation inverse de celle observée chez la majorité des dyslexiques, avec un "QI verbal" supérieur au "QI performance". Enfin, assez souvent, il existe un problème visuel plus ou moins apparent (strabisme, problème

9. Tel est le cas, en particulier, de l'aire temporale MT ou V5, dont nous verrons au chapitre suivant qu'elle a été spécifiquement impliquée dans le trouble perceptif du dyslexique.

de vergence, hypermétropie), ce qui n'exclut pas que la dyslexie reconnaisse ici aussi un substrat cérébral spécifique (par exemple un défaut de mise en place des colonnes de dominance oculaire en cas de trouble de la vision binoculaire), mais celui-ci apparaît alors comme secondaire au problème ophtalmologique, qui a pu éventuellement jouer le rôle de facteur déclenchant ou aggravant d'une fragilité constitutionnelle (qui aurait pu ne pas se révéler en son absence). Enfin, ces dyslexies de type III sont celles qui peuvent ne se manifester ou ne se révéler que par une dysorthographie isolée, plus ou moins sévère.

Le tableau 2 résume les principaux types de dyslexies, tels que définis ci-dessus. Il précise également les stratégies de lecture utilisées préférentiellement pour chaque type : dans les différents groupes du type I, qui ont en commun le déficit phonologique, donc l'atteinte prévalente de la procédure d'assemblage, on assiste généralement à une utilisation préférentielle de l'adressage, encore que, comme nous l'avons vu, le lexique orthographique soit souvent pauvre. Ce type de stratégie pourra se manifester, entre autres, par la fréquence des erreurs de lexicalisation en lecture de non-mots, traduisant le fait que les sujets utilisent une procédure d'adressage, mais le contenu du lexique orthographique étant imparfaitement spécifié, cela donnera lieu à une "fausse reconnaissance" du mot prononcé. A l'inverse, un déficit plus ou moins marqué d'ordre visuel incitera l'enfant à utiliser, plus ou moins exclusivement, une procédure d'assemblage, donc à passer systématiquement par la forme sonore des mots. En l'absence de trouble phonologique (type III), cette stratégie peut s'avérer relativement efficace, permettant une lecture lente mais apte à extraire assez correctement le sens du texte, sauf pour les mots irréguliers qui seront régularisés et pour les homophones, l'ensemble pouvant donner lieu à des contresens.

Enfin, les dyslexies de type II, où le déficit porte à la fois sur les aspects phonologiques et visuels, sont sans doute les plus handicapantes et celles où la rééducation se heurte aux plus grosses difficultés. En effet, la tendance générale de ces enfants est d'utiliser l'assemblage, sauf pour quelques rares mots très fréquents qui ont pu bénéficier d'un apprentissage logographique. Mais le déficit phonologique (responsable par exemple de confusions /p/-/b/, /c/-/g/) joint aux confusions visuelles au niveau de la lettre (m/n, d/b, i/l, etc...), compromet doublement la procédure d'as-

		trouble phonol	**trouble langage oral**	**trouble visuel**	**stratégie de lecture**
type I (phonol.)	Ia	+	0 ou transitoire	0	adressage
	Ib	+	persistant	0	adressage
	I +	+	±	inversions, confusions droit/gauche	adressage et/ou assemblage
type II (mixte)	IIa	+	±	niveau lettre	adressage et assemblage
	IIb	+	±	niveau mot	assemblage
type III (visuel)		0	0	massif	assemblage

Tableau 2 : proposition de classification des dyslexies

semblage et la rend plus ou moins totalement inefficace ; pourtant, en l'absence de lexique orthographique, c'est cette voie déficitaire que l'enfant aura malgré tout tendance à utiliser, tendance que la rééducation devra essayer de combattre. Finalement, la conséquence commune à tous les types de dyslexie est évidemment la dysorthographie qu'on peut considérer comme la marque définitive de la non-formation du lexique orthographique et/ou des mécanismes permettant l'utilisation d'une procédure d'adressage. L'incapacité déconcertante (et souvent agaçante pour les parents et les rééducateurs) que démontrent ces enfants, même parmi les plus intelligents, à retranscrire de mémoire les formes lexicales ou grammaticales (alors qu'ils peuvent rappeler sans difficulté des formes géométriques complexes, à partir du moment où elles sont non verbales, et des formes verbales complexes, à partir du moment où elles sont non visuelles !) est l'une des constatations les plus troublantes que l'on puisse faire chez le dyslexique. Cette tendance qu'ont les dysorthographiques les plus sévères à "écrire n'importe quoi n'importe comment", à segmenter les mots en dépit de toute logique, à mettre quasiment au hasard les "o, eau, au...", les "é, et, ai, ait...", les singuliers et les pluriels, l'ensemble pouvant aboutir à un véritable jargon écrit dans lequel on a toutes les peines du monde à reconnaître la forme sonore de certains mots, cette tendance étonnante a pu laisser penser que le problème est d'ordre comportemental plutôt que neurobiologique. De fait, la neuropsychologie ne s'est pas encore penchée sérieusement sur cet aspect pourtant fascinant et n'en a encore donné aucun modèle valide. Tout se passe comme si faisait défaut au dyslexique l'"organe cérébral" lui permettant à la fois de se former une image visuelle des mots, des formes grammaticales et des représentations graphémiques de la syntaxe, et d'accéder à cette image pour la retranscrire par écrit. Cet "organe manquant", dont la formation, nous l'avons vu, requiert l'intégrité à la fois des systèmes visuels et phonologiques, a toutes chances d'être une partie du cerveau située à un lieu de convergence entre les systèmes en charge de la phonologie et les systèmes de la perception visuelle.

Nous verrons que l'imagerie fonctionnelle peut nous aider à comprendre les liens entre le cerveau et l'orthographe et à avancer des hypothèse sur la nature de la perturbation de ces liens chez le dyslexique.

LE TROUBLE DU TRAITEMENT TEMPOREL DANS LA DYSLEXIE : VERS UNE EXPLICATION UNITAIRE ?

Les difficultés que rencontre le dyslexique dans l'apprentissage de la lecture apparaissent donc à présent clairement, dans la grande majorité des cas, comme la conséquence de la perturbation, associée à divers degrés, de processus phonologiques et de processus visuels, chacun de ces processus ayant une base neurologique identifiable.

Sans revenir sur les mécanismes neurodéveloppementaux en cause, qui ont été envisagés précédemment, la logique voudrait que l'on tente de trouver des mécanismes communs à la base de ces deux types d'anomalies.

Traitement séquentiel et dyslexie

Si l'on se pose la question de ce qu'il peut y avoir de commun entre le fait de traiter le contenu sonore du langage oral et celui de lire, un aspect qui vient à l'esprit est la nécessité pour le cerveau, dans les deux cas, de traiter l'information de manière séquentielle, c'est-à-dire d'opérer sur cette information un arrangement temporel des symboles qui le constituent, qu'ils soient auditifs ou visuels.

C'est ainsi que ces dernières années, sous l'impulsion de plusieurs groupes de chercheurs, a émergé l'idée que trouble phonologique et visuel pourraient tous deux résulter d'un trouble élémentaire qui concernerait précisément le traitement temporel des stimulations sensorielles.

Mais pour affirmer le caractère élémentaire de ce trouble, c'est-à-dire pour prouver que le problème ne concernait pas seulement les éléments du langage, il était nécessaire de démontrer qu'il était également présent pour des stimuli non linguistiques. Par exemple, il a été prouvé de longue date que les dyslexiques éprouvent en moyenne plus de difficultés que les enfants non dyslexiques pour imiter des successions de sons neutres produits selon un rythme donné. La plus célèbre de ces épreuves de reproduction de rythmes est celle proposée dans les années 50 par Mira Stanbak. Diverses recherches ont ainsi montré l'existence d'une corrélation entre ces épreuves de reproduction de structures rythmiques et des épreuves de lecture, prouvant que la capacité à reproduire des successions de sons non linguistiques était statistiquement reliée aux aptitudes en lecture.

D'autres études ont conclu que plutôt que la simple succession temporelle des stimuli, c'était leur succession dans un ordre donné qui était le facteur pertinent. D'autres encore ont tempéré les conclusions précédentes en montrant que la perception de l'ordre temporel n'est un bon indicateur des capacités de lecture que si les stimuli sont de nature verbale. D'autres enfin ont suggéré que plutôt qu'un trouble de l'intégration temporelle, le problème chez le dyslexique était de traiter des stimuli de modalités différentes (par exemple visuel et auditif), c'est-à-dire un trouble de l'intégration intermodale. Enfin, une des principales critiques aux travaux concernant le traitement temporel et sériel est qu'ils ne maîtrisent pas toujours l'effet potentiel d'une autre variable, la mémoire immédiate, dont on sait l'altération fréquente chez le dyslexique.

Traitement temporel vs traitement spatial

Dans ce contexte, une étude déterminante a été réalisée par G. Eden et ses collaborateurs. Il s'agissait de proposer à un groupe de dyslexiques et à un groupe d'enfants non dyslexiques deux épreuves complémentaires destinées à opposer traitement temporel et traitement spatial (voir Figure 2) dans la modalité visuelle. Sur un écran apparaissent des points que l'enfant doit compter ; puis il doit donner le résultat en pointant une de 9 cases situées au bas de l'écran contenant les chiffres 1 à 9. Dans l'épreuve "temporelle", les points apparaissent successivement, au centre de l'écran, espacés d'un intervalle de 200 à 400 millisecondes. Dans l'épreuve "spatiale", les points apparaissent simultanément pendant 500 millisecondes, disposés de manière aléatoire sur toute la surface de l'écran. L'effet du facteur mémoire immédiate était contrôlé par une épreuve d'empan de chiffres. Les dyslexiques s'avèrent significativement moins précis que les sujets témoins seulement pour la tâche temporelle, et non pour la tâche spatiale. En outre, il existait une corrélation significative entre la tâche temporelle et le niveau de lecture. Enfin, la conscience phonologique, dans cette étude, était évaluée à l'aide d'une épreuve, dite "pig latin" [10]. La perfor-

10. Le "pig latin" est un jeu très répandu dans les milieux scolaires anglo-saxons, consistant à supprimer le premier son d'un mot, le mettre à la fin du mot, et y ajouter la syllabe "ay". Par exemple, "pig" devient "igpay".

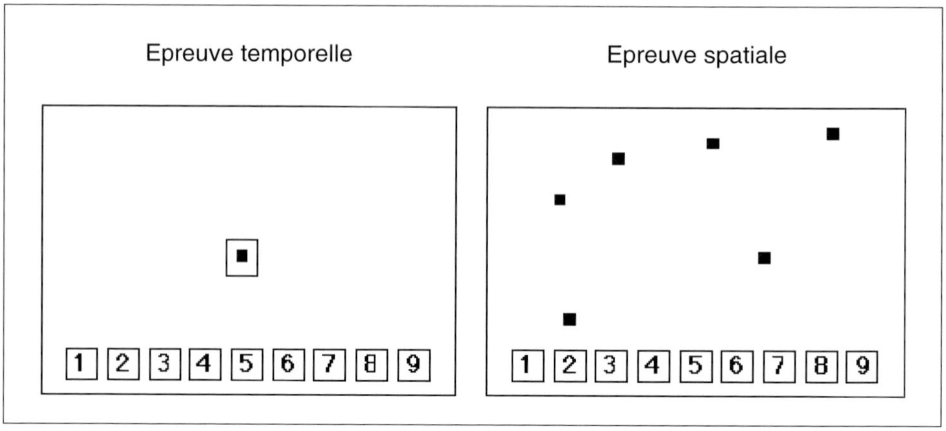

Figure 2. Mise en évidence d'un trouble du traitement temporel en modalité visuelle chez le dyslexique (voir texte).
(D'après Eden et al., 1995a).

mance à ce test s'est avérée corrélée à la fois à la tâche temporelle et à la tâche spatiale. Ainsi, ce travail confirme d'une part le déficit des dyslexiques dans une tâche de succession temporelle de stimuli visuels (toute participation mnésique ayant été écartée), et d'autre part le lien entre cette capacité à traiter la séquence des stimuli et les aptitudes en lecture. Toutefois, le fait que la tâche de conscience phonologique soit tout autant corrélée avec l'épreuve spatiale qu'avec l'épreuve temporelle tendrait à prouver que le trouble phonologique ne dérive pas exclusivement du déficit temporel.

La contribution fondamentale de Tallal

Mais les travaux les plus fameux concernant cet aspect de la perception temporelle par le cerveau sont certainement ceux réalisés dans la modalité auditive par Paula Tallal. Dès 1973, Tallal et Piercy, qui travaillaient sur un groupe d'enfants ayant ce que ces auteurs appellent un trouble spécifique du développement du langage (*specific language learning impairment*), ont fait l'hypothèse que leurs difficultés d'apprentissage dans divers domaines du langage pouvaient être dues à un trouble de la *discrimination temporelle* des sons. Pour tester cette hypothèse, ces auteurs ont proposé à des enfants en difficultés d'apprentissage du langage et à un groupe de témoins de même âge deux types d'épreuves. Dans la première, ils devaient déterminer si deux sons étaient identiques ou non, dans la seconde ils devaient reproduire la séquence des deux sons en pressant successivement sur deux touches différentes en respectant l'ordre des sons (AB, BA, AA, BB). La particularité de ces deux expériences était que l'intervalle entre les deux sons variait d'un essai à l'autre, de manière aléatoire, entre 8 millisecondes et 4 secondes. Les résultats, illustrés sur la Figure 3 furent très révélateurs : alors que les témoins commencent à distinguer les deux sons à partir de 8 millisecondes et que la quasi-totalité d'entre eux réalisent la tâche sans erreur pour des intervalles de 30 millisecondes, les enfants en difficulté d'apprentissage ont des performances bien plus faibles jusqu'à 150 millisecondes, et

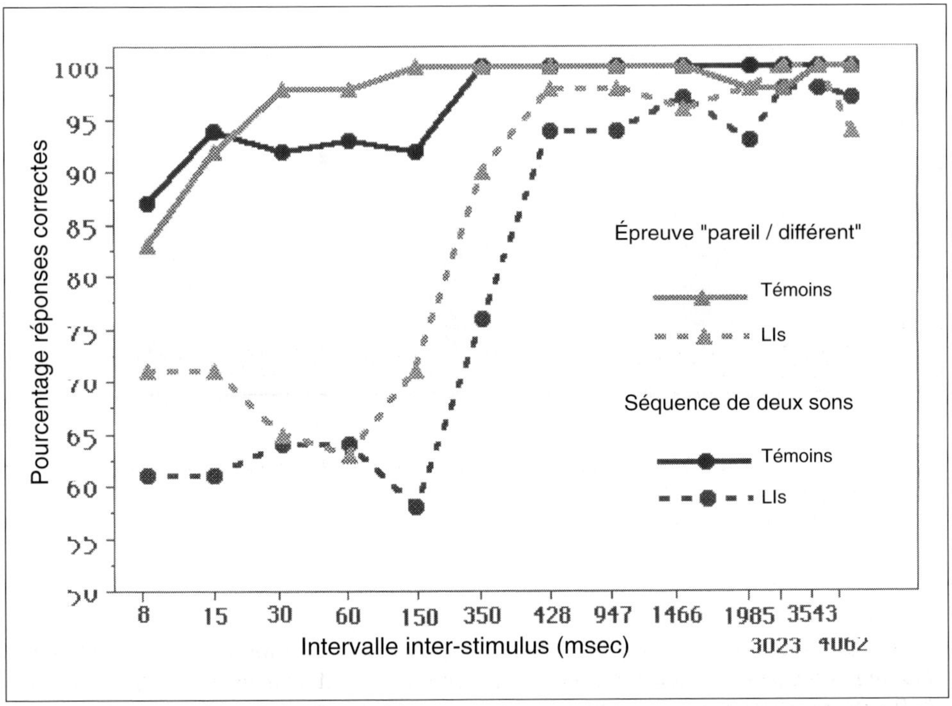

Figure 3. Test de discrimination temporelle.
Deux épreuves sont proposées à des enfants souffrant de trouble spécifique d'acquisition du langage (LLI) et à des témoins, consistant à faire varier, à chaque essai, l'intervalle entre deux stimuli sonores. Pour les deux épreuves, alors que les témoins sont capables de discriminer les deux sons dès les intervalles les plus faibles, les enfants LLI ne commencent à effectuer cette discrimination que pour des intervalles de 150 à 200 ms et ne rejoignent la performance des témoins qu'après 400 ms.
(Tallal et Piercy, 1973).

ne commencent à rejoindre la performance des témoins qu'à partir de 425 millisecondes. Qui plus est, alors que tous les témoins réalisent au moins 75 % de bonnes réponses à 8 millisecondes, aucun des jeunes patients n'atteignait ce score pour 150 millisecondes d'intervalle interstimulus.

Qu'en est-il, alors, lorsque ces enfants entendent des sons du langage ? Tallal démontre que des syllabes telles que /ba/ ou /da/ comportent, dans leur spectre sonore, des périodes de transition très brèves entre la fin de la consonne et le début de la voyelle, transitions qui durent moins de 40 millisecondes (voir Figure 4). Or l'information portée par ces brèves transitions aurait un rôle crucial pour la discrimination des syllabes. De fait, si ces transitions sont étendues artificiellement par un synthétiseur vocal jusqu'à 80 millisecondes, les enfants améliorent nettement leur capacité de discrimination des syllabes.

Mais on aura remarqué qu'il ne s'agit pas ici d'enfants dyslexiques au sens habituel, mais d'un sous-groupe souffrant d'une atteinte plus vaste du langage, se rapprochant du concept de dysphasie dont il a été question plus haut. Dans un travail ultérieur, Tallal (1980) a proposé, cette fois, à des enfants dyslexiques les mêmes types

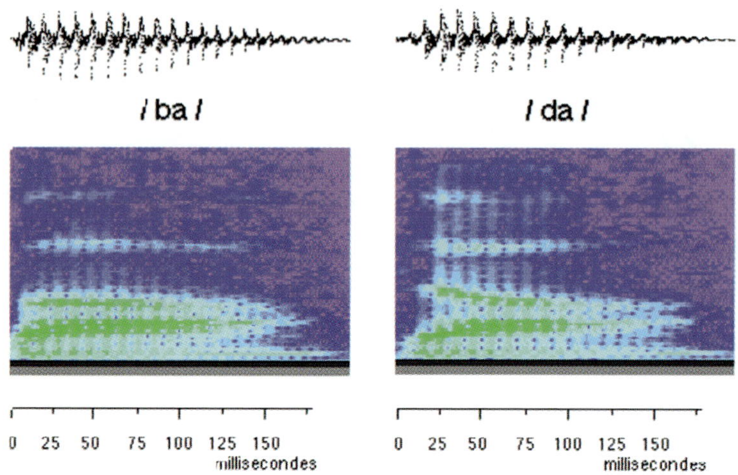

Figure 4. Oscillogramme et spectre sonore de deux syllabes voisées différant par leur point d'articulation (/ba/et/da/). La différence entre les deux syllabes est tout entière contenue dans les 30 à 40 premières millisecondes, correspondant à la transition consonne/voyelle. Un trouble du traitement temporel des stimuli sonores peut donc entraver la capacité du système phonologique à traiter efficacement ces transitions et à les manipuler volontairement, comme dans les tâches de conscience phonologique.

de tests. Ici encore, bien que l'effet soit moins net, les dyslexiques présentent des performances bien inférieures en moyenne à celle des sujets témoins. Toutefois, l'analyse plus précise des résultats montre que cet effet ne concerne qu'une partie des dyslexiques. Plus précisément, 55 % des dyslexiques réalisaient une performance dans les limites de la norme, alors que 45 % d'entre eux ont un score inférieur au plus mauvais score des témoins, pour des intervalles interstimulus de moins de 350 millisecondes. En revanche, pour des intervalles au-delà de 420 millisecondes, les dyslexiques ne se différencient plus des témoins. En fait, le résultat le plus convaincant de cette étude est que le degré d'altération aux tests de discrimination temporelle s'est avéré très significativement corrélé aux scores obtenus dans diverses épreuves de lecture, et tout particulièrement dans une épreuve de lecture de non-mots. Par conséquent, il apparaît que plus les enfants dyslexiques éprouvent de difficultés à discriminer deux sons temporellement proches, plus nombreuses sont leurs erreurs en lecture de non-mots, une épreuve qui repose en grande partie sur la conversion de lettres en sons. La conclusion de ce travail est que l'altération des processus phonologiques en lecture, ici explorés par la lecture de non-mots, serait la conséquence d'un trouble perceptif auditif plus élémentaire, concernant la capacité à traiter des stimuli auditifs, même non linguistiques, lorsqu'ils sont présentés rapidement.

Hémisphère gauche et traitement temporel de l'information

Dans leur quête d'une meilleure compréhension du trouble temporel chez le dyslexique, Tallal et ses collaborateurs ont mené diverses investigations visant à démontrer le rôle prééminent de l'hémisphère gauche dans le contrôle des mécanismes sous-jacents à ce type de traitement.

En premier lieu, Tallal et Newcombe (1978) ont étudié des adultes ayant souffert de lésions cérébrales droites ou gauches à l'aide d'un protocole similaire à celui utilisé chez les enfants en difficultés d'apprentissage. A priori, d'après les connaissances alors disponibles, on pouvait faire l'hypothèse que les sujets présentant une lésion droite pourraient être plus déficitaires dans ces tâches que ceux présentant une lésion gauche, si on s'en tient au rôle classiquement attribué à chaque hémisphère, traitement des stimuli linguistiques pour le gauche, et non linguistiques pour le droit. Les résultats ont montré que bien que l'hémisphère droit soit connu pour traiter préférentiellement les sons non verbaux, ce sont les cérébro-lésés gauches qui éprouvent le plus de difficultés à effectuer la discrimination de ces sons non verbaux lorsqu'ils sont présentés sur un rythme rapide. De même, des adultes aphasiques avec lésion gauche présentaient des difficultés à discriminer des sons du langage comportant des transitions rapides, alors qu'ils pouvaient toujours effectuer la même tâche de discrimination de phonèmes si ces derniers ne comportaient pas de tels changements rapides (comme des voyelles isolées ou des syllabes dont le spectre acoustique comporte des transitions plus lentes). Les auteurs parvinrent donc à la conclusion que c'était bien, chez l'aphasique, le trouble du traitement d'une information auditive faite de successions rapides de sons qui était à la base du trouble phonologique lorsqu'il existait.

Un autre type d'étude, plus expérimentale, a utilisé le test d'écoute dichotique. Lorsqu'on présente à un individu normal deux mots ou syllabes différents, l'un dans chaque oreille, on note que la plupart des individus, en tout cas pour ce qui concerne les droitiers, ont une préférence plus ou moins marquée pour le mot provenant de l'oreille droite, c'est-à-dire celui aboutissant au cortex temporal gauche. L'explication habituelle de ce phénomène est de dire que puisque l'hémisphère gauche est dominant pour traiter le langage oral, il possédera un avantage qui se manifestera par une performance un peu meilleure de l'oreille droite, qui est en prise directe avec lui, que de l'oreille gauche qui adresse l'information en premier lieu au cortex temporal droit, non compétent, qui doit secondairement la transmettre à son homologue. Une autre explication, qui n'est plus d'ordre linguistique cette fois, pourrait faire appel à la notion de traitement des stimuli à changement rapides. En effet, l'information verbale ayant ces caractéristiques, en particulier les non-mots monosyllabiques qui sont habituellement utilisés dans ce type d'épreuves, pourrait être traitée plus efficacement par l'hémisphère le plus sensible à de tels changements du décours temporel de l'information sonore. Schwartz et Tallal (1980) ont ainsi soumis des adultes sans lésion cérébrale à un test dichotique comportant des paires de syllabes fabriquées par synthèse vocale selon deux conditions, l'une avec des transitions consonne-voyelle d'une durée de 40 millisecondes, l'autre où les mêmes transitions étaient portées à 80 millisecondes. Dans la première condition, les auteurs retrouvent l'effet habituel de supériorité de l'oreille droite, mais dans la seconde, où les brèves transitions n'étaient plus présentes, cet avantage de l'oreille droite était quasiment supprimé, suggérant que ce sont bien les contraintes temporelles et non les caractères phonologiques des stimuli qui rendent compte de l'effet observé. En d'autres termes, si l'hémisphère gauche est supérieur au droit pour traiter les syllabes sans signification, c'est parce qu'il possède en son sein les mécanismes permettant le traitement rapide de stimuli auditifs, qu'ils soient verbaux ou non verbaux.

Cette hypothèse a enfin été plus récemment étayée par une étude en TEP (Fiez *et al.*, 1995) montrant que la région frontale inférieure gauche (aire 45) est plus nettement activée dans une tâche de détection de sons contenant des modulations temporelles rapides (triplets de sons, mots et syllabes) que par des voyelles isolées n'en contenant pas.

Modèles animaux du trouble de la perception temporelle

Pour étayer l'hypothèse temporelle, Tallal a également fait appel à des travaux plus expérimentaux chez le rongeur. La production de lésions corticales néonatales donne lieu chez le rat à des anomalies focales très similaires aux ectopies décrites sur le cerveau humain dyslexique. Les rats opérés furent entraînés, selon un paradigme de conditionnement opérant, à discriminer deux stimuli auditifs successifs, dont l'intervalle décroissait progressivement de 750 à 375 millisecondes au cours des 24 jours de tests. Les résultats ont montré que les rats opérés, de même que des rats ayant subi une intervention "factice" ne rencontraient aucune difficulté à discriminer les deux stimuli pour des intervalles longs (au-delà de 400 millisecondes), alors que pour des intervalles inférieurs à 400 millisecondes, les rats opérés ne pouvaient effectuer la tâche.

Fitch et collaborateurs (1993) ont également tenté de réaliser un paradigme proche de l'écoute dichotique humaine chez des rats cérébralement intacts : il s'agissait de présenter à l'animal une paire de deux sons successifs séparés par un intervalle très bref dans une oreille et dans l'autre un bruit neutre. Les rats étaient entraînés à discriminer une séquence précise de ces sons parmi trois possibles. Les résultats montrèrent que les rats sont significativement meilleurs de l'oreille droite, suggérant une capacité plus grande de l'hémisphère gauche dans le traitement temporal rapide des sons. Pour Tallal (1994), ce résultat est d'une importance considérable, non seulement parce qu'il fournit l'opportunité d'utiliser un modèle animal du traitement temporel des sons, dont le trouble est présumément à l'origine des difficultés d'apprentissage des dysphasiques et dyslexiques [11], mais aussi par la dimension évolutive qu'il contient, suggérant qu'il existe chez le rongeur des prémices neurobiologiques d'un traitement latéralisé des sons, qui pourraient préluder à l'installation de la latéralisation hémisphérique gauche du langage humain.

Ainsi, il existe actuellement de nombreux arguments tendant à prouver que l'hémisphère gauche du cerveau humain est détenteur de mécanismes spécifiques lui permettant de traiter la dimension temporelle des stimuli, mécanismes dont les racines sont profondément ancrées dans l'évolution et dont la perturbation chez le dyslexique pourrait être à l'origine des deux principaux ordres de perturbations cliniques observées : le trouble phonologique et le trouble visuel. Nous verrons au chapitre suivant que cette hypothèse a récemment reçu un certain appui de par l'imagerie fonctionnelle, mais il reste encore beaucoup à faire avant d'avoir établi le pont entre les données expérimentales et les observations cliniques.

11. Fitch et collaborateurs (1994) ont également démontré que des rats ayant subi des lésions néonatales connues pour engendrer des malformations corticales proches de dysgénésies observées sur le cortex des dyslexiques, présentaient un déficit du traitement temporel des informations auditives, mis en évidence par la perte de la réponse conditionnée à des paires de sons lorsque ces derniers sont distants de moins de 250 msecondes, par comparaison à des animaux n'ayant pas subi de lésions corticales qui peuvent discriminer les sont à 100 msecondes d'intervalle.

LES IMAGES DU CERVEAU DYSLEXIQUE EN FONCTION

Lors des deux chapitres précédents, nous avons successivement analysé les particularités morphologiques du cerveau dyslexique et les différents types de déficits rencontrés chez l'enfant dyslexique. La question qui se pose à présent, tout naturellement, est celle du lien entre ce cerveau atypique et le trouble observé en clinique. Comment ce cerveau fonctionne-t-il réellement ? Comment les zones qui sous-tendent le langage se mettent-elles en jeu ? Comment les aires corticales anormalement organisées sont elles dysfonctionnelles ?

La réponse doit pouvoir se trouver dans l'observation du cerveau dyslexique en action telle qu'elle nous est à présent accessible grâce aux méthodes d'imagerie fonctionnelle du cerveau. Au-delà des méthodes d'imagerie morphologique dont il a été question au chapitre "Morphologie cérébrale du dyslexique", p. 125, méthodes qui n'ont pour seul objectif que de montrer le cerveau, certes de la manière la plus détaillée possible, mais seulement du point de vue de sa structure — somme toute de manière peu différente de ce qu'il pourrait être après la mort — les méthodes d'imagerie fonctionnelle, elles, ont pour ambition de montrer un cerveau bien vivant, en train de fonctionner, de penser, d'agir, de sentir, de parler, de lire, d'hésiter, de se tromper....

Pouvoir observer le cerveau en action n'était qu'un rêve il y a à peine une dizaine d'années. Aujourd'hui, c'est la réalité quotidienne des chercheurs en neurosciences, et peut-être bientôt la possibilité pour la médecine d'observer la pensée humaine et ses perturbations.

A cet égard, la dyslexie représente à la fois un terrain de choix par la multiplicité des questions encore non résolues qu'elle pose, mais aussi un modèle unique pour étudier les relations entre le cerveau et le fonctionnement mental, par la spécificité et la relative stéréotypie des troubles cognitifs, par l'intégrité structurale du cerveau (ce qui n'est pas le cas, par exemple, des patients souffrant de conséquences de lésions focales, telles que celles dont il a été question aux chapitres précédents. Enfin, ces diverses méthodes, en particulier celles d'entre elles qui sont dites non-invasives (car elles n'ont aucune conséquence néfaste, même potentielle, sur l'intégrité physique ou mentale de l'individu) pourront sans doute constituer une réelle aide au diagnostic de la dyslexie et peut-être à sa thérapeutique dans les années à venir.

Dans ce chapitre, nous envisagerons successivement les trois principales méthodes qui ont été utilisées jusqu'ici dans l'investigation de la dyslexie : les méthodes électrophysiologiques (EEG, ERP), les méthodes isotopiques (SPECT, PET), qui ont jusqu'ici donné les résultats les plus probants, la magnéto-encéphalographie (MEG) et enfin l'IRM fonctionnelle, méthode sans doute la plus prometteuse, mais qui n'en est encore qu'à ses débuts.

LES ENREGISTREMENTS DE L'ACTIVITÉ ÉLECTRIQUE : EEG ET ERP

L'électroencéphalographie

L'ambition des méthodes d'imagerie fonctionnelle est donc de voir vivre le cerveau, alors que les techniques d'imagerie classiques ne nous permettaient jusqu'à présent que d'en analyser les structures comme si elles étaient inanimées. Or, ce qui fait la différence entre un cerveau vivant et un cerveau mort, c'est par essence l'activité électrique : la définition scientifique de la vie, en effet, comme la médecine s'y réfère dans certains cas extrêmes (coma prolongé, prélèvements d'organes), comporte comme principal critère le fait que le cerveau soit encore en activité, et c'est précisément l'enregistrement électroencéphalographique qui atteste cette activité.

Inventée par l'Allemand Berger dans les années 20, l'électroencéphalographie (EEG) est devenue en quelques années un outil indispensable pour le diagnostic de certaines maladies, comme l'épilepsie, et pour l'analyse de certains états de conscience, en particulier les différentes phases du sommeil. Toutefois, nous ne nous intéresserons ici qu'à une des applications de la méthode, celle qui considère l'activité électrique comme un témoin du fonctionnement cognitif.

L'EEG consiste à mesurer en plusieurs points de la surface du crâne le potentiel électrique produit par les neurones cérébraux et à en suivre les modifications au cours du temps. Pour ce faire, on place sur le cuir chevelu un certain nombre d'électrodes et on enregistre ainsi d'infimes variations, de l'ordre de quelques microvolts, des potentiels sous la forme d'ondes dont on mesure l'amplitude et la fréquence. Dans ses applications cliniques classiques, l'EEG est analysé *de visu*, à la recherche de modifications d'amplitude ou de fréquence des ondes. Dans les travaux scientifiques, au contraire, on essaye de décrire le signal EEG en le décomposant en ses composantes sinusoïdales, chacune ayant une certaine fréquence (en Hertz, ou cycles par seconde) et/ou une certaine amplitude, appréciées en mesurant le déplacement du curseur, à chaque cycle, par rapport à la ligne de base. L'enregistrement est inscrit sur un papier déroulant, ce qui permet de l'analyser immédiatement, ou stocké dans un fichier informatisé pour une analyse ultérieure.

Le placement des électrodes sur le crâne se fait de façon très standardisée, selon le système appelé "10-20 international" utilisant 19 électrodes placées à des distances fixes de certains repères osseux. Beaucoup de laboratoires de recherches utilisent en fait actuellement un nombre plus important d'électrodes (32, 64, voire 128), dans le but d'obtenir une analyse plus précise de la répartition du signal sur le scalp, mais comme nous le verrons, ces efforts s'avèrent relativement peu rentables quant à la précision topographique des renseignements obtenus.

La méthode dont l'application aux études sur la dyslexie a été la plus productive est appelée "Brain electrical activity mapping" ou BEAM. Chaque mesure de voltage effectuée sur une électrode donnée à chaque moment, est fournie sous la forme d'une valeur numérisée, et divers calculs mathématiques sont effectués sur 3 ou 4 électrodes voisines. Ces calculs, réalisés en permanence par un ordinateur couplé à l'enregistrement, fournissent un ensemble de points réalisant une cartographie pouvant traduire soit les amplitudes de chaque point, soit leurs fréquences (voir

Figure 1). Ainsi, la méthode permet, pour une électrode donnée, de montrer à chaque milliseconde, la distribution spatiale d'une amplitude ou d'une fréquence données.

Frank Duffy et ses collègues, à Boston, ont été les premiers à utiliser cette technique dans la dyslexie. Leur méthode consistait à mesurer la distribution sur le scalp des différentes bandes de fréquence (alpha, beta, théta et delta) en comparant un groupe d'enfants dyslexiques à un groupe de sujets témoins, et en demandant à l'ordinateur de calculer une statistique comparative de moyennes (test de *t*). A la sortie, on obtient une "carte de *t*" ou chaque point correspond en fait non pas à l'activité d'un ou plusieurs sujets, mais à la comparaison des moyennes des deux groupes. La figure 1 représente la carte obtenue, montrant donc les régions pour lesquelles l'activité électrique des dyslexiques *diffère significativement* de celle des non dyslexiques. Deux régions émergent de cette analyse : d'une part la région située en regard des électrodes de la partie postérieure de l'hémisphère gauche, donc correspondant sans doute aux aires classiques du langage, d'autre part une région médiane, correspondant aux aires médio-frontales (gyrus cingulaire et aire motrice supplémentaire). Bien que ces résultats soient séduisants, dans la mesure où ils démontrent l'utilité potentielle de la méthode, ce qui n'était pas "joué" a priori, il faut avouer que leur contribution reste modeste, montrant seulement que deux régions connues pour être impliquées dans le langage diffèrent quant à leur activité électrique chez les dyslexiques et des non dyslexiques. Ce fait illustre parfaitement les limites de

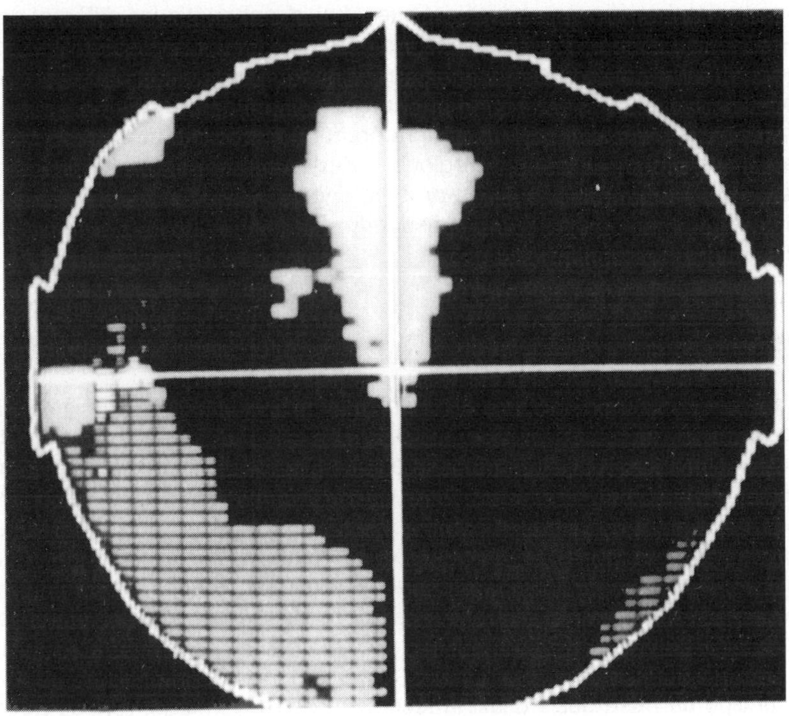

Figure 1. Une des premières méthodes d'imagerie fonctionnelle cérébrale a avoir été utilisée chez le dyslexique : la cartographie EEG (BEAM). Les zones ombrées correspondent aux régions du scalp où l'activité électrique diffère significativement entre dyslexiques et témoins (région frontale médiane et temporale gauche). (Modifié, d'après Duffy & McAnulty, 1990).

cette méthode : s'il est vrai que, comparativement à d'autres techniques (voir plus bas) dont le coût est beaucoup plus élevé et qui pour certaines ne sont pas totalement dénuées de risque pour les sujets, l'EEG présente un avantage évident, il n'en reste pas moins qu'il ne pourra jamais prétendre à rivaliser avec ces dernières sur un point, qui constitue une barrière infranchissable, la précision topographique. En effet, quel que soit le nombre d'électrodes, celles-ci, qui sont placées à distance du cortex lui-même, ne peuvent fournir qu'une appréciation très approximative de la topographie des régions cérébrales d'où provient le signal enregistré. Certes, il est possible d'introduire des électrodes à l'intérieur du cortex lui-même, mais on conçoit aisément que cela ne puisse être réservé qu'à des circonstances expérimentales très particulières (par exemple dans la phase préopératoire de certaines interventions neurochirurgicales). Quand bien même cela serait-il possible, on ne pourrait pour autant déterminer avec certitude l'origine exacte des potentiels enregistrés, car on sait qu'un potentiel donné peut provenir de plusieurs sources distinctes. La localisation des sources, cruciale pour toute cartographie fonctionnelle, est donc très délicate et sujette à caution.

Une autre utilisation de cette méthode a été de tenter d'en faire un outil d'aide à la catégorisation clinique des dyslexies. Duffy, par exemple, montre que chez les dyslexiques "purs" le pattern de modification de la cartographie électrique est différent de celui de dyslexiques avec syndrome d'hyperactivité. D'autres auteurs (Flynn *et al.*, 1992) ont cherché à corréler l'activité électrique enregistrée pendant que l'enfant lit un texte avec le type de trouble dyslexique, en opposant schématiquement les dyslexiques dysphonétiques et dyséidétiques. Les dysphonétiques diffèrent de sujets normo-lecteurs par une activité plus lente sur les régions pariéto-temporales droites, alors que chez les dyséidétiques, les différences les plus nettes sont retrouvées sur les régions temporales gauches. Ces auteurs en concluent, de manière peut-être un peu hâtive, que les premiers utilisent préférentiellement des mécanismes de type visuo-spatial, sous-tendus par les régions pariétales droites, alors que les seconds se fieraient plutôt à des procédures de type linguistique, sous la dépendance des aires du langage, ce qui pourrait correspondre à leur utilisation préférentielle d'une procédure de décodage phonologique.

Les potentiels évoqués (PE)

Un potentiel évoqué (en anglais : event-related potential ou ERP [1]) consiste en une modification de l'enregistrement EEG provoquée par la survenue d'un stimulus interne ou externe. L'application la plus répandue de cette méthode, de même que pour l'EEG, reste son utilisation clinique, par exemple lorsqu'on veut s'assurer que les voies nerveuses menant de l'œil au cortex cérébral (PE visuel) ou de l'oreille au cortex (PE auditif) sont intactes. En recherche fondamentale, les PE sont très utilisés pour comprendre les mécanismes sous-jacents au traitement d'un stimulus sensoriel, en particulier lorsqu'on veut connaître le décours temporel de l'information. Les PE peuvent également survenir en l'absence de stimulus, comme l'omission d'un stimulus attendu, pour les PE sensoriels, ou encore l'onde précédant un acte moteur.

Le principe de base des PE est la technique de moyennage, rendue nécessaire par le fait que les modifications du tracé consécutives à un stimulus donné sont trop

1. Le terme anglais est à cet égard plus précis parce qu'il insiste sur le fait que le potentiel obtenu est lié temporellement à l'événement qui l'a provoqué.

infimes pour être visibles à l'œil nu et que seule la répétition à de nombreuses reprises du même phénomène peut le mettre en évidence. Il s'agit en général d'enregistrer les modifications de l'activité EEG survenant dans une étroite période de temps à la suite d'un stimulus répété identique à intervalles réguliers, et de calculer la moyenne des événements électriques enregistrés.

L'enregistrement des PE se fait donc grâce à un équipement identique à celui d'un EEG, avec en outre un matériel informatique assez sophistiqué permettant d'"aligner" le système produisant le stimulus avec celui enregistrant le signal et procédant à son moyennage. En pratique, le résultat du moyennage est représenté par une déflexion double comportant une onde positive et une onde négative. L'analyse portera sur le délai d'apparition de la déflexion après le stimulus et sur l'amplitude des différentes composantes de ce potentiel.

En clinique, les composantes analysées sont principalement les composantes précoces, consécutives à un stimulus neutre (comme un flash visuel ou un click auditif), survenant jusqu'à 100 millisecondes après le stimulus. Concernant la recherche sur les processus cognitifs, ce sont essentiellement des potentiels plus tardifs qui sont étudiés. Par exemple, dans le paradigme auditif classique dit "oddball", où le sujet entend des sons identiques survenant à intervalles réguliers et doit répondre à la survenue d'un son différent plus rare, on obtient sur les sons rares une onde positive à 300 millisecondes (appelée P300 ou P3). Un autre phénomène attentionnel classique est la survenue d'une positivité à 110 ms et une négativité à 170 ms dans un paradigme d'attention sélective à un stimulus visuel (Posner et Petersen, 1990). Plusieurs études ayant analysé la P300 chez des sujets dyslexiques, enfants ou adultes, ont abouti à des conclusions différentes, certaines d'entre elles, seulement, retrouvant une altération de cette composante dans la dyslexie. Une variable décisive pourrait être la présence associée à la dyslexie d'un trouble attentionnel particulier avec ou sans hyperactivité et plus connu sous le vocable de syndrome d'hyperactivité ou encore de "ADHD" (voir chapitre "Troubles de l'apprentissage : aux frontières de la dyslexie", p. 213). Les enfants ou adultes souffrant de ce trouble peuvent ou non être également dyslexiques, l'association entre les deux syndromes étant cependant plus fréquente que ne le voudrait le seul hasard (ce qui suggère un mécanisme commun). Selon une étude récente concernant des adultes dyslexiques, seuls ceux ayant souffert d'ADHD durant l'enfance présenteraient une anomalie de la P300 (Duncan *et al.*, 1994).

Mais, en matière de recherche sur la dyslexie, les PE ont surtout été analysés lors de tâches de lecture. Par exemple, Taylor et Keenan (1990) ont montré que des sujets dyslexiques présentent un allongement des latences pour les composantes N2 et P3 dans une tâche de décision lexicale (décider si des mots présentés par écrit sont ou non de vrais mots de la langue). De même, Stelmack *et al.* (1988) ont enregistré les PE chez des enfants dyslexiques et non dyslexiques lors de la lecture silencieuse de mots et dans une tâche ultérieure de reconnaissance en mémoire des mots lus. Dans les deux conditions, la composante P200 était plus ample chez les dyslexiques. En fait, les travaux les plus récents tendent à différencier deux aspects des potentiels évoqués traduisant probablement deux étapes distinctes de la lecture de mots. Par exemple, Helen Neville et ses collaborateurs (1993) ont montré que des dyslexiques avaient une diminution d'amplitude d'une onde positive précoce à 150 ms et au contraire une augmentation d'amplitude d'une onde positive plus tardive, à 400 ms (N400). La signification de ces deux événements électriques est relativement bien connue. Les composantes précoces, souvent trouvées sous la forme d'un complexe biphasique appelé N1P2, refléteraient les caractéristiques physiques du stimulus visuel, puisqu'elles apparaissent tout autant pour des mots que pour des successions de traits ne réalisant pas des mots. En revanche, la négativité ultérieure (N400) est considérée comme l'expression électrique de l'intégration sémantique des mots. En effet, cette composante est d'autant plus ample que, située à la fin d'une phrase, elle ne s'intègre pas dans le sens de la phrase. Ainsi, lorsqu'on enregistre le PE sur le dernier mot de la phrase "la mère tient son enfant dans ses bras" (condition "congruente"), la N400 est moins ample que pour la phrase "la mère tient son enfant dans ses narines" (condition "incongrue"). Nous avons mené récemment, avec Mireille Besson et Fabrice Robichon, une étude similaire sur des adultes anciens dyslexiques. Nous avons retrouvé que les adultes dyslexiques, comparés à

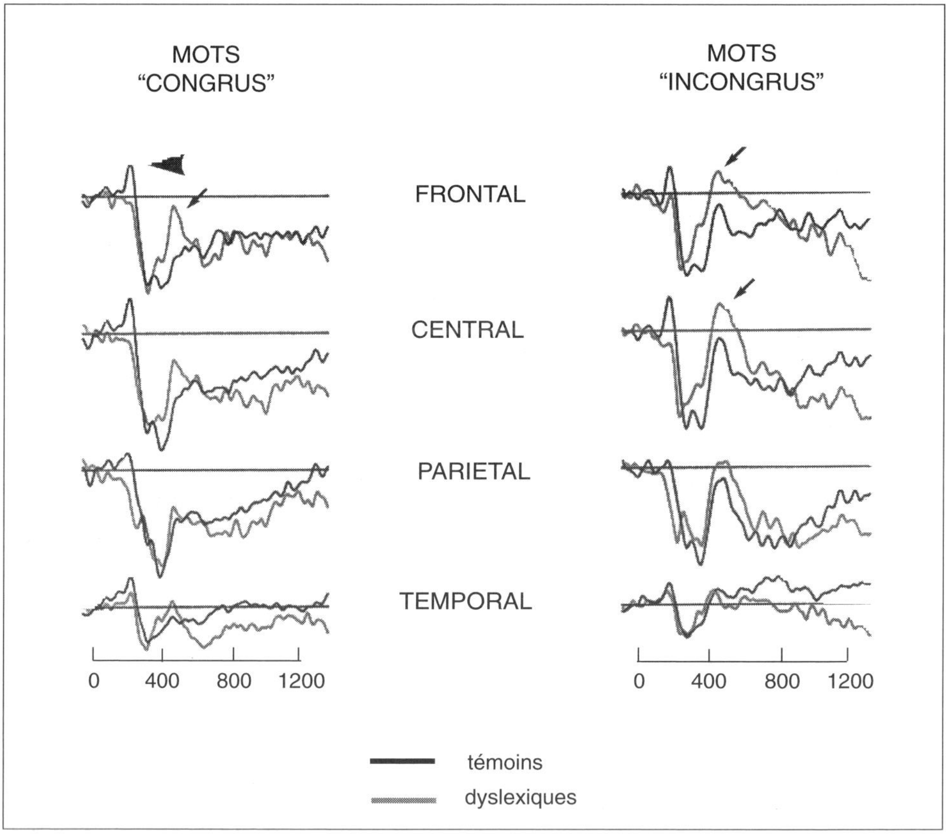

Figure 2. Potentiels évoqués par la lecture du dernier mot d'une phrase.
Lorsque le dernier mot est sémantiquement incompatible avec le reste de la phrase, on observe sur les régions fronto-pariétales une onde négative (flèche fine) culminant autour de 400ms après le stimulus (N400). Chez le dyslexique, cette onde est plus ample et observée également sur les terminaisons "congrues", ce qui traduit une difficulté à intégrer le mot dans le sens de la phrase.
Par ailleurs, la présentation du mot provoque également une onde plus précoce (flèche grasse), survenant dans les 200 premières ms. et traduisant le traitement des caractéristiques physiques du mot. Cette composante précoce apparaît moins nettement chez les dyslexiques, ce qui peut signifier un déficit de processus d'ordre perceptif.
(Robichon et al, 1994).

des témoins de même âge, mais sans antécédent de dyslexie, présentaient une diminution d'amplitude et un retard d'apparition de l'onde N100, sans doute en relation avec un défaut de nature perceptive. En outre, la composante N400 était plus ample chez les dyslexiques que chez les témoins, et surtout apparaissait tout autant sur les fins de phrases congrues que sur les fins de phrases incongrues (voir Figure 2). Cette dernière constatation tend à prouver que le dyslexique, même ayant récupéré de ses troubles de la lecture, traite le contenu sémantique d'un mot au sein de la phrase comme un normo-lecteur traiterait un mot incongru. En d'autres termes, il est aussi difficile et déconcertant pour un dyslexique de lire "la mère tient son enfant dans ses bras" que pour un non dyslexique de lire "la mère tient son enfant dans ses narines". Cela peut également signifier que le dyslexique utilise lors de la lecture d'une phrase des mécanismes nerveux que le non dyslexique n'utilise que dans des circonstances très particulières, comme lorsqu'il se trouve face à une incongruité sémantique. La nature de ces mécanismes ne peut évidemment pas en être déduite avec précision, mais il faut remarquer que l'onde N400 est au mieux perçue au niveau des électrodes médianes, et donc provient probablement de structures dans les deux hémisphères, ce qui correspond à la notion classiquement admise que les processus sémantiques sont sous-tendus par des régions des deux hémisphères du cerveau.

Nous avons également recherché les liens qui pouvaient exister entre ces anomalies électrophysiologiques et le déficit cognitif mis en évidence chez ces adultes (voir chapitre précédent), en particulier la capacité à lire et à orthographier des mots irréguliers, capacité présumée reposer sur le fonctionnement de la voie lexicale "globale" de lecture et la capacité à lire des non-mots, présumée explorer plus spécifiquement les mécanismes d'assemblage phonologique. L'amplitude de la N100 s'est avérée corrélée seulement à la performance des dyslexiques dans la tâche de lecture de non-mots. Ce résultat nous est apparu en première analyse surprenant car on aurait pu s'attendre à ce que le défaut de nature perceptive influence plus nettement les processus de traitement visuel global des mots que les processus de conversion et d'assemblage des phonèmes. En fait, comme cela apparaît souvent à l'examen du type d'erreurs, une bonne performance en lecture de non mots dépend aussi d'une bonne analyse perceptive des graphèmes, avant leur conversion en phonèmes.

Les résultats obtenus avec la N400 furent plus conformes à nos prédictions, puisque l'amplitude de cette dernière sur les mots congrus, qui rappelons-le était la condition qui différenciait le mieux dylexiques et non dyslexiques, s'est avérée inversement porportionnelle à la capacité des sujets à lire et à orthographier des mots irréguliers, épreuve habituellement retenue pour tester l'efficacité de la voie lexico-sémantique de lecture. En d'autres termes, les dyslexiques semblaient d'autant plus gênés pour intégrer un mot dans le contexte de la phrase que leurs mécanismes de lecture par adressage étaient déficients. Lire des mots irréguliers, comme nous l'avons précisé dans les premiers chapitres de l'ouvrage, nécessite un traitement visuel global du mot qui ne peut être lu par la simple conversion graphème phonème. Il est donc possible que les difficultés que les dylexiques rencontrent souvent lorsqu'il s'agit de comprendre le contenu d'un texte plus ou moins compliqué (par exemple les énoncés des problèmes de mathématiques, qui sont souvent un obstacle pour les enfants dyslexiques, même s'ils n'ont pas de véritable dyscalculie) proviennent spécifiquement de la faiblesse de la procédure d'adressage et de leur capacité à traiter un mot dans sa forme visuelle globale. Cette constatation n'est pas sans intérêt car elle peut permettre d'orienter la thérapeutique vers un renforcement de ces procédures lorsqu'on remarque que l'enfant peine à comprendre ce qu'il lit.

Études électrophysiologiques des aspects phonétiques du langage : la "mismatch negativity"

La Mismatch Negativity (MMN) est une réponse neurophysiologique très particulière permettant d'analyser d'infimes modifications de l'activité électrique du cerveau en réponse à de minimes différences entre les caractéristiques acoustiques de deux stimuli. Ainsi, lorsqu'on présente à des sujets, dans des écouteurs, une série de syllabes identiques (par exemple /da/) et de temps en temps un stimulus dit déviant (la même syllabe légèrement déformée), on obtient pour la syllabe standard une première courbe et pour la syllabe "déviante", une seconde devenant plus négative que la première autour de 200 millisecondes. La MMN est représentée par une surface obtenue par soustraction des deux courbes.

Nina Kraus et ses collaborateurs de l'Université d'Evanston, dans l'Illinois, ont récemment étudié 90 enfants ayant des troubles de l'apprentissage et autant d'enfants normaux dans une tâche de discrimination de deux syllabes fabriquées par synthèse vocale de façon à obtenir la plus petite différence perceptible possible entre les deux syllabes (/da/ et /ga/). Dans cette tâche, les enfants ayant des troubles d'apprentissage s'avérèrent nettement moins performants que les enfants normaux, ce qui confirmait la présence d'un trouble de la discrimination des phonèmes chez les premiers. Puis, ces auteurs ont soumis ces enfants à un enregistrement électrophysiologique destiné à mettre en évidence la MMN lors de la perception de ces syllabes. La MMN était présente pour les enfants ayant manifesté une bonne discrimination, mais absente chez ceux ayant eu des difficultés à réaliser l'épreuve. Ainsi, ce procédé électrophysiologique fournit une base neurobiologique à la notion d'un trouble de la perception des caractéristiques temporelles des stimuli linguistiques chez les enfants en difficulté d'apprentissage. En outre, les auteurs soulignent que puisque la MMN est susceptible d'être modifiée par un exercice répété, comme ils l'avaient eux-mêmes montré dans un travail précédent, il pourrait s'agir également d'un bon modèle pour étudier l'effet des méthodes d'entraînement à la discrimination auditive prônées par Tallal et son équipe et dont il sera question à la fin de l'ouvrage.

LES MÉTHODES ISOTOPIQUES

Les méthodes "historiques"

Le but principal des méthodes d'imagerie fonctionnelle du cerveau est d'obtenir une "cartographie" du cerveau humain en activité, afin d'objectiver les zones qui se mettent en action lors d'un état mental ou d'un processus cognitif. Pour le cas particulier du cerveau du dyslexique, un objectif raisonnable pourrait être soit de proposer au sujet des tâches cognitives dans lesquelles ses performances sont déficitaires, et de rechercher les zones cérébrales dont l'activité diffère de celles de sujets non dyslexiques exécutant la même tâche, soit de tenter d'activer des zones, essentiellement dans le cortex de l'hémisphère gauche, connues pour être morphologiquement anormales. Pour ce faire, il est clair que les méthodes électrophysiologiques décrites ci-dessus, bien qu'apportant une contribution intéressante, ne possèdent pas la précision topographique nécessaire pour une telle analyse. En revanche, les méthodes décrites ci-après ont pour objectif commun de montrer plus directement le fonctionnement du cerveau, zone par zone, grâce à la combinaison de trois procédés complémentaires : la scintigraphie, qui consiste à injecter une substance radioactive (appelée isotope) par voie sanguine et à mesurer sa distribution ultérieure dans le cerveau grâce à la présence de détecteurs proches de la surface du crâne ; la tomographie, technique classique en radiologie, permettant de "couper en tranches" le cerveau, de façon à fournir des images plan par plan de l'activité recueillie par les détecteurs d'isotope ; et le couplage à un ordinateur qui va, de même que pour le scanner ou l'IRM, transformer, point par point, le signal recueilli en une donnée numérique et la restituer graphiquement selon une échelle de couleurs établie de manière conventionnelle. L'ancêtre des méthodes radio-isotopiques modernes est la méthode dite des débits sanguins cérébraux, qui consistait à injecter ou à faire inhaler au sujet une substance radioactive, généralement du Xénon^{133}, et à mesurer à la surface du crâne la distribution de la radioactivité quelques secondes après l'injection ou l'inhalation, à l'aide de détecteurs répartis sur la surface du scalp. Le xénon étant métaboliquement inerte, c'est-à-dire qu'il n'est pas utilisé par le tissu cérébral auquel il parvient, la mesure ainsi réalisée traduit simplement le débit sanguin dans la région sous-jacente au détecteur.

Plusieurs auteurs ont pensé à utiliser cette méthode pour mieux comprendre le fonctionnement cérébral du dyslexique. En 1987, Judith Rumsey, du NIH, spécialiste d'une approche neurologique des affections psychiatriques de l'enfant, a la première étudié, à l'aide de la méthode du Xénon^{133}, 14 sujets dyslexiques âgés d'une vingtaine d'années et autant de sujets témoins d'intelligence globalement similaire mais non dyslexiques. Les sujets étaient soumis à 3 tâches dites d'activation, chacune débutant une minute avant l'administration de Xenon et se terminant 14 minutes après. La première tâche, servant d'après les auteurs de référence, consistait à leur présenter une à une des diapositives comportant un chiffre écrit de 1 à 4. Ils devaient presser un de 4 boutons placés devant eux selon le chiffre reconnu. La deuxième condition, dite de "classification sémantique" consistait en la présentation de deux diapositives successives, la première comportant un mot écrit, en général un substantif simple et fréquent, la seconde 4 catégories, le sujet devant appuyer sur un des 4 boutons selon la catégorie à laquelle appartient le mot. Enfin, une troisième condition réalisait une tâche classique d'orientation de lignes destinée à tester les capacités visuo-perceptives de l'hémisphère droit. Globalement, les tâches étaient suffisamment simples pour qu'aucune différence de performance n'apparaisse entre les deux groupes. Néanmoins, les mesures de débits sanguins se sont avérées, elles, significativement différentes entre témoins et dyslexiques (pour des comparaisons assez grossières entre hémisphères ou entre parties antérieure et postérieure d'un même hémisphère) : chez les témoins, l'épreuve d'orientation de lignes donnait lieu à une différence antéro-postérieure aux dépens des parties arrière des hémisphères, différence qui était amoindrie chez les dyslexiques. En revanche, l'épreuve de classification sémantique mit en évidence une différence plus nette entre les groupes, concernant l'asymétrie droite-gauche, mais dans la direction opposée à celle attendue : les dyslexiques présentaient une asymétrie plus importante en faveur du côté gauche (alors qu'on pouvait s'attendre à une moindre asymétrie, d'après les théories suspectant une plus forte implication de l'hémisphère droit dans le langage chez le dyslexique). Les auteurs de ce travail en concluent que le problème se situe au niveau de "l'intégration bihémisphérique" ou de l'allocation simultanée de ressources aux deux hémisphères.

Quelque temps plus tard, en 1991, Flowers *et al.* utilisèrent la même méthode sur une plus vaste population et surtout avec un protocole sensiblement différent : il s'agissait de faire entendre aux sujets (69 témoins et 83 adultes anciens dyslexiques[2])

2. Les dyslexiques étaient sélectionnés à partir de dossiers d'enfants ayant consulté un centre de

des mots de longueur différente et de leur demander de répondre à chaque fois qu'il s'agissait d'un mot de 4 lettres. Cette tâche s'avéra provoquer une augmentation de débit dans la région temporale supérieure dans les deux groupes. Chez les dyslexiques, l'activation dans une région temporo-pariétale plus en arrière fut retrouvée proportionnelle à l'aptitude en lecture durant l'enfance mais non au niveau de lecture atteint à l'âge adulte.

Bien que reposant sur une méthode largement dépassée, ces travaux ne sont pas sans intérêt, en particulier du fait qu'ils constituent une des premières tentatives d'"activations cognitives", telles qu'on les dénomme actuellement. Par ailleurs, le fait de retrouver, comme dans le dernier travail cité, une corrélation entre le débit sanguin d'une région de l'hémisphère gauche et l'habileté en lecture pendant l'enfance et non à l'âge adulte, suggère que l'apprentissage a utilisé, entre l'enfance et l'âge adulte, des stratégies alternatives sous-tendues par une réorganisation des régions corticales de l'hémisphère gauche. Nous verrons plus bas comment les méthodes actuelles, plus précises, semblent confirmer ce point de vue.

Les méthodes modernes : la tomographie d'émission (SPECT et PET)

Le couplage de la méthode des débits cérébraux avec la tomographie a donné naissance à un examen réalisé assez couramment en clinique : le SPECT ou "single photon emission tomography", qui consiste à injecter par voie veineuse une substance biologiquement active (actuellement le HMPAO) dont chaque molécule a été marquée avec un atome de technétium radioactif. Les molécules de HMPAO viennent se fixer sur les zones cérébrales porteuses de récepteurs spécifiques à cette molécule où elles vont persister pendant plusieurs heures. En fait, l'image obtenue lors de la mesure de radioactivité témoigne de l'intensité de l'activation cellulaire au moment où le traceur radioactif est capté par les récepteurs. Il s'agit donc d'un état relativement statique ne donnant qu'une idée approximative du fonctionnement cérébral lui-même.

Bien que de réalisation assez aisée, cette méthode n'a, à ma connaissance jamais été utilisée dans la dyslexie. En revanche, plusieurs travaux récents ont bénéficié de l'apport de la plus perfectionnée des méthodes isotopiques : le PET, dont il va être question ci-après.

TEP : principes

La tomographie à émission de positons (TEP ou PET) a été proposée à la fin des années 70 comme un moyen d'explorer le cerveau en action. Le principe en est d'injecter dans l'organisme un isotope radioactif qui, en se désintégrant, émet une particule positive (l'inverse d'un électron) appelée positon. Dès son émission, ce dernier va percuter un électron de l'organisme en émettant deux photons gamma en sens opposé. C'est précisément cette dernière propriété (l'émission de deux particules à 180°) qui est utilisée par la technique, car l'appareillage PET est formé d'une couronne de détecteurs, ou *caméra à positons*, ayant la propriété de ne détecter que les émissions dites "en coïncidence", c'est-à-dire lorsque deux événements surviennent exactement simultanément sur deux détecteurs opposés (voir Figure 3). Dès lors

traitement de la dyslexie entre 1957 et 1972. Ainsi, bien que recrutés à l'âge adulte, les sujets avaient été explorés durant l'enfance de sorte que des données précises sur leur trouble de l'apprentissage étaient disponibles.

l'ordinateur "sait" que l'information provient d'une source unique et, grâce à un calcul mathématique, va pouvoir localiser, dans l'espace tridimensionnel de l'organe étudié (ici la boîte crânienne), l'origine exacte de l'événement capté. Dans son principe, la méthode semble donc d'une grande simplicité. En fait, elle nécessite un environnement très complexe et surtout très coûteux et ce pour deux raisons principales : d'une part, la substance radioactive (isotope) n'existe pas de manière naturelle, et il faut donc la fabriquer, ce qui nécessite un appareillage sophistiqué appelé accélérateur de particules ou cyclotron ; d'autre part, l'isotope radioactif a une durée de vie très brève et doit donc être fabriqué au moment même de l'examen, ce qui nécessite la présence dans la même unité de lieu de l'appareillage d'imagerie et du laboratoire de fabrication de l'isotope, avec une équipe de physiciens et de chimistes dévolus à cette fabrication. Toutes ces contraintes expliquent qu'il n'existe actuellement que quatre centres en France capables de réaliser une imagerie cérébrale par TEP.

Méthode

Quoi qu'il en soit, la technique de l'examen lui-même est relativement simple et aisée. Le sujet est allongé sur une table d'examen, la tête placée au centre d'une couronne de détecteurs, selon des repères très précis afin de s'assurer de l'angle des coupes réalisées. Chaque enregistrement dure entre 1 et 2 minutes après l'injection de l'isotope et fournit un ensemble de coupes de 2 millimètres d'épaisseur. C'est durant cette période que va se réaliser l'étape cruciale de l'examen, c'est-à-dire l'activation cognitive : puisque le but de l'examen est de connaître quelles sont les régions cérébrales qui s'activent lors d'une tâche ou un état mental donnés, il est nécessaire d'obtenir de la part du sujet un état relativement stable pendant ce laps de temps. En général, l'examen se déroule de la façon suivante : le sujet, allongé sur la table d'examen, la tête bien fixée, a dans le bras gauche étendu un très fin cathéter qui permettra l'injection d'isotope. De l'autre main, libre, il peut le cas échéant répondre manuellement en appuyant sur un bouton de réponse qui enregistre les temps de réaction et sert à s'assurer que la tâche a été correctement comprise et exécutée. La prise d'informations se fait en plusieurs périodes de 1 à 2 minutes chacune espacées d'intervalles libres de plusieurs minutes, permettant la préparation de chaque nouvelle injection. Quelques secondes avant le début de l'injection, le sujet reçoit l'ordre de commencer la tâche, qui lui a été clairement expliquée préalablement, exemples à l'appui. Puis, alors qu'il continue à effectuer l'exercice, le produit est injecté, le plus souvent sous forme de "bolus" (c'est-à-dire en 2 à 5 secondes). Dans une salle adjacente au tomographe, le technicien observe sur une console d'ordinateur le pic de diffusion de l'isotope dans la masse cérébrale et déclenche à

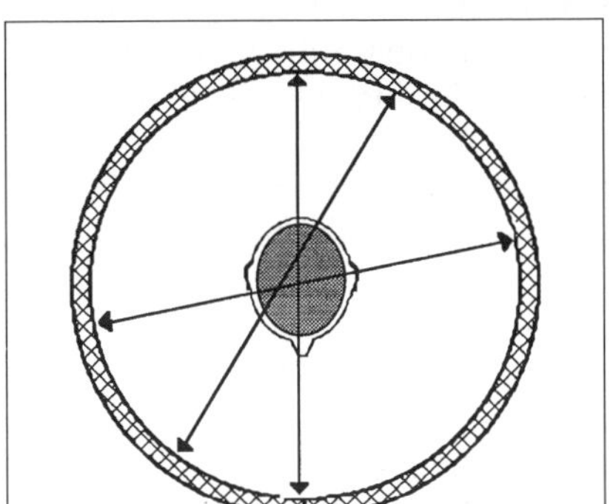

Figure 3. Principe de la tomographie à émission de positons. La désintégration de chaque atome de l'isotope radio-actif injecté au sujet provoque l'émission à 180° de deux photons gamma qui seront détectés en coïncidence par une paire de détecteurs situés en position opposée. Plusieurs désintégrations provenant du même site donnent des droites différentes dont l'intersection permet de localiser la région émettrice.

ce moment l'enregistrement des données en tomographie. Le total de la radioactivité administrée au cours des différentes injections est inférieur à la dose maximale légalement et scientifiquement considérée comme inoffensive. Néanmoins, le sujet ne devra plus se soumettre à aucune étude similaire pendant au moins cinq ans. Par ailleurs, en raison de la possible toxicité fœtale de la radioactivité, les chercheurs préfèrent habituellement réserver la méthode aux volontaires de sexe masculin.

Préparation et devenir du marqueur isotopique

Initialement, la substance utilisée était un dérivé du glucose, le 2-déoxyglucose, dont chaque molécule était marquée à l'aide d'un isotope radioactif du fluor (^{18}F). Cette méthode, encore utilisée pour l'étude de certaines pathologies du cerveau, a été totalement supplantée par l'utilisation de l'eau marquée pour ce qui concerne les études d'activation cognitive. La préparation injectée est donc actuellement de l'eau (H_20) marquée à l'oxygène 15, isotope artificiel radioactif (donc décelable extérieurement) de l'atome d'oxygène naturel, ayant l'avantage d'une élimination très rapide (environ deux minutes). La substance ainsi constituée (que l'on représente par le symbole $H_2{}^{15}0$) diffuse dans le réseau artériel cérébral et très rapidement dans la substance cérébrale elle-même. Son accumulation dans les différentes régions du cerveau est donc proportionnelle au débit sanguin dans cette région. Or, et c'est là le principe de base de la méthode d'activation cognitive, les régions cérébrales (en particulier corticales) les plus actives à un moment donné sont également celles où le débit sanguin est le plus fort. C'est donc dans ces régions que la caméra à positons va pouvoir détecter les plus fortes augmentations de radioactivité, correspondant à l'accumulation locale d'eau marquée [3]. (voir Figure 4).

Les études initiales : méthode au déoxyglucose

La première application de la TEP à l'étude de la dyslexie fut réalisée en 1991 par Karen Gross-Glenn et ses collaborateurs de l'Université de Miami, en Floride. Ces auteurs ont enregistré par la méthode au déoxyglucose l'activité cérébrale au cours d'une tâche de lecture chez des sujets adultes ayant ou non des antécédents de dyslexie de l'enfance [4]. L'idée de départ de cette étude était que des adultes ayant été dyslexiques devaient avoir développé des stratégies différentes en lecture et le but des auteurs était donc de mettre ainsi en évidence ces stratégies. Bien que la population étudiée ait été relativement importante (11 dyslexiques et 14 non dyslexiques), les faiblesses technologiques de la méthode utilisée limitent la portée de cette étude. Les deux seules différences retrouvées entre les deux groupes étaient d'une part une activation plus importante des régions occipitales internes (gyrus lingual) et d'autre part une moindre asymétrie chez les dyslexiques. Une seconde étude en TEP utilisant également le déoxyglucose fut ensuite publiée par Jennifer Hagman, en collaboration avec Paula Tallal. Dans cette étude, qui portait sur 10 adultes anciens dyslexiques et 10 sujets témoins appariés, l'activité cérébrale était

3. Notons que, contrairement à ce qu'on pourrait penser, ce n'est pas la consommation d'oxygène par les neurones en activité qui est ici mesurée mais seulement la quantité d'eau accumulée dans le tissu cérébral, en proportion avec l'augmentation de débit sanguin. Il s'agit donc d'une mesure de débits et non d'une mesure de métabolisme cellulaire.

4. En raison de la toxicité potentielle des substances radioactives injectées, on préfère, en général, mener ce genre d'études chez des adultes plutôt que des enfants ; c'est pourquoi toutes les études TEP dans la dyslexie ont été réalisées jusqu'à présent chez des adultes.

enregistrée au cours d'une épreuve de discrimination auditive de syllabes commençant par une consonne occlusive (p, t, k, b, d, g). Contrairement à leur attente, les auteurs ne retrouvèrent pas de différence d'activité entre dyslexiques et témoins dans les régions classiques du langage sur la face externe de l'hémisphère gauche, mais une plus forte activation chez les dyslexiques dans les deux régions temporales internes, régions connues pour jouer un rôle dans les mécanismes de la vision, mais non ceux de l'audition. Toutefois, les auteurs émettent l'hypothèse que juste en dessous de cette région passent des fibres aboutissant au cortex temporal externe, et donc susceptibles de transmettre des messages auditifs. Ils ne font pas allusion à une possible stratégie compensatoire pouvant reposer, chez les dyslexiques, sur un traitement visuel de l'information que le système auditif est incapable de réaliser (voir plus bas).

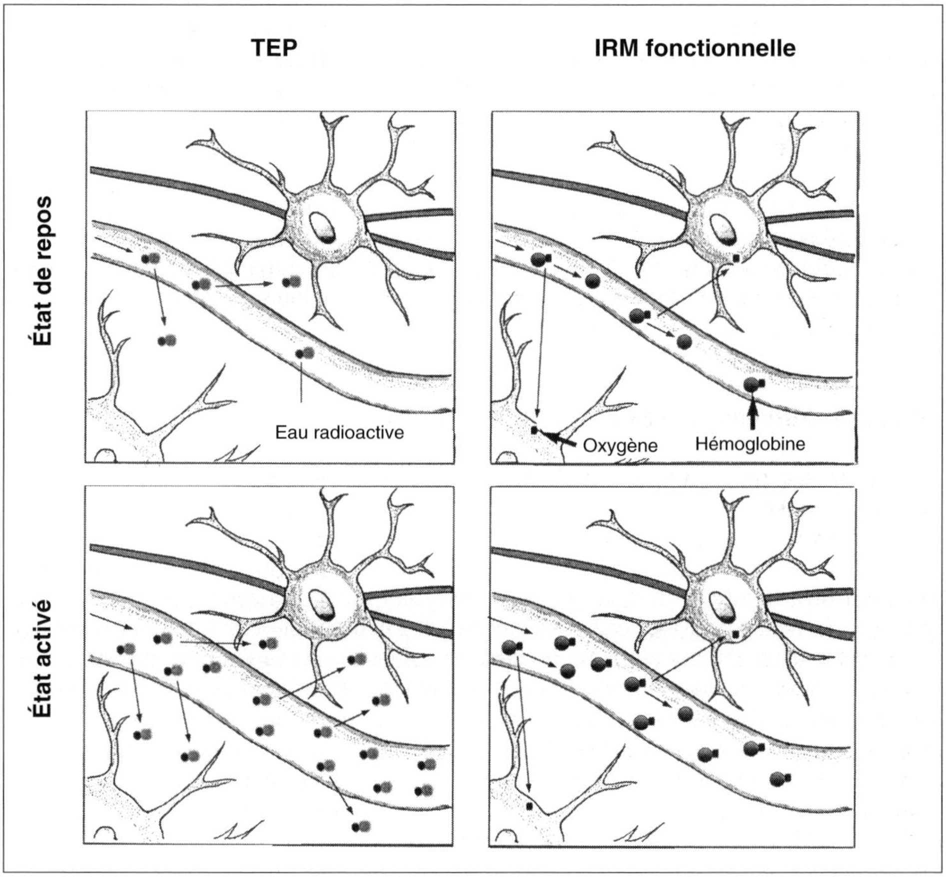

Figure 4. Principe de l'activation cognitive en TEP et IRMf.
Ces techniques permettent d'obtenir une cartographie du débit sanguin cérébral (TEP) ou de l'état d'oxygénation des capillaires (IRMf) en repérant la distribution d'un traceur qui est injecté par voie veineuse (eau marquée à l'oxygène 15) pour la TEP ou produite naturellement (déoxy-hémoglobine) pour l'IRMf. L'activation cérébrale par une tâche cognitive provoque une augmentation de débit dont la conséquence est l'augmentation de concentration d'eau radioactive pour la TEP et la diminution de concentration en déoxy-hémoglobine pour l'IRMf.

En fait, l'utilisation du déoxyglucose a été depuis lors totalement supplantée par l'utilisation d'un traceur radio-actif beaucoup plus efficace : l'eau marquée à l'oxygène 15, utilisée avec succès depuis lors tant dans les travaux de neurosciences cognitive chez le volontaire sain que chez le dyslexique.

J. Rumsey et ses collaborateurs (1992), ont sélectionné, chez 14 dyslexiques et 14 témoins, diverses "régions d'intérêt" dans chaque hémisphère et mesuré l'activation cérébrale au cours d'une tâche de détection de rimes. Décider si deux mots riment ou non est une tâche particulièrement utile dans les études d'imagerie fonctionnelle chez le dyslexique, car c'est un moyen simple d'explorer les processus phonologiques présumés dysfonctionnels dans la dyslexie. Chez les dyslexiques, par comparaison aux témoins, ces auteurs ont retrouvé une moindre activation dans les régions temporales et pariétales inférieures gauches et une plus forte activation dans la région temporale moyenne droite. Un peu plus tard, les mêmes auteurs (Rumsey *et al.*, 1994) ont demandé à des dyslexiques et des témoins de réaliser une tâche de traitement syntaxique où ils devaient juger si des phrases étaient grammaticalement correctes. Ils retrouvèrent une activation identique des régions temporales antérieure et moyenne chez les témoins et les dyslexiques avec toutefois une tendance, pour les dyslexiques à une asymétrie inverse (droite > gauche) dans la région pariétale limitrophe entre gyrus supra-marginal et angulaire.

Ainsi, pour résumer ces études préliminaires d'activation cérébrale chez le dyslexique, on retiendra que

- lors de tâches de lecture, n'ont été observées que des différences quantitatives, les mêmes régions cérébrales étant activées chez les dyslexiques et non dyslexiques
- lors de tâches phonologiques (sur entrée auditive), les dyslexiques semblent activer de façon moindre par rapport aux témoins les régions temporale postérieure et pariétale inférieure gauches
- enfin, lors de traitement syntaxique, il n'y a pas de différence nette par rapport aux témoins, hormis une tendance à la diminution du débit à la jonction temporo-pariétale gauche.

Il faut cependant souligner que ces travaux, bien qu'ayant eu le mérite d'initier un domaine de recherche d'avant-garde, souffraient d'imprécisions méthodologiques liées soit au traceur utilisé, soit à la technique d'acquisition des données (méthode des régions d'intérêt, qui suppose un choix préalable, nécessairement arbitraire, des régions cérébrales étudiées). En fait, les avancées technologiques récentes permettent à présent d'explorer la totalité de la masse cérébrale, sans a priori sur les régions cérébrales éventuellement pertinentes. Elles ont en outre permis de mieux maîtriser la technique de "soustraction cognitive" dont il sera question ci-dessous (voir p. 101).

Les études récentes : cartographie complète du volume cérébral.

En général, un examen actuel en TEP comprend 12 injections de traceur, permettant donc 12 prises d'informations sur le débit sanguin cérébral. Les 12 injections se répartissent entre la mesure de l'état dit "de repos", où l'on demande au sujet de fixer un point et de ne penser à rien (ou de penser le moins possible !), et l'état dit "activé" où le sujet effectue la tâche choisie pour engager au mieux les processus que l'on veut étudier. Enfin, 3 ou 4 injections sont réservées à un état de référence dont le choix est l'étape cruciale du protocole expérimental. En théorie, le moyen idéal de connaître les régions cérébrales impliquées dans la réalisation de la tâche expérimentale est de procéder à une "soustraction" de la cartographie obtenue lors de cette dernière par rapport à la cartographie obtenue dans la tâche de référence, ou encore de soustraire chacune des deux tâches de la condition de repos et de procéder à la comparaison de ces deux soustractions.

Par exemple, si le but est d'étudier, chez un individu donné, les processus impliqués dans la lecture de lettres isolées, la tâche expérimentale consistera à présenter pendant une à deux minutes, des lettres apparaissant successivement sur l'écran d'un ordinateur. Pour la condition de repos, le sujet aura pour consigne de fixer, pendant une période équivalente, un point situé au centre de l'écran. Enfin, la tâche de référence consistera à présenter des pseudolettres ayant les mêmes caractéristiques physiques que les lettres de l'alphabet, mais n'ayant aucun sens pour le sujet. Il est évident que si le sujet a la tentation de rechercher une analogie entre ces pseudolettres et les lettres de l'alphabet, il pourra activer des processus communs aux deux tâches, ce qui n'est pas l'objectif de la procédure. Pour que ce dernier soit atteint, il faut au contraire que les mécanismes à l'étude ne soient nullement activés dans la tâche de référence.

L'étude de Paulesu et al. (1996)

La première étude ayant réalisé une cartographie cérébrale complète en TEP (à l'oxygène 15) chez des dyslexiques est celle de Paulesu de Milan et ses collaborateurs londoniens. Dans ce travail, les auteurs proposèrent à des dyslexiques et des témoins un protocole déjà éprouvé chez le sujet normal, destiné à explorer les mécanismes cérébraux de la mémoire de travail phonologique (Paulesu *et al.*, 1993).

Il s'agissait de présenter aux sujets, sur l'écran d'un ordinateur, des séries de 6 consonnes choisies pour être phonologiquement dissimilaires et apparaissant au rythme d'une toutes les 2 secondes (par exemple H... G... L... B... M... P). Deux secondes après chaque série, le sujet voit apparaître une lettre (par exemple B) et doit décider si elle était ou non présente dans la séquence précédente. Pour exécuter cette tâche, il est nécessaire de prononcer mentalement le nom des lettres et de conserver quelques secondes en mémoire cette série de mots. Cette épreuve comporte donc une composante articulatoire, nécessaire pour se dire mentalement le nom des lettres (consistant donc à effectuer un transcodage de chaque lettre écrite en sa forme sonore), et une composante mnésique, permettant le maintien de l'information sonore dans un stock à court terme. Lors d'une deuxième tâche, des consonnes apparaissent de la même manière sur l'écran avec en plus une autre lettre qui reste fixe, et on demande au sujet de réaliser un jugement de rimes entre les deux lettres présentes simultanément (par exemple B, étant la lettre fixe, rime avec D ou C mais pas avec H ou F). Dans cette tâche de rimes, le transcodage de lettre en phonème est également présent, mais la tâche ne nécessite pas la mise en mémoire des sons. Par rapport à une tâche de référence utilisant des lettres coréennes, donc sans aucune signification (ni valeur phonologique) pour le sujet, la somme des deux tâches expérimentales a donné lieu à une activation d'une vaste zone de l'hémisphère gauche comprenant toute la région périsylvienne du langage (voir Figure 5, partie haute de la figure). En revanche, la comparaison des deux tâches, censée isoler les processus de stockage phonologique nécessaires à la réalisation de la première mais non de la seconde tâche, a mis en évidence une petite zone se projetant sur le gyrus supra-marginal (aire 40) gauche (Paulesu *et al.*, 1993). Ces résultats, joints à ceux d'autres études sur le traitement phonologique,

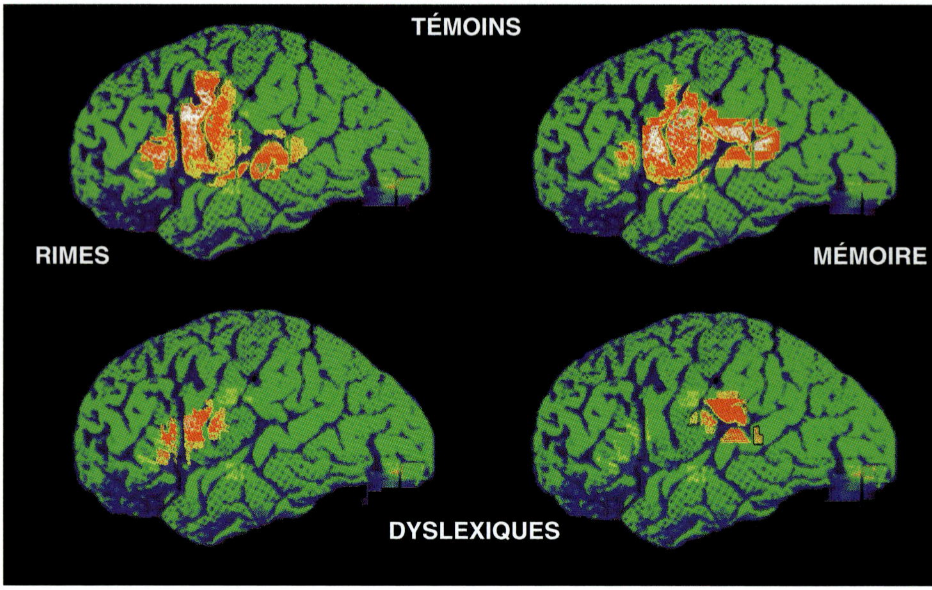

Figure 5. Activation cérébrale produite sur l'hémisphère gauche de sujets témoins et dyslexiques par deux tâches utilisant la présentation de lettres sur l'écran de l'ordinateur, l'une consistant à déterminer si le nom de deux lettres rime, l'autre à garder en mémoire le nom de 6 lettres. Chez les sujets témoins, les deux tâches provoquent une activation massive de toute la zone périsylvienne, avec une activité plus nette dans l'aire de Broca pour la tâche de rimes, et dans la région pariétale inférieure pour la tâche de mémorisation.
Chez les dyslexiques, la spécificité des deux tâches pour chacune de ces zones est retrouvée, mais le reste de l'hémisphère ne s'active pas, en particulier la région insulaire et centrale qui "fait le pont" entre ces deux aires.
(D'après Paulesu et al., 1993 ; 1996)

suggèrent que l'on active l'aire de Broca à chaque fois que l'on "prononce mentalement" un mot ou une série de mots, faisant, en quelque sorte, de l'aire de Broca un centre de production de l'image auditivo-motrice des mots, alors que l'aire 40 serait impliquée dans la mise en mémoire sur une courte période de ces informations.

Dans leur travail de 1996, Paulesu et collaborateurs ont donc proposé la même tâche à 5 adultes anciens dyslexiques ; les auteurs soulignent le fait que les dyslexiques, comme les témoins, pouvaient réaliser sans erreur chacune des deux tâches, alors qu'ils étaient nettement déficitaires dans des tâches de conscience phonologique comme les "spoonerisms" ("John Lennon", devient "Lon Jenon"). La Figure 5 résume les résultats de cette étude. En premier lieu, pour la tâche de rimes, la zone d'activation intéresse, chez les témoins, une vaste aire périsylvienne comprenant l'aire de Broca, l'insula, et une partie de la région temporale postérieure (aire de Wernicke). Chez les dyslexiques, seule la région de l'aire de Broca est activée. A l'inverse, pour la tâche de mémorisation, alors que les témoins activent une zone similaire à la tâche de rimes, avec, en outre, la région pariétale inférieure (gyrus supra-marginal), chez les dyslexiques, l'activation est limitée à une zone temporo-pariétale à cheval entre l'aire de Wernicke et le gyrus supra-marginal. Ainsi, il apparaît donc que les dyslexiques, bien que réalisant ces deux tâches avec la même efficacité que les témoins, activent dans les deux cas une zone bien plus étroite de cortex, restreinte à la partie antérieure de l'aire du langage pour la tâche de rimes et à sa partie postérieure pour la tâche de mémorisation. En outre, dans les deux cas, les dyslexiques n'activent pas la région de cortex située entre ces deux zones, c'est à dire le cortex insulaire. L'interprétation proposée par les auteurs est la suivante : la tâche de rimes suppose deux étapes, un transcodage des lettres lues en leur forme sonore, en l'occurrence le nom des lettres, puis la segmentation de ces sons en unités sublexicales, permettant de décider si le nom des lettres rime ou non. Quant à la tâche de mémorisation, elle ne nécessite pas que le nom des lettres soit segmenté, puisqu'il suffit, pour la réaliser, de se répéter la forme globale du mot représentant la lettre. Paulesu fait alors l'hypothèse que l'aire de Broca est nécessaire au traitement phonologique sous forme "segmentée" alors que l'aire de Wernicke servirait à traiter les mots sous forme "non segmentée". Le transcodage du mot lu sous chacune de ces deux formes sonores pourrait se faire par deux voies différentes (voir Figure 6). En outre, les deux systèmes seraient reliés séparément au cortex pariétal inférieur qui sous-tendrait le stockage phonologique à court terme. Les connexions entre ces

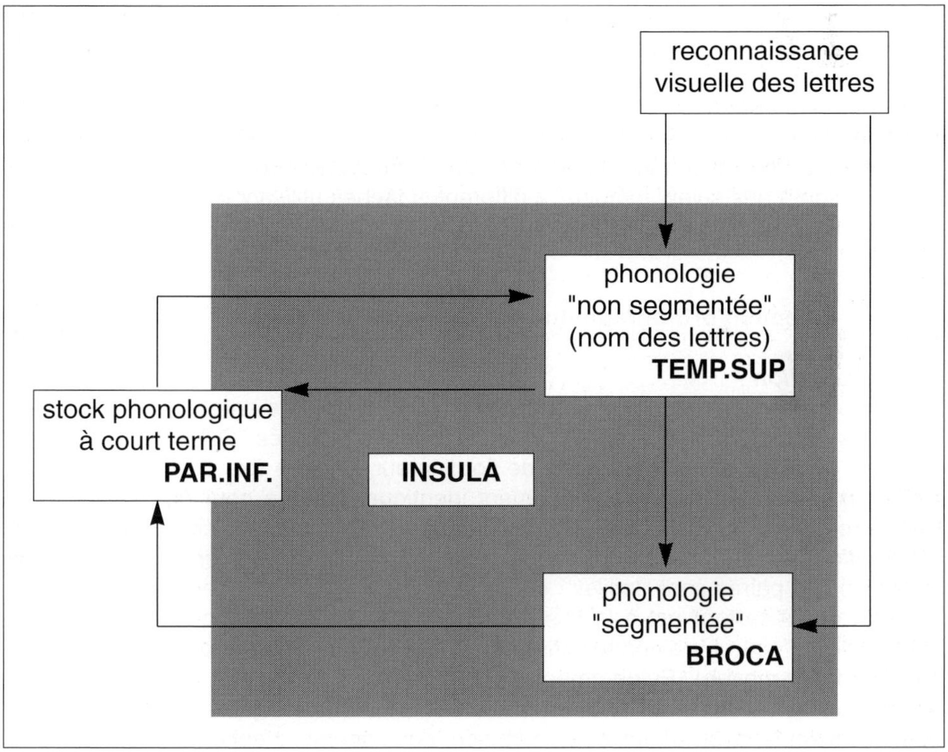

Figure 6. Une interprétation des résultats de l'expérience de la figure précédente. Trois régions de l'aire du langage sont principalement impliquées dans cette expérience : l'aire de Broca, qui traiterait la phonologie "segmentée" (d'où son activation dans une tâche de rimes), l'aire pariétale inférieure, qui garderait l'information en mémoire à court terme (d'où son activation dans la tâche de mémorisation) et l'aire de Wernicke qui traite en premier lieu les aspects "non segmentés" de la phonologie. Chez le dyslexique, il existerait une dysconnexion de ces différentes aires (dont témoigne l'absence d'activation du cortex insulaire).
D'après Paulesu et al., 1996.

différents modules pourraient impliquer de manière prioritaire le cortex insulaire. Ainsi, la particularité du mode de fonctionnement de ce système chez le dyslexique résiderait non pas dans la faiblesse d'un des modules, mais dans un défaut de connexion entre ces modules, d'où l'idée que la dyslexie serait un "syndrome de dysconnexion", peut-être lié à une dysfonction insulaire.

ÉTUDES PERSONNELLES : EXPLORATION PET DE CAS UNIQUES

La technologie TEP actuelle procure une analyse suffisamment fine du signal pour permettre l'étude de cas uniques. Cette possibilité est un net progrès puisque jusqu'alors il n'était possible d'obtenir un signal suffisant qu'en moyennant les mesures effectuées sur plusieurs sujets engagés dans une même tâche, ce qui, on le comprend aisément, représentait un biais potentiel considérable eu égard aux possibles variations interindividuelles, tant dans les stratégies et autres mécanismes cognitifs que dans l'anatomie cérébrale elle-même. Il est ainsi aujourd'hui possible d'obtenir un signal suffisant pour contraster plusieurs "états neuro-cognitifs" qui seront explorés au cours d'un même examen.

C'est cette avancée technologique que nous avons exploitée avec Jean-François Démonet et Sylviane Valdois [5] dans une étude en TEP de plusieurs sujets adultes dyslexiques (recrutés selon les mêmes critères que pour nos études morphologiques rapportées au chapitre "Morphologie cérébrale du dyslexique", p. 125), soumis, par comparaison à des sujets témoins, à différentes tâches utilisant la présentation auditive de paires de mots.

Étude I : jugement orthographique sur des paires de mots.

Présentation

Au cours de cette tâche (voir chapitre p. 125), les sujets entendaient des séries de paires de mots. Dans la condition expérimentale, appelée "ORTHO" ils devaient signaler, en appuyant sur la souris de l'ordinateur, chaque fois que la terminaison des deux mots était orthographiquement identique, comme pour des paires telles que terre-guerre ou mille-bille, et non lorsque la terminaison était orthographiquement différente, comme argent-carton ou lapin-moyen. Il faut remarquer que certaines de ces paires sont "faciles", car la ressemblance (terre-guerre) ou la dissemblance (argent-carton) est à la fois orthographique et phonologique, mais d'autres sont "difficiles", car il y a contradiction ou ambiguïté entre son et orthographe (mille-bille, ou lapin-moyen). Évidemment, pour éviter tout biais dans les réponses, les paires "faciles" et "difficiles" étaient présentes en nombre égal dans les listes utilisées. Les sujets, dyslexiques ou non, étaient donc soumis à cette tâche au cours de l'enregistrement en TEP : les sujets témoins réalisaient plus de 80 % de bonnes performances sur tous les types de paires, alors que les dyslexiques étaient très gênés, tout spécialement sur les paires "difficiles". L'étude des temps de réponse est particulièrement intéressante pour évaluer les stratégies utilisées par les témoins et les dyslexiques. Globalement, les temps de réponses étaient un peu plus longs (mais non significativement) chez les dyslexiques. En revanche, il existait une différence

5. Ces études ont été réalisées à Londres dans le Laboratoire d'imagerie fonctionnelle dirigé par R. Frackowiak.

entre dyslexique et témoins dans la comparaison paires "faciles" et "difficiles". Chez les témoins, les réponses étaient plus rapides sur les "faciles" que sur les "difficiles", alors que cette différence n'était pas retrouvée chez les dyslexiques.

Pour pouvoir analyser les régions cérébrales impliquées dans ce processus de transcodage phono-orthographique, il était nécessaire de comparer l'activation provoquée par cette épreuve à celle liée à une tâche de même nature perceptive, mais où aucun codage n'était demandé : nous avons choisi de faire écouter aux sujets des paires similaires mais dont les mots sont parfois lus par des sujets de sexe différent, et de leur demander si les deux mots de chaque paire étaient prononcés par un individu du même sexe (épreuve appelée VOICE). La comparaison des deux conditions est présentée sur la Figure 7.

Résultats

- En ce qui concerne les témoins, cette comparaison montre une zone activée seulement dans la tâche ORTHO, située dans la région frontale inférieure gauche, en regard de la projection motrice des organes bucco-phonatoires, suggérant déjà que les sujets engagés dans cette tâche sont principalement confrontés à la nécessité de prononcer à voix basse les paires de mots, pour décider de leur orthographe.
- Chez le sujet dyslexique, le pattern est peu différent, avec toutefois une petite zone d'activation supplémentaire dans la région temporale inférieure gauche, dans une zone identifiée comme l'aire 37 selon la classification de Brodmann, et d'autre part une activation nettement plus marquée et plus étendue de la région frontale inférieure gauche, incluant l'aire de Broca et au-delà, en avant et en haut.

Interprétation

- Chez les témoins, notre tâche de transcodage phono-orthographique n'active donc qu'une petite partie de la vaste zone activée par la tâche de transcodage grapho-phonémique chez Paulesu, ce qui pourrait traduire la différence de nature entre les deux tâches. En effet, outre le fait qu'elles utilisent pour l'une des stimuli visuels et pour l'autre des stimuli auditifs, les deux tâches sont très différentes : pour juger de la similarité orthographique entre deux mots, il est probable qu'il ne soit pas nécessaire de segmenter volontairement les mots en leurs sons constitutifs, comme cela est le cas pour juger si deux lettres riment ou non. De même, il est probable que la tâche, contrairement à la tâche de mémorisation de Paulesu, ne fait pas appel de manière importante au stockage à court terme de l'information phonologique, expliquant l'absence d'activation de la région pariétale inférieure.
- L'autre différence importante par rapport au travail de Paulesu, est que ce dernier retrouve globalement une moindre activation chez les dyslexiques que chez les témoins, alors que nous retrouvons exactement l'effet inverse : une activation plus vaste chez le dyslexique dans la région de Broca, à laquelle s'ajoute la mise en jeu d'une zone temporale inférieure non (ou moins) activée chez les témoins.

Ici encore, on peut présumer que la différence entre dyslexiques et témoins traduit l'effort plus important que la tâche orthographique demande aux dyslexiques, de manière hautement consciente, alors que dans la tâche de rimes de Paulesu, c'est au contraire l'aspect non conscient et automatique du traitement qui est mis en évidence par la soustraction.

En effet, cette même région prémotrice gauche a été retrouvée activée de manière préférentielle dans divers travaux qui utilisaient des tâches nécessitant un effort cognitif de nature verbale (voir chapitre p. 29). Par exemple, Petersen *et al.* (1989) et Wise *et al.* (1991) ont retrouvé une activation similaire dans une tâche de

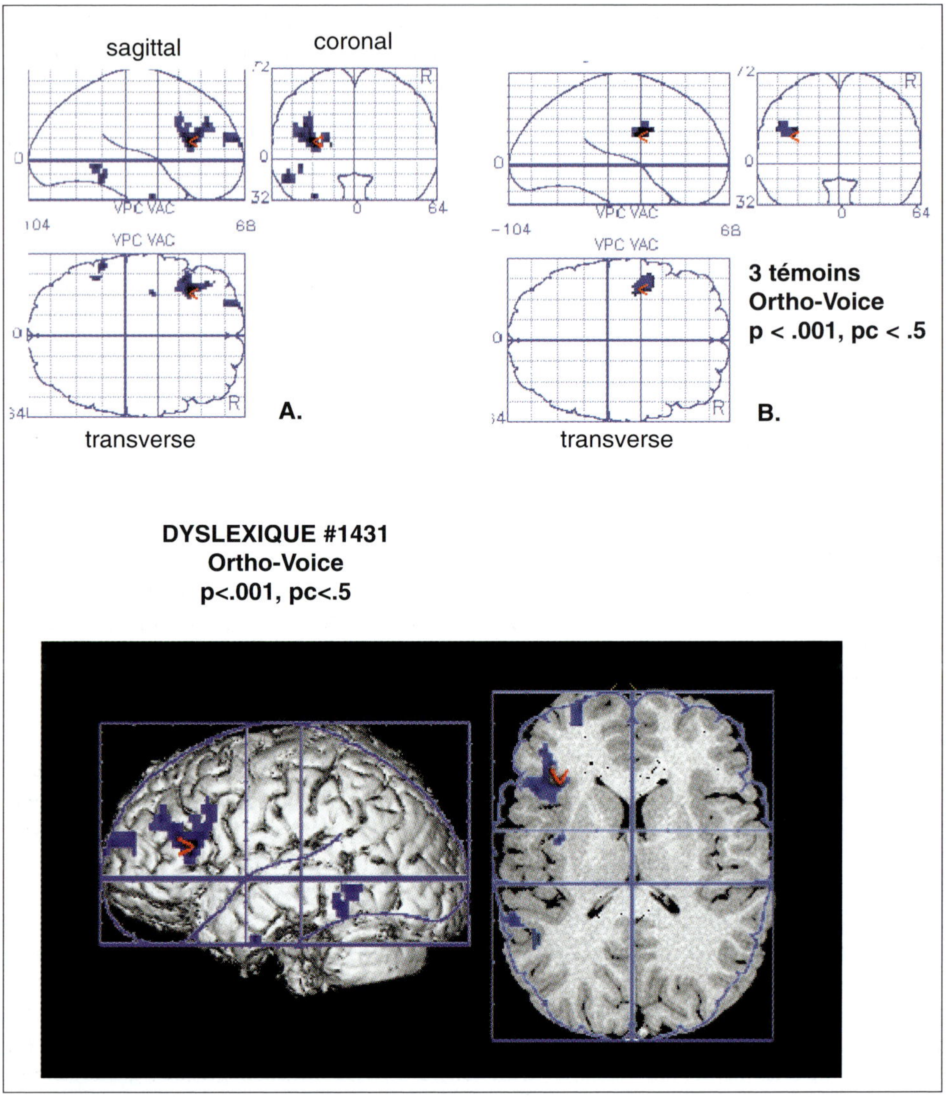

Figure 7. Cartographie d'activation cérébrale obtenue en TEP au cours d'une tâche de jugement orthographique sur des mots entendus à l'aide du programme SPM.
En haut : reconstitution schématique dans le cadre de Talairach et Tournoux des pics d'augmentation de débit observés par comparaison à la tâche de référence (voir texte) chez un sujet dyslexique (A) et 3 sujets témoins (B).
En bas : localisation anatomique grâce à la superposition des zones d'activation en TEP sur l'examen morphologique du cerveau en IRM du sujet dyslexique. Les deux zones d'activation se projettent l'une sur la partie antérieure de la région de Broca (aires 45 et 46), l'autre sur le gyrus temporal inférieur (aire 37 de Brodmann).

génération de verbes (dire des verbes en réponse à un mot cible), de même que Frith *et al.* (1991) dans une tâche d'évocation lexicale (dire le plus possible de mots d'une catégorie donnée). Certains comme Tulving (1994) ont considéré que cette région était activée chaque fois que la tâche contient un élément d'encodage en mémoire épisodique (alors que le lobe frontal droit serait plutôt impliqué dans les mécanismes de récupération en mémoire). Enfin, comme cela a été signalé, on admet actuellement le rôle de la région de Broca gauche dans la mémoire à court terme, en particulier dans les processus subarticulatoires nécessaires à maintenir disponible durant quelques secondes l'information auditive. L'activation prémotrice gauche observée dans notre expérience de transcodage phono-orthographique, nettement plus marquée chez le dyslexique, est donc sans doute liée à la fois à l'effort cognitif, probablement plus intense pour le dyslexique, en rapport avec la complexité de la tâche, et aux phénomènes subarticulatoires nécessaires à sa réalisation.

Le dernier point restant à expliquer est la constatation d'une zone d'activation, présente chez le dyslexique et non chez le témoin, dans la zone temporale inférieure gauche.

Considérons à nouveau la nature de la tâche proposée à nos sujets : décider si mille et bille "s'écrivent pareil à la fin" nécessite certes sans doute de se répéter la consigne orale, de la garder en mémoire quelques instants, mais également de faire appel à une image mentale du mot écrit pour effectuer la comparaison demandée. C'est probablement cette dernière étape qui est responsable de l'activation de la zone temporale inférieure.

En effet, cette région, située à proximité des aires visuelles est un bon candidat pour abriter les mécanismes d'accès à la forme visuelle des mots, donc à leur orthographe. Son activation plus nette chez les dyslexiques [6] peut s'interpréter si on examine les temps de réponse des sujets sur chaque paire présentée : on s'aperçoit que dyslexiques comme témoins restent plus longtemps sur les paires difficiles (mille-bille ou lapin-moyen) que sur les paires congruentes. Cela signifie que la forme phonologique est capable d'interférer avec la réalisation de la tâche orthographique tout autant sinon plus chez le dyslexique que chez le témoin. Il faut donc imaginer que la zone temporale inférieure en question possède à la fois un rôle dans la phonologie et l'orthographe. Il faut souligner que cette région, qui correspond à l'aire 37 de Brodmann, n'a jamais été signalée dans des études TEP comme impliquée spécifiquement dans les mécanismes de la lecture (voir cependant Salmelin *et al.*, 1996, travail dont il sera question ci-après). Dans une tâche de lecture de mots, Petersen *et al.* (1989) rapportaient l'activation d'une zone plus interne dite extrastriée, dans le gyrus lingual gauche. Ici, la zone activée est plutôt à la limite de la face inférieure et la face externe de l'hémisphère, à cheval entre le gyrus fusiforme et le gyrus temporal inférieur. De même, la région attribuée par Wise *et al.* (1991) au traitement lexical était plus haut située, à proximité du gyrus angulaire. Donc, a priori, l'aire activée par notre tâche pourrait être spécifiquement impliquée dans les mécanismes de transcodage phono-orthographique et/ou de manipulation volontaire de l'image mentale des mots (voir cependant Koenig *et al.*, 1991).

Une autre interprétation ferait appel au rôle classiquement attribué à cette zone dans l'accès au sens des mots. La neuropsychologie classique nous apprend en effet que la destruction de cette région entraîne une aphasie très particulière, appe-

6. Chez les témoins, cette zone temporale inférieure gauche a été retrouvée activée de manière variable selon les individus, de sorte que le moyennage de plusieurs sujets ne permet pas de la mettre en évidence.

lée "transcorticale sensorielle", essentiellement responsable d'une altération de processus sémantiques, plus que lexicaux ou phonologiques. Hanna Damasio et ses collaborateurs (1996), à Iowa City, ont également montré que cette zone était spécifiquement impliquée dans l'accès au sens de certaines catégories de mots. Enfin, Warburton et ses collaborateurs (1996) ont retrouvé une activation d'une zone très similaire chez des volontaires sains dans une tâche où ils devaient produire des noms communs appartenant à une catégorie donnée ("meubles" : table, chaise, tabouret, etc...). Dans l'ensemble, il existe donc divers arguments impliquant cette région corticale dans les processus lexico-sémantiques, plutôt qu'orthographiques. On pourrait ainsi concevoir l'activation de cette région temporale inférieure gauche comme témoignant d'une stratégie atypique développée par les dyslexiques qui, pour accéder à la forme orthographique des mots, devraient en premier lieu activer leur représentation sémantique.

Au travers de cette discussion quelque peu académique et très hypothétique, et au-delà des résultats eux-mêmes, il apparaît que ce type d'étude en imagerie fonctionnelle chez l'adulte dyslexique peut s'avérer très instructif, non seulement pour approcher la nature des mécanismes perturbés chez le dyslexique, mais également pour comprendre l'organisation cérébrale normale : en l'occurrence, la co-activation d'une zone frontale et d'une zone temporale inférieure gauches témoigne très probablement de connexions privilégiées entre ces deux régions corticales, connexions qui pourraient se mettre en œuvre dans des circonstances particulières, comme lors de la recherche active de l'orthographe d'un mot. La mise en activité conjointe de ces deux zones chez le dyslexique serait alors la traduction du renforcement de leur interconnexion sous l'effet du développement d'une stratégie de compensation visant à pallier le déficit des processus de nature phono-orthographique.

Un exemple d'une telle réorganisation est fourni par l'étude du cas JCC (Valdois *et al.*, en préparation) dont l'observation clinique a été évoquée au chapitre précédent et dont les résultats d'imagerie fonctionnelle sont décrits ci-après.

Étude II : le cas JCC

JCC est un jeune homme de 25 ans, droitier, dont l'intelligence est très correcte (quotient intellectuel mesuré à 110 à l'aide de l'échelle d'intelligence de Raven), et qui, comme beaucoup de dyslexiques, a suivi un parcours médical et paramédical long et pénible durant toute son enfance. Traité depuis son plus jeune âge pour un retard d'apparition du langage, il n'a plus cessé de fréquenter les cabinets d'orthophonistes, jusqu'à l'adolescence. Malgré cette rééducation prolongée, il a gardé, à l'âge adulte, d'importantes difficultés dans le langage oral et écrit qui l'ont poussé à consulter à nouveau, dans l'espoir de trouver une solution à ses difficultés actuelles, principalement la communication orale et l'expression écrite.

L'examen neuropsychologique nous a permis de mettre en évidence un déficit sévère dans diverses épreuves de langage oral et écrit. En premier lieu, en dépit d'une expression orale fluente et globalement bien articulée, on note quelques erreurs de prononciation sur des mots complexes, témoignant de l'altération a minima de son langage oral. En particulier, sa répétition de non-mots est significativement moins bonne que sa répétition de mots, avec un net effet de longueur qui traduit l'altération de la mémoire à court terme verbale. De fait, son empan de chiffres, de syllabes et de mots est très réduit, puisqu'il ne peut restituer immédiatement qu'une série de trois chiffres, syllabes ou mots.

Sa lecture d'un texte, bien que globalement fluente est quelque peu laborieuse et aboutit à une compréhension imparfaite du texte, en particulier en raison d'erreurs de régularisation sur les mots irréguliers.

L'élément le plus caractéristique de son tableau neuropsychologique est retrouvé sur les épreuves de conscience phonologique. Sa performance est ainsi nettement inférieure à la norme dans une tâche de délétion du premier son d'un mot entendu de même que dans une tâche de catégorisation de sons (voir chapitres pp. 125 et 153). Nous avons été particulièrement frappés par son comportement lors de ces tâches phonologiques, marqué par une tendance systématique à tenter de visualiser le mot plutôt que de se fier à sa sonorité (voir chapitre "Fonctionnement cérébral du dyslexique", p. 153). De fait, il analysait parfaitement sa difficulté à réaliser ces tâches et avouait avoir une tendance irrépressible à "voir" les mots, tout en comprenant très bien que ce qu'on lui demandait était seulement de les "écouter".

Cette tendance était également évidente dans les tâches de jugement de rimes où il déclarait quasi systématiquement que des paires telles que "tabac-hamac" riment et celles telles que "lapin-moyen" ne riment pas.

A l'évidence, nous avions donc à faire à un cas de dyslexie phonologique particulièrement sévère ayant établi, plus ou moins consciemment, des stratégies de compensation particulièrement enracinées, à en juger par leur caractère incoercible.

L'examen TEP s'est déroulé de la façon suivante : couché sur la table d'examen, les yeux fermés, JCC tenait dans sa main droite la souris de l'ordinateur et entendait dans des écouteurs des paires de mots survenant au rythme d'une paire toutes les 3 secondes. Au vu de ses grandes difficultés sur les tâches auditivo-phonologiques, nous avons préféré ne pas le soumettre à la tâche auditivo-orthographique décrite au paragraphe précédent, mais, tout en gardant le même protocole, nous avons simplifié la consigne en lui demandant de répondre simplement si les mots rimaient. En d'autres termes, nous supprimions l'étape de transcodage phono-orthographique pour transformer l'épreuve en une simple épreuve de jugement de rimes sur entrée auditive. Malgré tout, comme signalé plus haut, la tâche restait très difficile pour lui puisqu'il y avait fait de nombreuses erreurs lors de diverses passations précédentes ; celle réalisée pendant l'examen TEP ne fit pas exception, puisque, ici encore, pratiquement toutes les paires "difficiles" étaient échouées.

Les résultats de cet examen (voir Figure 8) furent particulièrement surprenants et instructifs. Nous nous attendions à une activation principalement dans les aires du langage, comme cela avait été décrit à plusieurs reprises chez le volontaire indemne comme chez le dyslexique. En fait, hormis une zone temporale supérieure gauche correspondant au cortex auditif primaire, aucune autre région de l'aire du langage n'était activée. Au contraire, nous avons retrouvé une vaste zone d'activation bilatérale, grossièrement symétrique, dans les deux régions occipitales internes, en regard du cortex visuel primaire et secondaire (V1 et V2). Ainsi, la première réflexion qu'inspirent ces résultats est qu'une fois encore, un sujet dyslexique active des zones supplémentaires par rapport à celles normalement activées par la tâche. Toutefois, l'absence d'activation des zones temporo-pariétales rejoint les résultats cités plus haut de Rumsey *et al.* (1992). Surtout, les résultats de l'imagerie fonctionnelle cérébrale de JCC venaient confirmer et même étayer les observations cliniques : dans une tâche purement auditive, JCC met en jeu les régions cérébrales normalement impliquées dans la vision ! Cette constatation nous a amenés à faire l'hypothèse que s'étaient développées dans son cerveau, sans doute en raison de l'intensité du déficit des systèmes en charge du traitement des informations phonologiques, des connexions aberrantes aboutissant à la mise en activité, comme forme de compensation, d'aires normalement dévolues exclusivement à la vision. Or, comme il n'exis-

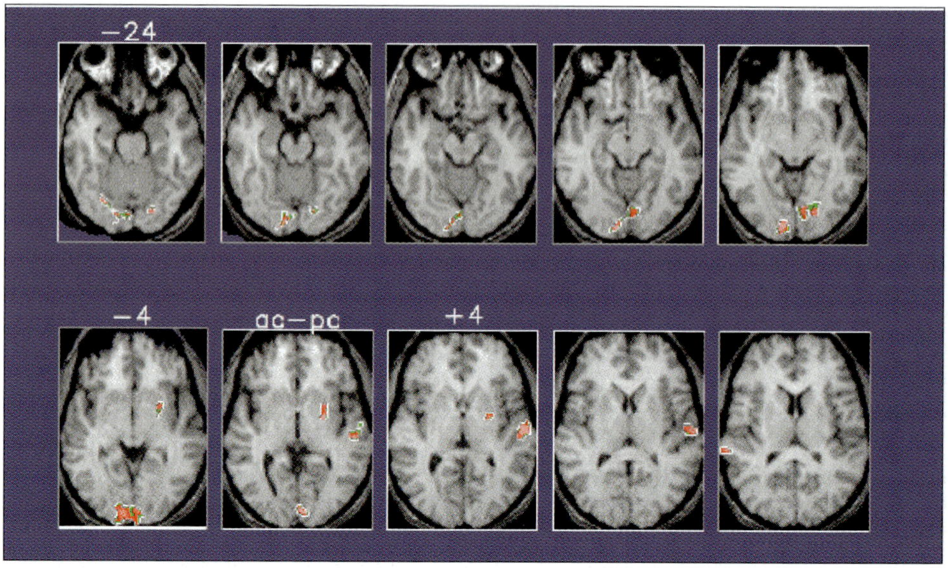

Figure 8. Superposition sur l'IRM morphologique des pics d'activation TEP obtenus au cours d'une tâche de jugement de rimes sur des paires de mots chez un adulte dyslexique.
Par comparaison avec une situation de repos, l'activation intéresse principalement l'aire auditive primaire du côté gauche et le cortex visuel bilatéralement.

te anatomiquement aucune connexion connue entre le cortex auditif et le cortex visuel, deux seuls trajets pouvaient être envisagés pour ces connexions : soit l'information entendue se propage des aires auditives vers les aires associatives non spécifiques (lobe pariétal inférieur) et de là aux cortex visuel, ce qui est peu probable puisqu'aucune activation n'a été observée dans les régions pariétales, soit plutôt, et c'est l'hypothèse que nous avons retenue, la “déviation” se serait faite au niveau sous-cortical favorisant l'établissement de connexions aberrantes qui se seraient renforcées au cours de la maturation, peut-être sous l'influence de l'apprentissage et de la rééducation. En effet, il est clair que devant un trouble phonologique de cette intensité, tant le rééducateur que le sujet lui-même vont avoir tendance à se reposer sur les aptitudes visuelles, relativement mieux préservées. Ce “détournement” anatomo-fonctionnel a pu se faire très tôt dans la vie de JCC, puisqu'on sait l'aide qu'apporte l'usage débutant de la lecture dans la récupération des troubles du langage oral (dysphasie), dont souffrait probablement JCC avant de devenir dyslexique (dyslexie de type Ib d'après notre classification, voir chapitre "Fonctionnement cérébral du dyslexique", p. 153).

Cette observation est instructive à plus d'un titre. D'une part, elle nous apporte la preuve indubitable d'un fonctionnement atypique, dans un cas, il est vrai exceptionnellement sévère, de dyslexie phonologique de l'enfance persistant à l'âge adulte. D'autre part, elle illustre de manière remarquablement imagée, comme seules ces techniques modernes peuvent le faire, la façon dont le cerveau du dyslexique peut se réorganiser au cours des années. Dire que cette réorganisation est la conséquence exclusive de la rééducation orthophonique serait exagéré, mais on peut concevoir, pour le moins, que sur un cerveau en cours de développement, une action thérapeutique quelle qu'elle soit, par son caractère répétitif, peut en quelque sorte "creuser des sillons" là où il n'y en avait pas, en établissant de nouvelles connexions entre des aires cérébrales distinctes. Nous reverrons l'impact que ces quelques considérations peuvent avoir sur les techniques de rééducation et comment en les ayant à l'esprit, on peut modifier radicalement les conceptions traditionnelles afférentes à la thérapeutique rééducative.

L'IMAGERIE FONCTIONNELLE DE DEMAIN : L'IMAGERIE FONCTIONNELLE PAR RÉSONANCE MAGNÉTIQUE (IRMF) ET LA MAGNÉTO-ENCÉPHALOGRAPHIE (MEG)

L'IRM fonctionnelle

L'Imagerie par Résonance Magnétique (IRM) est une méthode d'imagerie reposant sur un principe déjà utilisé de longue date dans les laboratoires de chimie, la résonance magnétique, mais dont l'utilisation en imagerie s'est généralisée il y a seulement une dizaine d'années. L'IRM est ainsi devenue rapidement le moyen le plus performant d'analyser la structure du cerveau humain en trois dimensions, et ce avec une finesse proche de l'examen d'une pièce autopsique. Ce n'est que depuis peu qu'ont été exploitées les capacités de cette technique à produire un signal correspondant à l'activité du cerveau, en d'autre termes de réaliser une imagerie fonctionnelle.

L'IRM utilise la propriété de certains constituants de la substance vivante, tels que les noyaux des atomes d'hydrogène (protons), de se placer en alignement sous l'effet d'un champ magnétique. Lorsqu'on applique un champ magnétique puissant à une partie de l'organisme quelle qu'elle soit, en l'occurrence ici le cerveau, on peut modifier brutalement cet alignement en émettant un signal de radiofréquence, cette modification provoquant une restitution d'énergie qui est mesurable et fournit une information spatiale sur la position relative des protons, générant ainsi une image à fort contraste des structures cérébrales. Donc, jusqu'à ces dernières années, l'IRM était utilisée pour explorer l'anatomie cérébrale, ses deux avantages principaux par rapport aux techniques jusqu'alors disponibles (en particulier le scanner à rayons X) étant d'une part son fort pouvoir de discrimination, permettant de distinguer très précisément la substance grise — et tout particulièrement le cortex — de la substance blanche, et d'autre part la possibilité de fournir simultanément des images du cerveau dans les différents plans de l'espace : coupes horizontales ou axiales, coupes vertico-frontales ou coronales, coupes transversales ou sagittales. Les mêmes possibilités sont à présent offertes par l'IRM fonctionnelle (IRMf) avec en plus l'opportunité de visualiser, au même titre que la TEP, le cerveau en fonction. L'IRMf utilise pour ce faire la capacité de l'IRM de distinguer le signal fourni par le sang oxygéné de celui fourni par le sang désoxygéné. Plus précisément, c'est la différence d'intensité de signal fourni par le contenu du sang en hémoglobine oxygénée (oxyhémoglobine) et désoxygénée (désoxyhémoglobine) que permet de mesurer cette technique. Ainsi, lorsqu'une région cérébrale est en activité, il se produit dans sa proximité une dilatation locale des vaisseaux libérant de l'oxygène en plus grande quantité que n'en consomme le tissu cérébral en activité. L'excès de sang oxygéné ainsi formé va être drainé par les capillaires veineux où la différence de concentration entre oxy- et désoxyhémoglobine peut être appréciée en comparant l'intensité du signal magnétique capté à différents endroits et à différents moments (phénomène appelé BOLD ou *blood oxygenation level dependant* contrast). L'IRMf possède un avantage important sur la TEP, sa résolution spatiale (de l'ordre du mm^2) et surtout temporelle (de l'ordre en théorie de quelques millisecondes), en particulier sur des machines utilisant la technique dite "echo-planar", qui permet de détecter les modifications de signal sur la totalité du volume cérébral simultanément. Enfin, dernier avantage — et non des moindres — sur la TEP, l'IRMf permet de réitérer aussi souvent qu'on le souhaite les examens, sans aucun risque pour l'individu (ce qui n'est pas le cas de la TEP, en raison de l'effet cumulatif nocif de la radioactivité sur l'organisme). L'inconvénient principal de l'IRMf est sans doute lié aux difficultés rencontrées en pratique, en rapport avec les contraintes multiples de l'examen. Hormis le fait que l'examen ne peut être réalisé si l'organe étudié comporte des objets métalliques (tels que des fils opératoires ou des corps étrangers), le sujet doit, ce qui n'est pas le cas pour la TEP, pénétrer entièrement dans le tunnel où se réalise l'examen, ce qui limite les modalités explorables. En outre, aucun appareillage électronique ne peut être placé à proximité du sujet lorsqu'il est soumis à l'action du champ magnétique. Quant à l'avantage théorique considérable que constitue l'excellente résolution temporelle, il se trouve limité par le fait que la plupart des états cognitifs nécessitent des activations de plusieurs secondes pour atteindre une stabilité suffisante pour être

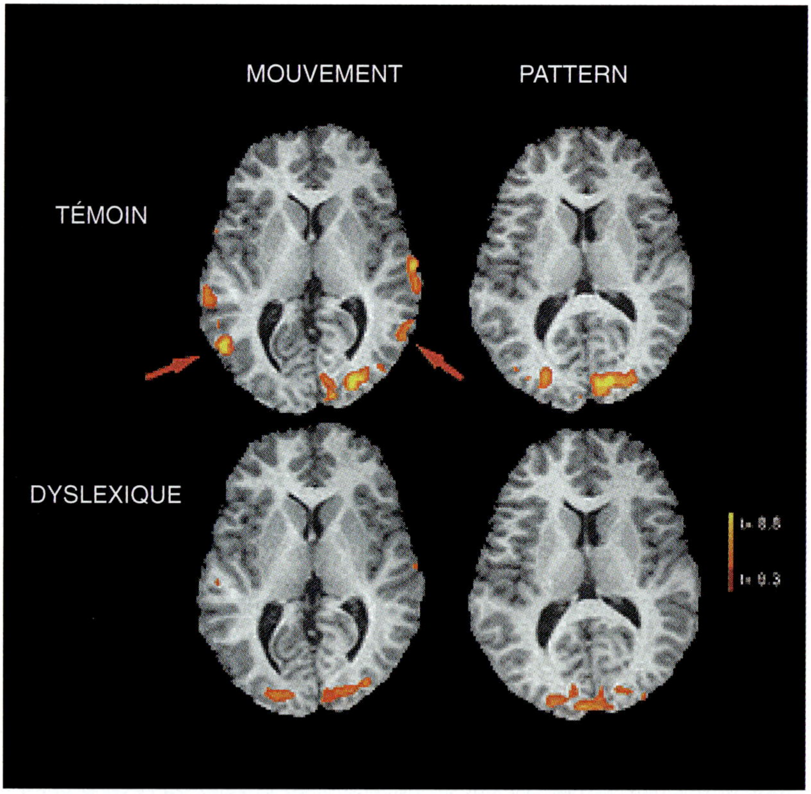

Figure 9. Cartographie d'activité cérébrale en IRMf lors d'une tâche de poursuite visuelle d'une cible en mouvement (images de gauche) et lors de la fixation d'une cible identique mais immobile (images de droite). L'aire V5 (flèches) spécialisée dans le traitement du mouvement, est activée chez le sujet témoin et non chez le dyslexique. (D'après Eden et al., 1996b).

explorables. En revanche, cet avantage prend toute sa signification lorsqu'il s'agit d'explorer des états cérébraux brefs tels que les phénomènes perceptifs produits par des stimuli sensoriels de très courte durée.

L'une des applications récentes les plus spectaculaires de l'IRMf a été la démonstration par Bennett et Sally Shaywitz et leurs collaborateurs de l'Université de Yale qu'une tâche phonologique (en l'occurrence un jugement de rimes sur entrée visuelle), provoquait principalement une activation de la région de l'aire de Broca, et, qui plus est, que cette activation se fait de manière plus ou moins latéralisée selon le sexe des individus. Plus précisément, alors que cette tâche activait la région de Broca gauche exclusivement chez les hommes, chez les femmes, elle se manifestait par une activation bilatérale de cette même région frontale postérieure.

En matière de dyslexie, l'IRMf n'a, pour le moment, fait l'objet que d'une étude concernant un phénomène auquel il a été fait référence au chapitre précédent : le trouble de la perception temporelle de stimuli sensoriels. En l'occurrence, les auteurs (Eden et collaborateurs, 1996) ont proposé à 6 dyslexiques et 8 sujets témoins, tous adultes, une épreuve consistant à suivre un objet peu contrasté et en mouvement, et ont mesuré l'activation cérébrale par IRMf, par comparaison à une situation où il leur était demandé de fixer une figure immobile très contrastée ("pattern") ; la première situation était censée activer principalement la voie magnocellulaire, spécifiquement déficitaire chez le dyslexique. De fait, les auteurs rapportent une activation dans la tâche de poursuite d'une cible en mouvement, d'une aire corticale temporale externe qu'ils identifient comme l'aire V5, déjà connue pour être spécifiquement active, chez le singe comme chez l'homme, lors de la perception visuelle du mouvement. Or cette activation de V5 n'apparaît pas chez le dyslexique (voir Figure 9). Cette étude est particulièrement importante, non seulement parce qu'elle démontre pour la première fois l'utilité potentielle de l'IRMf dans la dyslexie, mais aussi parce qu'elle apporte une preuve très convaincante que le déficit de traitement rapide des informations sensorielles (en particulier ici visuelles), même s'il prend son origine au niveau de structures profondes telles que le corps genouillé, se répercute de manière frappante sur l'activité corticale. Dans leur discussion, les auteurs suggèrent un lien fort séduisant entre leurs résultats et l'hypothèse de Tallal : selon eux, suivre une cible en mouvement n'est pas autre chose que de traiter temporellement le stimulus comme une succession très rapide de stimuli. Par ailleurs, ils soulignent, dans un effort d'unification théorique autour du thème du trouble temporel, que ce dernier peut être responsable tout autant d'un trouble de la conscience phonologique ou de la dénomination rapide (voir chapitre "Fonctionnement cérébral du dyslexique", p. 153), que du traitement d'informations visuelles brèves ou encore de la détection du mouvement.

La Magnéto-encéphalographie

Il s'agit d'une méthode introduite à la fin des années 60 et reposant sur l'enregistrement des champs magnétiques produits par le cerveau (toute génération de courant électrique crée également un champ magnétique, et le cerveau n'échappe pas à cette règle). Plus précisément, la méthode utilise un dispositif appelé SQUID (pour Supraconducting Quantum Interference Device), sorte de boucle en métal supraconducteur permettant d'amplifier et de mesurer des champs magnétiques très faibles (comme c'est le cas de celui que crée le cerveau, de l'ordre d'un milliard de fois moindre que le champ magnétique terrestre). Un appareillage MEG comporte une centaine de SQUIDs refroidis à l'hélium liquide, assurant la très basse température nécessaire à maintenir la supraconductivité. Des capteurs, reliés au SQUID, sont placés à la proximité immédiate du cuir chevelu et vont permettre de mesurer le champ magnétique créé par le cerveau et de produire une cartographie de cette activité sur la totalité du cortex. A l'instar des méthodes électrophysiologiques (EEG et ERP), la MEG est capable de fournir une analyse très précise de l'évolution temporelle du signal, avec une résolution de l'ordre de la milliseconde. Mais l'avantage majeur de la MEG sur les méthodes électrophysiologiques est qu'elle est capable, bien mieux que ces dernières, de localiser la source cérébrale du signal capté. Les générateurs de champ magnétique sont essentiellement corticaux, et orientés tangentiellement par rapport à la surface corticale (perpendiculairement aux champs électriques). Cette caractéristique fait que l'activité enregistrée est celle provenant de la profondeur des sillons, l'activité de la surface corticale ne pouvant être détectée en raison de cette orientation tangentielle. Les mesures obtenues sont proches dans leur forme de celles produites par la technique des potentiels évoqués, permettant d'analyser les diverses composantes du signal en fonction du temps, mais avec une précision nettement meilleure quant à la localisation de son origine réelle. En outre, la combinaison de la méthode avec l'image morphologique du cerveau obtenue par IRM, réalisant une "imagerie de source magnétique" (Magnetic Source Imaging, ou MSI), permet de préciser, pour chaque individu, le trajet du champ se déplaçant dans le temps d'un point à un autre du cerveau.

Diverses études récentes utilisant cette méthode ont permis de préciser certains processus sensoriels, auditifs, visuels et sensitifs, au niveau cortical [7]. Plusieurs centres l'utilisent également en pathologie pour l'investigation pré-chirurgicale de patients épileptiques. Une équipe finlandaise (Salmelin *et al.*, 1996) a récemment appliqué cette technique à l'étude de la lecture chez des adultes normo-lecteurs et dyslexiques. Huit témoins et 6 dyslexiques devaient lire des mots et des non-mots présentés pendant 300 millisecondes au rythme d'un toutes les 3 secondes. Quatre catégories de stimuli étaient présentés, des mots concrets, abstraits, des non-mots prononçables et non prononçables. Les signaux enregistrés ont pu être localisés dans les régions postérieures du cerveau pour toutes les catégories de stimuli avec cependant d'importantes différences entre dyslexiques et témoins. Chez les témoins, après un premier signal détecté au niveau de la ligne médiane dans la région pariétale, un fort courant culminant à 184 millisecondes a pu être enregistré dans la région temporo-occipitale inférieure gauche, alors que cette région n'était pas activée chez les dyslexiques au cours des 200 premières millisecondes. En revanche, on nota chez ces derniers une déflexion progressive dans la même zone atteignant son maximum à 450 msec après la présentation du stimulus. Par la suite, chez les témoins, le signal s'étendit entre 200 et 400 msec. vers le lobe temporal gauche, dans la région de Wernicke, alors que cette région ne s'activait jamais chez les dyslexiques. A l'inverse, pendant cette même fenêtre temporelle, une région frontale inférieure gauche correspondant à la région de Broca s'activait chez les dyslexiques et non chez les témoins. Enfin, 5 des 8 témoins, et seulement 2 dyslexiques activèrent également une zone se projetant en regard du cortex moteur de l'hémisphère droit, un centimètre en-dessous de l'aire de la main. Globalement, il n'a pas été retrouvé de différence entre mots concrets et abstraits, ni entre mots réels et non-mots pour les étapes précoces. En revanche, les pseudo-mots entraînaient une activation plus importante au niveau des régions motrices bilatéralement et du gyrus cingulaire, ce qui peut être interprété comme un phénomène attentionnel (la lecture de

7. Par exemple, il a été possible de déterminer par le détail la représentation des doigts de la main sur le cortex sensori-moteur et de montrer que celle des deux derniers doigts de la main gauche est plus étendue chez des violonistes (Elbert et Rockstroh, 1996).

tels non-mots provoquant une mobilisation attentionnelle supplémentaire). Les auteurs considèrent l'absence d'activation de l'aire de Wernicke comme témoignant du trouble phonologique et l'activation de l'aire de Broca chez les dyslexiques comme une tentative de compensation, par ces derniers, du trouble phonologique et perceptif par une recherche active dans un lexique visuel, plutôt que comme une tentative d'articulation silencieuse des mots.

Le résultat le plus net de cette étude est en fait la différence d'activité dans la région temporo-occipitale gauche entre témoins et dyslexiques. Il semble bien exister à ce niveau, comme nous l'avons retrouvé dans nos études en TEP, une zone cruciale pour la reconnaissance visuelle des mots et/ou leur traitement orthographique, zone dont la mise en activité est temporellement, sinon fonctionnellement, déficiente chez le dyslexique. Cependant, nos propres résultats allaient, à l'inverse, dans le sens d'une activation plus importante de cette zone chez le dyslexique, une contradiction qui pourrait être attribuée à la différence fondamentale entre TEP et MEG quant à la signification des signaux recueillis. On pourra également remarquer que le Finlandais, la langue maternelle des participants à cette expérience MEG, est une langue particulièrement transparente, c'est-à-dire que la forme écrite des mots correspond presque exactement à leur forme orale. Il est donc possible que l'anomalie constatée à ce niveau chez les dyslexiques finlandais ne soit pas transposable à des dyslexiques ayant appris à lire en Français, langue beaucoup plus irrégulière quant à la correspondance phono-orthographique.

Quelques remarques de conclusion. J'ai voulu, dans ce chapitre, fournir au lecteur des détails techniques qui pourraient paraître superflus à certains, trop complexes à d'autres. Toutefois, chacun aura pu ainsi se faire une idée du caractère à la fois balbutiant et extraordinairement prometteur de ces techniques.

Balbutiant, car la complexité de la technique, la multiplicité des facteurs qui peuvent ne pas avoir été pris en compte, rendent les résultats actuellement disponibles bien fragiles. Prometteur, cependant, dans la mesure où à la fois les progrès techniques et l'expérience des chercheurs qui apprennent chaque année un peu mieux ce qu'on peut attendre de ces examens font que d'ici peu on devrait pouvoir réellement visualiser le cerveau en fonction et voir comment l'information circule dans le cerveau du dyslexique.

Des données aujourd'hui disponibles, il apparaît déjà un certain nombre de faits intéressants. Le premier est que les cerveaux de dyslexiques diffèrent entre eux, ce qui incite, à l'avenir, à utiliser préférentiellement la méthode des cas uniques plutôt que d'étudier des groupes de dyslexiques. Cependant, nous avons vu que, malgré ces variations individuelles, certains points communs paraissent singulariser les dyslexiques par rapport aux témoins (voir Figure 10). Nous avons ainsi abordé la question de la masse de cerveau activée : dans certains travaux de la littérature, le dyslexique active des zones corticales moins vastes que le témoin, alors que dans la plupart de nos propres expériences, c'est le contraire qui est observé. Tout dépend donc du point de vue d'où on se place, la variable pertinente semblant ici être la difficulté de la tâche et le niveau de performance des dyslexiques par rapport aux témoins. Pour toutes les tâches nécessitant un effort plus conséquent de la part du dyslexique, effort mesurable par l'écart de sa performance par rapport à la norme, ce dernier semble devoir activer une zone plus vaste de cortex, en particulier pour ce qui concerne la région frontale inférieure gauche dans toutes les circonstances où une répétition à voix basse et un effort cognitif sont nécessaires pour accomplir la tâche. Que les différences quantitatives entre dyslexiques et témoins prédominent dans cette région du cerveau est une constatation particulièrement intéressante, rap-

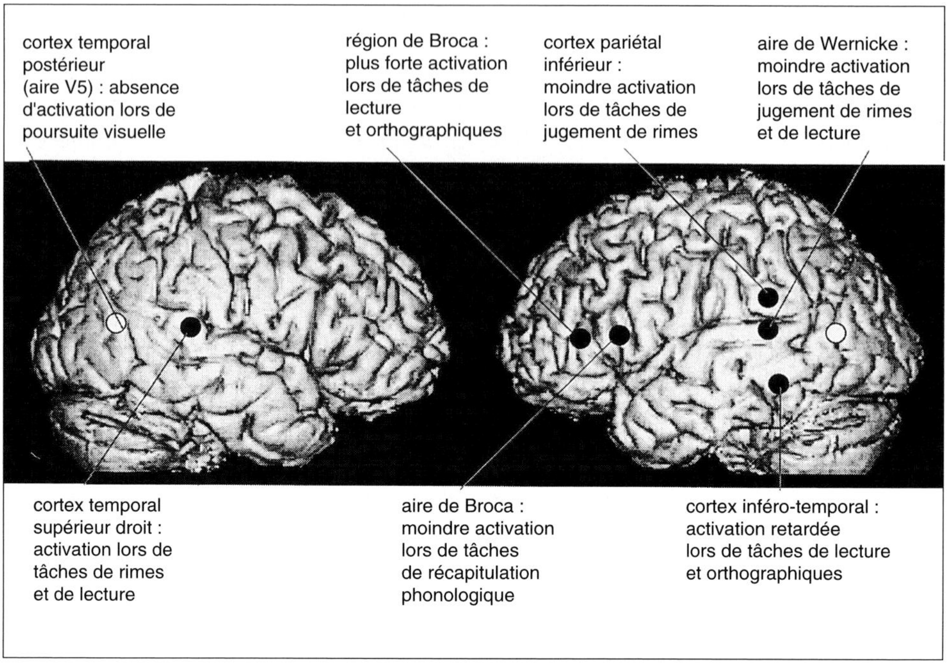

Figure 10. le cerveau du dyslexique en fonction : résumé des données obtenues à ce jour en imagerie fonctionnelle.

pelant que la dyslexie est bien avant tout une anomalie des aires du langage [8]. L'aire de Broca proprement dite, permettant la récapitulation mentale des sons du langage, pourrait être sous-utilisée chez le dyslexique qui active au contraire une zone plus large située plus en avant et correspondant à dénomination classique de "région de Broca". La moindre activation de l'aire de Wernicke correspond sans doute au déficit de traitement phonologique ; ceci est peut-être surtout vrai de la région pariétale inférieure, dont nous avons vu les relations qu'elle entretient, au moins chez le dyslexique adulte, avec l'efficience dans les tâches de conscience phonologique, en particulier lorsque ces dernières nécessitent la mise en mémoire de matériel verbal. Mais la donnée qui semble la plus robuste, et à la fois la plus inattendue, est la constatation d'une activation plus nette que chez le témoin d'une aire temporale inférieure, faisant partie d'un réseau actuellement considéré comme spécialisé dans le traitement du sens des mots. Le rapprochement à cet égard des données en MEG citées ci-dessus et de nos propres constatations en TEP laisse à penser que le dyslexique met en jeu plus difficilement et avec retard des mécanismes ayant très probablement un lien à la fois avec l'orthographe, la sémantique et le lexique. On peut même spéculer plus avant sur cette constatation inattendue en proposant que l'apprentissage de la lecture ait "cristallisé" dans cette petite zone corticale idéalement placée à la limite des régions du langage et de la vision les processus sous-tendant

8. Cette constatation a même suscité une hypothèse "motrice-articulatoire" de l'origine de la dyslexie, hypothèse selon laquelle le trouble initial se situerait au niveau des mécanismes corticaux de contrôle des organes bucco-phonatoires (Heilman *et al.*, 1996).

l'automatisation de la lecture, en une sorte de tremplin où convergent la phonologie et la perception visuelle pour concentrer les différents attributs du mot en vue de son identification conceptuelle. Enfin, nous avons eu un exemple, avec le travail de G. Eden montrant l'absence d'activation de l'aire V5, de la possibilité d'explorer également des hypothèses sur les mécanismes intimes, que l'on peut appeler physiopathologiques, en l'occurrence ici l'hypothèse du trouble du traitement temporel, qui se trouve confortée par la constatation d'une anomalie spécifique d'une aire corticale "affiliée" au système magnocellulaire.

Pour l'avenir, une des applications de ces méthodes qui pourraient s'avérer des plus utiles, serait de pouvoir, sans doute en IRM plutôt qu'en TEP, réaliser des examens d'activation fonctionnelle répétés dans le temps dans le but de "visualiser" les modifications induites par la thérapie. Comme cela sera envisagé au chapitre suivant, nous entrons dans une ère où de nouveaux traitements, de plus en plus nombreux et divers, vont être expérimentés, et pouvoir évaluer leur efficacité est, et deviendra de plus en plus, un réel enjeu. A cet égard, l'appui des méthodes d'imagerie pourrait s'avérer précieux dans toute démarche évaluative et pour orienter le choix entre les diverses thérapeutiques qui se présenteront.

Cinquième partie

LE CERVEAU SINGULIER : SYNTHÈSE ET PERSPECTIVES

Arrivés au terme de cet ouvrage, il est à présent possible de tenter une synthèse, synthèse qui ne sera évidemment que provisoire. Cette tentative nous amènera à envisager la dyslexie dans le cadre plus vaste du concept de troubles de l'apprentissage. Bien qu'on n'en connaisse pas encore tous les déterminants, en particulier génétiques (qui paraissent prévalents), la dyslexie apparaît donc comme la conséquence d'un trouble de la maturation de certains systèmes cérébraux, impliquant de manière prédominante certaines aires corticales de l'hémisphère gauche et leurs connexions avec des régions corticales et sous-corticales des deux hémisphères. Une hypothèse séduisante, qui avait déjà été avancée par Geschwind il y a près de 15 ans, est que si ces systèmes cérébraux sont prioritairement concernés, c'est qu'ils sont particulièrement sensibles au (x) facteur (s) étiopathogénique (s) capable (s) d'interférer avec les processus de maturation. Geschwind avait à ce propos émis l'idée que cette plus grande susceptibilité des aires du langage serait liée à un retard dans la maturation du cortex temporal postérieur gauche, expliquant les anomalies de l'asymétrie corticale qui ont été discutées au chapitre "Morphologie cérébrale du dyslexique", p. 125. Nous avons vu également que l'un de ces facteurs d'interférence pourrait bien être de nature chimique, plus précisément une hormone, la testostérone, fournissant par là même une explication plausible à la nette prédominance des sujets de sexe masculin parmi les dyslexiques. Un scénario vraisemblable serait ainsi celui d'une susceptibilité génétiquement déterminée (ce qui rendrait compte par exemple des données familiales citées dans les premiers chapitres), qui ferait le lit des anomalies de migration neuronale et de la connectivité, elles-mêmes favorisées par l'action des hormones mâles survenant à un ou des moment (s) propice (s) du développement cérébral.

Sous-jacente à une telle conception se trouve l'idée que d'une part les troubles de la maturation pourraient affecter de manière variable les différents circuits du langage, donnant lieu à différentes formes cliniques de dyslexies (en particulier accompagnées ou non de troubles dans l'acquisition du langage oral), et que d'autre part des facteurs similaires mais survenant à d'autres moments de la maturation et/ou affectant d'autres régions que les aires du langage, pourraient donner lieu à d'autres types de troubles de l'apprentissage, associés ou non aux troubles de nature langagière.

Dans la première partie de cette section, nous allons ainsi envisager les différentes formes que peuvent prendre ces troubles de l'apprentissage, puis nous nous interrogerons sur les différents facteurs susceptibles d'en être à l'origine. Nous serons amenés, à cette occasion, à aborder le problème important et complexe des liens entre dyslexie et psychopathologie, avant de proposer un modèle neurologique de réflexion sur la nosologie des troubles de l'apprentissage.

La conclusion à cet ouvrage nous permettra de tracer les grandes lignes de ce que pourraient être les recherches neuroscientifiques en matière de dyslexie dans les prochaines années et en particulier de définir les bases thérapeutiques de cette "nouvelle" affection neurologique.

TROUBLES DE L'APPRENTISSAGE : AUX FRONTIÈRES DE LA DYSLEXIE

Tout au long de cet ouvrage, et en particulier au cours de premiers chapitres, nous avons pu réaliser la complexité des liens entre la maturation du cerveau et l'apprentissage, celui de la lecture étant de loin le domaine où cette complexité est la plus criante, sans doute parce que ses troubles sont les plus fréquents et les mieux étudiés. A ce titre, l'apprentissage de la lecture et ses perturbations représentent un modèle d'étude privilégié qui, comme souvent dans l'histoire de la neurologie (voir chapitre "La lecture et ses mécanismes neurophysiologiques", p. 91), va nous permettre, une fois encore, d'étendre les concepts à d'autres entités, moins connues ou moins fréquentes.

La notion de troubles de l'apprentissage, ou "learning disabilities" pour reprendre la terminologie anglo-saxonne originelle, est une notion purement théorique tendant à regrouper, par analogie, des syndromes cognitifs très divers ayant en commun trois points fondamentaux : leur survenue *de novo*, au cours de la maturation de l'individu, sans aucun événement pathologique identifiable au cours de la maturation ; leur caractère spécifique, c'est-à-dire leur existence possible en dehors de tout autre trouble cognitif et surtout en l'absence d'altération plus diffuse des fonctions cognitives (retard mental) ; et leur possible coexistence sous forme de diverses associations chez un même individu. Un argument majeur à ce regroupement est la similitude parfois frappante entre certains de ces syndromes et des entités pathologiques connues, chez l'adulte, pour faire suite à des lésions focales du cerveau (voir chapitre "Le cerveau fini : un patchwork cognitif", p. 29). Ainsi, par exemple, le fait que la destruction, par accident ou par maladie, de certains ensembles neuronaux sur le cerveau adulte puisse provoquer un trouble spécifique de la lecture des mots irréguliers (dyslexie acquise de surface) et qu'un syndrome similaire puisse se rencontrer chez certains enfants dyslexiques, incite fortement à penser que ce sont ces mêmes ensembles neuronaux qui, chez l'enfant dyslexique, n'ont pas pu se mettre en place convenablement. Par conséquent, et en poussant à l'extrême ce raisonnement, tous les syndromes neuropsychologiques de l'adulte pourraient avoir leur équivalent développemental. Le problème est que les règles complexes qui président à la maturation du cerveau (voir chapitres "Les étapes du développement", p. 49 et "Les relations cerveau-langage et leur développement chez l'enfant", p. 65) diffèrent considérablement selon les domaines cognitifs considérés, de sorte que l'organisation finale du cerveau de l'adulte peut parfois n'être qu'un reflet très lointain des mécanismes qui ont mené à sa construction. A l'inverse, cependant, toute perturbation développementale dont les manifestations ressembleront, de près ou de loin, à des syndromes identifiés chez l'adulte, aura de fortes chances de provenir de la dysfonction des mêmes groupes neuronaux.

DYSPHASIES DE DÉVELOPPEMENT

Aphasies et dysphasies

L'un des domaines où cette analogie a été souvent envisagée est celui des troubles de l'acquisition du langage oral, ou dysphasies de développement. Par exemple, Isabelle Rapin et Doris Allen, de l'Ecole de Médecine Albert Einstein, à New York, avaient procédé à une comparaison point par point des symptômes caractéristiques des différents types d'aphasie chez l'adulte et de dysphasie de l'enfant [1]. Elles distinguaient ainsi une forme de dysphasie, dite "agnosie auditive verbale", caractérisée par un trouble sévère de la compréhension du langage oral d'autrui et des paraphasies, réalisant un tableau proche de la surdité verbale pure (forme d'aphasie de Wernicke où les patients, après lésion du cortex auditif, semblent spécifiquement sourds au langage d'autrui). Un autre tableau individualisé était celui dit de "dyspraxie verbale", marqué par un gros trouble articulatoire, des difficultés à effectuer des mouvements et des sons non verbaux avec les organes bucco-phonatoires (apraxie bucco-faciale), et un grand appauvrissement du langage spontané, très proche, selon les auteurs, d'une forme d'aphasie de Broca de l'adulte, dite anarthrie pure, liée à une lésion de l'aire de Broca proprement dite. Le plus fréquent des syndromes dysphasiques de l'enfant est appelé syndrome de déficit phonologique-syntaxique, et caractérisé par un trouble de l'expression, prédominant par rapport au trouble de la compréhension, marqué par un langage peu fluent, un manque du mot (lorsque l'enfant doit dénommer des images, par exemple) et une articulation imprécise, associés à un défaut majeur d'ordre syntaxique, tant au niveau de l'expression (le défaut d'usage des mots grammaticaux aboutissant à un style télégraphique) que de la compréhension. Ce tableau, selon Rapin et Allen, ressemble étrangement à celui de l'aphasie de Broca de l'adulte, dû à une lésion de l'aire de Broca, s'étendant au cortex et à la substance blanche avoisinants. Un autre tableau dysphasique où les troubles expressifs sont prédominants est appelé syndrome de production phonologique (Gérard, 1993), et caractérisé par une expression correctement articulée mais peu fluente, avec de nombreuses erreurs de sélection des phonèmes (paraphasies phonémiques) apparaissant surtout en répétition, d'autant plus nettement que le matériel à répéter est plus long. Ce tableau évoque fortement l'aphasie de conduction de l'adulte, avec ses classiques conduites d'approches (le sujet essayant de corriger ses erreurs au fur et à mesure de ses productions), en relation avec une lésion de la région intermédiaire entre l'aire de Broca et l'aire de Wernicke (insula et faisceau arqué).

Ainsi, bien qu'il ne soit pas toujours aussi aisé d'assimiler un tableau dysphasique à un type d'aphasie de l'adulte, cette approche est particulièrement séduisante du point de vue théorique. Elle permet surtout d'attribuer un groupe de symptômes dysphasiques à la dysfonction d'un système cérébral dont l'individualité est prouvée par la survenue de symptômes similaires (et surtout regroupés de la même manière) après une lésion focale du cerveau adulte.

1. Il faut souligner que par dysphasie on entend ici un trouble primitif de l'acquisition des aptitudes de parole et de langage, survenant en l'absence de pathologie neurologique évidente, ce qui distingue clairement ces enfants de ceux souffrant de troubles de la parole ou du langage secondaires à une lésion cérébrale survenue au cours de l'enfance (aphasies acquises de l'enfant) ou à une affection épileptique intercurrente (syndrome de Landau-Kleffner). Dans ces deux derniers cas, le trouble de la parole survient après une période initiale où le langage a commencé à se développer normalement.

Dysphasie et dyslexie

La question des dysphasies de développement est également importante à envisager ici pour plusieurs raisons. En premier lieu, on sait qu'une grande partie des enfants dysphasiques deviendront ultérieurement dyslexiques, le lien de causalité apparaissant clairement si on conçoit que l'apprentissage de la lecture nécessite, comme cela a été répété, l'intégrité du système phonologique. En outre, si l'on inclut dans le même cadre nosologique dysphasies et retard de langage, on admet que 40 % des enfants dyslexiques ont eu des problèmes de langage oral dans la petite enfance. En revanche, les enfants ayant récupéré un langage normal à 5 ans n'ont pas de risque significatif pour l'apprentissage du langage écrit.

Si on considère à présent spécifiquement ceux parmi les enfants dyslexiques dont la dyslexie est de type dysphonétique, on observe que 60 % d'entre eux ont présenté au moins un retard, si ce n'est un trouble avéré, dans l'acquisition du langage oral.

Deuxièmement, dysphasie et dyslexie, bien qu'étant clairement des entités distinctes, dont les implications diagnostiques et thérapeutiques sont clairement différentes, partagent un certain nombre de caractères, dont la prédominance dans le sexe masculin, la fréquence d'antécédents familiaux (avec de véritables "familles de dysphasiques") et surtout des caractéristiques neuroanatomiques proches.

Le cerveau du dysphasique

La seule étude neuropathologique du cerveau d'un enfant dysphasique, celle de Cohen *et al.*, 1989, montre en effet des aspects très similaires à ceux décrits par Galaburda *et al.* (1985) sur 8 cerveaux de dyslexiques (voir chapitre "Morphologie cérébrale du dyslexique", p. 125), portant d'une part sur l'aspect macroscopique du cerveau (globalement normal, mais avec une symétrie anormale du planum temporal) et d'autre part sur l'aspect microscopique, sous la forme d'un microgyrus anormal dans le cortex insulaire gauche (donc faisant partie de l'aire du langage), témoignant d'un trouble du développement cortical.

Contrairement à la description de Galaburda, Cohen *et al.* ne signalent pas d'ectopies corticales. Mais il faut remarquer que la méthode anatomique utilisée était beaucoup moins précise, ne comportant pas, en particulier, de sections fines de l'ensemble du cerveau comme dans le travail de Galaburda. A l'inverse, il faut cependant souligner que l'observation clinique des cas de Galaburda était très succincte, et qu'en particulier il existe un doute sérieux sur l'existence d'un trouble de l'apprentissage du langage oral dans plusieurs de ces cas. Une hypothèse plausible, bien que potentiellement "dérangeante", serait que les cerveaux de Galaburda, sur lesquels repose une grande partie des raisonnements modernes sur la dyslexie, soient en fait des cerveaux de dysphasiques, auquel cas bien des conclusions sur les mécanismes du trouble de la lecture mériteraient d'être révisées... En faveur de cette hypothèse, parmi les travaux d'imagerie morphologique ayant retrouvé l'absence d'asymétrie du planum chez des sujets ayant souffert de troubles de l'apprentissage du langage oral ou écrit (voir chapitre "Morphologie cérébrale du dyslexique", p. 125), les résultats positifs sont beaucoup plus convaincants dans les études portant sur les troubles du langage oral. Par exemple, Elena Plante, de l'Université d'Arizona, à Tucson, a comparé les examens IRM de 8 enfants dysphasiques âgés en moyenne de 5 ans et 2 mois à ceux de 8 témoins. Les mesures ont porté spécifiquement sur une région périsylvienne englobant la majeure partie de l'aire du langage (sans distinction entre ses parties frontale, temporale et pariétale). Alors que les enfants normaux présentaient en moyenne une nette asymétrie de cette région en faveur de l'hémisphère gauche, 7 des 8 sujets dysphasiques présentaient soit l'asymétrie inverse, soit une absence d'asymétrie. Dans une autre étude, E. Plante a recherché les mêmes asymétries chez divers membres de 4 familles d'enfants dysphasiques. Ces familles étaient caractérisées par le fait que plusieurs de leurs membres, outre l'enfant lui-même, souffraient ou avaient souffert de troubles de l'apprentissage. Dans deux familles, les deux parents signalaient avoir présenté des troubles de l'apprentissage du langage ou de la lecture. Les résultats (tableau 1) sont très édifiants. La majorité des parents au premier degré (père, mère, ou frères et sœurs) présentaient une asymétrie atypique, soit inversée, soit absente, y compris dans les deux familles ou l'enfant dysphasique lui-même présentait une asymétrie typique.

	Âge	Antécédent	Asymétrie périsylvienne
Famille 1			
mère	39	dysphasie	D > G (atypique)
père	46	dysphasie	D > G (atypique)
frère -1	7	dysphasie	D = G (atypique)
frère - 2	12 ;10	dysphasie	D = G (atypique)
sujet dysphasique	5 ;4		G > D (typique)
Famille 2			
mère	31	normale	D = G (atypique)
père	37	bégaiement	D > G (atypique)
frère	6 ;10	normal	G > D (typique)
sujet dysphasique	5		G > D (typique)
Famille 3			
mère	39	normale	D > G (atypique)
père	57	dysphasie	D = G (atypique)
sœur	11 ;5	normale	D = G (atypique)
sujet dysphasique	9 ;6		D = G (atypique)
Famille 4			
mère	42	dyslexie	D = G (atypique)
père	46	dyslexie	G > D (typique)
sœur	6 ;2	dysphasie	G > D (typique)
sujet dysphasique	8 ;2		D > G (atypique)

Tableau I : résumé de l'étude de E. Plante (1991) sur l'asymétrie périsylvienne en IRM chez quatre familles de dysphasiques.

Ainsi, cette étude est en faveur du fait que l'asymétrie périsylvienne atypique est un marqueur génétique du trouble, et élimine par là même l'hypothèse parfois avancée que les difficultés d'apprentissage chez l'enfant pourraient résulter d'un effet de l'environnement parental. On pourrait en effet imaginer qu'un enfant élevé dans une famille où les parents ont eux-mêmes des difficultés à s'exprimer ou des troubles de la lecture reçoive une stimulation insuffisante dans le domaine verbal, expliquant l'éclosion de troubles de l'apprentissage. En fait, il n'en est rien : tout au plus pourrait-on envisager, à la lumière des résultats de cette étude, le rôle favorisant de tels facteurs d'environnement, sur un terrain génétiquement déterminé dont l'anomalie corticale constituerait en quelque sorte la signature.

Génétique et troubles de l'apprentissage du langage

La dysphasie de développement fournit donc un modèle assez convaincant de l'intervention déterminante de facteurs génétiques dans les troubles de l'apprentissage du langage, intervention qui est également confirmée par d'autres études dont celle de Tallal et collaborateurs (1989). Dans cette vaste étude longitudinale d'enfants dysphasiques, 4 points sont apparus : 1°) Par comparaison à des enfants non dysphasiques, les enfants dysphasiques ont significativement plus de chances d'avoir un ou plusieurs cas similaires parmi leurs proches au premier degré. 2°) Un résultat inattendu de cette étude fut la découverte d'un effet du sexe (3 garçons pour une fille) seulement chez les dysphasiques ayant un proche atteint, et non chez ceux n'ayant aucun antécédent familial (qui ne différaient donc pas, à ce point de vue, des enfants non dysphasiques). 3°) Plus précisément, il est apparu que cet effet du sexe était uniquement présent, à l'intérieur du groupe des dysphasiques, chez ceux dont le parent atteint était la mère, alors qu'il y avait autant de garçons que de filles parmi les dysphasiques dont le père seul, ou aucun des deux parents, était atteint. 4°) Enfin, constatation encore plus étonnante, ces mères d'enfants (donc principalement de garçons) dysphasiques, avaient par ailleurs trois fois plus de chances de donner naissance à un garçon qu'à une fille, dysphasique ou non. La conclusion, on ne peut plus sibylline, de ce travail, il est vrai bien difficile à interpréter, est la suivante : « *the finding of familial aggregation in language disorders and aberrant sex-ratios among families with affected parents may reflect the influence of individual or interacting genetic, hormonal, or environmental factors* ». Un point plus instructif, cependant, est le fait que les enfants dysphasiques avec antécédent familial ont tendance à être plus gravement atteints que ceux sans un tel antécédent, et en particulier à présenter des troubles attentionnels plus sévères (Tallal *et al.*, 1991).

Contrairement à la dyslexie (voir chapitre suivant), il n'y a pas de "gène candidat" pour la dysphasie, c'est-à-dire que les études génétiques n'ont pas encore réussi à identifier sur quel chromosome pourrait se trouver ce gène. Catherine Billard, et ses collègues, à Tours, ont analysé les profils neuropsychologiques de 11 cas de dysphasie familiale appartenant à 6 familles. Ces auteurs insistent sur le fait qu'on peut retrouver dans la fratrie d'enfants dysphasiques des sujets strictement normaux, ce qui suggère fortement une étiologie génétique plutôt qu'une explication "socio-linguistique". La possibilité de transmission par le père élimine également une éventuelle hérédité liée à l'X (qui ne se transmet que par la mère). Enfin, ils concluent de l'étude des cas familiaux de la littérature que certains sont compatibles avec une hérédité autosomique dominante.

TROUBLES ATTENTIONNELS ET HYPERACTIVITÉ

L'organisation en "patchwork cognitif" du cerveau adulte, tel que nous l'avons présenté au chapitre "Le cerveau fini : un patchwork cognitif", p. 29, nous a appris qu'à côté des circuits cérébraux du langage oral et écrit, il existait également des circuits plus complexes, parce qu'organisés sous forme de réseaux intra- et inter-hémisphériques, qui sous-tendent les mécanismes de l'attention. Ainsi, de même qu'il existe des syndromes neurodéveloppementaux affectant le développement des circuits cérébraux du langage, il en existe qui sont liés à un défaut de développement de ces circuits de l'attention, en particulier dans leur portion frontale. Tel est le cas du syndrome dit "déficit attentionnel trouble d'hyperactivité", mieux connu sous son appellation anglo-saxonne : "attention deficit/hyperactivity disorder" ou encore ADHD.

Un concept ou une croyance ?

Il est plutôt rare qu'un syndrome neurologique soit communément dénommé sous son abréviation anglaise. Il faut dire que le concept que recouvre celui-ci est très typiquement américain, qu'il est né aux USA et que ce n'est pratiquement qu'en Amérique du Nord qu'il est unanimement reconnu comme un syndrome neurologique à part entière, dont on connaît les mécanismes et surtout le traitement. Traitement qui se résume principalement à une substance : le Méthylphénidate, plus connu sous l'éponyme de Ritalin ou Ritaline, dont l'usage a fait récemment l'objet de violentes attaques dans la presse française non spécialisée.

Avant d'aborder plus avant le diagnostic et le traitement de ce syndrome, je voudrais présenter ci-dessous la traduction d'un texte introduisant un livret d'information destiné au grand public, publié par le très officiel National Institute of Mental Health américain, texte qui en dira plus long que je ne pourrais le faire sur la façon dont l'ADHD est vécue aux USA.

« Imaginez que vous vivez dans un kaléidoscope, sans cesse en mouvement, où les sons, les images et les pensées se déplacent constamment ; imaginez-vous vous lassant de tout et pourtant incapable de garder votre esprit sur un travail que vous devez terminer. Distrait par toute sorte de bruits ou d'images sans importance, votre esprit vous amène continuellement d'une pensée ou d'une activité à une autre. Peut-être même êtes-vous à ce point envahi par ces pensées ou ces images que vous ne vous rendez même pas compte lorsque quelqu'un vous parle.

Pour beaucoup de gens voilà à quoi cela ressemble d'avoir ce trouble appelé ADHD. Ces gens-là peuvent être incapables de rester assis, de planifier ou de mener une tâche à son terme ou encore d'être pleinement conscients de ce qui se passe autour d'eux. Aux yeux de leurs proches, de leurs camarades de travail, ils paraissent pris dans un tourbillon de désorganisation et d'incohérence. Sans qu'on puisse l'expliquer, à certains moments et dans certaines situations, ils semblent aller beaucoup mieux donnant souvent aux autres l'impression erronée qu'ils sont capables de contrôler ces comportements. C'est ainsi que ce trouble peut compromettre les relations à autrui de la personne qui en souffre, en plus du fait qu'il perturbe sa vie quotidienne, mine son énergie et affecte sa confiance en soi.

L'ADHD, qu'on appelait jadis hyperkinésie ou dysfonction cérébrale mineure, est un des troubles mentaux rencontrés le plus couramment chez l'enfant. Il affecte 3 à 5 % tous les enfants, ce qui représente près de 2 millions d'enfants américains ; 2 à 3 fois plus de garçons que de filles sont touchés. En moyenne, au moins un enfant dans chaque classe des écoles américaines doit être pris en charge pour ce trouble. L'ADHD se poursuit souvent au cours de l'adolescence et de l'âge adulte, et peut être la cause de toute une vie de frustrations, de rêves déçus et de souffrances affectives.

Mais il existe des solutions... et de l'espoir. Au cours de la décennie écoulée, les scientifiques ont beaucoup appris sur l'évolution de ce trouble et sont à présent capables d'identifier et de traiter les enfants, les adolescents et les adultes qui en souffrent. Divers médicaments, thérapies comportementales et options éducatives sont à présent à la disposition des personnes souffrant d'ADHD pour les aider à focaliser leur attention, à construire leur personnalité et à fonctionner autrement. »

« De surcroît, de nouvelles voies de recherche sont autant d'espoirs d'améliorer encore le diagnostic et le traitement. Face à un tel nombre d'enfants américains chez qui a été posé ce diagnostic, la recherche sur l'ADHD est devenue une priorité nationale. Durant les années 90, que le Président et le Congrès ont consacrées "Décennie du Cerveau", il est possible que les scientifiques parviennent à identifier la base biologique de l'ADHD et à apprendre comment le prévenir et le traiter de manière encore plus efficace.

« Vous réaliserez à quoi cela ressemble d'avoir un ADHD, à la lecture de l'histoire de Mark, Lisa et Henry.

Vous verrez quels furent et sont encore leurs frustrations, leur avancée pas à pas sur le chemin du traitement, et leurs espoirs d'un avenir meilleur.

(Les individus cités dans cette brochure sont fictifs mais leur histoire est exemplaire de patients présentant des symptômes d'ADHD). »

Mark

Mark, 14 ans, a plus d'énergie que tous les garçons de son âge. Il a même toujours été plus actif qu'il ne le faudrait. Dès l'âge de 3 ans, il était une "tornade humaine", détruisant tout sur son passage. A la maison, il sautait d'une activité à l'autre, laissant une piste de jouets derrière lui. Lors des repas, il mettait sens dessus-dessous les plats et n'arrêtait pas de bavarder. Il était fougueux et impulsif, sortait en courant dans la rue au risque de se faire renverser, malgré les mises en garde et les réprimandes de sa mère. Sur le terrain de jeux, il ne paraissait pas plus sauvage que les autres enfants. Mais sa tendance à réagir brutalement, comme lorsqu'il cogne ses camarades sans le vouloir en jouant avec eux, lui a plusieurs fois causé du tort. Ses parents ne savaient plus quoi faire. Ses grands-parents qui l'aimaient tant les rassuraient comme ils pouvaient : « c'est bien un garçon, allez ! Ne vous inquiétez pas, avec l'âge cela ira mieux ». Mais il n'en a rien été.

Lisa

A 17 ans, Lisa doit encore lutter pour se concentrer et agir de manière appropriée. Mais cela a toujours été difficile pour elle. Elle est encore gênée au souvenir de cette soirée où ses parents l'ont amenée au restaurant pour fêter son 10ème anniversaire. Elle était tellement obnubilée par la brillante chevelure rousse de la serveuse que son père a dû l'invectiver à trois reprises jusqu'à ce qu'elle se décide à choisir son menu, et finalement elle ne put s'empêcher de s'écrier « la couleur de tes cheveux est très laide ! ». Au collège et au lycée, Lisa était tranquille et coopérante mais semblait souvent avoir la tête ailleurs. Elle était intelligente, mais ne pouvait améliorer son classement quel que soit la quantité de travail fournie. Elle a échoué à plusieurs de ses examens. Alors qu'elle connaissait la plupart des réponses, elle ne pouvait rester concentrée sur sa copie. Constatant ses mauvais résultats, ses parents la punissaient et la réprimandaient : « tu n'es qu'une paresseuse. Tu pourrais avoir de meilleures notes si seulement tu essayais ». Un jour que Lisa avait à nouveau échoué à un examen, le professeur la trouva en larmes « mais qu'est-ce que j'ai qui ne va pas ? ».

Henry

Bien qu'il adore bricoler dans son atelier, cela fait des années qu'Henry accumule les travaux de menuiserie commencés mais jamais terminés et des douzaines de projets qu'il sait qu'il ne mènera jamais à terme. Son garage était à ce point encombré de bouts de bois que sa femme et lui disaient souvent, pour plaisanter, qu'ils pourraient ouvrir un commerce de bois de chauffage ! Jour après jour, Henry est confronté à une véritable frustration liée à son incapacité à se concentrer suffisamment longtemps pour terminer une tâche. Il s'est fait renvoyer de son emploi de magasinier pour avoir perdu l'inventaire et mal rempli les formulaires. Depuis quelques années, croyant qu'il perdait la tête, il avait vu plusieurs psychothérapeutes et avait essayé toute sorte de médicaments, mais rien n'avait jamais réussi à l'aider à se concentrer. Mais ce qui le désolait le plus, c'était de déceler les mêmes difficultés à se concentrer chez son jeune fils.

Cerveau et hyperactivité

Ce bref texte d'information destiné au grand public américain, outre le fait qu'il reflète parfaitement l'état d'esprit qui règne au USA face à l'ADHD, fournit une description très fidèle de la séméiologie de ce syndrome dans ses différents aspects : le trouble de l'attention, le comportement d'hyperactivité, l'impulsivité, et surtout les répercussions sociales et affectives qu'il peut déterminer à tous les âges de la vie. Se sont également surtout des travaux anglo-saxons qui ont cherché à en définir les critères de diagnostic, le mécanisme physiopathologique et les indications thérapeutiques.

Pour le neuropsychologue, cet ensemble symptomatique évoque en premier lieu une dysfonction des lobes frontaux, dont les lésions chez l'adulte provoquent des troubles de l'attention, qui sont toutefois qualitativement différents de ceux qui caractérisent l'ADHD. D'autres anomalies habituellement rapportées à une dysfonction frontale sont retrouvées à l'examen neuropsychologique d'enfants souffrant d'ADHD, volontiers regroupées sous le terme de “troubles des fonctions exécutives” (voir chapitre "Le cerveau fini : un patchwork cognitif", p. 29), comme une incapacité à réaliser le test d'appariement de cartes de Wisconsin (Reader *et al.*, 1994). Une étude en TEP, datant déjà de quelques années (Zametkin *et al.*, 1990), a retrouvé un hypométabolisme dans les régions préfrontales chez des adultes souffrant de séquelles d'ADHD de l'enfance. Une autre hypothèse, sans doute plus séduisante, fait appel à une dysfonction hémisphérique droite. On sait que des lésions, en particulier temporales, de l'hémisphère droit de l'adulte sont capables d'entraîner des difficultés d'attention et de concentration, entrant toutefois dans un autre cadre nosographique, celui des syndromes confusionnels. Du reste, l'ADHD est souvent associée à d'autres signes de dysfonction hémisphérique droite, tels que les troubles spatiaux et visuo-perceptifs. Quant à la dyslexie, il n'est pas rare de la voir associée à un ADHD plus ou moins complet, surtout dans les formes visuelles ou visuo-attentionnelles, attirant également l'attention vers une dysfonction hémisphérique droite (voir plus bas). Mais le mécanisme le plus étudié en matière d'ADHD est certainement celui faisant intervenir des structures du tronc cérébral, en particulier les circuits d'activation sous-cortico-corticaux à point de départ du mésencéphale, où sont synthétisées les catécholamines. C'est l'hypothèse d'un défaut de fabrication de ces dernières qui a incité, à la fin des années 40, les chercheurs américains à proposer un traitement à base de substances amphétaminiques telles que la Ritaline. De fait, dans bon nombre de cas, cette thérapeutique procure un effet spectaculaire sur la symptomatologie de ces enfants, leur permettant à la fois d'améliorer leurs capacités de concentration mais aussi, et paradoxalement (puisqu'on concevrait a priori plutôt les amphétamines comme des excitants sur un cerveau normal), le comportement d'hyperactivité, qui se résorbe en quelques jours de traitement, à l'étonnement de l'entourage familial et scolaire de l'enfant. Un point reste cependant mystérieux, c'est l'inefficacité relative du produit dans la moitié des cas environ, sans qu'on n'ait pu, pour le moment, en cerner les raisons. Il n'en reste pas moins que des dizaines de milliers d'enfants américains bénéficient de ce traitement, ce qui n'est pas le cas dans d'autres pays, et en particulier en France.

Une méfiance excessive

En France, pour diverses raisons sans doute fort complexes, l'usage de la Ritaline est en effet loin d'être aussi répandu qu'aux USA. Il est certain que les attaques violentes de la part de la presse grand public et le jugement très critique de l'attitude américaine dont se sont fait l'écho, sur des argumentations éthiques plutôt que scientifiques, plusieurs articles et documentaires télévisés récents, contribuent grandement à ce relatif discrédit, sur le thème : "la pilule de l'obéissance" ou encore « bouger beaucoup n'est pas une maladie ; il est criminel de donner un médicament potentiellement toxique à un enfant, qui plus est pour une maladie qui n'en est même pas une ! ». Toutefois, le signe d'un changement dans les pratiques médicales est apparu récemment avec l'autorisation de mise sur le marché de la Ritaline dans l'indication "troubles attentionnels et hyperactivité".

S'il est vrai qu'une amphétamine n'est pas un produit anodin [2], il apparaît avec le recul que son usage est bien moins dramatique qu'on a pu le dire. Bien que cela ne soit pas expressément stipulé, les bonnes pratiques de la prescription de ce type de produit suggèrent de le réserver aux enfants chez qui le trouble attentionnel et comportemental compromet sérieusement les apprentissages, en particulier celui du langage écrit, en raison de l'association fréquente déjà signalée avec une dyslexie. Dès lors, le produit ayant une durée d'action de quelques heures, il convient de le réserver aux jours et aux périodes de classe (donc d'en suspendre la prescription durant les week-ends et les vacances scolaires). Un des points importants est qu'il n'y a pas d'accoutumance de la part de l'enfant (il peut y en avoir de la part des parents qui supportent mal de retrouver, pendant le week-end, leur enfant "d'avant", après l'avoir connu attentif et appliqué pendant la semaine !). De toute manière, plus que le comportement à la maison, ce sont les progrès de l'enfant à l'école, ou chez l'orthophoniste, qui permettront de juger de l'efficacité du traitement, qui pourra être poursuivi plusieurs années si besoin.

DYSGRAPHIE ET DYSPRAXIE

L'une des perturbations les plus fréquemment associées à la dyslexie est la dysgraphie. Au-delà de la dysorthographie qui est, nous l'avons vu au chapitre

2. J'ai personnellement pour habitude de conseiller aux parents d'essayer d'abord l'homéopathie, ce qui a en outre l'avantage d'éliminer tout effet placebo !

"Fonctionnement cérébral du dyslexique", p. 153, pratiquement toujours présente chez le dyslexique (même lorsque les aptitudes en lecture ont récupéré), la forme même de l'expression écrite peut être plus ou moins perturbée, parfois strictement normale, parfois franchement altérée : les traits constitutifs des lettres sont alors tracés maladroitement, la ligne de base est irrégulière, les espaces sont anormaux, les jambages parfois exagérés, et surtout les lettres sont irrégulières, raturées, parfois méconnaissables. On parle alors de dysgraphie. Mais contrairement à la dysorthographie, dont les caractères ont été largement décrits et analysés, les travaux concernant la dysgraphie sont rares (voir par exemple, Zesiger, 1996). En particulier, les modèles issus de la neuropsychologie adulte, si utiles dans d'autres domaines, n'ont pas été appliqués avec succès à celui de la dysgraphie développementale.

La neuropsychologie de l'écriture

Les modèles adultes postulent l'existence de 3 niveaux successifs contribuant à la réalisation de l'acte graphique, le niveau de mémoire tampon graphémique (capable de maintenir disponible pendant quelques secondes l'information motrice sélectionnée), le niveau allographique (qui permet le choix du type de lettres utilisées dans l'écriture), et le niveau des patterns moteurs graphiques, qui produit le programme moteur en fonction des spécifications précédentes (voir Serratrice et Habib, 1993 ; Zesiger, 1995). On pourrait ainsi en théorie suspecter une atteinte de la mémoire-tampon si les erreurs sont d'autant plus nombreuses que le mot est plus long, une atteinte avant le niveau allographique si tous les modes d'épellation orale ou écrite sont également atteints, une atteinte après le niveau allographique si tel n'est pas le cas (par exemple en cas de préservation relative de l'épellation orale). En fait, bien qu'on puisse retrouver chez l'enfant dysgraphique différents traits caractéristiques des agraphies de l'adulte par atteinte de ces différents niveaux, cette comparaison ne nous est pas d'une aide appréciable, en particulier par le fait que l'on connaît très peu de choses sur les structures cérébrales sous-tendant chacun de ces modules fonctionnels. La seule donnée solide concernant l'organisation de ces structures cérébrales est fournie par l'agraphie unilatérale gauche régulièrement observée chez les sujets split-brain (voir Habib *et al.*, 1990a). Dans la plupart de ces cas, alors que l'écriture de la main droite est intacte (de même que la possibilité de taper à la machine ou d'utiliser des lettres mobiles de chacune des mains), le sujet est incapable de former des lettres reconnaissables de la main gauche, suggérant que l'hémisphère droit isolé ne peut accéder à la représentation en mémoire de la forme des lettres, probablement donc localisable dans l'hémisphère gauche. Certains aspects de cette agraphie gauche du sujet split-brain rappellent du reste les erreurs que peut faire l'enfant au tout début d'apprentissage de l'écriture, erreurs d'inversion spatiale, confusions de lettres visuellement proches, et surtout erreurs de positionnement relatif des différents traits constitutifs de la lettre. Il est donc possible que certaines des difficultés rencontrées chez l'enfant dysgraphique puissent être attribuables à une mauvaise latéralisation cérébrale voire à une dysconnexion interhémisphérique (en particulier chez les gauchers). Du reste, bien qu'il n'y ait pas de donnée statistique formelle à ce sujet, ceux parmi les enfants présentant des troubles de l'apprentissage qui ont de telles difficultés graphiques ont souvent également une latéralité manuelle atypique, encore que des enfants strictement droitiers puissent être passablement dysgraphiques...

Un point intéressant et encore mal connu est celui des liens entre dysgraphie et dysorthographie. Chez certains enfants très dysorthographiques, l'examen ne met en évidence que peu ou pas de troubles de la lecture, une conscience phonologique parfaite, l'absence d'erreurs visuelles en lecture de mots ou de non-mots. Pourtant la dysorthographie est sévère et handicapante. Dès lors, comment comprendre la dysorthographie, puisque jusqu'ici nous l'avons considérée comme la conséquence directe du défaut de formation du lexique visuel orthographique (voir chapitre "Fonctionnement cérébral du dyslexique", p. 153) ? Très souvent ces enfants présentent une dysgraphie qu'un examen rapide peut mettre en rapport avec une attitude dystonique ou maladroite du stylo, voire une véritable dyspraxie. L'interrogatoire révèle souvent du reste une mauvaise latéralisation et des antécédents de dyspraxie dans la petite enfance, ayant parfois justifié une prise en charge en psycho-motricité. Dans ces cas, tout laisse à penser que le système orthographique ne s'est pas formé, non pas en raison d'une absence de lexique visuel (puisque ce dernier est intact) mais en raison du défaut d'un lexique volontiers qualifié de graphémique, que les cognitivistes situent non plus à l'entrée (input) mais à la sortie (output) du système, probablement très dépendant des aspects moteurs de l'apprentissage. Souvent ces enfants sont à ce point dévalorisés par leur handicap graphique qu'ils désinvestissent l'expression écrite, ce qui n'améliore pas leurs possibilités d'acquisition de l'orthographe. Lorsque ces enfants ont atteint 10-11 ans, un âge où il est rare que les méthodes de psychomotricité aient encore une chance d'être efficaces, le seul recours reste alors de favoriser les autres moyens d'expression écrite, en particulier l'ordinateur, grâce auquel l'enfant recevra de sa propre production écrite une image plus valorisante pouvant le remotiver, et par là, faciliter son apprentissage de l'orthographe [3].

Dyspraxie de développement

Un élément souvent associé à la dysgraphie, et que connaissent bien les psychomotriciens, qui ont généralement en charge ces enfants, est la dyspraxie. La notion de dyspraxie développementale, bien que signalée çà et là, n'est pas encore unanimement reconnue comme telle, en tout cas pas en tant que syndrome neuropsychologique au même titre que l'apraxie de l'adulte (voir Dewey, 1995 pour une revue). De fait, elle n'en partage que très peu de caractères, si ce n'est la fréquence de son association avec les troubles du langage, suggérant quelques éléments communs au substrat cérébral des deux fonctions. Par ailleurs, contrairement à la dyslexie, la dysphasie ou l'ADHD, la dyspraxie ne pourrait exister qu'associée à un autre trouble développemental. Chez l'adulte, la forme la plus fréquente d'apraxie est l'apraxie idéomotrice, caractérisée par la perte de l'aptitude à réaliser des gestes volontaires ayant une signification symbolique (mimes d'objets, gestes à contenu sémantique). Souvent associée à l'aphasie, elle est considérée comme la conséquence de la destruction d'engrammes sensori-moteurs, c'est-à-dire de représentations en mémoire des programmes permettant leur réalisation, lors de lésions temporo-pariétales gauches, ou encore de dysconnexion entre ces engrammes et les structures prémotrices qui contrôlent le mouvement volontaire (Geschwind, 1975). Toujours chez l'adulte, l'apraxie idéo-motrice est souvent voire toujours associée à une aphasie (de différents types, du reste : Broca, Wernicke ou conduction, voir Poncet *et al.*, 1987), ou à une apraxie bucco-faciale, associations dont on retrouve les équivalents en pathologie développementale. En fait, d'autres formes d'apraxie, connues depuis

3. En outre, l'ordinateur lui permettra, plus tard, de ne plus faire de fautes d'orthographe, grâce à l'utilisation de correcteur d'orthographe, un outil particulièrement précieux pour tous les dyslexiques !

leur description par le neurologue russe Luria sous l'appellation d'apraxies motrices, se rapprochent sans doute plus de la dyspraxie de l'enfant. L'une d'elles, liée à des lésions des lobes frontaux, se caractérise par la perte des "mélodies kinétiques", c'est-à-dire l'impossibilité de réaliser une succession temporelle de plusieurs gestes simples, par ailleurs normalement organisés individuellement (par exemple la fameuse séquence "poing-paume-tranche"). Une autre forme d'apraxie motrice, plus rare, est l'apraxie kinesthésique, liée à la destruction des régions pariétales supérieures (du reste en relation étroite avec le cortex prémoteur frontal) et affecte non plus la succession des mouvements mais leur réalisation même, chacun des segments de membre étant positionné de manière inadéquate, comme si l'ordre moteur provenant du cerveau venait sélectionner les mauvais muscles. En d'autres termes, le premier type est lié à un trouble de l'ordonnancement temporel des éléments du geste, le second à un trouble de leur ordonnancement spatial. Les deux types de troubles se retrouvent souvent associés dans la dyspraxie de l'enfant, tant pour les muscles proximaux, concernés dans la motricité de l'axe du corps, que pour les muscles distaux, en particulier de l'avant-bras et de la main. A cet égard, l'un des aspects les plus problématiques de la dyspraxie pour le rééducateur est sans doute la mauvaise position de la main qu'affectent certains enfants lors de l'apprentissage de l'écriture, contribuant nécessairement à la dysgraphie. S'il est fréquent, en début d'apprentissage, que le crayon soit tenu dans la paume de la main, l'enfant acquiert normalement très vite une position interdigitale qui aboutit progressivement à l'utilisation exclusive des muscles les plus distaux des deux premiers doigts. De fait, l'évolution normale de l'écriture se fait vers une utilisation de moins en moins importante des muscles proximaux (épaule, bras, avant-bras). D'un point de vue neurologique, la persistance anormale de l'utilisation de muscles proximaux suggère un contrôle excessif par les parties dorso-médianes du lobe frontal opposé (AMS en particulier) dont on sait qu'elles contrôlent préférentiellement les muscles proximaux, alors que les régions prémotrices latérales contrôlent les muscles distaux (Goldberg, 1985). En fait, ces deux parties du lobe frontal ont une origine ontogénétique et phylogénétique différente, et il est probable que les régions latérales, plus récentes phylogénétiquement, puissent être plus sensibles au processus pathologique perturbant la maturation corticale. Du reste, diverses méthodes de rééducation psychomotrice insistent sur des exercices posturaux (comme l'écriture et le dessin au tableau) pour faciliter l'installation des procédures motrices distales déficitaires, postulant sans doute la possibilité de transfert des acquis du système le moins déficient au système le plus déficient. Un dernier point concernant ce double contrôle moteur de l'écriture est le cas particulier de l'écriture en miroir. De nombreux enfants, en début d'apprentissage de l'écriture, ont tendance à renverser les lettres en miroir, le plus souvent sur des lettres isolées, plus rarement à engager un mouvement de succession de droite à gauche réalisant une véritable écriture en miroir. Ce phénomène est classiquement considéré comme une étape normale du développement, devant ultérieurement s'estomper. Toutefois, sa persistance au-delà des quelques premiers mois d'apprentissage révèle sans doute une organisation cérébrale particulière, spécialement quant à la latéralisation du contrôle moteur de l'écriture et les relations interhémisphériques des structures prémotrices.

Dysgraphie et latéralité

La constatation de l'association dyslexie-écriture en miroir a été un des principaux arguments permettant à Samuel Orton, le père des conceptions neurologiques de la dyslexie, de formuler l'hypothèse d'une anomalie de latéralisation hémisphérique. De fait, nombre de gauchers, dyslexiques ou non, sont capables d'écrire en miroir, souvent de manière très habile. L'hypothèse la plus probable est celle d'une organisation atypique des connexions entre les différents éléments corticaux du système prémoteur de chaque hémisphère, en particulier la possibilité des systèmes moteurs de l'hémisphère droit d'"utiliser" de manière anormalement aisée les programmes moteurs qui se sont formés dans l'hémisphère gauche, probablement en raison d'une anomalie des connexions calleuses (excès de facilitation ou défaut d'inhibition).

Cette hypothèse est en accord avec la notion bien démontrée d'une atypie des connexions interhémisphérique chez le gaucher (voir chapitre "Les relations cerveau-langage et leur développement chez l'enfant", p. 65). Mais tous les gauchers ne peuvent pas écrire en miroir et certains scripteurs en miroir sont strictement droitiers (bien que la grande majorité soient au moins ambidextres).

Globalement, il existe donc d'assez solides arguments en faveur du rôle d'un défaut des relations interhémisphériques à la base du trouble gestuel chez les enfants dyspraxiques. Divers auteurs ont montré que les enfants souffrant de troubles de l'apprentissage du langage oral et écrit présentaient des difficultés dans des tâches motrices nécessitant la coordination des deux mains (Badian et Wolff, 1977 ; Gladstone *et al.*, 1989). Par exemple, dans une tâche de tapping bimanuel, où l'enfant doit effectuer des mouvements rapides alternatifs de flexion des index, les dyslexiques éprouvent significativement plus de difficultés que les enfants normaux. De même, Njiokiktjien et son équipe, à Amsterdam, ont montré que les enfants dysphasiques ne pouvaient réaliser des mouvements de pronation-supination alternée des mains, alors que la même tâche, mais en miroir, leur était beaucoup plus aisée. Un trouble similaire a été retrouvé chez des adultes anciens dyslexiques (Moore *et al.*, 1995), dans une tâche de coordination bimanuelle utilisant le principe du "télécran" (table traçante sur laquelle le curseur se déplace grâce à deux boutons dont la manipulation combinée permet de diriger l'orientation du trait). En outre, ces auteurs montrent que le déficit est plus précisément lié à un défaut du contrôle de l'hémisphère gauche sur l'activité motrice de l'hémisphère droit.

Enfin, un trouble praxique n'est pas rare lors des agénésies calleuses, encore que certains agénésiques puissent ne souffrir d'aucun trouble d'apprentissage, ni moteur, ni verbal (Lassonde, 1986 ; Njiokiktjien, 1991).

DYSCALCULIE DÉVELOPPEMENTALE

Les classifications actuelles des désordres mentaux (telles que le DSM III-R, le DSM IV et l'ICD 10 de l'Organisation Mondiale de la Santé) considèrent les troubles de l'apprentissage du calcul comme un trouble spécifique de l'apprentissage, au même titre que la dysphasie ou la dyslexie. Bien que la notion de dyscalculie développementale ait été introduite il y a plus de vingt ans (Kosc, 1974), ses relations avec le dysfonctionnement de systèmes cérébraux spécifiques sont mal connues.

Dyscalculie après lésion focale du cerveau

La survenue de dyscalculie après lésions cérébrales a été, jusqu'à présent, étudiée plus dans le but de comprendre les mécanismes cognitifs des aptitudes arithmétiques, que dans celui d'en déterminer le substrat cérébral. L'un des aspects les plus étudiés, à cet égard, a été la coexistence ou la dissociation entre troubles du langage et troubles du calcul chez l'adulte cérébro-lésé. Par exemple, Barbizet et collaborateurs (1967) avaient montré que des aphasiques sévères pouvaient avoir gardé la capacité de compter, suggérant que cette dernière soit sous-tendue par des structures distinctes des zones corticales du langage. Toutefois, les aptitudes arithmétiques ne se résument pas à la possibilité d'énoncer les chiffres et les nombres : elles comportent également la possibilité d'exécuter des opérations sur ces nombres. Ainsi, un patient dont l'observation a été rapportée par Assal et Jacot-Descombes, de Lausanne, ne pouvait produire aucune réponse orale ou écrite à des problèmes arithmétiques qui lui étaient soumis, mais pouvait parfaitement désigner la solution correcte parmi plusieurs, y compris pour des calculs complexes comme des carrés ou des racines carrées. Plus récemment, l'équipe d'Elisabeth Warrington, à Londres (Rossor *et al.*, 1995) a décrit un cas de préservation des capacités de calcul malgré une aphasie globale sévère. Alors qu'il avait d'importantes difficultés à répéter, lire et désigner des chiffres, le patient était capable d'effectuer des additions et des soustractions. Il démontrait même d'étonnantes capacités d'utilisation du concept de multiplication. D'autres dissociations, encore plus spécifiques ont été décrites, comme la perte de la capacité à additionner avec préservation de la soustraction (Lampl *et al.*, 1994) ou encore la perte de l'utilisation des nombres au-dessus de 4 (Cipolotti *et al.*, 1991)....

Mais dans tous ces cas, les données concernant la topographie des lésions sont peu informatives quant à la désorganisation cérébrale sous-jacente à ces troubles. Hécaen et ses collaborateurs, dans les années soixante, avaient proposé de distinguer 3 types de troubles du calcul : la dyscalculie aphasique, associée à des lésions hémisphériques gauches, la dyscalculie visuo-spatiale, due à des lésions droites, et l'"anarithmétie", pouvant survenir à la suite de lésions gauches ou bilatérales. De même, plus récemment, Kahn et Whitaker (1991) concluent d'une revue de la littérature à l'absence d'un substrat cérébral bien défini pour l'acalculie. En fait, il n'existe que deux entités dont le substrat cérébral soit relativement clairement établi : la dyscalculie spatiale, et le syndrome de Gerstmann. La dyscalculie spatiale est une conséquence classique de lésions pariétales droites, connues pour perturber les rapports spatiaux des objets perçus, mais également au niveau de leur représentation mentale (voir chapitre "Le cerveau fini : un patchwork cognitif", p. 29). Alfredo Ardila, de l'Institut de Psychologie de Miami, a étudié les capacités arithmétiques de 21 sujets ayant souffert de lésion droite. Divers types de perturbations étaient notés : l'alexie et l'agraphie spatiales, la perte des automatismes de calcul, les erreurs de raisonnement, et un déficit spatial général interférant avec la lecture et l'écriture des nombres. La conclusion de cette étude est que les troubles du calcul lors de lésions droites peuvent résulter de plusieurs mécanismes plus ou moins associés : (1) un déficit visuo-spatial qui interfère avec l'arrangement des chiffres et les aspects "mécaniques" des opérations mathématiques ; (2) l'incapacité à se rappeler les faits mathématiques et à les utiliser ; (3) un trouble de la conceptualisation des quantités et du traitement des nombres.

Syndrome de Gerstmann

Le syndrome de Gerstmann se définit comme l'association de 4 symptômes survenant à la suite d'une lésion pariétale gauche : une acalculie, une agraphie, une désorientation droite gauche et une agnosie digitale. La lésion elle-même est généralement retrouvée au niveau du gyrus angulaire gauche, encore que des cas avec lésion pariétale droite aient été (bien plus rarement) décrits. Ce syndrome, connu de longue date, a fait l'objet de nombreux débats, allant jusqu'à remettre en cause sa réalité (Benton, 1961 ; 1992). La réalité de ce syndrome repose cependant sur le fait qu'il peut survenir de manière isolée, en particulier en l'absence de tout trouble aphasique. Par exemple, divers auteurs ont insisté sur le fait que l'agraphie n'y était pas de nature aphasique, mais plutôt d'origine spatiale ou apraxique, avec des erreurs de symétrie, des reduplications de traits, des irrégularités de ligne, des productions de lettres non reconnaissables (Lang, 1994). L'accent mis sur le trouble spatial peut surprendre dans le contexte de lésions hémisphériques gauches, mais une explication souvent avancée est celle d'une dysconnexion entre les fonctions spatiales de l'hémisphère droit et les aires du langage, soit par destruction des fibres calleuses interpariétales dans la substance blanche sous-jacente au gyrus angulaire, soit par atteinte du gyrus angulaire lui-même, qui pourrait servir de relais entre fonctions spatiales hémisphériques droites et fonctions langagières hémisphériques gauches. Le trouble du calcul du syndrome de Gerstmann a été plus rarement étudié. Un article japonais de Takayama et collaborateurs rapporte 3 cas de dyscalculie isolée par lésion pariétale gauche. Le trouble du calcul, dans ces trois cas, ne concernait ni les aspects linguistiques du traitement des nombres, ni l'organisation spatiale des chiffres, ni la connaissance des opérations à effectuer. Les auteurs rapportent le trouble à un déficit spécifique de la mémoire de travail dans les opérations de calcul arithmétique, et attribuent ce déficit, par recoupement entre les trois observations, à l'atteinte du cortex situé le long du sillon interpariétal.

Une question qui n'est pas encore résolue est celle du lien potentiel existant entre les 4 éléments du syndrome. A cet égard, il est intéressant de considérer que le développement chez l'enfant des capacités de calcul repose sur la capacité de catégoriser et de classifier les éléments d'un groupe. On peut ainsi concevoir que la notion de quantité est étroitement liée d'une part à la possibilité de se représenter spatialement ces quantités, et d'autre part à la représentation des doigts de la main, qui est une étape obligatoire précoce dans l'apprentissage des actes de calcul chez l'enfant. Ainsi, on peut concevoir qu'un même processus ait servi de base à la fois à la notion de quantité (et à l'appréciation relative de ces quantités) et d'autre part à la connaissance de la position relative des doigts de la main. Quant à l'indistinction droite-gauche, elle peut apparaître comme un perturbation primitive de la capacité à dériver la position d'un objet par rapport à l'axe horizontal du corps (Gold *et al.*, 1995).

Dyscalculie et syndrome de Gerstmann développementaux

La présence de troubles du calcul chez les enfants en difficulté d'apprentissage est une constatation banale ; du reste il est rare de rencontrer des dyslexies, surtout sévères, sans troubles du calcul associés. Depuis quelques années, divers auteurs se sont penchés sur la possibilité d'une approche neuropsychologique cohérente des troubles du calcul chez ces enfants. La psychologue anglaise Christine Temple, se basant sur un schéma général proposé par McCloskey, distingue trois types de dyscalculies développementales : la dyslexie des chiffres, qui peut se ramener à un trouble de l'utilisation du lexique numérique, sorte d'alexie spécifique pour les chiffres et le nom des chiffres ; la dyscalculie procédurale, caractérisée par "une difficulté spécifique dans l'acquisition des procédures et algorithmes impliqués dans le système de calcul"; et la dyscalculie pour les faits numériques. Concernant ce dernier type, Temple (1991) rapporte le cas d'une jeune fille de 19 ans, d'un bon niveau d'intelligence, qui pouvait parfaitement traiter les nombres et n'avait pas de difficultés pour décider d'une opération. En revanche, elle réalisait de nombreuses erreurs dans l'application des tables de multiplication. L'existence de perturbations spécifiques dans certains domaines très précis des aptitudes arithmétiques suggère donc que ces dernières sont organisées de manière modulaire, chaque composante se développant séparément des autres (Temple, 1994), ce qui va à l'encontre des modèles classiques d'inspiration piagétienne qui considèrent ces aptitudes comme évoluant progressivement sous formes de stades, chacun reposant sur la maturation du précédent. Cette conception modulaire suggère donc que des circuits cérébraux distincts sous-tendent chacune de ces sous-fonctions, impliquant probablement de manière complémentaire des structures des deux hémisphères (Shalev *et al.*, 1995). Toutefois, la dyscalculie serait plus fréquente et plus sévère chez les enfants considérés comme ayant une dysfonction hémisphérique gauche prédominante.

Un cas particulier, à cet égard, est fourni par la description de syndromes de Gerstmann développementaux. Depuis Benson et Geschwind (1970), on admet en effet que la tétrade classique du syndrome de Gerstmann peut se retrouver chez des enfants présentant des troubles de l'apprentissage. Toutefois, si la dysgraphie, la dyscalculie, et les difficultés d'orientation droite-gauche sont fréquents isolément, et peuvent parfois être associés, la présence d'une agnosie digitale est plus difficile à mettre en évidence, et souvent son appréciation reste subjective (PeBenito *et al.*, 1988). Il semble cependant que, si l'on garde un critère "large" pour diagnostiquer un syndrome de Gerstmann développemental, ce dernier serait beaucoup plus fréquent qu'on ne le pense. L'enjeu est ici particulièrement important car, dans la démarche consistant à rechercher un équivalent développemental des syndromes lésionnels de l'adulte, le fait de rencontrer, chez l'enfant sans lésion cérébrale, un ensemble de plusieurs symptômes dont le regroupement est caractéristique d'une topographie lésionnelle très précise chez l'adulte, est à la fois un cas de figure remarquable et un argument solide pour considérer les troubles de l'apprentissage comme des dysfonctions localisées du cerveau. Toutefois, l'existence d'un syndrome de Gerstmann développemental est bien fragile, d'autant plus fragile que son existence même chez l'adulte est contestée. A l'évidence, il reste beaucoup à apprendre sur les relations complexes entre ces différents symptômes et sur leur substrat cérébral.

La bosse des maths

Ces considérations sur les dyscalculies développementales suggèrent une question primordiale : y a-t-il une localisation cérébrale des aptitudes arithmétiques et, si oui, comment se met-elle en place ?

Dans un travail d'imagerie cérébrale en IRM fonctionnelle, Levin *et al.* (1996) ont récemment comparé l'activation cérébrale enregistrée au cours de la réalisation d'opérations arithmétiques, chez 9 enfants normaux et chez un adolescent souffrant de dyslexie et de dyscalculie consécutives à un traumatisme crânien de la petite enfance ayant provoqué un hématome temporal droit. Alors que les sujets témoins au cours de la tâche d'arithmétique, activaient de manière bilatérale le cortex pariétal inférieur (gyrus supramarginal), le sujet dyscalculique n'activait que des régions dans l'hémisphère gauche, ce que les auteurs interprètent comme un déplacement précoce de la fonction de l'hémisphère droit vers le gauche.

Globalement, les différentes données obtenues tant chez l'adulte que chez l'enfant suggèrent que les deux régions postérieures du cerveau sont impliquées dans la résolution des problèmes mathématiques, mais il n'est pas encore possible de déterminer si chaque hémisphère possède ou non un rôle spécifique dans chacune des composantes dont il a été question ci-dessus.

Place de la dyscalculie au sein des troubles de l'apprentissage

Récemment, l'équipe de l'Université Hadassah de Jérusalem (Gross-Tsur *et al.*, 1996) ont analysé une cohorte de 143 enfants de 11 ans dans le but de déterminer la prévalence et les facteurs épidémiologiques associés à une dyscalculie. 26 % des enfants avaient des symptômes d'ADHD, 17 % étaient également dyslexiques. Contrairement cependant à ces deux dernières entités, les auteurs retrouvent à peu près autant de garçons que de filles dyscalculiques, suggérant que les facteurs hormonaux susceptibles d'être causalement liés à la dyslexie et l'ADHD, sont absent ou moins importants dans le déterminisme de la dyscalculie. En revanche, les facteurs génétique et environnemental semblent intervenir conjointement, puisque 42 % des enfants dyscalculiques avaient des antécédents familiaux au premier degré de trouble de l'apprentissage et qu'en moyenne le statut socio-économique de ces enfants était inférieur à celui de la cohorte dans son ensemble.

Ainsi, il apparaît que la dyscalculie occupe une place à part parmi les troubles de l'apprentissage, tant par ses caractères étiologiques et ses diverses associations, que par la variété des troubles élémentaires qui peuvent en être la cause. En définitive, la dyscalculie développementale peut survenir dans trois circonstances différentes : lors des dyslexies sévères, en particulier phonologique, où le trouble de la mémoire immédiate, la difficulté à apprendre les tables jouent un rôle déterminant ; isolément, ou dans le cadre du syndrome de Gerstmann développemental, évoquant alors très fortement une dysfonction du gyrus angulaire gauche ; enfin lors de troubles spatiaux, définissant une dernière entité dont il va être question ci-après : les dysfonctions hémisphérique droites développementales.

SYNDROMES HÉMISPHÉRIQUES DROITS DÉVELOPPEMENTAUX

La neuropsychologie classique, fondée sur l'observation d'adultes cérébro-lésés, a longtemps considéré l'hémisphère droit comme l'hémisphère “mineur”, par opposition au gauche qualifié de “dominant”. Comme nous l'avons vu au chapitre "Le cerveau fini : un patchwork cognitif", p. 29, il est plus juste de penser que l'hémisphère droit abrite des fonctions propres, qui n'ont de “mineures” que le fait de ne pas être liées au langage. Parmi ces fonctions, les mieux connues et les plus étudiées sont celles ayant trait à la perception et à l'attention spatiales, de telle sorte que l'hémisphère droit est volontiers qualifié d'hémisphère “de l'espace” par opposition au gauche, hémisphère du langage, tout ceci restant très schématique, bien entendu. Un autre domaine où l'hémisphère droit est considéré comme prévalent est celui des émotions et des affects et il est fréquent de voir opposés, encore très schématiquement, un hémisphère gauche, rationnel, au droit, émotionnel.

Or, si nous admettons, et les arguments abondent pour nous y autoriser, que ce sont des mécanismes hémisphériques gauches qui sont principalement perturbés dans la dyslexie, et si l'on conçoit que cette perturbation repose sur l'action d'un ou plusieurs facteurs neurobiologiques interférant avec la maturation précoce du cerveau, il serait étonnant que ces facteurs ne puissent agir sur l'autre hémisphère. C'est sans doute en se basant sur un raisonnement de ce type que Sandra

Weintraub et Marsel Mesulam, alors à Boston, avaient proposé en 1983 le concept de troubles de l'apprentissage de l'hémisphère droit ("developmental learning disorders of the right hemisphere"). Chez 14 patients, âgés de 11 à 42 ans, ces auteurs ont décrit un ensemble de symptômes observables en l'absence de lésion neurologique évidente et sans altération de l'intelligence générale, ayant en commun d'être classiquement rapportés à une dysfonction de l'hémisphère droit. Ce syndrome, qui commence tôt dans la vie de l'individu, comprend « des difficultés émotionnelles et interpersonnelles, une timidité excessive, des troubles visuo-spatiaux et des habiletés paralinguistiques de communication inadéquates ». En outre, chez les 14 patients, ces symptômes « ont été responsables d'un échec scolaire plus ou moins prononcé, en particulier en arithmétique », mais deux d'entre eux présentaient au contraire un excellent niveau en mathématiques. Dans l'ensemble, en tout cas, les patients obtenaient de meilleures performances dans les tests verbaux que non verbaux. Du point de vue visuo-spatial, les patients étaient particulièrement déficitaires dans l'épreuve de copie de la classique figure de Rey, et s'avéraient pour la plupart incapables de redessiner de mémoire la figure après un très bref délai. Par contraste, la mémoire verbale, testée à l'aide d'une épreuve d'apprentissage de couples de mots [4], s'avérait intacte. Le seul trouble de la mémoire verbale noté concernait l'empan de chiffres (répétition de séries de chiffres de longueur croissante), suggérant un défaut attentionnel. Dans leur description de ces patients, les auteurs insistent surtout sur un trouble de la communication non verbale fait d'un évitement du regard, une pauvreté de la mimique gestuelle et faciale (sauf chez trois d'entre eux dont la mimique était au contraire exagérée), et un trouble de la prosodie du langage, pauvre et peu expressive, même lorsqu'ils avaient à rapporter des faits à fort contenu émotionnel. D'un point de vue plus spécifiquement comportemental, les sujets sont décrits comme socialement isolés, présentant volontiers des symptômes dépressifs, et trois d'entre eux avaient été qualifiés de "schizoïdes" après un examen psychiatrique. De manière générale, ils admettaient tous éprouver d'importantes difficultés dans leurs relations interpersonnelles.

Sur le plan étiologique, les auteurs reconnaissent que leur population est particulièrement hétérogène : deux d'entre eux étaient nés avec une hémiplégie gauche, les plaçant à l'évidence dans le cadre très particulier des lésions cérébrales néonatales. Chez trois autres, l'interrogatoire rapportait des événements pathologiques au moment de la naissance ou une prématurité. Cinq avaient souffert de crises épileptiques précoces. Enfin, et c'est là probablement le fait le plus intéressant, dans 8 cas on retrouvait un tableau similaire chez un ou plusieurs membres de la famille, fait d'introversion, dysprosodie et d'une faiblesse dans les aptitudes visuo-spatiales, suggérant l'intervention d'un facteur génétique.

Plus récemment, l'équipe de Gross-Tsur s'est également penchée sur la question de ces troubles du développement hémisphérique droit. Chez 20 enfants, 9 filles et 11 garçons, âgés en moyenne de 9 ans et demi, et qui présentaient par ailleurs des symptômes plus ou moins marqués d'ADHD et de dysgraphie, ces auteurs rapportent un ensemble symptomatique proche de celui décrit par Weintraub et Mesulam : des difficultés émotionnelles et des relations interpersonnelles, des problèmes de communication paralinguistique ; un déficit des aptitudes visuo-spatiales ; une dyscalculie. Enfin, chez 13 des 20 enfants, l'examen neurologique retrouvait des "petits signes" de l'hémicorps gauche traduisant l'atteinte a minima du contrôle moteur hémisphérique droit.

4. Dans cette épreuve, extraite de la batterie de mémoire de Wechsler, on lit au patient une liste de 10 paires de mots, on lui propose ensuite un mot de chaque paire et il doit retrouver le mot qui lui était associé.

Dans l'ensemble, ces syndromes développementaux hémisphériques droits représentent donc un cas particulier de troubles de l'apprentissage, bien différents de la dyslexie par le fait même de la relative intégrité des processus langagiers : par conséquent, les difficultés d'acquisition ne concernent pas ici la lecture ni l'orthographe (bien que le graphisme soit, lui, souvent perturbé). En revanche, certains éléments de ce syndrome peuvent être associés à une dyslexie, comme nous l'envisageons ci-dessous.

TROUBLES SPATIAUX ET DYSLEXIE

Bien que faisant typiquement partie du syndrome développemental hémisphérique droit, la présence de troubles visuo-spatiaux, comme la difficulté à discriminer, reproduire et se représenter des figures géométriques bi ou tri-dimensionnelles, peut être associée à une dyslexie. Peu de travaux existent, cependant, sur cette association. Eden et collaborateurs (1996a) ont proposé à des dyslexiques et des témoins un test de discrimination visuo-perceptive, le test de jugement d'orientation de lignes de Benton, qui consiste à apprécier l'angle de croisement que formeraient deux lignes qui ne se touchent pas. La performance des dyslexiques s'avéra significativement inférieure à celle des non dyslexiques, en particulier dans la moitié gauche du champ visuel. Toutefois, il n'est pas précisé le type de dyslexie. On peut en effet présumer que les dyslexiques ayant des difficultés dans ce type de tâches sont plutôt de type visuel ou mixte (c'est-à-dire de type III ou II selon notre classification (voir chapitre "Fonctionnement cérébral du dyslexique", p. 153). Toutefois, tous les types de performances peuvent se rencontrer chez les dyslexiques, depuis des performances supérieures jusqu'à des altérations sévères. Plusieurs épreuves sont couramment réalisées pour explorer les capacités visuo-spatiales des dyslexiques. L'une d'elles, le test de "reversal", qui consiste à apparier des figures géométriques de même orientation spatiale en écartant les figures "en miroir" proposées comme distracteurs, est généralement réalisée sans difficulté par la majorité des dyslexiques, même ceux faisant des erreurs en lecture sur les lettres symétriques (b-d ; p-q). En fait, ces erreurs d'inversion n'ont pas valeur de trouble visuo-spatial, puisqu'elles semblent le plus souvent spécifiques aux lettres de l'alphabet et ne concernent pas les figures sans signification linguistique. En revanche, l'épreuve la plus adéquate pour tester ces fonctions spatiales reste la classique épreuve d'arrangement de cubes de la batterie de Wechsler, épreuve qui consiste à reproduire à l'aide de 4 ou 9 cubes bicolores un dessin représenté sur une fiche séparée. Cette épreuve est similaire à celle utilisée chez l'adulte pour diagnostiquer l'apraxie constructive, signe majeur de dysfonction hémisphérique droite. La sensibilité de cette épreuve à la dysfonction hémisphérique droite est sans doute liée à sa capacité à tester à la fois les aspects perceptifs et constructifs, c'est-à-dire la capacité à "manipuler" l'espace. En général, le dyslexique "classique", de type phonologique, obtient à cette épreuve des performances se situant dans la norme pour l'âge, parfois même supérieures à la moyenne. Dans certains cas, en particulier dans les dyslexies mixtes, la performance aux cubes est insuffisante, ce qui est un facteur de mauvais pronostic quant aux possibilités générales d'apprentissage. Ces dyslexiques présentant à la fois des troubles phonologiques sévères et des difficultés visuo-spatiales et constructives posent en effet des problèmes considérables au rééducateur, dans la mesure où leurs possibilités de compensation sont compromises par la multiplicité des systèmes cognitifs atteints. En outre, c'est dans ces cas que l'on rencontre aussi les dyscalculies les plus sévères : l'association d'un déficit dans les épreuves verbales, spatiales et en arithmétique résulte en un effondrement de la note globale du QI. Mais il faut se garder de considérer ces enfants comme “débiles” : en effet, il ne s’agit pas, comme dans le cas de retards mentaux (trisomie, infirmes moteurs cérébraux, etc...) d’une atteinte diffuse des fonctions intellectuelles, mais bien d’une atteinte associée de plusieurs modules cognitifs distincts, devant faire parler de “troubles spécifiques multiples” des apprentissages, ce qui est très différent. En d’autres termes, le QI bas de ces enfants ne signifie en aucun cas qu’ils soient inintelligents.

En conclusion de ce chapitre, il convient de noter que toutes les entités dont il a été question ici, et que l’on a regroupées sous le terme de troubles de l’apprentissage, n’ont pas seulement en commun le fait de pouvoir être associées à une dyslexie et de posséder une certaine similitude avec des syndromes lésionnels observés chez l’adulte. Elles présentent également toutes la particularité de compromettre,

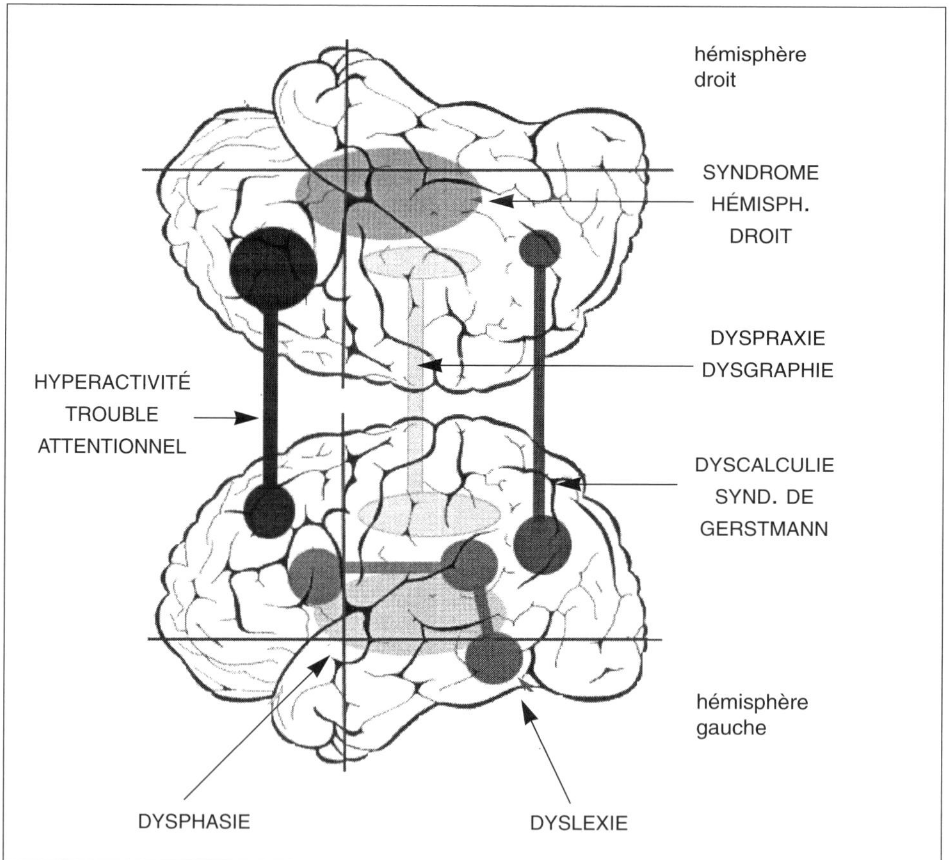

Figure 1. Conception neurologique des troubles de l’apprentissage (“learning disorders”).
Chacune des entités représentées serait la conséquence d’un trouble de la maturation touchant spécifiquement les circuits corticaux qui leur sont associés. Un argument solide en faveur d’une telle conception est la fréquence de l’association de ces syndromes entre eux.

plus ou moins sévèrement, les capacités d'apprentissage de l'enfant dans divers domaines de ses fonctions cognitives. Leur regroupement dépasse donc le simple intérêt théorique et permet d'aborder de manière plus cohérente le trouble dyslexique en le replaçant au sein d'un cadre nosologique plus vaste et en fournissant au clinicien un outil diagnostique plus précis et plus efficace. Rien ne permet, certes, d'affirmer ou même de suspecter que les différents facteurs, génétiques, hormonaux, immunologiques, qui seront envisagés au chapitre suivant comme pouvant être à l'origine de la dyslexie soient également en cause dans ces diverses conditions. Mais il apparaît à présent licite de concevoir le cerveau en construction (voir Figure 1) comme fait de divers modules (probablement peu différents de ceux dont l'existence a été démontrée sur le cerveau adulte) dont le développement harmonieux peut être entravé par des facteurs dont certains sont peut-être communs avec ceux — ou proches de ceux — incriminés pour la dyslexie, survenant sans doute à des périodes critiques de la maturation, différentes pour chacun d'entre eux. Dans le prochain et dernier chapitre, nous verrons comment cette conception contribue en outre à éclairer les mécanismes intimes qui sont à l'origine de la singularité du cerveau dyslexique.

COMPRENDRE ET TRAITER LE CERVEAU SINGULIER

« Puisque ces mystères me dépassent, feignons d'en être l'organisateur »
Jean Cocteau

Traiter, c'est avant tout comprendre. Le thérapeute ne peut pas se contenter d'appliquer des recettes issues de ses intuitions ou de celles que d'autres ont eues pour lui. Il se doit de rassembler le maximum de connaissances, les plus utiles étant toujours celles qui reposent sur une base scientifique solide, et de les transmettre à son patient. Du reste, expliquer ce qu'on a compris est souvent, en la matière, aussi important sinon plus que d'épiloguer sur la méthode la plus apte à donner le résultat le plus tangible. Il ne sera donc pas question ici de dresser un inventaire de toutes les thérapeutiques qui ont été proposées pour améliorer, rééduquer, éduquer les enfants dyslexiques, mais seulement d'essayer de dégager, à partir des observations et des connaissances qui ont été présentées dans cet ouvrage, des enseignements utiles au thérapeute afin d'orienter sa réflexion de la manière la plus rationnelle, et donc la plus efficace, possible. Cette réflexion, elle doit nécessairement se faire selon un cheminement commun à tous les domaines de la médecine, depuis les symptômes jusqu'aux causes (étiologie), des causes aux mécanismes (physiopathologie), et des mécanismes à la thérapeutique. Nul ne s'étonnera dès lors, les causes de la dyslexie étant encore hypothétiques, et les mécanismes si complexes, que nous n'accordions qu'une place somme toute modeste au traitement de la dyslexie. Mais gageons que cette place sera de plus en plus importante au fur et à mesure des éditions futures de cet ouvrage !

LE CERVEAU SINGULIER : QUELQUES PISTES POUR MIEUX COMPRENDRE

Les causes de la dyslexie étaient encore totalement mystérieuses il y a à peine quelques années. En fait de mystère, l'attitude la plus répandue était de considérer qu'il n'y en avait aucun, et que du reste il ne s'agissait en rien d'un phénomène biologique, mais bel et bien d'un fait de société, au mieux sous-tendu par quelque prédisposition du ressort de la psychologie, seule discipline scientifique autorisée à en explorer les mécanismes. Comme nous le verrons plus bas, l'érosion des frontières entre psyché et soma (voir par exemple, Damasio, *L'erreur de Descartes*) a mis à mal cette conception devenue aujourd'hui indéfendable. Au contraire, l'accumulation de faits scientifiques permet à présent aux cliniciens, sinon de disposer d'un schéma neurobiologique cohérent, du moins de réfléchir à chaque cas sur des bases rationnelles et bien plus satisfaisantes que par le passé. Parmi ces faits scientifiques, ceux concernant l'association de la dyslexie à des troubles de la latéralité du cerveau ont été, nous l'avons vu, les premiers à être mis en avant. Aujourd'hui encore, ils représentent une base de réflexion très utile, offrant un terrain de choix à la compréhension du rôle de deux types de facteurs : le patrimoine génétique et l'environnement pré-natal. Nous avons vu, cependant, le rôle considérable, bien qu'encore bien peu compris, que peuvent jouer sur le cerveau en construction les événements survenant dans son environnement post-natal, ce qui laisse entrevoir l'influence majeure que pourront exercer les thérapeutiques sur l'organisation même du cerveau, si toutefois elles sont conçues à partir d'une logique neurobiologique cohérente.

Les troubles de la latéralité

Dès les toutes premières descriptions de la dyslexie, l'accent a été mis sur les troubles de la latéralité, en particulier la gaucherie, l'ambidextrie, l'écriture en miroir, voire, chez le jeune enfant une latéralité qui met du temps à se déterminer, tous phénomènes volontiers rassemblés sous le terme de "dyslatéralité".

Il s'agit là d'un vaste domaine que nous n'envisagerons pas en détail car il a donné lieu à une abondante littérature, souvent contradictoire, du reste. Je renverrai le lecteur intéressé par ce sujet à l'excellent ouvrage de Dorothy Bishop, "*Handedness and developmental disorder*". Pour être bref, disons seulement que l'expérience des cliniciens et les écrits classiques, qui incitent à associer dyslexie et latéralisation atypique, ne se confirment pas aussi clairement dans les travaux statistiques. Sur 25 études regroupant 1500 dyslexiques, Bishop retrouve 11,2 % de gauchers ou d'ambidextres chez les dyslexiques, contre 5,8 % chez les témoins, ce qui est significatif, mais reste bien en dessous de l'importance généralement accordée à la notion de dyslatéralité en matière de dyslexie. Comment dès lors expliquer cette discordance ? En fait, ce type d'études statistiques se heurte à deux ordres d'écueils : d'une part le mode de détermination de la manualité, les critères de gaucherie étant éminemment variables d'une étude à l'autre, et d'autre part les critères de diagnostic de la dyslexie. A cet égard, Marian Annett, sans doute la plus célèbre des théoriciennes de la latéralité, arrive, dans ses propres études, à la conclusion que l'incidence d'une latéralité manuelle atypique (gauchers ou ambidextres) est anormalement haute chez les dyslexiques de type phonologique, alors que, fait étonnant, on retrouverait au contraire dans la dyslexie visuelle un taux anormalement fort de droitiers (Annett, 1995). Dans son modèle génétique aujourd'hui classique (voir chapitre "Le cerveau fini : un patchwork cognitif", p. 29), Annett suppose qu'il existe chez la majorité des individus un gène dénommé "rs" (pour right shift) qui détermine une préférence pour l'usage de la main droite. La plupart des droitiers auraient ce gène en un exemplaire (forme hétérozygote : rs +-). L'absence totale du gène (rs—) serait responsable à la fois d'une tendance, plus ou moins exclusive, à utiliser la main gauche, et d'une faiblesse des processus hémisphériques gauches, pouvant déterminer le trouble de la phonologie caractéristique de la plupart des dyslexiques. A l'inverse, la présence de deux copies du gène (forme homozygote : rs++) serait associée à un pattern droitier mais provoquerait un handicap pour l'hémisphère droit. Cette hypothèse, bien que méritant d'être vérifiée, est particulièrement séduisante et pourrait rendre compte de la contradiction apparente entre l'impression clinique et les faits statistiques.

Génétique et dyslexie

La fréquence des familles de dyslexiques dans lesquelles on retrouve un ou plusieurs cas similaires constitue un des arguments les plus solides en faveur d'un mécanisme biologique à la base de la dyslexie. Qu'on puisse penser qu'un enfant de parents gauchers devienne lui-même gaucher par "imitation" du modèle parental est une position à la rigueur défendable. Mais rien n'autorise à imaginer qu'un enfant puisse devenir dyslexique "par imitation" de ses parents, ne serait-ce que parce que deux enfants d'une même fratrie sont souvent l'un dyslexique, l'autre non. Du reste, si ce type de raisonnement était basé sur la possibilité que des parents aient un rapport déficient à la lecture en raison de leur dyslexie et que les capacités d'apprentissage de leur enfant s'en trouvent compromises, il ne tiendrait pas devant le fait que la dyslexie, fort heureusement, n'est plus, à l'heure actuelle, synonyme de bas niveau culturel, tant s'en faut. On a prétendu, à la suite d'études longitudinales d'enfants de parents dyslexiques que jusqu'à 65 % d'entre eux auraient des difficultés d'apprentissage de la lecture, contre 2 % seulement dans un groupe témoin. Une étude plus précise menée sur une vaste population (Vogler *et al.*, 1985) a retrouvé pour un garçon dyslexique un antécédent paternel dans 40 % des cas et maternel dans 35 % des cas, ce qui représente un risque 5 à 7 fois plus élevé que dans une population témoin. Pour les filles les taux sont un peu plus faibles (17 à 18 % pour un des deux parents) ce qui représente tout de même 12 fois le risque des témoins. Qui plus est, si on teste les capacités phonologiques d'enfants de parents dyslexiques dès l'âge de 30 mois, c'est-à-dire bien avant tout apprentissage formel du langage écrit sur lequel les difficultés des parents auraient pu avoir quelque influence, on s'aperçoit que leurs performances sont déjà inférieures à celles des témoins. Mais les arguments les plus convaincants, comme souvent en matière de génétique, proviennent des études de jumeaux. L'équipe de Richard Olson, de l'Université du Colorado, a comparé les aptitudes en lecture de paires de jumeaux monozygotes ("vrais" jumeaux, donc ayant exactement le même capital génétique) et dizygotes ("faux" jumeaux qui ne partagent ni plus ni moins de gènes que des frères et sœurs non jumeaux). Dans ce type d'études, une caractéristique partagée par deux vrais jumeaux plus fréquemment que par deux faux jumeaux a valeur de caractère génétique. Il a été ainsi très régulièrement retrouvé que les performances en lecture de deux vrais jumeaux sont beaucoup plus proches entre elles, en particulier pour les tests basés sur une procédure phonologique. En revanche, cette différence entre vrais et faux jumeaux disparaît pour les aptitudes lexicales, ce qui suggère que ce sont les processus phonologiques qui représentent la base héritable des aptitudes en lecture et de leur déficit éventuel.

Grâce à des études moléculaires dites de "ségrégation", on peut à présent approcher les gènes eux-mêmes impliqués dans la transmission de la dyslexie. Par cette méthode, il a été démontré que pour un certain nombre de familles de dyslexiques le gène responsable de la transmission se situe probablement sur le chromosome 15. Pour d'autres familles, les chromosome 1 puis, plus récemment le chromosome 6 ont pu être incriminés [1]. Il semble ainsi, à la lumière des résultats jusqu'ici obtenus, qu'il n'y a pas un gène de la dyslexie, mais sans doute plusieurs, ce qui ne permet pas, pour le moment, d'établir une théorie génétique solide, si ce n'est que dans la majorité des cas familiaux, une transmission autosomique dominante paraît pro-

1. L'idée de chercher le gène de la dyslexie sur le chromosome 6 provient de l'observation que sur ce même chromosome se situent des gènes connus pour être associés à certaines affections allergiques et d'autres affections autoimmunes.

bable. En revanche, de nombreux arguments plaident en faveur de l'intervention de facteurs liés à l'environnement pré-natal.

Les relations entre dyslexie, gaucherie et maladies immunes

A côté d'une explication purement génétique aux liens potentiels entre dyslexie et gaucherie, nous avons déjà signalé l'impact considérable qu'a eu, ces dernières années, le modèle proposé par Geschwind (Geschwind et Behan, 1982 ; 1984 ; Geschwind et Galaburda, 1985). Ce modèle est basé sur deux constatations empiriques, essentiellement issues de l'expérience clinique de ses auteurs : la première est la nette prédominance d'individus du sexe masculin parmi les dyslexiques, ce qui inciterait à penser que le trouble de la latéralisation du dyslexique pourrait résulter de l'action, au cours du développement, d'hormones liées au sexe masculin ; la seconde est que beaucoup de dyslexiques ont tendance à faire des allergies, quelle qu'en soit la forme, et peut-être aussi à souffrir de maladies auto-immunes. Selon ce modèle, le défaut d'installation de l'asymétrie morphologique et fonctionnelle, qui caractérise tant le cerveau du dyslexique que celui du gaucher, serait la conséquence directe de l'action, sur le cerveau en développement, de l'hormone masculine : la testostérone. Un excès de testostérone pendant la vie fœtale aboutirait à un défaut de développement de l'hémisphère gauche, d'où un défaut de latéralisation, pouvant participer à un déficit des systèmes du langage, mais favorisant les fonctions, en particulier visuo-spatiales, de l'hémisphère droit. Or, le système immunitaire se développe parallèlement au système nerveux, de sorte que les facteurs interférant avec l'un pourraient également interférer avec l'autre. L'incidence différente de certaines affections immunes selon le sexe en est un argument ; d'autres, plus expérimentaux, ne seront pas envisagés ici (voir Geschwind et Galaburda, 1985 ; 1987). Depuis lors, de très nombreux travaux ont tenté d'évaluer la pertinence de cette hypothèse, travaux dont les principaux sont résumés dans un très édifiant numéro de la revue *Brain & Cognition* (novembre 1994). Dans leur article cible, Philip Bryden et ses collaborateurs de l'Université de Waterloo, au Canada, envisagent de façon critique les preuves en faveur des prédictions basées sur le modèle de Geschwind, et aboutissent, de façon sans doute un peu prématurée, à la conclusion que « les chercheurs auraient dorénavant mieux à faire que de continuer à tester une telle hypothèse » (Bryden *et al.*, 1994). Une de ces prédictions est qu'il existe un lien entre gaucherie, dyslexie et maladies immunes. Cette proposition repose en fait sur l'étude initiale de Geschwind et Behan selon laquelle un groupe particulier de gauchers [2] à la fois comportait un nombre élevé de dyslexiques et souffrait de manière significativement plus fréquente que des droitiers de "maladies immunes" [3]. Par la suite, la plus forte incidence de ces affections chez les gauchers a été retrouvée de façon inconstante, de sorte que la synthèse proposée par Bryden, sur plus de 20.000 sujets analysés, le mène à la conclusion que « *there is only marginal evidence that individuals with immune disorders are more likely to be left-handed* ».

2. Dans un premier travail, Geschwind et Behan avaient étudié des individus fréquentant une boutique pour gauchers, comme il en existait déjà plusieurs en Grande Bretagne à l'époque. Ce type de recrutement pouvant souffrir d'un biais important de sélection, une étude ultérieure a porté sur un groupe de patients traités pour des affections immunitaires.

3. Sous ce terme de maladies immunes, il est en fait question de deux groupes d'affection fort différentes, tant dans leur gravité que dans leur mécanisme : les affections allergiques telles que l'asthme, l'eczéma, le rhume des foins..., et des affections auto-immunes telles que la myasthénie, la polyarthrite, la maladie de Crohn.

Une seconde prédiction issue de l'hypothèse de Geschwind est que ces affections immunes devraient être plus fréquentes chez le dyslexique. Ici, les données, bien que moins nombreuses, sont peut-être plus convaincantes. Kenneth Hugdahl, de l'Université de Bergen, en Norvège, a retrouvé que ces affections immunes étaient deux fois plus fréquentes chez des enfants dyslexiques que chez des témoins. Dans une étude familiale de 87 dyslexiques et 86 non dyslexiques appartenant à 14 familles (Pennington *et al.*, 1987), les maladies autoimmunes furent retrouvées chez 10 % des dyslexiques et 1,5 % des non dyslexiques, tandis que les maladies allergiques étaient deux à trois fois plus fréquentes chez les dyslexiques que chez leurs parents non dyslexiques. L'incidence différente des maladies immunes chez les dyslexiques et non dyslexiques au sein d'une même famille est un bon argument en faveur de l'intervention de facteurs non génétiques dans cette association. Dans le même ordre d'idée, ont été également retrouvés une incidence élevée de dyslexiques parmi les enfants (de sexe masculin) de femmes souffrant de lupus érythémateux, et parmi les parents de diabétiques insulino-dépendants. Enfin, une étude particulièrement minutieuse a montré que les dyslexiques, mais aussi les membres de leur famille, ont significativement plus de chances de souffrir de certaines maladies autoimmunes, essentiellement des maladies intestinales et thyroïdiennes (Crawford *et al.*, 1994). A côté de ces résultats positifs, plusieurs études, comme le soulignent Bryden et ses collaborateurs, ne retrouvent aucun lien entre dyslexie et maladies immunes. Une explication possible à cette discordance est proposée par Tønnesen *et al.* (1993), qui montrent une association entre maladies immunes et gaucherie, en particulier chez les dyslexiques. Ces auteurs soulignent par conséquent l'intérêt d'études "triadiques" car l'analyse de deux facteurs seulement peut s'avérer trompeuse, dans la mesure où elle masque l'interaction avec un troisième facteur (voir également Hugdahl, 1994, sur ce point de méthodologie).

Concernant à présent le point central de l'hypothèse de Geschwind, le rôle de la testostérone, il existe paradoxalement peu de travaux ayant directement testé le lien entre cette hormone et le développement d'une latéralisation atypique. Il faut bien reconnaître que ce type d'évaluation passe par des études particulièrement délicates. Ainsi, il a été démontré que le taux de testostérone mesuré dans le sang du cordon ombilical à la naissance ou dans le liquide amniotique prélevé lors d'amniocentèses au second trimestre de la grossesse est prédictif des capacités que démontrera l'enfant à 4 ou 6 ans dans le domaine visuo-spatial. Mais, alors que l'hypothèse de Geschwind prédisait qu'un plus fort taux de testostérone pourrait être lié à de meilleures capacités spatiales, en particulier chez les garçons, c'est exactement l'inverse qui a été retrouvé, et seulement chez les filles ! De manière similaire, un travail de l'équipe de P. Bryden (Grimshaw *et al.*, 1993) a retrouvé une relation inverse entre les taux de testostérone du liquide amniotique et le degré de participation de l'hémisphère droit au langage, évalué à l'âge de 10 ans à l'aide du test d'écoute dichotique, et ce, ici encore, seulement chez les filles. Toutes ces constatations semblent, à première vue, aller à l'encontre de la théorie de Geschwind. Toutefois, même les plus féroces détracteurs des théories de Geschwind (et je ne cacherai pas plus longtemps que je n'en suis pas !), reconnaîtront que, bien que ne confirmant pas la théorie de base, tous ces résultats suggèrent néanmoins l'influence potentielle de la testostérone sur les mécanismes de mise en place de la latéralisation hémisphérique. En fait, contrairement à ce qu'affirmait Bryden, ils incitent fortement à continuer les recherches dans ce sens, en particulier, ce qui n'a jamais été fait à ma connaissance, pour explorer plus à fond le lien entre hormones prénatales et incidence de la dyslexie. L'hypothèse "orthodoxe" serait ici que les taux d'hormones mâles seraient plus élevés chez les enfants qui deviendront dyslexiques, en particulier les garçons ; mais, imaginons un instant que le résultat de cette expérience, si on pouvait la réaliser, soit inverse, que les dyslexiques soient précisément ceux qui, in utero, aient eu les taux les plus bas de testostérone, et que cette relation soit seulement retrouvée chez les filles : cela ne signifierait en aucun cas que la testostérone n'ait rien à voir avec la dyslexie, bien au contraire !

Une tentative de synthèse

Les données à présent disponibles permettent d'avancer plusieurs hypothèses quant aux liens entre dyslexie, génétique, immunité et hormones. Dans tous les cas, ces hypothèses impliquent la survenue de certains événements au cours de périodes critiques où se mettent en place les structures cérébrales pertinentes pour l'apprentissage du langage écrit. Selon une première hypothèse, proche des conceptions originelles de Geschwind, la testostérone, dont les taux connaissent des fluctuations au cours de la vie intra-utérine, jouerait un rôle régulateur sur le développement du substrat cérébral de la latéralisation du langage. Selon Geschwind, un excès de testostérone (qui pourrait tout autant être d'origine fœtale que maternelle) survenu au cours du 7e mois de grossesse [4], aurait pour effet de ralentir le développement des aires du langage du côté gauche, laissant persister une quantité anormalement importante de neurones du côté droit, d'où l'absence d'asymétrie morphologique caractérisant le cerveau des sujets gauchers et dyslexiques. Un développement inhabituellement important des structures hémisphériques droites pourrait alors expliquer les aptitudes visuo-spatiales supérieures constatées chez certains gauchers (mais non tous) et chez certains dyslexiques (mais non tous). Nos propres observations anatomiques, rapportées au chapitre "Morphologie cérébrale du dyslexique", p. 125, incitent cependant à tempérer ce point de vue, dans la mesure où si l'absence d'asymétrie du planum temporal, par exemple, pourrait bien être liée à un développement plus important du côté droit, il n'en va pas de même pour d'autres régions comme l'aire pariétale inférieure dont, d'après nos données, l'absence d'asymétrie serait plutôt due à un moindre développement du côté gauche. Quel que soit le scénario exact, cependant, il faut reconnaître que les arguments en faveur du rôle de la testostérone dans la détermination du pattern d'asymétrie sont pour le moins ténus, et qu'en particulier aucune étude, jusqu'à présent, n'a pu mettre en évidence de différences franches de ces patterns d'asymétrie selon le sexe (voir Witelson et Kigar, 1990 ; Aboitiz *et al.*, 1992). Des résultats récents obtenus dans notre laboratoire incitent à penser que si de telles différences existent, elles portent plutôt sur les régions antérieures du langage (aire de Broca). Il faut pourtant remarquer que les études anatomiques sur des dyslexiques n'ont, jusqu'à présent, porté que sur des populations trop restreintes pour pouvoir espérer mettre en évidence des différences significatives entre dyslexiques de sexe masculin et féminin. Mais la testostérone elle-même n'est peut-être qu'un parmi de multiples facteurs chimiques ou hormonaux pouvant jouer ce rôle de substance trophique, ayant une influence potentielle sur le développement du cerveau fœtal. A cet égard, il peut être tout aussi utile et pertinent de considérer l'hypothèse "Testostérone" comme un modèle, une fois de plus, que les recherches futures permettront peut-être d'élargir à d'autres méca-

4. Au moment où on présume que s'établissent les connexions cortico-corticales, donc l'élimination massive de cellules selon le processus de mort cellulaire par compétition dans l'établissement des synapses (voir pages 53 à 56).

nismes et à d'autres substances. Par exemple, le cortisol, l'hormone du stress, est capable d'agir sur l'organisation fonctionnelle des cellules hippocampiques, et on peut imaginer que le stress maternel au cours de la grossesse puisse altérer ou modifier l'organisation corticale du cerveau fœtal.

Quant aux relations entre dyslexie et maladies immunes, elles résulteraient, toujours selon le modèle initial de Geschwind, de l'effet conjoint de la testostérone sur le développement cortical et celui du système immunitaire, en particulier celui du thymus qui joue un rôle important dans l'immunité cellulaire [5] et dont les étapes critiques du développement correspondraient grosso modo à la période critique du développement des asymétries corticales.

Un autre scénario, proposé plus récemment par Galaburda et son équipe (voir par exemple Humphreys *et al.*, 1990), est de considérer l'anomalie immunitaire comme un facteur non plus concomitant, mais réellement causal, par référence au rôle important de certaines cellules gliales, proches des cellules du système immunitaire, dans le déterminisme des connexions cortico-corticales et cortico-sous-corticales (voir chapitre "Les étapes du développement", p. 49). Ainsi, une anomalie d'ordre génétique du système immunitaire pourrait soit interférer avec les processus de croissance des prolongements neuronaux, soit même réaliser de véritables "attaques immunes" sur les constituants nerveux en cours de développement. Dans ce cas, le trouble immunitaire serait probablement génétique. La présence sur le chromosome 6, un des chromosomes impliqués dans la dyslexie, du système d'histocompatibilité HLA, dont le rôle dans le contrôle des mécanismes immunitaires est bien documenté, pourrait être un argument dans ce sens. Un autre argument aujourd'hui classique est dérivé de l'observation par Galaburda et son équipe de microdysgénésies corticales et de troubles de l'apprentissage chez les souris NZB, qui développent par ailleurs spontanément une maladie auto-immune (voir p. 133).

En définitive, il semble bien que l'originalité du cerveau du dyslexique traduise tout à la fois un terrain génétique particulier et l'influence d'événements non prévus par le programme génétique lui-même, qu'ils soient de nature chimique ou immunologique, survenant à des moments cruciaux du développement du système nerveux. Les implications de cette conception sont évidemment considérables, surtout si on considère, comme cela a été suggéré au chapitre précédent, que les mécanismes sous-jacents aux anomalies cérébrales observées sur le cerveau dyslexique pourraient s'appliquer tout aussi bien à de nombreuses autres conditions pathologiques capables d'interférer avec les apprentissages, même si, dans ces cas, les preuves de tels mécanismes ne sont pas encore aussi nombreuses que pour la dyslexie.

Les talents associés, les dyslexiques célèbres

Une des originalités de la théorie de Geschwind était de considérer que le développement d'une latéralisation atypique du cerveau pouvait non seulement donner lieu à des "anomalies" de l'organisation cérébrale (gaucherie, dyslexie et autres troubles de l'apprentissage) mais également procurer à certains individus des avantages, des "talents" hors du commun. Ici encore, cette proposition repose sur l'observation empirique d'un taux anormalement important de gauchers et de dyslexiques dans certaines populations telles que des professions pouvant nécessiter une habile-

5. Il faut remarquer cependant que les anomalies immunologiques sous-jacentes aux affections allergiques, comme l'asthme, font intervenir des immunoglobulines qui caractérisent l'immunité humorale et non cellulaire et donc seraient moins dépendantes de l'action du thymus.

té particulière dans le domaine visuo-spatial (architectes, dessinateurs), dans celui des mathématiques, et dans certains groupes d'individus particulièrement performants dans un domaine artistique ou sportif. On cite souvent à ce propos quelques dyslexiques célèbres et exemplaires par leur talent exceptionnel, tels que Léonard de Vinci, Albert Einstein, Auguste Rodin. Les aptitudes extraordinaires de Léonard de Vinci se retrouvent dans ses dessins, témoignant à la fois d'un esprit remarquablement inventif et d'une aisance toute particulière pour retracer sur le papier les formes issues tant de son observation que de son imagination. Aussi habile dans l'art pictural que dans la représentation d'objets tridimensionnels, Léonard est l'exemple même d'un cerveau singulier. L'une de ces singularités, également frappante à la lecture de ses manuscrits, réside dans la forme toute particulière des textes accompagnant ses dessins (voir Figure1), écrits très systématiquement en miroir, c'est-à-dire de droite à gauche, le graphisme, totalement inversé, pouvant être lu reflété dans un miroir. Nous avons déjà évoqué que cette capacité d'écrire en miroir, essentiellement le fait de quelques gauchers ou surtout ambidextres, témoigne sans doute d'une atypie du partage interhémisphérique du contrôle moteur du geste graphique. Certains spécialistes se sont en outre penchés non plus sur la forme, mais sur le contenu de ces écrits, et en ont conclu que Léonard était probablement gravement dyslexique et dysorthographique. Une analyse neuropsychologique des erreurs relevées dans ses textes a même permis de déceler des signes de dyslexie-dysorthographie de surface (Sartori, 1987), malgré le fait que l'Italien soit une langue très régulière se prêtant peu à ce type de diagnostic (voir chapitre "La lecture et ses mécanismes neurophysiologique", p. 91). D'ailleurs, il se disait lui-

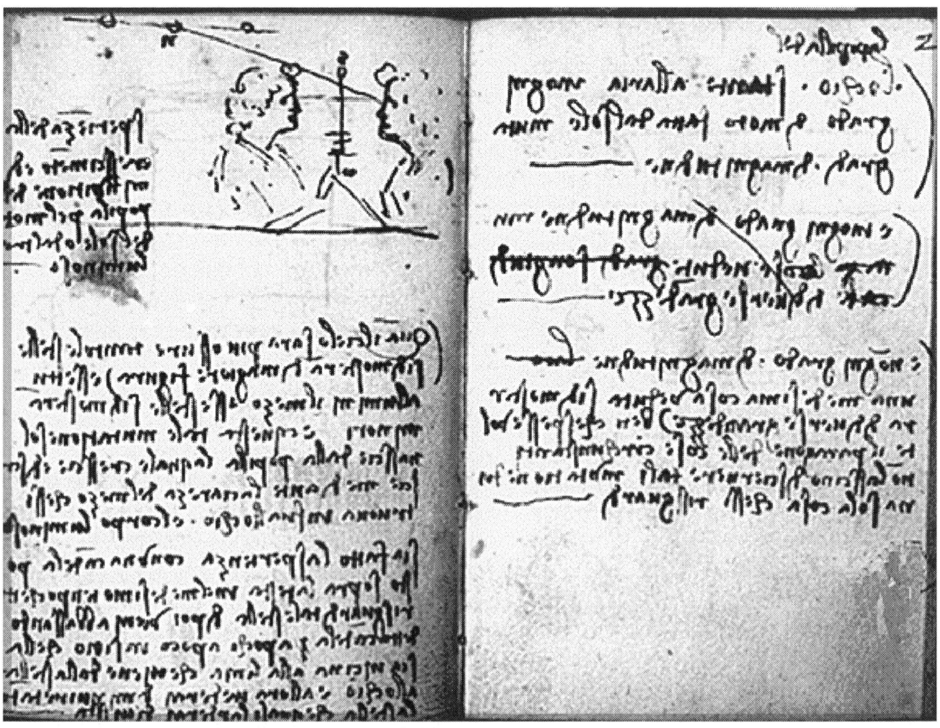

Figure 1. L'écriture en miroir de Léonard de Vinci. La dyslexie peut être associée à des talents exceptionnels.

même "un homme sans lettres", insistant ainsi sur les difficultés que lui occasionnait l'usage du langage, en particulier écrit. Plus récente, la vie de Rodin, telle que rapportée par ses biographes, est également marquée par le véritable handicap que constituait pour lui sa probable dyslexie. Dans un passage concernant son enfance, on peut lire : « Pour les études, il paraissait véritablement retardé. Ses dictées étaient bourrées de fautes d'orthographes grossières. Il n'a jamais réussi à apprendre le Latin comme les autres, et ses mathématiques étaient inexistantes. Il mettait ses professeurs au désespoir ». Les nombreux manuscrits qu'il a laissés à l'âge adulte prouvent également l'importance de son handicap, qui a persisté inchangé tout au long de sa vie. On ne peut que remarquer que ce qui relie Léonard et Rodin, outre le fait qu'ils furent, chacun dans son siècle et dans sa discipline, parmi les 2 ou 3 meilleurs artistes de tous les temps, c'est l'association étrange d'un déficit particulièrement marqué pour les fonctions verbales et d'un génie rarement ou jamais égalé pour la création d'œuvres mettant sans doute principalement en jeu leurs capacités hémisphériques droites. Globalement, cependant, les études ayant analysé des populations d'étudiants des Beaux-Arts ou en architecture n'ont pas montré de différence convaincante sur les mesures de latéralité réalisées. Quant aux mathématiciens dyslexiques célèbres, dont Albert Einstein est le plus souvent cité (on dit qu'il a parlé à sept ans !), ils posent un autre type de questions, celui de l'origine du talent mathématique. De nombreux auteurs se sont penchés sur cette question, en particulier dans des études d'enfants "sur-doués" pour les mathématiques. Une de ces études, qui a concerné 416 étudiants considérés comme les "top 1 sur 10.000" meilleurs américains dans leur tranche d'âge, a retrouvé un pourcentage important de gauchers (Benbow, 1986), surtout chez les garçons, mais aucune étude de ce type n'a été réalisée pour déterminer l'incidence de la dyslexie dans de tels groupes d'individus aux capacités exceptionnelles. A un niveau plus modeste, notre propre étude sur des adultes dyslexiques décrite au chapitre "Morphologie cérébrale du dyslexique", p. 125 nous avait amené à recruter nos sujets d'expérience parmi des étudiants d'une école d'ingénieurs, le recrutement s'étant avéré beaucoup plus aisé qu'en Fac de Lettres. On peut évidemment imaginer que cette disparité du nombre de dyslexiques entre les deux filières est liée au fait que les premiers ont choisi de devenir ingénieurs parce qu'ils n'étaient pas assez bons en lettres, mais, sans vouloir déprécier le moins du monde les disciplines littéraires, cette hypothèse me semble peu réaliste !

Quelques considérations philosophiques

Quoi qu'il en soit de la réalité statistique de ces constatations, l'idée de Geschwind que le cerveau atypique du dyslexique pourrait avoir des avantages est séduisante à bien des égards. En premier lieu, par l'espoir qu'elle donne tant aux enfants, à leur famille, qu'aux thérapeutes qui peuvent chercher à utiliser les compétences préservées voire supérieures dans d'autres domaines pour aider à la rééducation du déficit linguistique. Egalement, d'un point de vue plus philosophique, parce qu'elle sous-entend que le mécanisme qui a donné naissance à ce cerveau singulier « a été préservé par l'évolution dans le but de permettre l'éclosion de génies et de talents particuliers » (Geschwind et Galaburda, 1985). Ces auteurs remarquent cependant que le même mécanisme évolutif capable de procurer des talents dans un domaine donné peut tout aussi bien entraîner des déficits dans ce même domaine (comme c'est le cas pour les dyslexiques ayant des troubles visuo-constructifs associés), suggérant donc que l'évolution "prend le risque" de créer ces déficit pour permettre à quelques génies d'exister... Sans aller jusqu'à un tel déterminisme, on peut tout au moins admettre que le cerveau singulier, qu'il soit dyslexique, dysphasique, hyperactif, ou simplement gaucher ou encore celui d'un génie artistique ou scientifique, est la marque d'un processus de "génération de diversité", selon le terme de J.P. Changeux (1983 ; 1989), qui n'est pas sans évoquer le parallélisme évolution des espèces - ontogénèse du système nerveux contenu dans le concept de "darwinisme neuronal" (Edelman, 1992) [6]. Tout porte à croire, en effet, comme cela a été évoqué dans la première partie de cet ouvrage, que la construction du cerveau humain est le résultat de l'effet conjoint d'une "enveloppe génétique", qui trace les grandes lignes des caractéristiques de l'individu, et d'influences épigénétiques qui effectuent les choix devant aboutir à caractériser UN cerveau individuel. L'idée est en effet particulièrement séduisante d'imaginer que le potentiel évolutif de l'espèce humaine, tel qu'inscrit dans son patrimoine génétique, est porteur de la diversité inhérente à l'espèce, diversité au sein de laquelle des orientations seront prises et des choix seront faits, une fois que ce potentiel se sera matérialisé en un cerveau individuel. Ce que nous apprend le cerveau du dyslexique, c'est qu'au-delà de cette diversité génétique, il en existe probablement une autre, coexistante et amplificatrice de la première, liée au hasard des événements qui peuvent survenir au cours de cette époque décidément cruciale de la vie de l'individu que sont ses derniers mois de séjour intra-utérin. Mais si l'environnement intra-utérin est à ce point déterminant, on peut concevoir que l'environnement post-natal puisse également, sans doute à un moindre degré et dans des domaines différents, participer aussi à cette diversité en continuant, probablement jusqu'à d'adolescence et peut-être au-delà, à modeler le substrat cérébral de certaines fonctions cognitives et mentales.

DYSLEXIE ET PSYCHOPATHOLOGIE

Psychiatrie et neurologie

La psychiatrie et la neurologie sont deux disciplines actuellement bien distinctes, mais qui ne l'ont pas toujours été. Nos maîtres dans les hôpitaux étaient en effet tous neuropsychiatres, et ce n'est qu'il y a une vingtaine d'années qu'en France tout au moins, les deux disciplines se sont séparées. Mais cette séparation apparaît très artificielle, en fait de plus en plus artificielle au fur et à mesure que les progrès de la neurobiologie nous montrent que de nombreuses affections classiquement considérées comme psychiatriques trouvent en fait leur origine dans un dysfonctionnement du cerveau. Le cas le plus exemplaire est la question des démences, dont le terme même évoque le temps des asiles d'aliénés, symbole de la psychiatrie traditionnelle. Or, ces déments qui emplissaient les asiles étaient probablement en fait pour la plupart des malades neurologiques, souffrant d'affections actuellement considérées comme des dégénérescences du cortex cérébral, comme la maladie d'Alzheimer. Une étape importante de l'évolution des idées en ce domaine a été le développement, évoqué dans les premiers chapitres de cet ouvrage, de la neuropsychologie. D'abord dévolue à l'observation des troubles des fonctions cognitives survenant à la

6. Il n'est pas anodin de remarquer, eu égard à l'importance des liens entre système nerveux et système immunitaire, tels qu'ils ont été évoqués ci-dessus, que Gerald Edelman, le "père" du concept de darwinisme neuronal, était initialement un immunologiste et a développé ses conceptions sur l'organisation du système nerveux à partir de la connaissance de celle du système immunitaire.

suite de lésions cérébrales, la neuropsychologie s'est plus récemment intéressée à d'autres types de perturbations causées par de telles lésions, dans le domaine de l'affect, des émotions et de la motivation, démontrant du même coup que des domaines du fonctionnement mental naguère considérés comme relevant exclusivement de la "Psyché" pouvaient se trouver perturbés à la suite de destructions localisées du cerveau, et donc répondre au principe des localisations cérébrales, tout comme la motricité d'un orteil, la vision de la lumière ou la perception des phonèmes...

La pathologie développementale, elle, a mis plus de temps à "passer" de la psychiatrie à la neurologie. Aujourd'hui encore, surtout en Europe méridionale, ce sont les psychiatres pour enfants qui évaluent et traitent les troubles cognitifs et comportementaux développementaux, dans la mesure où, bien entendu, il n'y a pas de lésion cérébrale évidente à leur origine. C'est ainsi que dans de nombreux centres universitaires ce sont encore les services de pédopsychiatrie qui ont en charge les enfants dyslexiques, dysphasiques ou hyperactifs. En fait, c'est l'ignorance où nous nous trouvions des mécanismes nerveux à l'origine de ces affections qui justifiait cet état de fait, qui perdure jusqu'à aujourd'hui. L'évolution récente des connaissances en ce domaine pourrait inciter à rassembler à nouveau psychiatrie et neurologie en une seule discipline, une démarche qui, on le conçoit, est particulièrement délicate dans une médecine qui a plutôt tendance à la spécialisation et au fractionnement qu'au regroupement.

Concernant le propos de notre ouvrage, ce débat institutionnel n'est pas aussi marginal qu'il n'y paraît. Il est un fait indéniable que les habitudes institutionnelles ont des répercussions inévitables sur les concepts eux-mêmes et la rapidité avec laquelle ces derniers évoluent : en l'occurrence, nous voyons encore trop souvent des parents d'enfants dyslexiques orientés vers une psychothérapie qui, si elle peut aider à résoudre certains problèmes relationnels ou affectifs, ne peut évidemment rien sur les troubles dyslexiques de leur enfant. Mais là où l'erreur devient impardonnable, c'est quand elle aboutit à priver un enfant d'une rééducation spécialisée de ses troubles neuropsychologiques ou, ce qui revient au même, la retarde ne serait-ce que de quelques mois, à une période où chaque mois compte (voir plus bas).

La souffrance de l'enfant dyslexique

Tout cela ne signifie pas que les aspects psychologiques doivent être négligés, bien au contraire. L'enfant dyslexique est un enfant en souffrance, et cette souffrance doit être prise en considération au premier chef, non seulement parce que le rôle du médecin est avant tout de réduire les souffrances, mais également parce que cette souffrance est elle-même un obstacle à la rééducation. La majorité des enfants dyslexiques sont confrontés quotidiennement à un véritable fardeau psychologique que représentent la confrontation quotidienne avec l'échec, le poids de la différence, l'incompréhension générale des enseignants face à un phénomène qui leur échappe : tout cela est générateur de tensions et de conflits qui ne pourront parfois être résolus qu'à l'aide d'une psychothérapie. Il est clair également que les caractéristiques socio-culturelles de l'environnement familial pourront jouer un rôle déterminant en prodiguant à l'enfant les encouragements nécessaires et en lui assurant une motivation suffisante pour affronter l'effort supplémentaire que représente pour lui une rééducation orthophonique au moins bihebdomadaire durant parfois plusieurs années. Mais l'erreur serait lourde de conséquences de croire ou de laisser croire que cette souffrance est le seul signe d'une fragilité affective ou d'une personnalité prédisposée. Au contraire, le rôle du psychothérapeute face à l'enfant dyslexique et à sa famille doit être de les aider à réaliser que ce qui peut apparaître comme une fragilité psychologique constitutionnelle est en fait la conséquence et non la cause de leur échec. Culpabiliser les parents sur leur prétendue responsabilité plus ou moins consciente dans les difficultés de leur enfant ne peut que les enfoncer encore plus dans le doute et la perplexité. Surtout, l'attitude la plus redoutable, parce qu'injuste et démobilisatrice, serait de considérer l'enfant dyslexique comme un paresseux ("si tu voulais, tu arriverais.."), alors qu'il est précisément l'opposé d'un paresseux : contrairement au cerveau d'un enfant "normal" qui est biologiquement prêt à recevoir le langage écrit, celui du dyslexique ne possède pas les outils nécessaires à cet apprentissage. Par conséquent, apprendre à lire pour le dyslexique implique un effort et une énergie qu'on ne demande pratiquement jamais à un enfant de cet âge. Or, cet effort n'est que rarement récompensé. Ce qui pour la majorité des enfants s'acquiert tout naturellement, de manière quasi automatique, le dyslexique ne l'atteint qu'au prix de douleurs et de sacrifices. Cet apprentissage qui, pour l'enfant "normal", est une révélation quotidienne, un plaisir quasi ludique de découvrir une faculté innée qui ne demandait qu'à être dévoilée, le dyslexique le vit comme une punition, une épreuve sans cesse recommencée, et qui plus est jamais récompensée hormis par des zéros ou des remarques humiliantes. Rares sont en effet les enseignants qui adoptent une attitude saine face à ce qu'ils considèrent par erreur comme une insulte à leur enseignement. Aucun professeur de gymnastique ne demanderait à un enfant unijambiste de courir un cent mètres, ou si cet hypothétique unijambiste avait le courage ne serait-ce que de prendre le départ de la course, son attitude serait saluée comme héroïque et il recevrait plus de louanges encore que le vainqueur lui-même. Evidemment, le handicap du dyslexique est bien moins apparent, et on comprend que le maître de lecture, qui ne possède pas de caméra à positrons pour examiner le fonctionnement cérébral de ses élèves, puisse se laisser abuser par l'apparente normalité de son bagage cognitif. On ne peut certes demander aux enseignants de faire le diagnostic de dyslexie, mais si chaque instituteur réalisait tout au moins que, statistiquement, 2 à 4 de ses élèves possèdent sans doute un cerveau radicalement différent et incomplètement équipé pour l'apprentissage prévu dans les programmes officiels, ce serait déjà un grand pas de fait. Que la singularité du cerveau du dyslexique soit reconnue de tous serait déjà un progrès considérable. Hélas, nous n'en sommes pas encore là...

Une vision cohérente des liens entre troubles de l'apprentissage et psychopathologie

Cet exemple permet surtout de réfléchir sur la nature des relations entre troubles de l'apprentissage et psychopathologie. Schématiquement, trois scénarios sont possibles (voir Figure 2). Le premier, le plus classiquement (sinon le plus souvent) admis est de considérer que le trouble psychiatrique est à l'origine du trouble de l'apprentissage. C'est ce type de raisonnement qui a mené à certains errements coupables de psychothérapeutes s'acharnant à traiter l'affect d'un enfant dyslexique, au risque de laisser passer la période critique pendant laquelle une véritable rééducation du cerveau était nécessaire. Dans un certain sens, toutefois, ce premier scénario n'est pas sans fondement si on admet que des troubles psychiatriques graves puissent priver l'enfant du bénéfice d'une telle rééducation en rendant le travail du rééducateur quasiment impossible (par exemple en cas de trouble grave de la personnalité ou de défaut majeur de motivation). Un second scénario, sans doute beau-

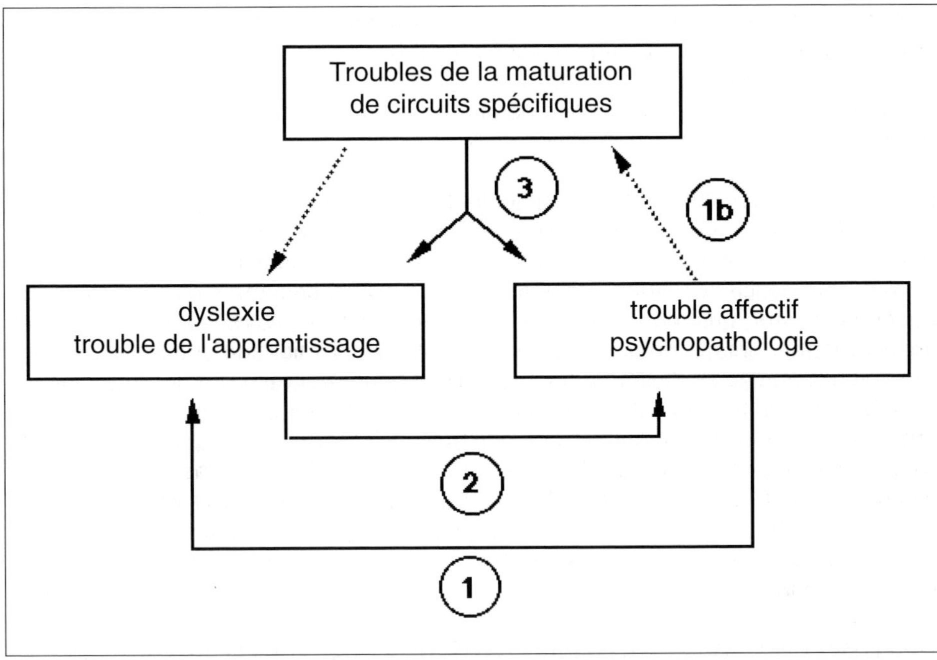

Figure 2. Les trois types de liens possibles entre dyslexie et psychopathologie
1 : Le trouble est initialement d'ordre affectif et entrave les apprentissages.
1bis : cette entrave est liée à l'effet indirect du trouble affectif sur l'organisation cérébrale, par privation de facteurs d'environnement et/ou rééducatifs indispensables à une structuration normale des circuits du langage
2 : Les troubles affectifs observés ne sont que la conséquence de la souffrance morale induite par l'échec scolaire, etc....
3 : Certains troubles des conduites pourraient relever de mécanismes neurobiologiques proches de ceux ayant mené au trouble de l'apprentissage (par exemple hyperactivité).

coup plus fréquemment en cause, fait du trouble affectif une simple conséquence de la souffrance, signalée plus haut, que vit au quotidien le dyslexique. On comprend en effet aisément que l'échec, l'incompréhension, l'isolement social et le sentiment d'exclusion soient source de frustration pour l'enfant dyslexique, surtout si, comme c'est souvent le cas, les adultes agissent à son égard, plus ou moins consciemment, de manière culpabilisante. Dès lors on entre dans un véritable cercle vicieux où l'échec scolaire amplifie la souffrance, qui affaiblit la motivation, ce qui diminue l'efficience et limite les apprentissages, creusant encore l'écart avec le niveau des autres enfants, etc... [7].

7. Je n'aborde pas ici, bien qu'il s'agisse d'un sujet passionnant, la question de la neurobiologie de la motivation (voir pour une revue Habib, 1997), mais il est aujourd'hui clair qu'il existe d'étroites relations entre les systèmes cérébraux néocorticaux en charge des fonctions cognitives (dont celles du langage oral et écrit) et ceux phylogénétiquement plus anciens sous-tendant la motivation, volontiers considérée comme une interface entre l'affect et l'action. Il est probable qu'à toutes les phases de l'apprentissage ces relations jouent un rôle crucial en attribuant à chaque nouvel acquis un statut de "récompense", au sens de la psychologie du conditionnement, de sorte que, plus ou moins consciemment, l'enfant va rechercher activement le plaisir que lui procure la décou-

Enfin, un dernier scénario pourrait rendre compte de troubles du comportement associé à la dyslexie en présumant simplement que tous deux puissent reconnaître une cause biologique commune, qu'elle soit génétique ou acquise, provoquant un trouble de la maturation de circuits cérébraux distincts. Ce scénario est probablement déjà en cause dans l'association dyslexie-hyperactivité dont il a été question au chapitre précédent et peut également être considéré à chaque fois qu'un trouble plus ou moins sévère des conduites est observé chez un enfant dyslexique.

Il est important que le thérapeute ait à l'esprit chacune de ces possibilités avant toute orientation thérapeutique. En règle générale, il est toujours plus judicieux de considérer le déficit instrumental comme lié au dysfonctionnement d'un outil qu'il est urgent de réparer, quel que soit le contexte par ailleurs, plutôt que de vouloir à tout prix considérer l'enfant "dans sa globalité", ce qui est en soi une démarche louable, mais expose au risque d'inverser les priorités, et peut s'avérer lourd de conséquence en la matière. Après tout, il ne viendrait pas à l'idée du chirurgien de ne commencer à réduire la fracture de l'avant-bras de son patient qu'après avoir fait fixer le tapis de la salle de bains sur lequel il a glissé ! La paralysie du nerf radial peut entraîner des séquelles définitives et il est donc urgent d'opérer. Cette comparaison du rééducateur avec le chirurgien n'est pas si incongrue qu'il n'y paraît, comme nous le verrons en conclusion de ce chapitre et de l'ouvrage.

III. TRAITEMENTS "NEUROLOGIQUES" DE LA DYSLEXIE

Pour en revenir à des aspects plus pragmatiques, la question qu'il convient de poser à présent est : comment la neurologie pourrait, dans les années à venir, aider à traiter la dyslexie ? Il est évident que cette question n'est pas nouvelle et que d'aucuns se sont déjà risqués à proposer des méthodes basées sur des modèles cérébraux (ou tout au moins biologiques) des troubles de l'apprentissage, en particulier le modèle de la latéralisation anormale et celui du déficit visuel [8]. Toutefois, le cadre de loin le plus prometteur, et sur lequel nous terminerons ce chapitre, est celui des études récentes de Merzenich et Tallal, qui constituent sans doute à la fois un moteur puissant pour les recherches futures et un espoir considérable d'améliorer enfin de manière significative et reproductible le trouble dyslexique.

Traitements basés sur la notion de latéralisation anormale

Les tentatives les plus élaborées et dont les résultats sont sans doute les plus convaincants, dérivées de cette notion, sont celles de l'équipe hollandaise de Dirk

verte d'une nouvelle aptitude. Il est clair que si, comme dans le cas du dyslexique, les systèmes en charge de ces aptitudes à découvrir sont constitutionnellement déficients, le renforcement normalement apporté par le plaisir de la découverte ne jouera pas et accentuera encore la déficience en rendant plus difficile l'apprentissage.

8. Il n'est pas question ici de minimiser l'intérêt de méthodes plus classiques basées sur la rééducation du trouble fonctionnel, en particulier phonologique, qui reste pour le moment l'élément crucial de la rééducation, mais dont la description détaillée dépasse le cadre de cet ouvrage (voir par exemple Van Hout et Etienne, 1994). Il convient en particulier de citer ici les travaux de Maureen Lovett qui ont le mérite non seulement de démontrer statistiquement une amélioration de la lecture de mots après un entraînement spécifique de la segmentation sub-syllabique, mais également le "transfert d'apprentissage", c'est-à-dire l'utilisation de connaissances concernant un mot pour le décodage de mots différents.

Bakker. Ces travaux font suite à l'hypothèse formulée par cet auteur que l'apprentissage de la lecture, chez le dyslexique, est perturbé par un développement atypique de l'intervention successive des deux hémisphères et de leur rôle respectif dans cet apprentissage. Pour Bakker, en effet, l'apprentissage de la lecture fait intervenir successivement les capacités de traitement visuel et spatial de l'hémisphère droit, puis celles phonologiques et syntaxiques de l'hémisphère gauche. Bakker suppose ainsi que dans un premier temps, l'enfant non dyslexique va devoir traiter de manière essentiellement visuelle les lettres dont il apprend la forme, extraire de cette forme des invariants (minuscule, majuscule, script, etc...), traiter la succession des lettres constituant le mot, toutes opérations qui pourraient être plutôt sous la dépendance de l'hémisphère droit et ensuite seulement ferait appel à l'hémisphère gauche pour les aspects sémantiques et syntaxiques [9]. Bakker distingue, à partir de cette hypothèse, deux types de dyslexie. Dans la première, dite de type P (pour perceptif), l'enfant "resterait" trop longtemps au stade hémisphérique droit, ce qui le rendrait anormalement "sensible" aux aspects perceptivo-visuels des mots écrits et entraînerait une lecture lente et laborieuse, mais relativement exacte. A l'inverse, les dyslexiques du type L (pour linguistique), feraient appel trop précocement aux capacités de l'hémisphère gauche et auraient tendance à lire plus rapidement mais avec beaucoup d'erreurs. Comme on le voit, cette classification est particulièrement personnelle et bien peu articulée avec les conceptions neuropsychologiques modernes de l'apprentissage de la lecture. Toutefois, elle a le mérite d'insister sur une dimension qui a été relativement peu évoquée par ailleurs, celle de l'utilisation décalée dans le temps des deux hémisphères, conception qui, du point de vue théorique, est loin d'être grotesque. Surtout, cette conception a donné lieu à des tentatives de traitement particulièrement intéressantes (voir par exemple, Bakker *et al.*, 1990), même si leurs résultats méritent d'être vérifiés par d'autres groupes. La méthode repose sur l'activation différentielle de chaque hémisphère selon le type de dyslexie. Dans les "type P", reposant insuffisamment sur l'hémisphère gauche, il est proposé d'activer préférentiellement ce dernier en le stimulant visuellement ou tactilement. Par exemple, dans un type de traitement, les enfants reçoivent plusieurs fois par semaine des séances où ils doivent palper en aveugle, de la main droite (pour stimuler l'hémisphère gauche) des lettres mobiles formant des mots dont la signification est abstraite. A l'inverse, les type L, reposant insuffisamment sur l'hémisphère droit, doivent palper les lettres constituant des mots plus concrets (supposés accessibles aux capacités sémantiques de l'hémisphère droit) et ce de la main gauche. Dans une étude multicentrique hollandaise portant sur une centaine d'enfants, ceux-ci recevaient la stimulation hémisphérique à raison de deux sessions de 25 minutes par semaine, pour un total de 20 sessions. Au décours de cette période, les erreurs notées en lecture étaient spécifiquement moins nombreuses qu'avant la stimulation, c'est-à-dire que les enfants de type P faisaient moins d'erreurs de "fragmentation", et ceux de type L, moins d'erreurs formelles (Bakker *et al.*, 1990). Dans un travail plus récent, la même équipe (Van Strien *et al.*, 1995) a proposé de stimuler spécifiquement chaque hémisphère d'enfants dyslexiques avec des mots présentés visuellement en hémichamp visuel et ayant une consonance émotionnelle ou anxiogène particulière (tels que mort, requin, couteau, mauvais, sang....). Les dyslexiques de type L recevaient les mots dans l'hémichamp gauche (pour activer l'hémisphère droit), les dyslexiques de type P, dans l'hémichamp droit. Après les sessions de stimulation, les auteurs notent que seuls les dyslexiques de type L ont été améliorés significativement, ce qui confir-

9. On notera qu'il n'est pas question ici de phonologie, ce qui est une lacune certaine dans la thèse de Bakker.

me à la fois l'intérêt d'utiliser de tels stimuli dans ce type de dyslexie et la validité de l'hypothèse de base d'un défaut d'utilisation de l'un ou l'autre hémisphère selon le type de dyslexie.

Bien que la théorie sur laquelle est basé ce type de rééducation soit contestable, parce que purement hypothétique et pouvant être aisément mise en défaut, il n'en reste pas moins que les résultats sont intéressants, ne serait-ce que parce qu'ils suggèrent de prendre en considération la notion de latéralisation. Il est possible que, dans l'avenir, les méthodes de neuroimagerie puissent servir à valider ce type de traitement.

Traitements basés sur la notion de trouble visuel

Comme cela a été envisagé précédemment, la notion d'un trouble du traitement élémentaire des stimuli visuels a fait l'objet, ces dernières années, de nombreuses études qui s'accordent à montrer que l'enfant dyslexique ne traite pas les caractéristiques élémentaires du langage écrit de la même manière que les autres. La notion d'un trouble de la vision des contrastes a amené certains auteurs à proposer aux enfants le port de verres spéciaux ou de lentilles teintées. L'idée d'utiliser ce type de méthode pour améliorer la lecture des dyslexiques est venue de la constatation que les difficultés que signalaient certains sujets à type de "brouillage" de la lecture pouvaient être corrigées à l'aide de verres colorés dits "lentilles d'Irlen". Le principe en consiste à filtrer les fréquences du spectre lumineux auxquelles le sujet serait anormalement sensible. Par la suite, ces constatations ont été rapprochées des données psychophysiques et neurophysiologiques suggérant l'altération du système "rapide" magnocellulaire et l'hypothèse qui s'en est suivie que certains troubles de la lecture seraient dus à une persistance visuelle anormale, capable de provoquer une superposition des images visuelles au cours de la lecture (voir chapitre "Fonctionnement cérébral du dyslexique", p. 153). Cette persistance visuelle a été rapportée à un défaut du système magno-cellulaire dont un des rôles serait, précisément, d'inhiber la persistance de l'information transmise par le système parvo-cellulaire. Les résultats des nombreuses études consacrées à l'efficacité de ce type de traitement dans la dyslexie sont très contradictoires. Pour certaines d'entre elles, portant pour la plupart sur des groupes d'enfants dont la sélection est peu claire, une amélioration a pu être rapportée quant à la rapidité de lecture et la compréhension de texte (voir, par exemple, Robinson *et al.*, 1994). En revanche, la plupart des études portant sur des échantillons mieux sélectionnés n'ont démontré aucune efficacité. En outre, il a été prouvé récemment que le port de lentilles colorées ne modifiait pas la sensibilité au contraste, qui est la principale variable à laquelle s'adresse la méthode, en tout cas pas de manière plus nette que le port de lunettes claires (Spafford *et al.*, 1995), incitant ces auteurs à considérer l'effet favorable des lentilles colorées comme ni plus ni moins qu'un effet placebo.

Beaucoup plus intéressantes, bien que moins souvent étudiées, sont les tentatives de rééducation proposées à la suite de la démonstration que le dyslexique traiterait paradoxalement mieux les stimuli situés dans son champ visuel externe que le non dyslexique (chapitre "Fonctionnement cérébral du dyslexique", p. 153). Gad Geiger et ses collaborateurs, ayant ainsi constaté cet étonnant "élargissement" du champ visuel chez le dyslexique, ont fait l'hypothèse que les difficultés d'apprentissage de la lecture pouvaient être en relation avec la perception simultanée de mots situés au-delà du mot qui en train d'être lu et que ce dernier se trouverait, par conséquent, "masqué" par cette perception parasite. Ces auteurs ont alors proposé à des adultes (Geiger *et al.*, 1992) puis à des enfants (Geiger *et al.*, 1994) dyslexiques une “remédiation” spécifique consistant en des exercices quotidiens destinés à améliorer la focalisation de la vision. Cette remédiation comprenait deux volets, l’un non spécifique — des tâches de coordination visuo-manuelle où le sujet devait fixer activement son attention sur une activité de précision sur de petits objets —, l’autre, plus spécifique, consistait à inciter les sujets à ne plus lire qu’à travers une “fenêtre” rectangulaire ouverte au milieu d’une feuille blanche, qu’il devaient déplacer dans le sens de la lecture, de sorte qu’ils ne pouvaient plus voir le texte à lire qu’un mot à la fois. Avant et après la période d’entraînement, les enfants étaient soumis à des tests de lecture et à une épreuve de reconnaissance de lettres excentrées (voir Figure 1, chapitre "Fonctionnement cérébral du dyslexique", p. 153). Après 3 mois d’une telle procédure, les résultats, tant chez le dyslexique adulte que chez l’enfant, furent spectaculaires : leurs aptitudes en lecture s’étaient significativement améliorées en même temps que l’effet de masquage proche et de démasquage latéral s’estompait dans l’épreuve de reconnaissance de lettres excentrées. Les enfants qui, dans le même temps, recevaient une rééducation classique étaient significativement moins améliorés dans leurs performances en lecture et ne modifiaient pas la pente de la courbe de décroissance de leur reconnaissance latérale de lettres (voir Figure 3).

Il semble donc qu’une amélioration substantielle puisse être apportée par de telles méthodes visuelles, destinées à concentrer l’attention de l’enfant sur la partie centrale de son champ visuel. Toutefois, cet effet favorable ne signifie pas nécessairement que la méthode traite le mécanisme de la dyslexie, mais peut-être seulement ses conséquences sur la stratégie visuelle employée en lecture. Cette stratégie peut être néfaste à la qualité de la lecture, de sorte que sa correction pourra entraîner une amélioration. Mais cela n’est pas nécessairement valable pour tous les dyslexiques, une partie d’entre eux, en particulier ceux dont la dyslexie est

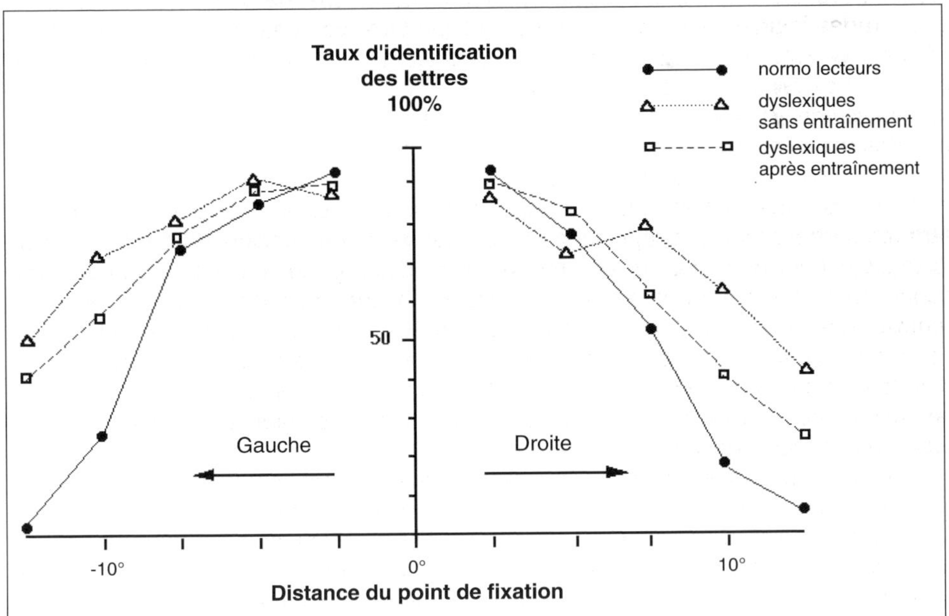

Figure 3. Effet d’une procédure de remédiation visuelle sur la perception de lettres présentées à des degrés d’excentricité croissants de part et d’autre du point de fixation (d’après Geiger et al., 1994).

essentiellement phonologique, pouvant être au contraire gênés par une telle "amélioration" de leur stratégie perceptive.

Traitements basés sur la notion de trouble articulatoire

Il existe de manière éparse dans la littérature une série d'évidences, récemment résumées dans un article de Heilman et collaborateurs (1996), suggérant l'hypothèse selon laquelle la dyslexie trouverait son origine dans un trouble de la "conscience de la position des articulateurs pendant la parole". En d'autres termes, le trouble de l'apprentissage de la lecture proviendrait de l'incapacité à associer les gestes articulatoires de la parole avec les phonèmes correspondants. Montgomery (1981) avait démontré chez des enfants dyslexiques une altération sévère dans une tâche d'appariement d'un phonème avec un schéma décrivant la position de la langue, des dents et des lèvres produisant ces phonèmes. Plus récemment, Alexander *et al.* (1991) ont montré qu'on pouvait obtenir une amélioration significative des performances en conscience phonologique et en lecture en entraînant les sujets à la "conscience articulatoire", c'est-à-dire en les rendant conscients de la position et des mouvements des organes bucco-phonatoires dans la production d'un phonème. Cet accent mis sur le rôle des mécanismes articulatoires dans le développement de la conscience phonologique est particulièrement séduisant tant du point de vue théorique que pratique. Du point de vue théorique, il rejoint les constatations de l'imagerie fonctionnelle moderne, montrant que l'aire de Broca, dont le rôle apparaît de plus en plus crucial dans les phases préalables à la réalisation motrice de la parole, est l'une des régions corticales où émergent des différences par rapport à des sujets témoins. Du point de vue thérapeutique, enfin, la confirmation d'un effet de l'entraînement articulatoire sur le déficit d'apprentissage du dyslexique pourrait déboucher sur une modification importante de nos pratiques rééducatives.

Rééducation basée sur l'entraînement de capacités élémentaires de traitement temporel (méthode "Tallal")

Au début de l'année 1996, l'excellente revue américaine *Science* publie deux articles successifs, le premier signé de Michael Merzenich, le second de Paula Tallal, tous deux consacrés à deux aspects différents d'une même étude. Il s'agit des premiers résultats d'une méthode de rééducation basée sur les travaux respectifs de chacun de ces deux auteurs. Ceux de Merzenich, cités au chapitre "Les étapes du développement", p. 49, concernaient les phénomènes de réorganisation corticale faisant suite à la stimulation répétée d'une région cutanée restreinte des doigts chez le singe (voir par exemple, Merzenich *et al*, 1993). Après plusieurs semaines de telles stimulations, les régions corticales portant la représentation sensorielle des doigts stimulés avaient significativement augmenté de surface, aux dépens de régions non stimulées. Des modifications similaires ont également pu être obtenues, chez l'animal, dans le cortex auditif après stimulations répétées intéressant une portion spécifique du spectre tonal (Recanzone *et al.*, 1993). Les travaux de Tallal, dont il a été plusieurs fois question dans cet ouvrage, ont surtout porté, quant à eux, sur la validation de l'hypothèse selon laquelle les troubles de l'apprentissage du langage seraient en rapport avec un défaut spécifique du cerveau de ces enfants pour traiter les aspects temporels de l'information auditivo-verbale, en fait plus généralement pour traiter les stimulus, quelle qu'en soit la nature, si l'information qu'ils véhiculent comporte des unités pertinentes de très brève durée ou sont en succession très rapide. Tel est le cas des segments linguistiques tels que les syllabes consonne-voyelle (CV) pour lesquelles l'information pertinente est contenue dans les quelques millisecondes qui caractérisent le passage du son consonantique (consonne) au son vocalique (voyelle).

L'idée de ces deux auteurs fut alors de mettre en commun les résultats de leurs recherches antérieures pour justifier une tentative d'entraînement intensif des capacités de discrimination temporelle chez les enfants souffrant de troubles de l'apprentissage du langage. L'idée de base est donc que si on habitue ces enfants à percevoir des stimuli dont les aspects temporels sont au départ faciles à discriminer pour les rendre progressivement de plus en plus brefs, on devrait obtenir une amélioration de leurs aptitudes reposant sur une réorganisation de la représentation corticale de la fonction entraînée, de la même manière que cela a pu être observé chez le singe (Recanzone *et al.*, 1992). Un entraînement "adaptatif" de ce type, où l'aspect temporel des stimuli est impliqué dans des exercices de difficulté croissante au cours de la période d'entraînement, doit pouvoir induire une réorganisation de la zone corticale sous-tendant le déficit observé. La méthode utilisée par les auteurs repose sur un conditionnement opérant, c'est-à-dire que grâce à des jeux vidéo spécialement conçus, l'enfant va, à son insu, être conditionné à répondre à divers types de sons dont la variable temporelle se modifie au cours du temps. Dans un premier type d'exercice, l'enfant doit répondre à l'aide d'un "joystick" si des paires de sons, dont l'intervalle varie, répondent à une succession ascendante ou descendante. Les intervalles passent progressivement de 150 millisecondes à 17 millisecondes, au fil des séances. Un renforcement auditif et visuel offre à l'enfant une récompense pour chaque bonne réponse, et le score est inscrit à l'écran, également dans le but de renforcer la motivation de l'enfant. Dans un autre exercice, toujours sous la forme d'un jeu vidéo, les enfants doivent différencier deux phonèmes, par exemple /ba/ - /pa/, qui ont été générés par un ordinateur de manière à ce que leur degré de voisement soit rendu de plus en plus proche (le /pa/ se rapprochant du /ba/ et vice-versa). Parallèlement, l'intervalle entre les deux syllabes est également diminué au fur et à mesure de l'entraînement. Ces exercices ont été pratiqués sur une période de 4 semaines à raison de 17 à 22 sessions de 20 minutes chacune par enfant. Enfin, dans un dernier type d'exercice, les enfants devaient écouter des paires de mots modifiées acoustiquement. Cette modification acoustique est sans doute l'aspect le plus original de la méthode. Dans la mesure où on fait l'hypothèse que la difficulté spécifique de ces enfants réside dans le traitement des transitions rapides au sein de syllabes CV, il est logique de les entraîner à entendre des syllabes, des mots ou des phrases où ces transitions sont d'abord ralenties, puis se rapprochent progressivement du langage normal. Pour ce faire, les auteurs ont réalisé une modification acoustique consistant à "étirer" le signal acoustique de 50 % et, en même temps, à augmenter l'intensité sonore des éléments transitionnels (voir Figure 4), plus précisément, de tous les éléments rapides, dont la succession se fait à une fréquence située entre 2 et 20 Hertz. De ce fait, le signal est à la fois plus long et la transition accentuée. Ce type de parole "modifiée" a été incluse dans les jeux vidéos, des bandes magnétiques comportant des histoires à écouter, et dans des exercices réalisés quotidiennement par les enfants. Au total, les enfants reçurent ce type d'entraînement pendant 4 semaines à raison de 3 heures par jour, 5 jours sur 7.

Un point important de cette étude est la définition de la population sur laquelle elle a porté : il s'agit d'un groupe de 7 puis 22 enfants dits "LLI" ou *language learning impaired*, ayant un retard dans leurs aptitudes de langage d'au moins deux ans par rapport aux normes pour l'âge. Il est précisé que ces enfants ont tous des troubles

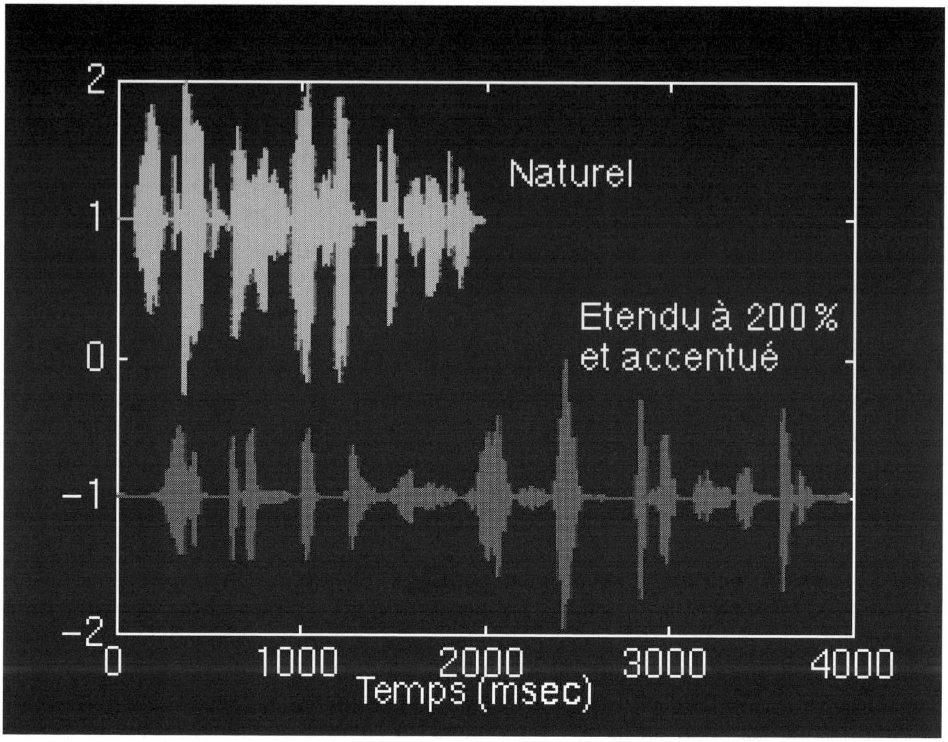

Figure 4. Procédé de modification acoustique proposé par Tallal et al. (1996) pour la rééducation intensive d'enfants SLI (voir texte).

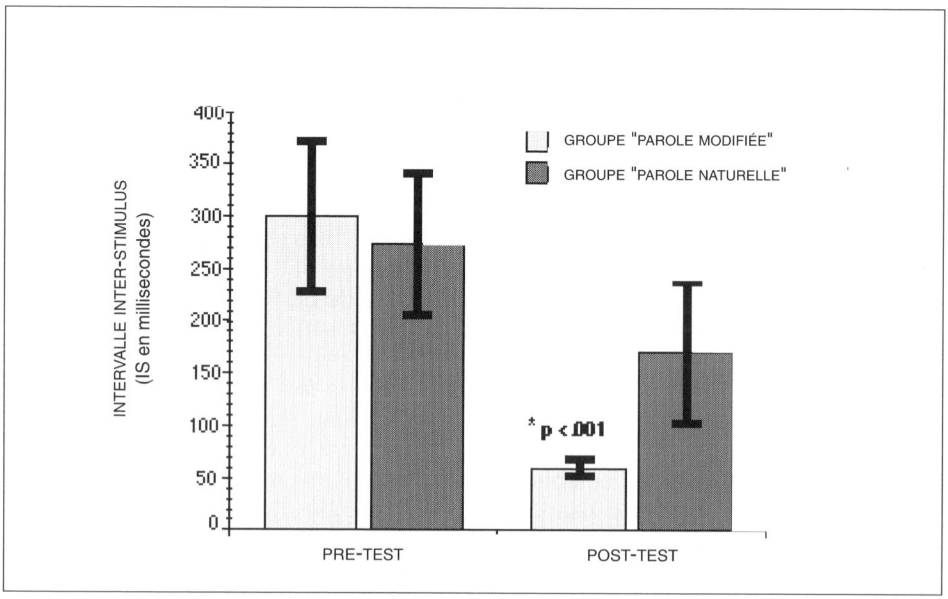

Figure 5.

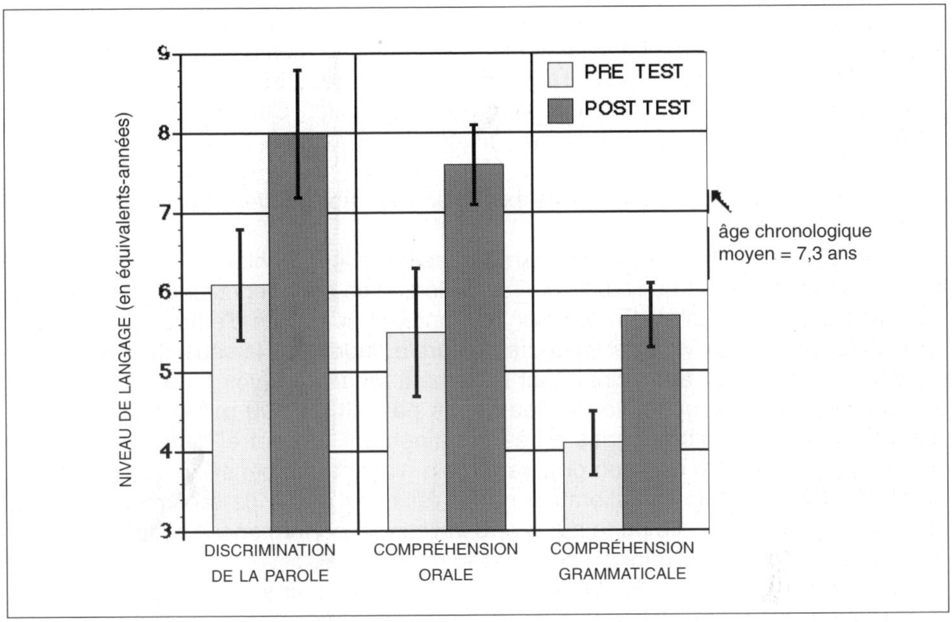

Figure 6.

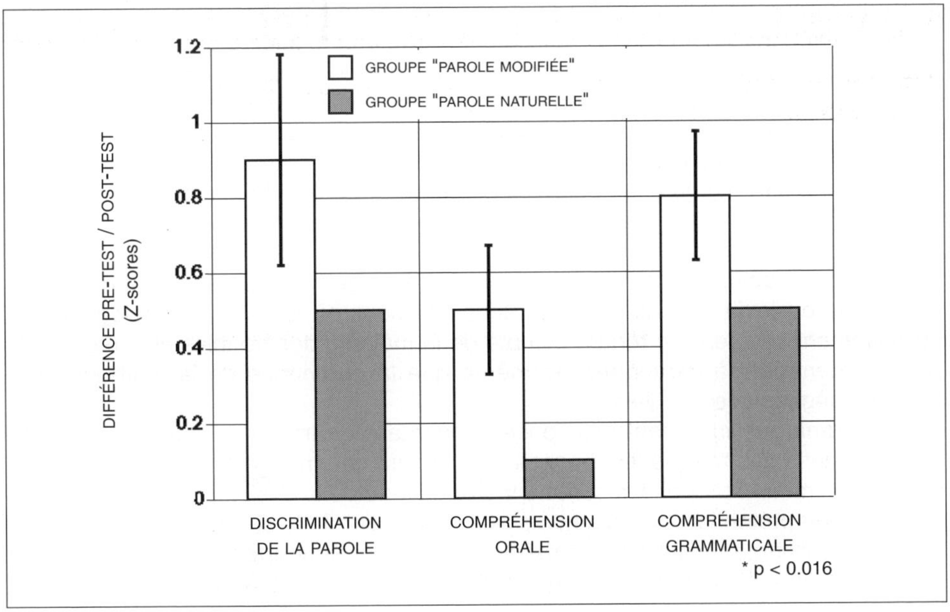

Figure 7.

Figure 5 à 7. Résultats de 4 semaines d'entraînement intensif utilisant entre autres l'écoute de parole modifiée selon le principe illustré sur la figure 4 chez 22 enfants SLI (d'après Tallal, 1996) : amélioration de la discrimination temporelle de paires de sons (fig. 5), amélioration significative du niveau de langage par rapport au groupe témoin (fig. 6 et 7).

de la lecture, mais le terme de dyslexie n'est utilisé dans aucun des articles cités. En revanche, la plupart des médias américains qui, dans le même mois de janvier 1996 se sont fait l'écho de ces travaux, annoncent un "nouveau traitement de la dyslexie" ou encore, "l'aérobic du cerveau pour traiter la dyslexie". Cette dérive s'est encore amplifiée en traversant l'Atlantique comme en témoignent les titres d'articles pris au hasard de la presse grand public : "Une arme contre la dyslexie" (*Le Nouvel Observateur*, 24 octobre 1996) ; "Dyslexie : l'ordre rétabli" (*Science et Vie*, Novembre 1996) [10].

Quoi qu'il en soit de cette importante question nosographique, il n'en reste pas moins que les résultats de l'étude de Tallal-Merzenich sont impressionnants et leurs implications considérables. En premier lieu, après 4 semaines d'entraînement intensif à l'aide de ces jeux vidéo et d'écoute de parole "modifiée", la capacité des enfants à percevoir des sons rapprochés était nettement améliorée (voir Figure 5), puisque le seuil de détection optimale de deux sons passait de 300 millisecondes avant entraînement à 16 millisecondes après entraînement. En outre, cette amélioration n'était pas significative dans un groupe témoin n'ayant pas bénéficié de l'écoute de parole "modifiée". Mais l'amélioration ne se résumait pas à ce seul résultat sur la perception : bien plus, elle porta sur divers indices de performances linguistiques, un test de compréhension orale, un test de discrimination auditive de mots et un test de compréhension grammaticale. Dans chacun de ces domaines, l'amélioration était à la fois significative pour les sujets traités par comparaison entre performances au pré-test et au post-test (voir Figure 6) et par comparaison avec la population témoin n'ayant pas reçu cet entraînement spécifique (voir Figure 7).

Tels sont donc les principaux résultats de cette étude, qui marque à l'évidence un tournant dans l'histoire du traitement des troubles de l'apprentissage du langage. Bien que d'autres études soient en cours pour les vérifier sur de plus larges populations d'enfants ayant les mêmes caractéristiques, la question principale reste à présent celle de leur applicabilité à des enfants dyslexiques au sens où nous l'entendons (c'est-à-dire même ceux qui n'ont pas eu de troubles du langage oral). Si l'hypothèse de Tallal — d'un trouble élémentaire du traitement temporel commun à l'origine de tous les types de troubles de l'apprentissages liés à la phonologie — est vraie, alors on devrait s'attendre à une efficacité de ce type de traitement dans tous les cas de dyslexie phonologique, en tous cas ceux où le déficit phonologique est suffisamment sévère pour rendre compte de la majorité des troubles observés. Cela reste évidemment à démontrer, de même que la pertinence de la méthode pour d'autres langues que l'Anglais.

Une remarque importante s'impose concernant ce travail. Il faut se garder d'y assimiler certaines "méthodes" basées sur l'écoute de langage artificiellement modifié, précédemment proposées comme thérapeutique de la dyslexie par des cliniciens sans aucune prétention expérimentale ni scientifique : il n'y a rien de commun entre une étude contrôlée, utilisant une méthodologie statistique irréprochable avec comparaison à un groupe témoin et une méthode utilisée çà et là par des thérapeutes

10. La question est d'importance puisque les cas similaires à ceux inclus dans l'étude de Tallal-Merzenich représentent sans doute moins de 5 % de la population. Un article du 29 janvier 96 dans TIME Magazine donne des chiffres bien différents : « Cette forme de trouble du langage atteint jusqu'à 8 % d'enfants par ailleurs normaux, dont la plupart vont développer des problèmes intraitables de lecture et d'écriture. Mais Tallal et ses collègues vont plus loin en affirmant que le même "pépin" dans le traitement du langage peut être à l'origine du problème plus commun de la dyslexie, qui affecte peut-être 15 % de la population ».

par ailleurs dignes de respect, mais qui ne prétendent en aucun cas baser leur traitement sur des preuves scientifiques. A l'évidence, seules les études du premier type sont capables de fournir la base d'un réel progrès dans les méthodes thérapeutiques de la dyslexie.

Quels que soient les résultats des études futures qui ne manqueront pas de se multiplier à la suite de celle de l'équipe américaine, cette dernière devrait déjà nous inciter à remettre sérieusement en question des habitudes thérapeutiques qui, en matière de dyslexie, paraissent à présent totalement en inadéquation avec les connaissances scientifiques disponibles. S'il se confirme que 5 semaines d'entraînement quotidien puissent avoir une efficacité supérieure à plusieurs années de traitement traditionnel (c'est-à-dire en moyenne de deux séances de 30 à 45 minutes par semaine), cela devrait pouvoir changer radicalement à la fois notre conception de la rééducation orthophonique et les modalités mêmes de cette rééducation.

Pour conclure

Ainsi, sans préjuger du sort que réserveront à ce passionnant champ de recherche thérapeutique les travaux à venir, l'étude de Merzenich et Tallal aura eu un effet salutaire, montrant d'une part que rééduquer le cerveau en développement pouvait être un domaine à part entière de la recherche scientifique et suggérant d'autre part que les progrès considérables qui ont vu le jour ces dernières années dans la neurobiologie de la dyslexie peuvent être réellement utiles à l'enfant dyslexique. Cette nouvelle conception, résolument neurologique, de la dyslexie, incite à présent le thérapeute à considérer que chacun de ses actes rééducatifs est capable de modifier l'organisation même des circuits cérébraux, si toutefois il répond à deux conditions essentielles : (1) s'adresser spécifiquement à un mécanisme neurocognitif précis, qui doit donc avoir été préalablement identifié par une analyse neuropsychologique minutieuse des processus perturbés et (2) être mis en route au cours d'une fenêtre temporelle, variable selon la fonction à rééduquer, mais relativement fixe d'un sujet à un autre, en application de la notion déjà évoquée de période critique du développement. Le moment n'est peut-être pas si éloigné où le thérapeute sera capable de faire un diagnostic précis des circuits cérébraux dysfonctionnels avant de décider de la méthode la plus apte à induire la réorganisation cérébrale la plus adéquate, et du meilleur moment où l'appliquer. Cette intervention pourrait alors être assimilée à un véritable acte de micro-chirurgie fonctionnelle, favorisant les circuits utiles et éliminant ceux qui sont superflus voire gênants. Cette "chirurgie à crâne fermé", sans bistouri ni même rayons, n'a évidemment rien de sanglant. Elle n'en reste pas moins redoutablement efficace, et doit donc être réservée à des thérapeutes expérimentés et spécialement formés. Comment imaginer, en effet, que les circuits cérébraux de millions d'enfants dyslexiques soient façonnés de manière totalement empirique, par des centaines de chirurgiens qui s'ignorent, utilisant chacun leur propre méthode sous prétexte qu'ils en ont l'habitude et qu'"elle marche"? A l'évidence, beaucoup de concepts et de comportements devront évoluer dans les années à venir, à commencer par la formation des thérapeutes et des enseignants, donc la pédagogie en général, paradoxalement un des domaines où les idées scientifiques ont le plus de mal à pénétrer. Ce qui contraste, bien évidemment, avec la rapidité de l'enrichissement des connaissances en matière de neurobiologie de l'apprentissage, précisément le secteur qui devrait intéresser au premier chef la pédagogie ! Mais, comme l'écrivait Proust, les paradoxes d'aujourd'hui sont les préjugés de demain. Donc gardons-nous de toute velléité visionnaire et contentons-nous de cette constatation, déjà ô combien responsabilisante, que la recherche d'aujourd'hui est la thérapeutique de demain et de l'obligation qu'elle nous fait, chercheur ou thérapeute, de ne jamais cesser d'être l'un et l'autre à la fois.

RÉFÉRENCES

Aboitiz F., Scheibel A.B., Fisher R.S., & Zaidel E. (1992a). Fiber composition in the human corpus callosum. *Brain Research, 598* : 143-153.

Aboitiz F., Scheibel A.B., Fisher R.S., & Zaidel E. (1992b). Individual differences in brain asymmetries and fiber composition in the human corpus callosum. *Brain Research, 598* : 154-161.

Aboitiz F., Scheibel A.B., & Zaidel E. (1992c). Morphometry of the sylvian fissure and the corpus callosum, with emphasis on sex differences. *Brain*, 115 : 1521-1541.

Alajouanine T., & Lhermitte F. (1965). Acquired aphasia in children. *Brain, 88* : 653-662.

Alegria J., & Morais J. (1996). Métaphonologie, acquisition du langage écrit et troubles associés. In S. Carbonnel, P. Gillet, M.-D. Martory & S. Valdois (Eds) : *Approche cognitive des troubles de la lecture et de l'écriture chez l'enfant et l'adulte*, (pp. 81-96). Marseille : Solal.

Alexander A.W., Anderson H.G., & Heilman P.C. (1991). Phonological awareness training and remediation of analytic decoding deficits in a group of severe dyslexics. *Ann. Dyslexia, 41* : 193-206.

American Psychiatric Association (1987). *Diagnostic and statistical manual of mental disorders-revised.* Third edition. Washington, DC : American Psychiatric Press, Inc.

Annett M. (1972). The distribution of manual asymmetry. *Br. J. Psychol., 63* : 343-358.

Annett M. (1994). Geschwind's legacy. *Brain Cogn., 26* : 236-242.

Annett M. (1995). The right shift theory of a genetic balanced polymorphism for cerebral dominance and cognitive processing. *C.P.C., 14* : 427-480.

Ardila A., & Rosselli M. (1994). Spatial acalculia. *J. Neurosci.*, 78 : 177-184.

Assal G., & Jacot-Descombes C. (1984). Intuition arithmétique chez un acalculique. *Rev. Neurol.* (Paris), *140* : 374-375.

Baddeley A.D., Ellis N.C., Miles T.C., & Lewis, V.J. (1982). Developmental and acquired dyslexia : a comparison. *Cognition, 11* : 185-199.

Baddeley AD (1992). Working Memory. *Science, 255* : 556-559.

Badian N.A., & Wolff P.H. (1977). Manual asymmetries of motor sequencing in boys with reading disability. *Cortex, 8* : 343-349.

Bakker DJ (1973). Ear dominance and reading ability. *Cortex, 9* : 301-312.

Bakker DJ (1979). Hemispheric differences and reading strategies : two dyslexias ? *Bulletin of the Orton Society, 29* : 84-100.

Bakker D.J., Bouma A., & Gardien C.J. (1990). Hemisphere-specific treatment of dyslexia subtypes : a field experiment. *J. Learn. Disabil., 23* : 433-438.

Banich M.T., & Belger A. (1990). Interhemispheric interaction : how do the hemispheres divide and conquer a task? *Cortex, 26* : 77-94.

Barbizet J., Bindefeld N., Moaty F., & Le Goff P. (1967). Persistance de possibilités de calcul élémentaire au cours des aphasies massives. *Rev. Neurol.* (Paris), *116* : 170-178.

Beauvois M.F., Derouesné J. (1979). Phonological alexia. Three dissociations. *J Neurol Neurosurg Psychiatr, 42* : 1115-1124.

Behan W. M. H., Behan P.O., & Geschwind N. (1985). Anti-Ro antibody in mothers of dyslexic children. *Develop Med Child Neurol, 27* : 538-540.

Benbow C.P. (1986). Physiological correlates of extreme intellectual precocity. *Neuropsychologia, 24* : 719-725.

Benson D.F., & Geschwind N. (1970). Developmental Gerstmann syndrome. *Neurology, 20* : 293-298.

Benton A.L. (1961). The fiction of Gerstmann syndrome. *J. Neurol. Neurosurg. Psychiatr., 24* : 176-181.

Benton A.L. (1992). Gersmann's syndrome. *Arch Neurol., 49* : 445-447.

Berlucchi G, & Antonini A.(1990). The role of the corpus callosum in the representation of the visual field in cortical areas. In C.B. Trevarthen (Ed) : *Brain Circuits and Functions of the Mind,* (pp. 129-139). Cambridge : University Press.

Berrebi A.S., Fitch R.H., Ralphe D.L., Denenberg J.O., Friezdrich V.L., & Denenberg V.H. (1988). Corpus callosum : region-specific effects of sex, early experience and age. *Brain Res, 438* : 216-226.

Bertelson P. (1986). The onset of literacy : liminal remarks. *Cognition, 24* : 1-30.

Bertoncini J., Bijeljac-Babic R., McAdams S., Peretz I., & Mehler J. (1989). Dichotic perception of laterality in neonates. *Brain Lang., 37* : 591-605.

Besson M, Kutas M & Van Petten C (1992). An event-related potential (ERP) analysis of semantic congruity and repetition effects in sentences. *J Cogn Neurosci, 4 : 132-149.*

Best C.T. (1985). *Hemispheric function and collaboration in the child.* New York : Academic Press.

Billard C., Toutain A., Loisel M.L., Gillet P., Barthez M.A., & Maheut J. (1994). Genetic basis of developmental dysphasia. Report of eleven familial cases in six families. *Genet Couns., 5* : 23-33.

Binder J.R., Frost J.A., Hammeke T.A., Rao S.M., & Cox R.W. (1996). Function of the left planum temporale in auditory and linguistic processing. *Brain, 119* : 1239-1247.

Binder J.R., & Mohr J.P. (1992). The topography of callosal reading pathways. A case-control analysis. *Brain, 115* : 1807-1826.

Bisgaard M.L., Eiberg H., Moller N., Hiebuhr E., & Mohr J. (1987). Dyslexia and chromosome 15 heteromorphism : negative lod score in a Danish material. *Clin Genet, 32* : 118-119.

Bishop D.V.M. (1990). *Handedness and developmental disorder.* London : MacKeith Press.

Bisiach E., & Luzzatti C. (1978). Unilateral neglect of representational space. *Cortex, 14* : 129-133.

Blanc-Garin J., Faure S., Sabio P. (1993). Right hemisphere performance and competence in processing mental images in a case of partial interhemispheric disconnection. *Brain Cognit., 22* : 118-133.

Boder E. (1971). Developmental dyslexia : a diagnostic screening procedure based on three characteristic patterns of reading and spelling. In B. Bateman (Ed.) : *Learning disorders.* Vol. 4, Seattle : Special Children Publications.

Boder E. (1971). Developmental dyslexia: prevailing diagnostic concepts and a new diagnostic approach. In H.R. Myklebust (Ed.) : *Progress in Learning Disabilities.* Vol 2, New York : Grune & Straton.

Boder E. (1973). Developmental dyslexia : a diagnostic approach based on three atypical reading-spelling patterns. *Developmental medecine and Child Neurology, 15* : 663-687.

Bogen J.E., Gazzaniga M.S. (1965). Cerebral commissurotomy in man : minor hemisphere for certain visuo-spatial functions. *J Neurosurg., 23* : 394-399.

Bradley L., & Bryant P.E. (1983). Categorising sounds and learning to read : a causal connexion. *Nature, 301* : 419-421.

Bronner A. (1917). *The psychology of special abilities and disabilities.* Boston : Little Brown.

Bruck M. (1992). Persistence of dyslexics' phonological awareness deficits. *Develop Psychol , 28* : 874-886.

Bryant P., & Impey L. (1986). The similarities between normal readers and developmental and acquired dyslexics. *Cognition, 24* : 121-134.

Bryden M.P. (1987). Handedness and cerebral organization : data from clinical and normal populations. In D. Ottoson (Ed.) : *Duality and Unity of the brain.* London : Mac Millan.

Bryden M.P., & Bulman-Fleming M.B. (1994). Laterality effects in normal subjects : evidence for interhemispheric interactions. *Behav. Brain Res., 64* : 119-129.

Bryden M.P., McManus I.C., & Bulman-Fleming M.B. (1994). Evaluating the empirical support for Geschwind-Behan-Galaburda model of cerebral lateralization. *Brain Cogn., 26* : 103-187.

Byne W, Bleier R., & Houston L. (1988). Variations in human corpus callosum do not predict gender : a study using magnetic resonance imaging. *Behav Neurosci., 102* : 222-227.

Campbell R., & Butterworth B. (1985). Phonological dyslexia and dysgraphia in a highly literate subject : a developmental case with associated deficits of phonemic processing and awareness, *The Quaterly journal of Experimental Psychology, 37A* : 435-475.

Caramazza A., & Zurif E.B. (1978). *Language Acquisition and Language Breakdown: Parallels and Divergences.* Baltimore : John Hopkins University Press.

Caramazza, A. (1986). On drawing inferences about the structure of normal cognitive processes from patterns of impaired performance : the case for single patient studies. *Brain & Cognition, 5* : 41-66.

Carbonnel S., Ans B. (1996). Les dyslexies centrales : revue critique. *Rev. Neuropsychol., 6* : 127-152.

Cardebat D, Doyon B, Puel M, Goulet P & Joanette Y (1990). Evocation lexicale formelle et sémantique chez des sujets normaux : performances et dynamiques de production en fonction du sexe, de l'âge et du niveau d'études. *Acta Neurol Belg, 90* : 207-217.

Cardon L.R., Smith S.D., Fulker D.W., Kimberling W.J., Pennington B.F., & DeFries J.C. (1994). Quantitative trait locus for reading disability on chromosome 6. *Science, 266* : 276- 279.

Carillo, M. (1994). Development of phonological awareness and reading acquisition, *Reading & Writing, 6* : 279-298.

Casalis S. (1996). Dyslexies du développement : présentation de deux cas contrastés. *Rev. Neuropsychol., 6* : 189-204.

Castles A., & Coltheart M. (1993). Varieties of developmental dyslexia, *Cognition, 47* : 149-180.

Changeux J.P. (1983). *L'Homme Neuronal.* Paris : Fayard.

Changeux J.P., & Connes A. (1989). *Matière à pensée.* Paris : Odile Jacob.

Chiarello C. (1980). A house divided ? Cognitive functioning with callosal agenesis. *Brain Lang., 11* : 128-158.

Cipolotti L., Butterworth B., & Denes G. (1991). A specific deficit for numbers in a case of dense acalculia. *Brain, 114* : 2619-2637.

Clarke J.M., Lufkin R.B., & Zaidel E. (1993). Corpus callosum morphometry and dichotic listening performance : individual differences in functional interhemispheric inhibition? *Neuropsychologia, 31* : 547-557.

Clarke S., Kraftsik R., VanDerLoos H., Innocenti G.M. (1989). Forms and measures of adult and developing human corpus callosum : is there sexual dimorphism? *J. Comp. Neurol., 280* : 213-230.
Cohen M., Campbell R., & Yagmai F. (1989). Neuropathological abnormalities in developmental dysphasia. *Ann. Neurol., 25* : 567-570
Coltheart M, Davelaar E, Jonasson JT & Besner D (1977). *Phonological Coding and Lexical Access,* In Dornic S. (Ed.) : *Attention and Performance VI* London : Academic Press.
Coltheart M. (1978). Lexical access in simple reading tasks. In G. Hunderwood (Ed.) : *Strategies of information processing,* (pp. 151-216). London : Academic Press.
Coltheart M., Bates A., & Castles A. (1991). Neuropsychologie cognitive et rééducation. In M.P. DePartz, M. Leclercq (Eds.) : *La Rééducation Neuropsychologique de l'Adulte.* Paris : S.N.P.L.F.
Coltheart M., Masterson J., Byng S., Prior M., & Riddoch, J. (1983). Surface dyslexia. *Quaterly Journal of Experimental Psychology, 35A* : 469-495.
Cook N.D. (1984). Homotopic callosal inhibition. *Brain Lang., 14* : 123-144.
Cook N.D. (1986). *The brain code. Mechanisms of information transfer and the role of the corpus callosum,* (p. 255). London : Methuen.
Cornelissen P.L., Hansen P.C., Bradley L., & Stein J.F. (1996). Analysis of perceptual confusions between nine sets of consonant-vowel sounds in normal and dyslexic adults. *Cognition, 59* : 275-306.
Coslett H.B., Saffran E.M., Greenbaum S., & Schwartz H. (1993). Reading in pure alexia. The effect of strategy. *Brain, 116* : 21-37.
Cowan M. (1979). Le développement du cerveau. *Pour la Science,* n° spécial "Le Cerveau", *25* : 95-107.
Crawford S.G., Kaplan B.J., & Kinsbourne M. (1994). Are families of children with reading difficulties at risk for immune disorders and nonrighthandedness? *Cortex, 30* : 281-292.
Critchley M. (1964). *Developmental dyslexia.* London : Heinemann.
Critchley M. (1970). *The dyslexic child.* Springfield Ill, Thomas.
Damasio A.R. (1983). Pure alexia. *Trends in Neurosciences, 6 (3)* : 93-96.
Damasio A.R. (1992). Aphasia. *New Engl. J. Med., 326* : 531-539.
Damasio A.R. (1993). Comprendre les fondements naturels des conventions sociales et de l'éthique, données neuronales. In J.P. Changeux (Ed.) : *Fondements naturels de l'éthique,* (pp. 121-138). Paris : Odile Jacob.
Damasio A.R. (1995). *L'erreur de Descartes.* Paris : Odile Jacob.
Damasio A.R., & Damasio H. (1983). The anatomic basis of pure alexia. *Neurology, 33* : 1573-1583.
Damasio A.R., & Damasio H. (1986). Hemianopia, hemiachromatopsia and the mechanisms of alexia. *Cortex,* 22 : 161-169.
Damasio A.R., Tranel D., Damasio H. (1990). Individuals with sociopathic behavior caused by frontal damage fail to respond autonomically to social stimuli. *Behav. Brain Res., 41* : 81-94.
Damasio H., & Damasio A.R. (1979). 'Paradoxic' ear extinction in dichotic listening : possible anatomic significance. *Neurology, 29* : 644-653.
Damasio H., Grabowski T.J., Tranel D., Hichwa R.D., Damasio A.R. (1996). A neural basis for lexical retrieval. Nature, *380* : 499-505.
Davidson R.J., Leslie S.C., Saron C. (1990). Reaction time measures of interhemispheric transfer time in reading disabled and normal children. *Neuropsychologia, 28* : 471-485.

De Lacoste MC, Kirkpatrick JB & Ross ED (1985). Topography of the human corpus callosum. *J Neuropathol Exp Neurol., 44* : 578-591.

De Lacoste-Utamsing MC, & Kirkpatrick JB. (1982). Sexual dimorphism in the human corpus callosum. *Science, 216* : 1431-1432.

De Renzi E. (1989). Apraxia. In F. Boller & J. Grafman (Eds.) : *Handbook of Neuropsychology*, vol. 2, (pp. 245-263). Amsterdam : Elsevier.

De Renzi E., Zambolin A., & Crisi G. (1987). The pattern of neuropsychological impairment associated with left posterior cerebral artery infarcts. *Brain, 110* : 1099-1116.

DeFries J.C., Fuljer D.W., & LaBuda .MC. (1987). Evidence for a genetic aetiology in reading disability of twins. *Nature, 329* : *197-215.*

Degos J.D., Gray F., Louarn F., Ansquer J.C., Poirier J., & Barbizet J. (1987). Posterior callosal infarction. Clinicopathological correlation. *Brain, 110* : 1155-1171.

Dehaene-Lambertz G., & Dehaene S. (1994). Speed and cerebral correlates of syllable discrimination in infants. *Nature, 370* : 292-295.

Dejerine J. (1891). Sur un cas de cécité verbale avec agraphie suivi d'autopsie. *Mémoires de la Société de Biologie, 3* : 197-201.

Dejerine J. (1892). Contribution à l'étude anatomo-clinique et clinique des différentes variétés de cécité verbale. *Mémoires de la Société de Biologie, 4* : 61-90.

Dejerine J. (1901). *Anatomie des centres nerveux.* Tome deuxième, (p. 243). Paris : J. Rueff.

Denenberg V. H., Kertesz A., & Cowell P.E. (1991). A factor analysis of the human's corpus callosum. *Brain Res , 548* : 126-132.

Démonet J.F. (1995). Studies of language processes using positron emission tomography. In F. Boller et J. Grafman (Eds) : *Handbook of Neuropsychology*, vol. 10, (pp. 423-437). Amsterdam : Elsevier.

Démonet J.F., Chollet F., Ramsay S., Cardebat D., Nespoulous J.L., Wise R. *et al.* (1992). The anatomy of phonological and semantic processing in normal subjects. *Brain, 115* : 1753-1768.

Démonet J.F., Price C., Wise R., & Frackowiak R.S.J. (1994). A PET study of cognitive strategies in normal subjects during language tasks : influence of phonetic ambiguity and sequence processing on phoneme monitoring. *Brain, 117* : 671-682.

Démonet J.F., Wise R., & Frackowiak R.S.J. (1993a). Les fonctions linguistiques explorées en tomographie par émission de positons. *Medecine/Sciences, 9* : 934-942.

Démonet J.F., Wise R., Frackowiak R.S.J. (1993b). Language functions explored in normal subjects by positron emission tomography : a critical review. *Human Brain Mapping, 1* : 39-47.

Denckla M.B. (1979). Childhood language and learning diabilities.In K. Heilman & E. Valenstein (Eds) : *Clinical Neuropsychology*, (pp. 535-574). New York : Oxford University Press.

Dennis M. (1976). Impaired sensory and motor differentiation with corpus callosum agenesis : a lack of callosal inhibition during ontogeny ? *Neuropsychologia, 14*: 455-469.

De Schonen S., Mathivet E. (1990). Hemispheric specialization in face recognition in human infants. *Child Development, 61* : 112-158.

Dewey D. (1995). What is developmental dyspraxia? *Brain Cogn., 29* : 254-274.

Dilollo V., Hanson D., McIntyre, J.S. (1983). Initial stages of visual information processing in dyslexia. *Journal of Experimental psychology : Human perception and performance, 9* (6) : 923-935.

Dimond S.J., Scammel R.E., & Brouwers E.Y.M. (1977). Functions of the centre section (trunk) of the corpus callosum in man. *Brain, 100* : 543-562.

Drake W.E. (1968). Clinical and pathological findings in a child with a developmental learning disability. *J. Learn Disab., 1* : 486-502.

Duara R, Kushch A, Gross-Glenn K, Barker WW, Jallad B, Pascal S *et al.* (1991). Neuroanatomic differences between dyslexic and normal readers on magnetic resonance imaging scans. *Arch. Neurol., 48* : 410-416.

Duffy F.H., & McAnulty G. (1990). Neurophysiological heterogeneity and the definition of dyslexia : preliminary evidence for plasticity. *Neuropsychologia, 28* : 555-571.

Duncan C.C., Rumsey J.M., Wilkniss S.M., Denckla M.B., Hamburger S.D., & Odou-Potkin M. (1994). Developmental dyslexia and attention dysfunction in adults : brain potential indices of information processing. *Psychophysiology, 31* : 386-401.

Dvorák K., Feit J (1977). Migration of neuroblasts through partial necrosis of the cerebral cortex in newborn rats. *Acta Neuropathol., 38 : 203-212.*

Dvorák K., Feit J., & Juránková Z. (1978). Experimentally induced focal micropolygyria and status verrucosus deformants in rats: pathogenesis and interrelations. *Acta Neuropathol., 44* : 121-129.

Edelman G. (1992). *Biologie de la Conscience.* Paris : Odile Jacob.

Eden G.F., Stein J.F., Wood H.M., & Wood F.B. (1995a). Temporal and spatial processing in reading disabled and normal children. Cortex, *31* : 451-468.

Eden G.F., Stein J.F., Wood M.H., & Wood F.B. (1995b). Verbal and visual problems in reading disability. *J. Learn. Disab., 28* : 272-290.

Eden G.F., Stein J.F., Wood M.H., & Wood F.B. (1996a). Differences in visuo-spatial judgement in reading-disabled and normal children. *Percept. Mot. Skills, 82* : 155-177.

Eden G.F., VanMeter J.W., Rumsey J.M., Maisog J.M., Woods R.P., & Zeffiro T.A. (1996b). Abnormal processing of visual motion in dyslexia revealed by functional brain imaging. *Nature, 382* : 66-69.

Elbert T., & Rockstroh B. (1996). Une empreinte dans le cortex des violonistes. *La Recherche, 289* : 86-89.

Ellis A.W. , & Young A.W. (1988). *Human Cognitive Neuropsychology.* London : Lawrence Erlbaum Associates Publishers.

Ellis AW (1993). *Reading, writing and dyslexia : a cognitive analysis.* Second Edition. Hove : Lawrence Erlbaum Associates.

Ellis A.W. (1989). *Lecture, écriture et dyslexie : une approche cognitive.* Lausanne : Delachaux et Niestlé.

Ellis, N. (1989). Reading development, dyslexia and phonological skills. *The Irish Journal of Psychology, 10* (4) : 551-567.

Evrard P., Saint-Georges P. de, Kadhim H.J., & Gadisseux J.F. (1989). Pathology of prenatal encephalopathies. In : *Child Neurology and Developmental Disabilities.* Chap. 19. Baltimore : Paul H. Brookes Publishing Company.

Falzi G., Perrone P., & Vignolo L.A. (1982). Right-left asymmetry in anterior speech region. *Arch. Neurol., 39* : 239-240.

Faure S, Blanc-Garin J. (1994). Right-hemisphere semantic performance and competence in a case of partial interhemispheric disconnection. *Brain and Language, 47* : 557-581.

Felton R.H., Naylor C.E., & Wood F.B. (1990). Neuropsychological profile of adult dyslexics. Brain Lang., *39* : 485-497.

Fiez J.A., Raichle M.E., Miezin F.M., Petersen S.E., Tallal P., & Katz W.F. (1995). PET studies of auditory and phonological processing : effects of stimulus characteristics and task demands. *J. Cogn. Neurosci., 7* : 357-375.

Fischer M., Ryan S.B., & Dobyns W.B. (1992). Mechanisms of interhemispheric transfer and patterns of cognitive function in acallosal patients of normal intelligence. *Arch. Neurol., 49* : 271-277.

Fisher, B., Biscaldi, M. & Otto, P. (1993). Saccadic eye movements of dyslexic adult subjects. *Neuropsychologia, 31* (9) : 887-906.

Fitch R.H., Berrebi A.S., & Denenberg V.H. (1987). Corpus callosum : masculinized via perinatal testosterone. *Soc. Neurosci. Abstracts, 13* : 689.

Fitch R.H., Brown C., O'Connor K., & Tallal P. (1993). Functional lateralization for auditory temporal processing in male and female rats. *Behav. Neurosci., 107* : 844-850.

Fitch R.H., Tallal P., Brown C., Galaburda A.M., & Rosen G.D. (1994). Induced microgyria and auditory temporal processing in rats : a model for language impairment? *Cereb.. Cortex, 4* : 260-270.

Flowers D.L., Wood F.B., & Naylor C.E. (1991). Regional cerebral blood flow correlates of language processes in reading disability. *Arch Neurol., 48* : 637-643.

Flynn J.M., Deering W., Goldstein M., & Rahbar M.H. (1992). Electrophysiological correlates of dyslexic subtypes. *J. Learn. Disab., 25* : 133-141.

Foundas A, Leonard CM, Gilmore R, Fennell E & Heilman KM (1994). Planum temporale and language dominance. *Neuropsychologia, 32* : 1225-1231.

Frith CD, Friston K, Liddle PF, & Frackowiak RSJ (1991). A PET study of word finding. *Neuropsychologia, 29* : 1137-1148.

Frith U (1985). Beneath the surface of developmental dyslexia. In K.E. Patterson, J. C. Marshall & M. Coltheart (Eds.) : *Surface dyslexia : neuropsychological and cognitive studies of phonological reading.* London : Erlbaum.

Gabrielli O., Salvolini U., Bonifazi V., Ciferri L., Lanza R., Rossi R., Coppa G.V., & Giorgi P.L. (1993). Morphological studies of the corpus callosum by MRI in children with malformative syndromes. *Neuroradiology, 35* : 109-112.

Galaburda A.M. (1985). La dyslexie et le développement du cerveau. *La Recherche, 16* : 167, 762-769.

Galaburda A.M. (1988). The pathogenesis of childhood dyslexia. In F. Plum (Ed.) : *Language Communication and the Brain*, (pp. 127-137). New York : Raven Press.

Galaburda A.M., Corsiglia J., Rosen G.D., & Sherman G.F. (1987). Planum temporale asymmetry : Reappraisal since Geshwind and Levitsky. *Neuropsychologia, 25* : 853-868.

Galaburda A.M., & Eidelberg D. (1982). Symmetry and asymmetry in the human posterior thalamus. II. Thalamic lesions in a case of developmental dyslexia. *Arch Neurol., 39* : 333-336.

Galaburda A.M., & Kemper T.L. (1979). Cytoarchitectonic abnormalities in developmental dyslexia : a case study. *Ann Neurol., 6* : 94-100.

Galaburda A.M., Livingstone MS (1993). Evidence for a magnocellular defect in developmental dyslexia. *Ann. NY Acad. Sci., 682* : 70-82.

Galaburda A.M., Menard M.T., & Rosen G.D. (1994). Evidence for aberrant auditory anatomy in developmental dyslexia. *Proc. Natl. Acad. Sci-USA, 91* : 8010-8013.

Galaburda A.M., Rosen G.D., Sherman G., & Humphreys P. (1991). Anatomie de la dyslexie : arguments contre la phrénologie. *Revue de Neuropsychologie, 1* : 157-175.

Galaburda A.M., Rosen G.D., & Sherman G.F. (1990). Individual variability in cortical organization : its relationship to brain laterality and implications to function. *Neuropsychologia, 28* : 529-546.

Galaburda A.M., & Sanides F. (1980). Cytoarchitectonic organization of the human auditory cortex. *J. Compar. Neurol., 190* : 597-610.

Galaburda A.M., Sherman G.F., Rosen G.D., Aboitiz F., & Geshwind N. (1985). Developmental dyslexia : four consecutive patients with cortical anomalies. *Ann. Neurol., 18* : 222-233.

Gazzaniga M.S., Bogen J.E., Sperry R.W. (1962). Some functional effects of sectioning the cerebral commissures in man. *Proc. Natl. Acad. Sci., 48* : 1765-1769.

Gazzaniga M.S., Bogen J.E., & Sperry R.W. (1967). Dyspraxia following division of the cerebral commissures. *Arch. Neurol., 16* : 606-612.

Gazzaniga M.S., Risse G.L., Springer S.P., Clark E., & Wilson D.H. (1975). Psychologic and neurologic consequences of partial and complete commissurotomy. *Neurology, 25* : 10-15.

Geffen G., Nilsson J., Quinn K., & Teng E. (1985). The effect of lesions of the corpus callosum on finger localization. *Neuropsychologia, 23* : 497-514.

Geiger G., Lettvin J.Y. , Zegarra-Moran O. (1992). Task-determined strategies of visual process. *Cognitive Brain Research, 1* : 39-52.

Geiger G., Lettvin J.Y., & Fahle M. (1994). Dyslexic children learn a new visual strategy for reading : a controlled experiment. *Vision Research, 34* (9) : 1223-1233.

Gérard C.L. (1993). *L'enfant dysphasique.* Louvain-la-Neuve : De Boeck.

Gersh F., & Damasio A.R. (1981). Praxis and writing of the left hand may be served by different callosal pathways. *Arch. Neurol., 38* : 634-636.

Geschwind N. (1965). Disconnexion syndromes in animals and man. *Brain, 88* : 237-291 ; 585-644.

Geschwind N. (1970). Language and the brain. *Scientific American, 226* : 76-83.

Geschwind N. (1975). The apraxias : neural mechanisms of disorders of learned movement. *American Scientist., 63* : 188-195.

Geschwind N. (1979). Specializations of the human brain. *Scientific American, 241* (3) : 158-168.

Geschwind N., & Behan P.O. (1982). Left-handedness : association with immune disease migraine and developmental learning disorder. *Proc. Natl. Acad. Sci. USA, 79* : 5097-5100.

Geschwind N., & Behan P.O. (1984). *Laterality hormones and immunity.* In N. Geschwind & A.M. Galaburda (Eds.) : *Cerebral Dominance, The Biological Foundations* (pp. 211-224). Cambridge MA : Harvard University Press.

Geschwind N., & Galaburda A.M. (1985). Cerebral lateralization. Biological mechanisms associations and pathology : I. A hypothesis and a program for research. *Arch. Neurol., 42* : 428-459.

Geschwind N., & Galaburda A.M. (1987). *Cerebral lateralization.* Cambridge MA : MIT Press.

Geschwind N., & Kaplan E. (1962). A human cerebral disconnection syndrome. *Neurology* (Minneapolis), *12* : 675-685.

Geschwind N., & Levitsky W. (1968). Human brain : left-right asymmetries in temporal speech region. *Science, 161* : 186-187.

Gillet P., Billard C., & Autret A. (1996). Systèmes de mémoire et apprentissage de la lecture. In S. Carbonnel, P. Gillet, M.-D. Martory & S. Valdois (Eds) : *Approche cognitive des troubles de la lecture et de l'écriture chez l'enfant et l'adulte* (pp. 113-136). Marseille : Solal.

Gladstone M., Best C.T., & Davidson R.J. (1989). Anomalous bimanual coordination among dyslexic boys. *Develop. Psychol., 25* : 236-246.

Godfrey, J.J., Syrdal-Lasky, A.K., Millay, K.K. & Knox, C.M. (1981). Performance of dyslexic children on speech perception tests. *Journal of Experimental Child Psychology, 32* : 401-424.

Gold M., Adair J.C., Jacobs D.H., & Heilman K.M. (1995). Right-left confusion in Gerstmann's syndrome : a model of body centered spatial orientation. *Cortex, 31* : 267-283.

Goldberg G. (1985). Supplementary motor area structure and function : Review and hypotheses. *Behav. Brain Sci., 8* : 567-616.

Gombert, J.E. (1991). *Le développement métalinguistique.* Paris : Presses Universitaires de France.

Goswami U., & Bryant P. (1990). *Phonological skills and learning to read.* Hove : Lawrence Erlbaum.

Goulandris N.K., & Snowling M. (1991). Visual memory deficits : a plausible cause of developmental dyslexia ? Evidence from a single case study. *Cognitive Neuropsychology, 8* (2) : 127-154.

Graff-Radford N.R., Welsh K., & Godersky J. (1987). Callosal apraxia. *Neurology, 37* : 100-105.

Greenblatt S.H. (1973). Alexia without agraphia or hemianopsia : anatomical analysis of an autopsied case. *Brain, 96* : 307-316.

Grimshaw G.M., Bryden M.P., & Finegan J.K. (1993). Relations between prenatal testosterone and cerebral lateralization at age 10. *J. Clin. Exp. Neuropsychol., 15*: 39-40.

Gross-Glenn K., Duara R., Barker W.W., Loewenstein D., Chang J.Y., Yoshii F. *et al.* (1991). Positron emission tomography studies during serial word-reading by normal and dyslexic adults. *J. Clin. Exp. Neuropsychol., 13* : 531-544.

Gross-Glenn K., & Rothenberg S. (1984). Evidence for deficit in interhemispheric transfer of information in dyslexic boys. *Int. J. Neurosci., 24* : 23-25.

Gross-Glenn K., Rothenberg S. (1984). Evidence for deficit of interhemispheric transfer of information in dyslexic boys. *Int. J. Neurosci., 24* : 23-35.

Gross-Tsur V., Manor O., & Shalev R.S. (1996). Developmental dyscalculia : prevalence and demographic features. *Dev. Med. Child Neurol., 38* : 25-33.

Gross-Tsur V., Shalev R.S., Manor O., & Amir N. (1995). Developmental right-hemisphere syndrome : clinical spectrum of the nonverbal learning disability. *J. Learn. Disab., 28* : 80-86.

Habib M. (1989). Anatomical asymmetries of the human cerebral cortex. *Int. J. Neurosci., 47*(1-2) : 67-89.

Habib M. (1997). *Bases neurologiques des comportements.* 3ème édition. Paris: Masson.

Habib M., Ceccaldi M., & Poncet M. (1990a). Syndrome de déconnexion calleuse par infarctus jonctionnel hémisphérique gauche. *Revue Neurologique (Paris), 146* (1) : 19-24.

Habib M., & Démonet J.F. (1996). Cognitive neuroanatomy of language : the contribution of functional neuroimaging. *Aphasiology, 10* : 217-234.

Habib M., Démonet J.F., & Frackowiak R. (1996a). Neuroanatomie cognitive du langage. Contribution de l'imagerie fonctionnelle cérébrale. *Rev. Neurol., 152* : 249-260.

Habib M., & Galaburda, A.M. (1986). Déterminants biologiques de la dominance cérébrale. *Rev. Neurol. (Paris), 142* : 869-894.

Habib M., & Galaburda, A.M. (1994). Fondements neuroanatomiques et neurobiologiques du langage. In X. Seron & M. Jeannerod (Eds.) : *Neuropsychologie Humaine, (*pp. 320-335). Bruxelles : Mardaga.

Habib M., Gayraud D., Oliva A., Regis J., Salamon G., & Khalil R. (1991). Effects of handedness and sex on the morphology of the corpus callosum : a study with brain magnetic resonance imaging. *Brain Cogn., 16* : 41-61.

Habib M., & Magnié M.N. (1992). Le cerveau du dysphasique. In : *Compte-rendus des Entretiens de Bichat,* Paris : Expansion Scientifique Française.
Habib M., & Pelletier J. (1994). Neuroanatomie fonctionnelle des relations inter-hémisphériques. Aspects théoriques et perspectives cliniques. *Revue de Neuropsychologie, 4* : 69-112.
Habib M., Renucci R.L., Vanier M., Corbaz J.M., & Salamon G.(1984). Computed tomography assessment of right-left asymmetries in the human cerebral cortex. *J. Comput. Assist. Tomogr., 8,* (5) : 922-927.
Habib M., & Robichon F. (1996). Parietal lobe morphology predicts phonological skills in developmental dyslexia. *Brain Cogn., 32* : 139-142.
Habib M., Robichon F., & Démonet J.F. (1996b). Le singulier cerveau des dyslexiques. *La Recherche, 289* : 80-85.
Habib M., Robichon F., Lévrier O., Khalil R., & Salamon G. (1995). Diverging asymmetries of temporo-parietal cortical areas : a reappraisal of Geschwind/Galaburda Theory. *Brain Lang., 48* : 238-258.
Habib M., Touze F., & Galaburda A.M. (1990b). Intrauterine factors in sinistrality : a review. In S. Coren (Ed.) : *Left-handedness : Behavioral implications and anomalies,* (pp. 99-120). New York : Elsevier (North Holland Book series).
Hagman J.O., Wood F., Buchsbaum M.S., Tallal P., Flowers L., & Katz W. (1992). Cerebral brain metabolism in adult dyslexic subjects assessed with positron emission tomography during performance of an auditory task. *Arch. Neurol., 49* : 734-739.
Halgren E., & Smith M.E. (1987). Cognitive evoked potentials as modulary processes in human memory formation and retrieval. *Hum Neurobiol., 6* : 129-139.
Hanley R., Hastie K., & Kay, J. (1992). Developmental surface dyslexia and dysgraphia : an orthographic processing impairment. *Quaterly Journal of Experimental Psychology, 44A* (2) : 285-319.
Hannequin D., Goulet P., & Joanette Y. (1987). *La contribution de l'hémisphère droit à la communication verbale.* Rapport de Neurologie, LXXXVe Congrès de Psychiatrie et Neurologie de Langue Française. Paris : Masson.
Harter M.R., Anllo-Vento L. , & Wood F.B. (1989). Event-related potentials, spatial orienting, and reading disabilities. *Psychophysiol., 26* : 404-421.
Harter M.R., Anllo-Vento L., Wood F.B., & Schroeder M.M. (1988). Separate brain potential characteristics in children with reading disability and attention deficit disorder : II. Color and letter relevance effects. *Brain Cogn., 7* : 115-140.
Harter M.R., Diering S., & Wood F.B. (1988). Separate brain potential characteristics in children with reading disability and attention deficit disorder : I. Relevance-independent effects. *Brain Cogn., 7* : 54-86.
Hécaen H. (1976). Acquired aphasia in children and the ontogenesis of hemispheric functional specialization. *Brain Lang., 3* : 114-134.
Hécaen H., Angelergues R., & Houillier S. (1961). Les variétés cliniques des acalculies au cours des lésions rétro-rolandiques : approche statistique du problème. *Rev. Neurol.* (Paris), *105* : 86-103.
Heilman K.M. (1979). Apraxia. In K.M. Heilman & E. Valenstein (Eds.) : *Clinical Neuropsychology,* (pp. 159-185). New York : Oxford University Press.
Heilman K.M., & Valenstein E. (1985). *Clinical Neuropsychology.* New York N.Y. : Oxford University Press Inc.
Heilman K.M., Voeller K., & Alexander A.W. (1996). Developmental dyslexia : a motor-articulatory feedback hypothesis. *Ann. Neurol., 39* : 407-412.
Henderson V.W., Friedman R.B., Teng E.L., & Weiner J.M. (1985). Left hemisphere pathways in reading : inferences from pure alexia without hemianopia. *Neurology, 35* : 962-968.

Hines M., Chiu L., McAdams L., Bentler P.M., & Lipcamon J. (1992). Cognition and the corpus callosum : verbal fluency, visuo-spatial ability, and language lateralization related to midsagittal surface areas of callosal subregions. *Behav. Neurosci., 106* : 3-14.

Hinshelwood J. (1917). *Congenital Word Blindness,* London : Lewis.

Holcomb P.J., Ackerman P.T., & Dykman R.A.(1986). Auditory event-related potentials in attention and reading disabled boys. *Int. J. Psychophysioly, 3* : 263-273.

Holcomb P.J., Dykman R.A., & Ackerman P.T. (1985). Cognitive event-related brain potentials in children with attention and reading deficits. *Psychophysiol., 22* : 656-667.

Holligan C., & Johnston, R.S. (1988). The use of phonological information by good and poor readers in memory and reading tasks. *Memory and Cognition, 16* : 522-542.

Holloway R.L. (1990). Sexual dimorphism in the human corpus callosum : its evolutionary and clinical implications. In : *From Apes to Angels : Essays in Anthropology in honor of Philip V. Tobias,* (pp. 221-228). New York : Willey-Liss.

Holmes J.M. (1978). "Regression" and Reading Breakdown. In A. Caramazza & E.B. Zurif (Eds.) : *Language Acquisition and Language Breakdown: Parallels and Divergences.* Baltimore : John Hopkins University Press.

Howard D., Patterson K., Wise R., Brown W.D., Friston K., Weiller C., & Frackowiak R. (1992). The cortical localisation of the lexicons : PET evidence. *Brain, 115* : 1769-1782.

Hubel D.H., & Wiesel T.N. (1967). Cortical and callosal connections concerned with the vertical meridian of visual fields in the cat. *J. Neurophysiol., 30* : 1561-1573.

Hugdahl K., Synnevåg B., & Satz P. (1990). Immune and autoimmune diseases in dyslexic children. *Neuropsychologia, 28* : 673-679.

Hugdahl K. (1994). The search continues : casual relationships among dyslexia, anomalous dominance, and immune function. *Brain Cogn., 26* : 275-280.

Hulme C. (1987). Reading retardation. In J. Beech & A. Colley (Eds.) : *Cognitive approaches to reading,* (pp. 245-270). New York : John Willey and sons.

Humphreys P., Kaufmann W.E., & Galaburda A.M. (1990). Developmental dyslexia in women : neuropathological findings in three patients. *Ann Neurol., 28* : 727-738.

Hynd G.W., Hall J., Novey E.S., Eliopulos D., Black K., Gonzales J.J. *et al.* (1995). Dyslexia and corpus callosum morphology. *Arch Neurol., 52* : 32-38.

Hynd G.W., & Semrud-Clikeman M. (1989). Developmental dyslexia. *Psychol. Bull., 106* : 447-482.

Hynd G.W., Semrud-Clikeman M., Lorys A.R., Novey E.S., & Eliopulos D. (1990). Brain morphology in developmental dyslexia and attention deficit disorder/hyperactivity. *Arch. Neurol., 47* : 919-926.

Hyönä J., & Olson R.K. (1995). Eye fixation patterns among dyslexic and normal readers : effects of word lenght and word frequency. *J. Exp. Psychol. : Learn, Mem, and Cogn., 21* : 1430-1440.

Innocenti G.M.(1986). General organization of callosal connections in the cerebral cortex. In E.G. Jones & A. Peters (Eds) : *Cerebral Cortex,* Vol 5, (pp. 291-353). New York : Plenum Press.

Jacob H. (1940). Die feinere Oberflächengestaltung der Hirnwindungen die Hirnwarzenbildung und die Mikropolygyrie. *Zeitschrift fuer Neurologie und Psychiatrie, 178* : 64-84.

Jäncke L., Schlaug G., Huang Y., & Steinmetz H. (1994). Asymmetry of the planum parietale. *Neuro.Report, 5* : 1161-1163.

Jasper H (1958). The ten-twenty electrode system of the International Federation. *Electroenceph. Clin. Neurophysiol., 10* : 371-375.

Jeeves M.A., & Milner A.D. (1987). Specificity and plasticity in interhemispheric integration : evidence from callosal agenesis. In D. Ottoson (Ed.) : *Duality and Unity of the Brain*, (pp. 416-441). London : MacMillan.

Jeeves M.A., Silver P.H., & Jacobson I. (1988). Bimanual coordination in callosal agenesis and partial commissurotomy. *Neuropsychologia, 26* : 833-850.

Jenkins W.M., Merzenich M.M., & Recanzone G. (1990). Neocortical representational dynamics in adult primates : implications for neuropsychology. *Neuropsychologia, 28* : 573-584.

Jernigan T.L., Hesselink J.R., Sowell E., & Tallal P. (1991). Cerebral structure on magnetic resonance imaging in language and learning impaired children. *Arch. Neurol., 48* : 539-545.

Joanette Y, Goulet P, & Hannequin D. (1990). *Right hemisphere and verbal communication.* New York : Springer Verlag.

Jorm A.F. (1979). The cognitive and neurological basis of developmental dyslexia : a theoretical framework and review, *Cognition, 7* : 19-32.

Jorm A.F. (1983). Specific reading retardation and working memory : a review. *British Journal of Psychology, 74* : 311-342.

Juraska J.M., & Kopcik J.R. (1988). Sex and environmental influences on the size and ultrastructure of the rat corpus callosum. *Brain Res., 450* : 1-8.

Kahn H.J., & Whitaker H.A. (1991). Acalculia : an historical review of localization. *Brain Cogn., 17* : 102-115.

Karol E.A., & Pandya D.N. (1971). The distribution of the corpus callosum in the rhesus monkey. *Brain, 94* : 471-486.

Kaufmann W.E., & Galaburda A.M. (1989). Cerebrocortical microdysgenesis in neurologically normal subjects : a histopathologic study. *Neurology, 39* : 238-244.

Kazui S., & Sawada T. (1993). Callosal apraxia without agraphia. *Ann. Neurol., 33* : 401-403.

Kertesz A., Polk M., Howell J., & Black S.E. (1987). Cerebral dominance, sex, and callosal size in MRI. *Neurology, 37* : 1385-1388.

Kimura D. (1967). Functional asymmetry of the brain in dichotic listening. *Cortex, 3* : 163-178.

Kimura D. (1983). Sex differences in cerebral organization for speech and praxic functions. *Can. J. Psychol., 37* : 19-35.

Kimura D. (1992). Le sexe du cerveau. *Pour la Science, 181* : 98-107.

Kinsbourne M. (1970). The cerebral basis of lateral asymmetries in attention. *Acta Psychol., 33* : 193-201.

Kinsbourne M. (1973). The control of attention by interaction between the hemispheres. In S. Kornblum (Ed.) : *Attention and Performance IV.* London : Academic Press.

Kinsbourne M. (1976). *The ontogeny of cerebral dominance.* In R.W. Rieber (Ed.) *The Neuropsychology of Language* (p. 127). New York : Plenum Press.

Kinsbourne M., Rufo D.T., Gamzu E., Palmer R.L., & Berliner A.K. (1991). Neuropsychological deficits in adults with dyslexia. *Dev Med Child Neurol., 33* : 763-775.

Klicpera C., Wolff P.H., Drake C.H. (1981). Bimanual coordination in adolescent boys with reading retardation. *Dev. Med. Child Neurol., 23* : 617-625.

Koenig O., Kosslyn S.M., & Wolf, P. (1991). Mental imagery and dyslexia : a deficit in processing multipart visual objects ? *Brain & Language, 41* : 381-394.

Kolb B., & Whishaw I.Q. (1990). *Fundamentals of human neuropsychology.* Chap. 25 : Development of function. New York : W.H. Freeman & Co.

Kopp N., Michel F., Carrier H., Biron A., & Duvillard P. (1977). Etude de certaines asymétries hémisphériques du cerveau humain. *J. Neurol. Sci., 34* : 349-363.

Kosc L. (1974). Developmental dyscalculia. *J. Learn. Disabil., 7* : 46-59.
Kosslyn S.M., Flynn R.A., Amsterdam J.B., & Wang G. (1990). Components of high-level vision : a cognitive neuroscience analysis and accounts of neurological syndromes. *Cognition, 34* : 203-277.
Kraus N., McGee T., Carrell T.D., Zecker S.G., Nicol T.G., & Koch D.B. (1996). Auditory neurophysiologic responses and discrimination deficits in children with learning problems. *Science, 273* : 971-973.
Kremin H., & Dellatolas G. (1996). Les prérequis cognitifs de l'apprentissage de la lecture. In S. Carbonnel, P. Gillet, M.-D. Martory & S. Valdois (Eds.) : *Approche cognitive des troubles de la lecture et de l'écriture chez l'enfant et l'adulte.* (pp. 97-112). Marseille : Solal.
Kreuter C., Kinsbourne M., & Trevarthen C. (1972). Are deconnected cerebral hemispheres independant channels? A preliminary study of the effect of unilateral loading on bilateral finger tapping. *Neuropsychologia, 10* : 453-461.
Kushch A., Gross-Glenn K., Jallad B., Lubs H., Rabin M., Feldman E. & Duara R. (1993). Temporal lobe surface area measurements on MRI in normal and dyslexics readers. *Neuropsychologia, 31* : 811-821.
Kutas M. & Hillyard S.A. (1980). Reading senseless sentences : brain potentials reflect semantic incongruity. *Science, 207* : 203-204.
La Mantia A.S., & Rakic P. (1990) Cytological and quantitative characteristics of four cerebral commissures in the rhesus monkey. *J. Comp. Neurol., 291* : 520-537.
LaBuda M.C. & DeFries J.C. (1988). Cognitive abilities in children with reading disabilities. *J. Learn Disab., 21* : 562-566.
Lampl Y., Eshel Y., Gilad R., & Sarova-Pinhas I. (1994). Selective acalculia with sparing of the subtraction process in a patient with left parietotemporal hemorrhage. *Neurology, 44* : 1759-1761.
Landis T., & Regard M. (1988). The right hemisphere's access to lexical meaning : a function of its release from left-hemisphere control ? In C. Chiarello (Ed.) : *Right hemisphere contributions to lexical semantics,* (pp. 32-46). Berlin : Springer-Verlag.
Landis T., Regard M., & Serrat A. (1980). Iconic reading in a case of pure alexia caused by a brain tumor : a tachistoscopic study. *Brain Lang., 11* : 45-53.
Lang C. (1994). Die Agraphie des Gerstmann-Syndrome. - Versuch einer Charakterisierung. *Forschr. Neurol. Psychiatr., 62* : 155-163.
Larsen J.P, Høien T., Lundberg I., & Ødegaard H. (1990). MRI evaluation of the Planum temporale in adolescents with developmental dyslexia. *Brain Lang., 39* : 289-301.
Larsen J.P., Høien T., & Ødegaard H. (1992) Magnetic resonance imaging of the corpus callosum in developmental dyslexia. *Cogn. Neuropsychol., 9* : 123-134.
Lassonde M. (1986). The facilitatory influence of the corpus callosum on intrahemispheric processing. In F. Lepore, M. Ptito, H.H. Jasper (Eds.) : *Two hemispheres, One brain : Functions of the corpus callosum,* (pp. 385-403). New York : Allan R. Liss.
Lassonde M., Bryden M.P., & Demers P. (1990). The corpus callosum and cerebral speech lateralization. *Brain Lang., 38* : 195-206.
Lassonde M., Sauerwein H., Chicoine A.-J., & Geoffry G. (1991). Absence of disconnection syndrome in callosal agenesis and early callosotomy : brain reorganization or lack of structural specificity during ontogeny ? *Neuropsychologia, 29* : 481-495.
Lassonde M., Sauerwein H., MacCabe N., Laurencelle L., & Geoffroy G. (1988). Extent and limits of cerebral adjustment to early section or congenital absence of the corpus callosum. *Behav. Brain Res., 30* : 165-181.

Lecocq P. (1986). Sensibilité à la similarité phonétique chez les enfants dyslexiques et les bons lecteurs. *L'Année Psychologique*, *86* : 201-221.

Lefavrais P. (1963). Du diagnostic de la dyslexie à l'étude clinique de la lecture. Un nouvel instrument : le Test de "l'Alouette". *Revue de Psychologie Appliquée (Paris)*, *13* : 189-207.

Lehmkule S., Garzia R.P., Turner L., Hash T., & Baro J.A. (1993). A defective visual pathway in children with reading disability. *N. Engl. J. Med.*, *328* : 989-996.

LeMay M. (1992). Left-right dissymmetry, handedness. *Am. J. Neurorad.*, *13* : 493-504.

Lenneberg E. (1967). *Biological foundations of language*. New York : John Wiley.

Leonard C.M., Voeller K.K.S., Lombardino L. J., Morris M.K., Hynd G.W., Alexander A.W., Andersen H.G., *et al.* (1993). Anomalous cerebral structure in dyslexia revealed with magnetic resonance imaging. *Archives of Neurology*, *50* : 461-469.

Leslie S.C., Davidson R.J., & Batey O.B. (1985). Purdue pegboard performance of disabled and normal readers : unimanual versus bimanual differences. *Brain Lang.*, *24* : 359-369.

Levin H.S., Scheller J., Rickard T., Grafman J., Martinkowski K., Winslow M., & Mirvin S. (1996). Dyscalculia and dyslexia after right hemisphere injury in infancy. *Arch. Neurol.*, *53* : 88-96.

Levy J. (1985). Interhemispheric collaboration : singlemindedness in the asymmetric brain. In C.T. Best (Ed.) : *Hemisphere function and collaboration in the child*, (pp. 11-32). New York : Academic Press.

Liberman I. (1982). A language oriented view of reading and its disabilities. In Myklebust H. (Ed.) : *Progress in learning disabilities*, vol. 5. New York : Grune and Straton.

Liberman I.Y., Shankweiler D., Fisher F.W., & Carter B. (1974). Explicit syllable and phoneme segmentation in the young child. *J. Exper. Child Psychol.*, *18* : 201-212.

Liederman J., Merola J., & Martinez S. (1985). Interhemispheric collaboration in response to simultaneous bilateral input. *Neuropsychologia*, *23* : 673-683.

Liepmann H., & Maas O. (1908). Fall von linksseitiger Agraphie und Apraxie bei rechtsseitiger Lähmung. *Z. f Psychiatr. Neurol.*, *10* : 214-227.

Livingstone M.S., & Hubel D.H. (1987). Psychophysical evidence for separate channels for the perception of form color movement and depth. *J. Neurosci.*, *7* : 3416-3468.

Livingstone M.S., Rosen G.D., Drislane F.W., & Galaburda A.M. (1991). Physiological and anatomical evidence for a magnocellular defect in developmental dyslexia. *Proceedings of the National Academy of Sciences-U.S.A.*, *88* : 7643-7647.

Lovegrove W.J., Bowling A., Badcock D., Blackwood M. (1980a). Specific reading disability : differences in contrast sensitivity as a function of spatial frequency. *Science*, *210* : 479-440.

Lovegrove W.J., Garzia R.P., & Nicholson S.B. (1990). Experimental evidence for a transient system deficit in specific reading disability. *J. Optom Assoc.*, *61* : 137-146.

Lovegrove W.J., Heddle M., & Slaghuis W. (1980b). Reading disability : spatial frequency deficits in visual information store. *Neuropsychologia*, *18* : 111-115.

Lovegrove W.J., Martin F., Blackwood M., Badcock D., & Paxton S. (1982). Contrast sensitivity functions and specific reading disability. *Neuropsychologia*, *20* : 309-315.

Lovegrove W.J., Martin F., & Slaghuis W.L. (1986). A theoretical and experimental case for a visual deficit in specific reading disability. *Cognitive Neuropsychology*, *3*, (2) : 225-267.

Lovett M.W., Borden S.L., De Luca T. (1994). Treating the core deficits of developmental dyslexia : evidence of transfer-of-learning following phonologically - and strategy-based reading programs. *Dev. Psychol., 30* : 805-822.

Lubs H., Duara R., Levin B., Jallad B., Lubs M.L., Rabin M. *et al.* (1991). *Genetics behavior and brain imaging.* In D. Duane, & D. Gray (Eds.) : *The Reading Brain.* Parkton Maryland York Press.

Lundberg I., Frost J., & Peterse O. (1988). Effects of an extensive program for stimulating phonological awareness in preschool children. *J. Exp. Child Psychol., 18* : 201-212.

Luria A.R. (1978). *Les Fonctions Corticales Supérieures de l'Homme*, (pp. 218-245). Paris : P.U.F.

Manzoni T., Barbaresi P., Conti F., & Fabri M. (1989). The callosal connections of the primary somatosensory cortex and the neural bases of midline fusion. *Exp. Brain Res., 76* : 251-266.

Marshall J.C. (1984). Toward a rationale taxonomy of the developmental dyslexias. In R.N. Malatesha & H. Whitaker (Eds.) : *Dyslexia : a global issue*, (pp. 45-58). The Hague : Martinus Nijhoff.

Marshall J.C., & Newcombe F. (1973). Patterns of paralexia : a psycholinguistic approach, *Journal of Psycholinguistic Research, 2* : 175-199.

Martin F., & Lovegrove W.J. (1984). The effect of size and luminance on contrast sensitivity differences between specifically reading disabled and normal children. *Neuropsychologia, 22* : 73-77.

Martin F., & Lovegrove W.J. (1988). Uniform-field flicker masking in control and specifically-disabled readers. *Perception, 17* : 203-214.

Mattis S., French J., & Rapin I. (1975). Dyslexia in children and young adults : Three independent neuropsychological syndromes. *Developmental medecine and child neurology, 17* : 150-163.

Mayer E., Koenig O., & Panchaud A. (1988). Tactual extinction without anomia : evidence of attentional factors in a patient with a partial callosal disconnection. *Neuropsychologia, 26* : 851-868.

Mazzoni M., Pardossi L., Cantini R., Giorgetti V., & Arena R. (1990). Gerstmann syndrome : a case report. *Cortex, 26* : 459-467.

McBride M.C., & Kemper T.L. (1982). Pathogenesis of four-layered microgyric cortex in man. *Acta Neuropathol., 57* : 93-98.

McCloskey M., Carammaza A., & Basili A. (1985). Cognitive mechanisms in number processing and calculation : evidence from dyscalculia. *Brain Cogn., 4* : 171-196.

McGlone J. (1980). Sex differences in human brain asymmetry : a critical survey. *Behav. Brain Sci., 3* : 215-263.

Mehler J., & Dupoux E. (1990). *Naître humain.* Paris : Odile Jacob.

Merzenich M.M., Schreiner C., Jenkins W., & Wang X. (1993). Neural mechanisms underlyingtemporal integration, segmentation, and input sequence representation : some implications for the origin of learning disabilities. *Annals of the New York Academy of Sciences*, Jun 14, *682* :1-22.

Merzenich M.M., Jenkins W.M., Johnston P., Schreiner C., Miller S.L., & Tallal P. (1996). Temporal processing deficits of language-learning impaired children ameliorated by training. *Science, 271* : 77-80.

Mesulam M.M. (1981). A cortical network for directed attention and unilateral neglect. *Ann. Neurol., 10* : 309-325.

Mesulam M.M. (1985). Patterns in behavioral neuroanatomy. In M.M. Mesulam (Ed.) : *Principles of Behavioral Neurology.* Philadelphie : Davies

Mesulam M.M. (1990). Large-scale neurocognitive networks and distributed processing for attention, language, and memory. *Ann. Neurol., 28* : 597-613.

Montgomery D. (1981). Do dyslexics have difficulty accessing articulatory information. *Psychol. Res., 43* : 235-243.
Moore L.H., Brown W.S., Markee T.E., Theberge D.C., & Zvi J.C. (1995). Bimanual coordination in dyslexic adults. *Neuropsychologia, 33* : 781-793.
Morais J., Cary L., Alegria J., & Bertelso, P. (1979). Does awareness of speech as a sequence of phones arise spontaneously ? *Cognition, 7* : 323-331.
Morais J. (1991). Metaphonological abilities and literacy. In M. Snowling & M. Thomson (Eds.) : *Dyslexia : integrating theory and practice* (pp. 95-107). London : Whurr Publishers.
Morais J. (1994). *L'art de lire.* Paris : O. Jacob.
Morel F., & Wildi E. (1952). Dysgénésie nodulaire disséminée de l'écorce frontale. *Rev. Neurol. (Paris), 87* : 251-270.
Morgan W.P. (1896). A case of congenital word-blindness. *Brit. Med. J., 78* : 2-13.
Morton J. (1979). *Word Recognition.* In J. Morton & J.C. Marshall (Eds.) : Psycholinguistic Series, vol 2 : *Structures and Processes.* London : Elek Science & Cambridge, Mass. : MIT Press.
Musiek F.E., Reeves A.G. (1986). Effects of partial and complete corpus callosotomy on central auditory function. In F. Lepore, M. Ptito, H.H. Jasper (Eds.) :*Two hemispheres, One brain : Functions of the corpus callosum*, (pp. 423-433). New York : Allan R. Liss.
Neville H.J., Coffey S.A., Holcomb P.J., & Tallal P. (1993). The neurobiology of sensory and language processing in language-impaired children. *J. Cogn. Neurosci., 5* : 235-253.
Nielsen H., & Ringe K. (1969). Visuo-perceptive and visuo-motor performance of children with reading disability. *Scand. J. Psychol., 10* : 225-231.
Njiokiktjien C. (1991). Absence of the corpus callosum : Clinicopathological correlations. In G. Ramaekers & C. Njiokiktjien (Eds.) : *Pediatric Behavioural Neurology, vol. 3 : The Child's Corpus Callosum*, (pp. 235-250). Amsterdam : Suyi Publications.
Njiokiktjien C., de Sonneville L., & Vaal J. (1994). Callosal size in children with learning disabilities. *Behav. Brain Res., 64* : 213-218.
Njiokiktjien C., Driessen M., & Habraken L. (1986). Development of supination-pronation movements in children. *Human Neurobiol., 5* : 199-203.
O'Kusky J., Strauss E., Kosaka B., Wada J., Li D., Druhan M., & Petrie J. (1988). The corpus callosum is larger with right-hemisphere cerebral speech dominance. *Ann. Neurol., 254* : 379-383.
O'Leary D.D.M., Stanfield B.B., & Cowan W.M. (1981). Evidence that the early postnatal restriction of the cells of origin of the callosal projection is due to the elimination of axonal collaterals rather than to the death of neurons. *Dev. Brain Res., 1* : 607-617.
Obrzut J.E. (1988). Deficient lateralization in learning-disabled children : developmental lag or abnormal cerebral organization ? In D.L. Mofese & S.J. Segalowitz (Eds.) : *Brain Lateralization in Children : Developmental Implications.* New York : Guilford Press.
Oexle J.E., & Zenhausern R. (1981). Differential hemispheric activation in good and poor readers. *Int. J. Neurosci., 15* : 31-36.
Oldfield C.D. (1971). The assessment and analysis of handedness : The Edinburgh Inventory. *Neuropsychologia, 9* : 97-113.
Olson R.K., Kliegl R., Davidson B.J., & Foltz G. (1985). Individual and developmental differences in reading disability. In T.G. Waller (Ed.) : *Reading Research: Advances in theory and practice.* V.4, New York : Academic Press.

Olson R.K., Wise B., Conners F., Rack J., & Fulker D. (1989). Specific deficits in component reading and language skills : genetic and environmental influences. *J Learn Disab., 22* : 339-348.

Oppenheim J.S., Lee B.C.P., Nass R., & Gazzaniga M.S. (1987). No sex-related differences in human corpus callosum based on magnetic resonance imaging. *Ann. Neurol., 21* : 604-606.

Oppenheim J.S., Skerry J.E., Tramo M.J., & Gazzaniga M.S. (1989) Magnetic resonance imaging morphology in the corpus callosum in monozygotic twins. *Ann. Neurol., 26* : 100-104.

Orton S.T. (1925). Word blindness in school children. *Arch. Neurol. Psychia., 14* : 581-615.

Orton S.T. (1937). *Reading, Writing and Speech Problems in Children,* New York : Norton.

Pandya D.N., Karol E.K., & Heilbronn D. (1971). The topographical distribution of interhemispheric projections in the corpus callosum of the rhesus monkey. *Brain Res., 32* : 31-43.

Pandya D.N., & Seltzer B. (1986). The topography of commissural fibers. In M. Ptito, H.H. Jasper, & F. Lepore (Eds.) : *Two hemispheres, one brain : Functions of the corpus callosum,* (pp. 48-73). New York : Alan R. Liss.

Patterson K.E., & Marcel A.J. (1977). Aphasia, dyslexia and the phonological coding of the written words. *Qu. J. Exp. Psychol., 29* : 307-318.

Paulesu E., Frith C.D., & Frackowiak R.S.J. (1993). The neural correlates of the verbal component of working memory. *Nature, 362* : 342-344.

Paulesu E., Frith U., Snowling M., Gallagher A., Morton J., Frackowiak R.S.J., & Frith C.D. (1996). Is developmental dyslexia a disconnection syndrome ? Evidence from PET scanning. *Brain, 119* : 143-157.

Pavlidis, G.T. (1985). Eye movements in dyslexia : their diagnostic significance. *Journal of learning disabilities, 18* (1) : 42-50.

PeBenito R., Fisch C.B., & Fisch M.L. (1988). Developmental Gerstmann's syndrome. *Arch. Neurol., 45* : 977-982.

Pennington B.F. (1991). Genetics of learning disabilities. *Seminars in Neurology, 11* : 28-34.

Pennington B.F., Gilger J.W., Pauls D., Smith S.A., Smith S.D. , & DeFries J.C. (1991). Evidence for major gene transmission of developmental dyslexia. *JAMA, 266* : 1527-1534.

Pennington B.F., Smith S.D., Kimberling W.J., Green P.A., & Haith M.M. (1987). Left-handedness and immune disorders in familial dyslexics. *Arch. Neurol., 44* : 634-639.

Pennington B.F., Van Orden G.C., Smith S.D., Green P.A., & Haith M.M. (1990). Phonological processing skills and deficits in adult dyslexics. *Child Dev., 61* : 1753-1778.

Petersen S.E., Fox P.T., Posner M.I., Mintun M., & Raichle M.E. (1989) Positron emission tomographic studies of the processing of single words. *Journal of Cognitive Neurosciences, 1* : 153-170.

Petersen S.E., Fox P.T., Snyder A.Z., & Raichle M.E. (1990). Activation of extrastriate and frontal cortical areas by visual words and word-like stimuli. *Science, 249* : 1041-1044.

Piccirilli M., Finali G., & Sciarma T. (1989). Negative evidence of difference between right- and left-handers in interhemispheric transfer of information. *Neuropsychologia, 27* : 1023-1026.

Plante E. (1991). MRI findings in the parents and siblings of specifically language-impaired boys. *Brain Lang., 41* : 67-80.

Plante E., Swisher L., Vance R., & Rapcsak S. (1991). MRI findings in boys with specific language impairment. *Brain Lang., 41* : 52-66.
Poncet M., Habib M., & Robillard A. (1987). Deep left parietal lobe syndrome: conduction aphasia and other neurobehavioural disorders due to a small subcortical lesion. *J. Neurol. Neurosurg. Psychiatr., 50* : 709-713.
Posner M.I., & Abdullaev Y.G. (1996). Dévoiler la dynamique de la lecture. *La Recherche, 289* : 66-69.
Posner M.I., & Raichle M.E. (1994). *Images of Mind.* New York : Scientific American Library.
Posner M.I., & Raichle M.E. (1995). Précis of Images of Mind. *Behav. Brain Sci., 18* : 327-383.
Posner M.I., & Petersen S.E. (1990). The attention system of the human brain. *Ann. Rev. Neurosci., 13* : 25-42.
Preilowski B. (1987) The role of corollary motor discharges, the corpus callosum, and the supplementary motor cortices in bimanual coordination. *Behav. Brain Sci., 10* : 322-329.
Preilowski B. (1990). Intermanual transfer, interhemispheric interaction and handedness in man and monkeys. In C.B. Trevarthen (Ed.) : *Brain Circuits and Functions of the Mind,* (pp. 168-180). Cambridge : University Press.
Price C.J., Wise R.S.J., Watson J.D.G., Patterson K., Howard D., & Frackowiak R.S.J. (1994). Brain activity during reading. The effects of exposure duration and task. *Brain, 117* : 1255-1269.
Price C.J., Wise R.J.S., & Frackowiak R.S.J. (1996). Demonstrating the implicit processing of visually presented words and pseudowords. *Cerebral Cortex, 6* : 62-70.
Pugh K.R., Shaywitz B.A., Shaywitz S.E., Constable R.T., Skudlarski P., Fulbright R.K., Bronen R.A., Shankweiler D.P., Katz L., Fletcher J.M., & Gore J.C. (1996). Cerebral organization of component processes in reading. *Brain, 119* : 1221-1238.
Rack J.P. (1985). Orthographic and phonetic coding in developmental dyslexia. *Br. J. Psychol., 76* : 325-340.
Rakic P. (1972). Mode of cell migration to the superficial layers of fetal monkey neocortex. *J. Comp. Neurol., 145* : 61-84.
Rakic P. (1995). Corticogenesis in human and nonhuman primates. In M.S. Gazzaniga (Ed.) : *The Cognitive Neurosciences,* (pp. 127-145). Cambridge (Mass) : The MIT Press.
Ranke O. (1910). Beiträge zur Kenntnis des normalen und pathologischen Hirnrindenbildung. *Zeutschrift fuer Pathologie und Anatomie, 47* : 51-125.
Rapin I., & Allen D.A. (1988). Syndromes in developmental dysphasia and adult aphasia. In F. Plum (Ed.) : *Language, Communication, and the Brain.* New York : Raven Press.
Rayner K. (1978). Eye movements in reading and information processing. *Psychol Bull., 85* : 618-660.
Rayner K. Murphy L.A., Henderson J.M., & Pollatsek, A. (1989). Selective attentional dyslexia, *Cognitive Neuropsychology, 6* (4) : 357-378.
Reader M.J., Harris E.L., Schuerholz L.J., & Denckla M.B. (1994). Attention deficit hyperactivity disorder and executive dysfunction. *Develop. Neuropsychol., 10* : 493-512.
Recanzone G.H., Schreiner C.E., & Merzenich M.M. (1993). Plasticity in the frequency representation of primary auditory cortex following discrimination training in adult owl monkeys. *Journal of Neuroscience, 13* (1) : 87-103.
Recanzone G.H., Merzenich M.M., Jenkins W.M., Grajski K.A., & Dinse H.R. (1992).Topographic reorganization of the hand representation in cortical area 3b

of owl monkeys trained in a frequency-discrimination task. *Journal of Neurophysiology, 67* (5) : 1031-56.
Riddell P.M., Fowler M.S., & Stein, J.F. (1990). Spatial discrimination in children with poor vergence control. *Perceptual and Motor skills*, 70 : 707-718.
Robichon F. (1996). Corrélats neuroanatomiques et électrophysiologiques des déficits cognitifs chez l'adulte porteur d'une dyslexie de développement. *Thèse de Neurosciences*, Université d'Aix-Marseille II.
Robichon F., Besson M., & Habib M (1997). An electrophysiological comparison of dyslexic and control adults in a sentence reading task. *Language and Cognitive Processes.* (sous presse).
Robichon F., Besson M., & Habib M. (1994). Mise en évidence d'anomalies neurobiologiques chez le dyslexique adulte : étude des potentiels évoqués lors d'une tâche de lecture. *Rev. Neuropsychol., 4* : 259-260.
Robichon F., & Habib M. (1997). Aberrant callosal morphology in adult male dyslexics. Evidence from Brain magnetic resonance imaging. *Brain and Language* (sous presse).
Robinson G.L., & Conway R.N. (1994). Irlen filters and reading strategies : effect of coloured filters on reading achievement, specific reading strategies, and perception of ability. *Percept. Mot. Skills, 79* : 467-483.
Rosen G.D., Sherman G.F., & Galaburda A.M. (1990). Interhemispheric connections differ between symmetrical and asymmetrical brain regions. *Neuroscience, 33* : 525-533.
Rosenberger P.B. (1992). Dyslexia - Is it a disease ? *New Engl. J. Med., 326* : 192-193.
Rosenberger P.B., & Hier D.B. (1980). Cerebral asymmetry and verbal intellectual deficits. *Ann. Neurol., 8* : 300-304.
Rossor M.N., Warrington E.K., Cipolotti L. (1995). The isolation of calculation skills. *J. Neurol., 242* : 78-81.
Rubens A.B., Mahowald M.W., & Hutton J.T. (1976). Asymmetry of the lateral (sylvian) fissures in man. *Neurology, 26* : 620-624.
Rubinstein H., Lewis S.S., & Rubinstein M.A. (1971). Evidence for phonemic recoding in visual word recognition. *J. Verb. Learn. Behav., 10* : 645-657.
Rumsey J.M., Andreason P., Zametkin A.J., Aquino T., King C., Hamburger S.D., *et al.* (1992). Failure to activate the left temporoparietal cortex in dyslexia. An oxygen 15 positron emission tomography study. *Arch. Neurol., 49* : 527-534.
Rumsey J.M., Berman K.F., Denckla M.B., Hamburger S.D., Kruesi M.J., & Weinberger D.R. (1987). Regional cerebral blood flow in severe developmental dyslexia. *Arch. Neurol., 44* : 1144-1150.
Rumsey J.M., Dorwart R., Vermess M., Denckla M.B., Kruesi M.J.P., Rapoport J.L. (1986). Magnetic resonance imaging of brain anatomy in severe developmental dyslexia. *Arch. Neurol., 43* : 1045-1046.
Rumsey J.M., Zametkin A.J., Andreason P., Hanahan A.P., Hamburger S.D. Aquino T. *et al.* (1994). Normal activation of frontotemporal language cortex in dyslexia as measured with oxygen 15 positron emission tomography. *Arch. Neurol., 51* : 27-38.
Salmelin R., Service E., Kiesilä P., Uutela K., Salonen O. (1996). Impaired visual word processing in dyslexia revealed with magnetoencephalography. *Ann. Neurol., 40* : 157-162.
Sartori G. (1987). Leonardo da Vinci : Omo sanza lettere. A case of surface dyslexia. *Cognitive Neuropsychology, 4* : 1-10.
Schlaug G. , Jäncke L., Huang Y., & Steinmetz H. (1995a). In vivo evidence of structural brain asymmetry in musicians. *Science, 267* : 699-701.

Schlaug G., Jäncke L., Huang Y., Steiger J.F., & Steinmetz H. (1995b). Increased corpus callosum size in musicians. *Neuropsychologia, 33* : 1047-1056.
Schultz R.T., Cho N.K., Staib L.H., Kier L.E., Fletcher J.M., Shaywitz S.E. *et al.* (1994). Brain morphology in normal and dyslexic children : The influence of sex and age. *Ann. Neurol., 35* : 732-742.
Schwartz J., & Tallal P. (1980). Rate of acoustic change may underlie hemispheric specialization for speech perception. *Science, 207* : 1380-1381.
Seidenberg M., & McClelland J.L. (1989). A distributed, developmental model of word recognition and naming. *Psychol. Rev., 96* : 523-568.
Sergent J. (1994). Brain-imaging studies of cognitive functions. *T.I.N.S., 17* (6) : 221-227.
Seron X. (1993). *La Neuropsychologie Cognitive.* Coll. "Que sais-je ?". Paris : PUF.
Serratrice G., & Habib M. (1993). *Le cerveau et l'écriture.* Paris : Masson.
Seymour P.H.K. (1990). Cognitive descriptions of dyslexia. In G.H. Pavlidis (Ed.) : *Perspectives on dyslexia, 2* (pp. 45-60). London : John Willey & sons
Seymour P.H.K. (1996). Application des modèles cognitifs dans la rééducation des dyslexies développementales. In S. Carbonnel, P. Gillet, M.-D. Martory & S. Valdois (Eds.) : *Approche cognitive des troubles de la lecture et de l'écriture chez l'enfant et l'adulte* (pp. 307-324). Marseille : Solal.
Seymour P.H.K., & Evans H.M. (1993). The visual (orthographic) processor and developmental dyslexia. In D.M. Willows, R.S. Kruk & E. Corcos (Ed.) : *Visual processes in reading and reading disabilities* (pp. 347-375). Hillsdale : Lawrence Erlbaum.
Shalev R.S., Manor O., Amir N., Wertman-Elad R., & Gross-Tsur V. (1995). Developmental dyscalculia and brain laterality. *Cortex, 31* : 357-365.
Shallice T., & Saffran E. (1986). Lexical processing in the absence of explicit word identification : evidence from a letter-by-letter reader. *Cognitive Neuropsychology, 3* : 429-459.
Shallice T., & Warrington E.K. (1980). Single and multiple component central dyslexic syndromes. In M. Cotheart, K. Patterson, & J.C. Marshall (Eds.) : *Deep Dyslexia,* (pp. 109-145). London : Routledge and Keagan Paul.
Shatz C. (1992). La maturation du cerveau. *Pour la Science, 181* : 50-59.
Shaywitz B.A., Shaywitz S.E., Pugh K.R., Constable R.T., Skudlarski P., Fulbright R.K., Bronen R.A., Fletcher J.M., Shankweller D.P., Katz L., & Gore J.C. (1995). Sex differences in the functional organization of the brain for language. *Nature, 373* : 607-609.
Shaywitz S.E., Escobar M.D., Shaywitz B.A., Fletcher J.M., & Makuch R. (1992). Evidence that dyslexia may represent the lower tail of a normal distribution of reading ability. *New Engl. J. Med., 326* : 145-150.
Sherman G.F., Galaburda A.M., & Geshwind N. (1985). Cortical anomalies in brains of New Zealand mice : a neuropathologic model of dyslexia ? *Proc. Natl. Acad. Sci. USA, 82* : 8072-8074.
Sherman G.F., Rosen G.D., & Galaburda A.M. (1988). Neocortical anomalies in autoimmune mice : a model for the developmental neuropathology seen in the dyslexic brain. *Drug. Develop. Res., 15* : 307-314.
Sidtis J., Volpe B., Holzman J., Wilson D., & Gazzaniga M. (1981). Cognitive interaction after staged callosal section : Evidence for transfer of semantic activation. *Science, 212* : 344-346.
Silver F.L., Chawluk J.B., Bosley T.M., Rosen M., Dann R., Sergott R.C., Alavi A., & Reivich M. (1988). Resolving metabolic abnormalities in a case of pure alexia. *Neurology, 38* : 730-735.

Slaghuis W.L., Lovegrove W.J., & Davidson J.A. (1993). Visual and language processing deficits are concurrent in dyslexia. *Cortex, 29* : 601-615.
Smith M.E., & Halgren E. (1987). Event-related potentials during lexical decision: effects of repetition, word frequency pronounceability, and concreteness. In R. Johnson, R. Parasuraman, & J.W. Rohrbaugh (Eds.) : *Current trends in event-related potential research. Electroencephalography and Clinical Neurophysiology,* Suppl. 40, (pp. 417-421). Amsterdam : Elsevier.
Smith S.D., Kimberling W.J., Pennington B.F., & Lubs H.A. (1983). Specific reading disability : identification of an inherited form through linkage and analysis. *Science, 219* : 1345-1347.
Snowling M. (1981). Phonemic deficits in developmental dyslexia. *Psychological Research, 43* : 219-234.
Snowling M. (1991). Developmental reading disorders. *Journal of Child Psychology and Psychiatry, 32* (1) : 49-77.
Snowling M., & Hulme C. (1989). A longitudinal case study of developmental phonological dyslexia. *Cognitive Neuropsychology, 6* : 379-401.
Snowling M., Stackhouse J., & Rack, J.P. (1986). Phonological dyslexia and dysgraphia : a developmental analysis. *Cognitive Neuropsychology, 3* : 309-339.
Spafford C.S., Grosser G.S., Donatelle J.R., Squillace S.R., & Dana J.P. (1995). Contrast sensitivity differences between proficient and disabled readers using colored lenses. *J. Learn. Disab., 28* : 240-252.
Sperry R. (1982). Some effects of disconnecting the cerebral hemispheres. *Science, 217* : 1223-1226.
Sperry R.W., & Gazzaniga M.S. (1967). Language following surgical disconnection of the hemispheres. In F.L. Darley (Ed.) : *Brain Mechanisms Underlying Speech and Language,* (pp 108-121). New York : Grune and Straton.
Stein J. (1991). Visuospatial sense, hemispheric asymmetry and dyslexia. In J.F. Stein (Ed.) : *Vision and Visual Dyslexia*, Vol. 13, *Vision and Visual Dysfunction.* London : Macmillan.
Stein J. (1993). Visuo-spatial perception and disabled readers. In D.M. Willows, R.S. Kruk & E. Corcos (Ed.) : *Visual processes in reading and reading disabilities*, (pp. 331-346). Hillsdale : Lawrence Erlbaum.
Steinmetz H., Jäncke L., Kleinschmidt A., Schlaug G., Volkmann J., & Huang Y. (1992). Sex but not hand difference in isthmus of the corpus callosum. *Neurology, 42* : 749-752.
Steinmetz H., Rademacher J., Jäncke L., Huang Y., Thron A., & Zilles K. (1990). Total surface of temporoparietal intrasylvian cortex : diverging left-right asymmetries. *Brain Lang., 39* : 357-372.
Steinmetz H., Volkmann J., Jäncke L., & Freund H.J. (1991). Anatomical left-right asymmetry of language-related temporal cortex is different in left- and right-handers. *Ann. Neurol., 29* : 315-319.
Stelmack R.M., & Miles J. (1990). The effect of picture priming on event-related potentials of normal and disabled readers during a word recognition memory task. *J. Clin. Exp. Neuropsychol., 12* : 887-903.
Stelmack R.M., Saxe B.J., Noldy-Cullum N., Campbell K.B., & Armitage R. (1988). Recognition memory for words and event-related potentials : A comparison of normal and disabled readers. *J. Clin. Exp. Neuropsychol., 10* : 185-200.
Stroop J.R. (1935). Studies of interference in serial verbal reactions. *J. Exp. Psychol., 18* : 643-662.
Sugishita M., Toyokura Y., & Yoshioka M. (1980). Unilateral agraphia after section of the posterior half of the truncus of the corpus callosum. *Brain Lang., 9* : 215-225.

Takayama Y., Sugishita M., Akigushi I., & Kimura J. (1994). Isolated acalculia due to left parietal lesions. *Arch. Neurol., 51* : 286-291.

Tallal P. (1980). Auditory temporal perception, phonics, and reading disabilities in children. *Brain Lang., 9* : 182-198.

Tallal P. (1994). In the perception of speech time is of the essence. In G. Buzsáki *et al.* (Eds.) : *Temporal coding in the brain,* (pp. 291-299). Berlin : Springer-Verlag.

Tallal P., Miller S.L., Bedi G., Byma G., Wang X., Nagarajan S.S., Schreiner C., Jenkins W.M., & Merzenich M.M. (1996). Language comprehension in language-learning impaired children improved with acoustically modified speech. *Science, 271* : 81-83.

Tallal P., & Newcombe F. (1978). Impairment of auditory perception and language comprehension in dysphasia. *Brain Lang., 5* : 13-24.

Tallal P., & Piercy M. (1973). Defects of non-verbal auditory perception in children with developmental aphasia. *Nature, 241* : 468-469.

Tallal P., & Piercy M. (1975). Developmental aphasia : the perception of brief vowels and extended stop consonants. *Neuropsychologia, 13* : 69-74.

Tallal P., Ross R., & Curtiss S. (1989). Unexpected sex-ratios in families of language/learning impaired children. *Neuropsychologia, 27* : 987-998.

Tallal P., Stark R.E., Kallman C., & Mellits D. (1980). Developmental dysphasia : relation between acoustic processing deficits and verbal processing. *Neuropsychologia, 18* : 273-284.

Tallal P., Townsend J., Curtiss S., & Wulfeck B. (1991). Phenotypic profiles of language-impaired children based on genetic/family history. *Brain Lang., 41* : 81-95.

Taylor M.J., & Keenan N.K. (1990). Event-related potentials to visual and language stimuli in normal and dyslexic children. *Psychophysiol., 27* : 318-327.

Temple C.M. (1991). Procedural dyscalculia and number fact dyscalculia : double dissociation in developmental dyscalculia. *Cogn. Neuropsychol., 8* : 155-176.

Temple C.M. (1994). The cognitive neuropsychology of developmental dyscalculias. *C.P.C., 13* : 351-370.

Temple C.M., Jeeves M.A., & Vilarroya O.O. (1990). Reading in callosal agenesis. *Brain & Language, 39* : 235-253.

Temple C.M., Marshall J.C. (1983). A case study of developmental phonological dyslexia. *British Journal of Psychology, 74* : 517-533.

Teszner D., Tzavaras A., Gruner J., & Hécaen H. (1972). L'asymétrie droite-gauche du Planum temporale. *Rev. Neurol. (Paris), 12* : 444-449.

Tønnesen F.E., Løkken A., Høien T., & Lundberg I. (1993). Dyslexia, left-handedness and immune disorders. *Arch. Neurol., 50* : 411-416.

Touze F., Habib M., Blanc-Garin J., & Poncet M. (1990). Lexical semantics in the disconnected right hemisphere : a reappraisal. Proceedings of TENNET meeting, Montréal. *Brain Lang., 39* : 608.

Treiman R., & Hirsch-Pasek K. (1985). Are there qualitative differences in reading behavior between dyslexics and normal readers ? *Memory and Cognition, 13* : 357-364.

Treisman A., & Gelade G. (1980). A feature-integration theory of attention. *Cognitive Psychology, 12* : 97-136 .

Tulving E., Kapur S., Markowitsch H.J., Craik F.I.M., Habib R., & Houle S. (1994). Neuroanatomic correlates of retrieval in episodic memory: auditury senstence recognition. *Proc. Natl. Acad. Sci. USA, 91* : 2012-2015.

Valdois S (1993). Evaluation neuropsychologique des troubles de l'apprentissage de la lecture. *Rééducation orthophonique, 31* : 173, 33-45.

Valdois S. (1991). Dyslexie acquise et dyslexie développementale : approche comparative. *Approche Neuropsychologique des Apprentissages chez l'Enfant, 2* : 96-103.
Valdois S. (1996). Les dyslexies développementales : questions d'actualité. *Rev. Neuropsychol., 6* : 167-188.
Valdois S., Gérard C., Vanauld P., & Dugas M. (1995). Developmental dyslexia : a visual attentional account ? *Cognitive Neuropsychology., 12* : 31-67.
Van Hout A., & Estienne F. (1994). *Les dyslexies. Décrire, évaluer, expliquer, traiter.* Bruxelles & Paris : Oil & Masson (Eds.).
Van Strien J.W., Stolk B.D., & Zuiker S. (1995). Hemisphere-specific treatment of dyslexia subtypes : better reading with anxiety-laden words ? *J. Learn. Disabil., 28* : 30-34.
Vargha-Khadem F., Carr L.J., Isaacs E., Brett E., Adams C., & Mishkin M. (1997). Onset of speech after left hemispherectomy in a nine year-old boy. *Brain, 120* : 159-182.
Vellutino, F.R. (1979). *Dyslexia : Theory and research.* Cambridge : MIT Press.
Vogler G.P., DeFries J.C. , & Decker S.N. (1985). Family history as an indicator of risk for reading disability. *J. Learn Disab., 18* : 412-419.
Wada J.A., Clarke R., & Hamm A. (1975). Cerebral hemispheric asymmetry in humans. *Arch. Neurol., 32* : 239-246.
Wang P.P., Doherty S., Hesselink J., & Bellugi U. (1992). Callosal morphology concurs with neurobehavioral and neuropathological findings in two neurodevelopmental disorders. *Arch. Neurol., 49* : 407-411.
Warburton E., Wise R.J.S., Price C.J., Weiller C., Hadar U., Ramsay S., & Frackowiak R.S.J. (1996). Noun and verb retrieval by normal subjects. Studies with PET. *Brain, 119* : 159-179.
Watson C., & Willows D.M. (1993). Evidence for a visual-processing-deficit subtype among disabled readers. In D.M. Willows, R.S. Kruk & E. Corcos (Ed.) : *Visual processes in reading and reading disabilities,* (pp. 287-310). Hillsdale : Lawrence Erlbaum.
Watson R.T., & Heilman K.M. (1983). Callosal apraxia. *Brain, 106* : 391-403.
Weintraub S., & Mesulam M.-M. (1983). Developmental learning disabilities of the right hemisphere. Emotional, interpersonal and cognitive components. *Arch. Neurol., 40* : 463-468.
Wennekes M.J., & Njiokiktjien C. (1991). Developmental interhemispheric disconnection and dyslexia. In G. Ramaekers & C. Njiokiktjien (Eds.) : *Pediatric Behavioural Neurology, vol. 3 : The Child's Corpus Callosum,* (pp. 219-234). Amsterdam : Suyi Publications.
Wimmer H., Landerl K., Linortner R., & Hummer P. (1991). The relationship of phonemic awareness to reading acquisition : more consequence than precondition but still important. *Cognition, 40* : 219-249.
Wimmer H., Landerl K., & Schneider W. (1994). The role of rhyme awareness in learning to read a regular orthography. *Br. J. Dev. Psychol., 12* : 469-484.
Wise R.J., Chollet F., Hadar U., Friston K., Hoffner E., & Frackowiak R. (1991). Distribution of cortical neural networks involved in word comprehension and word retrieval. *Brain, 114* : 1803-1817.
Witelson S.F. (1976). Abnormal right hemisphere specialization in developmental dyslexia. In R.M. Knights & D.J. Bakker (Eds.) : *Neuropsychology of Leaning Disorders : Theoretical Approaches.* Baltimore : University Park Press.
Witelson S.F. (1977). Developmental dyslexia. Two right hemispheres and none left. *Science, 193* : 309-311.

Witelson S.F. (1983). Bumps on the brain : Right-left anatomic asymmetry as a key to functional lateralization. In S.J. Segalowitz (Ed.) : *Language Functions and Brain Organization*, (pp. 117-144). New York : Academic Press.
Witelson S.F. (1985). The brain connection : the corpus callosum is larger in left-handers. *Science, 229* : 665-668.
Witelson S.F. (1989). Hand and sex differences in the isthmus and genu of the human corpus callosum. *Brain, 112* : 799-835.
Witelson S.F. (1992). Cognitive neuroanatomy : a new era (editorial). *Neurology, 42* : 709-713.
Witelson S.F., & Goldsmith C.H. (1991). The relationship of hand preference to anatomy of the corpus callosum in men. *Brain Res., 545* : 175-182.
Witelson S.F., & Kigar D.L. (1988). Asymmetry in brain fonction follows asymmetry in anatomical form. In F. Boller & J. Grafman (Eds.) : *Handbook of Neuropsychology,* Vol. 1, (pp. 111-142). Amsterdam : Elsevier.
Witelson S.F., & Kigar D.L. (1992). Sylvian fissure morphology and asymmetry in men and women : Bilateral differences in relation to handedness in men. *J. Compar. Neurol., 323* : 326-340.
Witelson S.F., & Pallie W. (1973). Left hemisphere specialization for language in the newborn : neuroanatomical evidence of asymmetry. *Brain, 96* : 641-646.
Woolsey T.A., & Wann J.R. (1976). Areal changes in mouse cortical barrels following vibrissal damage at different postnatal ages. *J. Comp. Neurol., 170* : 53-66.
World Health Organization (1993). *The International Classification of Diseases, volume 10 : Classification of Mental and Behavioural Disorders.* World Health Organization Publications (Eds.), Switzerland.
Yakovlev P.I., & Lecours A.R. (1967). The myelogenetic cycles of regional maturation of the brain. In A. Minkowski (Ed.) : *Regional Development of the Brain in Early Life,* (pp. 3-70). Oxford : Blackwell.
Yoshii F., Barker W., Apicella A., Chang J., Sheldon J., & Duara R. (1986). Measurements of the corpus callosum on magnetic resonance scans : effects of age, sex, handedness, and disease. *Neurology, 36* (suppl 1) : 133.
Zaidel E., Clarke J.M., & Suyenobu B. (1991). Hemispheric independence : a paradigm case for cognitive neuroscience. In A. Scheibel, A. Wechsler (Eds.) : *Neurobiological Foundations of Higher Cognitive Function.* New York : Guilford.
Zatorre R.J., Evans A.C., Meyer E., & Gjedde A. (1992). Lateralization of phonetic and pitch discrimination in speech processing. *Science , 256* : 846-849.
Zametkin A.J., Nordahl T.E., Gross M., King A.C., Semple W.E., Rumsey J., Hamburger S., & Cohen R.M. (1990). Cerebral glucose metabolism in adults with hyperactivity of childhood onset. *N. Engl. J. Med., 323* : 1361-1366.
Zesiger P. (1995). *Ecrire : Approches cognitive, neuropsychologique et développementale.* Paris : Presses Universitaires de France.
Zesiger P. (1996). L'apprentissage de l'écriture et ses troubles chez l'enfant. In S. Carbonnel, P. Gillet, M.-D. Martory & S. Valdois (Eds.) : *Approche cognitive des troubles de la lecture et de l'écriture chez l'enfant et l'adulte*, (pp. 153-164). Marseille : Solal.

INDEX

Achevé d'imprimer
sur les presses de
l'Imprimerie France Quercy
113, rue André Breton
46001 CAHORS
d'après montages et gravure
numériques
(Computer To Plate)
Dépôt légal : janvier 2003
Numéro d'impression : 23088